TRAITÉ

ANATOMICO-PATHOLOGIQ

DES FIÈVRES INTERMITTENTES

SIMPLES ET PERNICIEUSES,

Fondé sur des observations cliniques, sur des faits de physiologie
et de pathologie comparées, sur des autopsies cadavériques,
et sur des recherches statistiques, recueillies en Italie, et
principalement à l'hôpital du St.-Esprit de Rome, pendant les
années 1820, 1821 et 1822; par E. M. BAILLY, de Blois,
D. M. P. 1 vol. in-8°. de 600 p. avec un grand nombre de tableaux. Prix, 9 fr. et 11 fr. franc de port. Paris, 1825; Gabon
et compagnie.

Le but principal de l'auteur est de montrer que la physiologie
moderne et l'observation des temps anciens ne sont pas incon-
ciliables sur le point de la science dont il a fait le sujet de ses
recherches; nous allons chercher à exposer ses idées le plus
exactement qu'il nous sera possible.

Les circonstances dans lesquelles se développent chez l'homme
les fièvres intermittentes sont les mêmes que celles qui déterminent des inflammations locales et des fièvres continues chez les
animaux. Ce sont: 1°. l'infection de l'air par les miasmes qui
s'élèvent d'eaux marécageuses; 2°. une température élevée au
moins pendant le temps de l'invasion. Chez tous les individus
morts de fièvres intermittentes, on trouve des traces d'inflammations évidentes pour tout le monde, et même ordinairement

---

* Extrait du *Bulletin universel des Sciences et de l'Industrie*, publié
sous la direction de M. le baron de Férussac. IIIe. Section, nov. 1825.

plus graves que celles qui se remarquent à la suite des fièvres continues. D'un autre côté, les animaux ne sont point aussi sujets que l'homme aux fièvres intermittentes. Il y a peu d'exemples de ces fièvres dans les épizooties, si même il y en a. — Ces trois points sont fondamentaux.

Si les causes générales des fièvres intermittentes se trouvent dans les qualités physiques et chimiques de l'air que l'on respire, si elles sévissent dans les lieux exposés aux émanations putrides (végétales ou animales), celles-ci pourtant ne jouissent point de la propriété spéciale de les produire.

La périodicité ou l'intermittence n'est point un phénomène physiologique, c'est une forme particulière de l'état pathologique; cette forme ne tient pas à des circonstances extérieures, car les animaux l'offriraient ainsi que l'homme; mais elle ne tient pas non plus à une particularité d'organisation, puisque dans le fond celle-ci est la même de part et d'autre. Elle tient à une circonstance physique, et cette circonstance est le changement de rapport qu'éprouvent chez l'homme le cœur, l'estomac et le cerveau, par le passage, à l'époque du réveil, de la direction horizontale à la verticale, et la modification importante qui résulte dans la circulation de ce changement. Cette modification, qui consiste dans un abord plus considérable ou une concentration plus grande du sang et de la force nerveuse, tantôt vers les viscères abdominaux, et tantôt vers ceux de la tête, s'accompagne nécessairement de variations d'intensité correspondantes dans les fonctions de ces deux ordres d'organes. Pendant le jour, par le fait de la situation verticale, il y a congestion vers l'estomac, etc., et sa vitalité augmente en même temps que l'influence dont il est le centre et le point de départ. La fièvre intermittente n'est que l'exagération de ce surcroît naturel d'activité et d'influence du système nerveux abdominal, et par suite de l'excitation générale qui a lieu chaque jour à l'instant du réveil par la réaction de ce système sur le reste de l'organisme. Cependant elle peut ne se rattacher qu'accidentellement à l'état de phlegmasie des systèmes abdominaux (quoique cet état s'y observe constamment dans l'immense majorité des cas), puisque dans la plupart la phlegmasie est fixe, continue, permanente, nonobstant tout ce qui a été dit à cet égard. La lésion abdominale détermine les accès, sans produire la fièvre elle-même.

Une lésion organique ne peut produire la fièvre même continue; l'une est indépendante de l'autre. Elle ne dépend point uniquement de la stimulation du cœur et des vaisseaux, mais ce phénomène se rattache à quelques circonstances de la constitution atmosphérique, ignorée dans sa nature et absolument inexplicable.

Telle est la nature de la fièvre intermittente que lorsqu'elle passe au type rémittent et même continu, elle n'en acquiert pas le plus léger rapport avec les fièvres de ce type; elle n'en appartient pas moins encore tout entière à la classe des affections intermittentes. Elle différera toujours des fièvres continues en ce que ses accès ont généralement lieu le matin, tandis que les redoublemens des fièvres continues se reproduisent le soir.

Les différens accès d'une fièvre continue constituent une maladie unique, ayant comme toute autre ses trois périodes d'invasion, d'accroissement et de terminaison, et comme toute autre une durée nécessaire quelconque, indépendante du traitement, mais subordonnée à des mouvemens organiques, à des changemens matériels que le traitement ne doit pas intervertir, parce qu'ils ont pour objet, en renouvelant la composition des poches, de faire disparaître l'altération du tissu à laquelle la fièvre se rattache; les accès ayant pour terme naturel une crise, c'est-à-dire l'absorption, puis l'élimination des matériaux provenant du renouvellement des organes, et des matériaux de nutrition qui s'étaient accumulés sur les parties malades dans la période d'irritation ou de concentration des forces vers elles, et qui se portant vers les excréteurs quand l'équilibre se rétablit, son par eux enlevés de l'économie et rejetés au dehors.

Les sueurs quotidiennes dans les fièvres ne sont point de véritables *crises*, des crises finales. Les sueurs, ainsi que les autres genres d'évacuations, n'ont ce caractère que lorsqu'elles consistent en un mouvement d'épuration qui entraîne au dehors les matériaux de nutrition provenant du renouvellement des organes pendant le cours de la maladie.

Les fièvres intermittentes font périr par l'action quelquefois isolée, mais combinée dans le plus grand nombre de cas, d'un certain nombre de causes qui sont, 1°. la concentration des forces à l'intérieur; 2°. la congestion qui se fait sur des organes importans par suite de la réaction qui a lieu; 3°. la déperdition excessive des liquides; 4°. les vives douleurs ou la consommation rapide des forces nerveuses; 5°. une altération spéciale de ces mêmes forces.

La cause déterminante des congestions auxquelles peuvent succomber les individus est l'irritation abdominale; mais le système nerveux général vient y contribuer ensuite par l'influence qu'il exerce à son tour. Pour sauver alors les malades, ce n'est pas de ces congestions elles-mêmes qu'il faut s'occuper avant tout, mais bien de la cause nerveuse qui les produit. Les émissions sanguines ne sont que préparatoires à l'emploi des moyens qui doivent agir contre cette cause.

Lorsqu'une fièvre intermittente commence, on est presque sûr de la faire avorter par une forte saignée (15 , 20 , 30 onces), immédiatement suivie de l'administration de quelques grains de calomel (15 à 20), ou de tout autre purgatif. Si ces moyens ne suppriment pas les accès, du moins ils préparent à l'administration du quinquina, notamment du sulfate de quinine, qui en fait alors bientôt justice, et qui, dans bien des cas, n'eût pas réussi sans cela.

Dans le cours des fièvres intermittentes, et lorsqu'il y a localisation, fixation d'altération, la saignée générale ne peut plus procurer les mêmes résultats; c'est alors aux saignées locales convenablement répétées et pratiquées au moyen des sangsues, qu'il faut avoir recours pour aider les actes organiques qui seuls désormais peuvent amener la guérison. Pour ce mode de saignée, l'anus est le lieu d'élection à cause de la fréquence des engorgemens du foie et de la rate. Après cet endroit on choisit de préférence le point correspondant aux organes malades.

Malgré l'état des voies digestives, l'émétique, après les saignées préparatoires, est utile au début, en agissant comme perturbateur ou comme moyen d'opprimer, de paralyser, d'user les forces nerveuses dont la réaction doit reproduire les accès fébriles. Les purgatifs sont également utiles, mais seulement aussi après les émissions sanguines; ils agissent comme révulsifs et rendent pour ainsi dire fixe, permanent l'effet produit par les saignées sous ce dernier rapport, outre que quant au système nerveux ils ont le même résultat que l'émétique. Les évacuations produites par ces deux ordres de moyens ne sont que de considération secondaire.

Si, au début, la saignée et les purgatifs n'ont pas réussi à supprimer les accès fébriles, le quinquina ou plutôt le sulfate de quinine, que l'auteur préfère à tous égard, se présente alors aussitôt, et rarement alors il manque son effet. Ce moyen réussit non en vertu d'une action tonique ou stimulante sur les voies digestives, mais en vertu d'une action sédative sur le système nerveux et notamment le système nerveux abdominal, dont il enchaîne les forces et prévient la réaction en la rendant insensible aux *provocations* de la lésion locale.

Si les accès fébriles n'ont point été supprimés dès le début, il faut alors, à moins d'accidens graves, les abandonner à eux-mêmes, parce qu'ils tiennent à un mode d'excitation sympathique (du système nerveux), dès-lors nécessaire à la guérison, et qui sera incontestablement remplacé par d'autres sympathies et l'affection d'autres systèmes, ainsi que le prouve une foule d'accidens consécutifs à l'administration intempestive du quinquina.

La coexistence d'une lésion organique, par exemple, d'un engorgement abdominal chronique, n'est point un obstacle à l'emploi du quinquina; seulement elle demande à n'être pas négligée, et l'on doit combiner les moyens qu'elle exige avec ceux que réclame la suppression des accès fébriles. Ce n'est que quand l'affection locale est récente, que l'on peut songer à la guérir avant de s'occuper des accès.

Telles sont les principales idées et les points les plus saillans de l'ouvrage de M. B. Il nous est impossible de le suivre dans l'examen de tous les moyens employés contre les fièvres intermittentes, non plus que dans celui de leurs sigues, etc. Cependant cette partie de l'ouvrage n'est pas celle qui nous a semblé offrir le moins d'intérêt.

L'auteur ne s'étant pas rigoureusement borné à son sujet, mais ayant encore traité une foule de questions importantes qui s'y rattachaient plus ou moins immédiatement, on sent combien une analyse complète nous eût entraîné au delà des limites qui nous sont imposées par la nature de ce journal.

Dans des circonstances ordinaires, nous eussions pu reprocher à M. B. quelques longueurs, quelques inutilités, quelques idées peut-être un peu singulières et difficiles à concilier entre elles; une physiologie parfois trop peu positive, trop métaphysique; trop de science jetée autour de choses vulgaires; trop de confiance dans ses opinions, et avant tout une certaine hostilité à l'égard d'une doctrine dont il a pourtant su profiter, dont il ne nous a pas semblé s'éloigner autant qu'il le pense, et à laquelle du reste notre époque doit une grande partie de son illustration; mais quand une noble cause a enlevé l'auteur à ses travaux, lorsqu'une mission honorable ne lui a pas laissé le loisir de mettre la dernière main à un ouvrage d'ailleurs plein de faits intéressans et de vues élevées, la critique serait-elle légitime?

PARIS. — IMPRIMERIE DE FAIN, RUE RACINE, N°. 4'
PLACE DE L'ODÉON.

TRAITÉ

ANATOMICO-PATHOLOGIQUE

DES

FIÈVRES INTERMITTENTES

SIMPLES ET PERNICIEUSES.

PARIS, IMPRIMERIE DE GUEFFIER,
rue Guénégaud, n. 51.

TRAITÉ

ANATOMICO-PATHOLOGIQUE

DES

FIÈVRES INTERMITTENTES

SIMPLES ET PERNICIEUSES,

FONDÉ SUR DES OBSERVATIONS CLINIQUES, SUR DES FAITS DE PHYSIO-
LOGIE ET DE PATHOLOGIE COMPARÉES, SUR DES AUTOPSIES CADAVÉ-
RIQUES, ET SUR DES RECHERCHES STATISTIQUES,

Recueillies en Italie, et principalement à l'Hôpital du Saint-Esprit de
Rome, pendant les années 1820, 1821 et 1822,

Par E. M. BAILLY, de Blois,

DOCTEUR EN MÉDECINE DE LA FACULTÉ DE PARIS, MEMBRE CORRESPONDANT DE
LA SOCIÉTÉ DE MÉDECINE PRATIQUE DE MONTPELLIER, etc., etc.

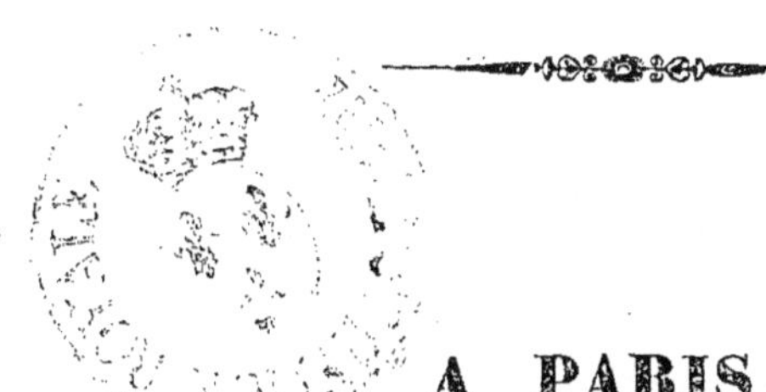

A PARIS,

CHEZ GABON ET COMPAGNIE, LIBRAIRES,

RUE DE L'ÉCOLE-DE-MÉDECINE;

ET A MONTPELLIER, CHEZ LES MÊMES LIBRAIRES.

1825.

PRÉFACE.

La préface d'un ouvrage scientifique est souvent la partie qui a coûté le plus de peine à un auteur. Quand il a expliqué tous les faits de détail qui ont servi à lui faire établir son opinion, ou qui enfin servent de base aux recherches qu'il se propose de faire connaître, il sent le besoin d'indiquer quel était l'état de la science avant ses travaux, quelles conséquences nouvelles doivent changer l'opinion générale; en un mot, de quelle manière il a fait faire un pas à nos connaissances. C'est dans la préface qu'il se résume et qu'il consigne les idées générales qui découlent de ses observations. Il est telle préface qui dispense de la lecture de tout l'ouvrage. Celle-ci est bien loin de présenter les conditions dont je viens de parler; le but que je me suis proposé d'atteindre en l'écrivant est entièrement personnel : je me hâte de le faire connaître. Ce Traité, quelle que soit l'importance des observations qu'il contient, et quelle que soit la justesse des vues théoriques et pratiques que j'y ai rapportées, laisse beaucoup à désirer sous le rapport de la rédaction. Ayant eu à m'occuper des préparatifs d'un voyage qui m'a forcé de suspendre tous mes travaux, j'ai cru devoir faire un sacrifice à mon amour-propre en livrant à l'impression les observations que j'ai recueillies à Rome, ainsi que les réflexions qu'elles m'ont suggérées, telles que je les ai conçues, sans avoir eu le temps d'en améliorer la disposition, et peut-être d'en rectifier les conséquences. Cet ouvrage étant spécialement destiné aux praticiens, sera donc essentiellement considéré comme un recueil de faits qui manquaient à la science, et non comme un traité bien coordonné dans toutes ses parties. Il faudra seulement juger le fond, et avoir égard à ce que je viens d'annoncer pour juger la forme et le style.

N'ayant pas plus le temps de faire une longue préface que de soigner le corps de l'ouvrage, je me bornerai ici à quelques considérations qui me paraissent avoir quelque importance, si on veut se faire une idée générale de l'opinion que j'ai moi-même du travail que je présente au Public.

L'histoire de toutes nos connaissances nous prouve que leurs progrès sont dus à deux ordres de travaux qui servent mutuellement à les perfectionner : les uns nous font connaître les faits de détail qui constituent toutes les sciences; les autres nous font connaître les lois générales qui servent à lier tous ces faits.

Quand une loi générale est aussi parfaite qu'elle peut l'être pour l'époque à laquelle elle est créée, elle reste stationnaire, et l'esprit humain fixe son attention sur l'étude des détails; les découvertes qu'on fait dans cette direction servent à perfectionner l'idée systématique qui les coordonnait, et ce perfectionnement sert par contre-coup à faciliter l'étude de phénomènes secondaires, à améliorer leur conception , et souvent à en deviner un certain nombre *à priori.*

La médecine a suivi cette marche commune à toutes les sciences d'observation. Les travaux de Bichat, en fixant l'attention des physiologistes sur les propriétés des tissus, ont détruit la tendance des esprits à ne voir dans l'organisation que des forces générales, dont on ne cherchait point à fixer le siége ou l'origine dans des parties limitées.

M. Broussais, se servant de ce principe, l'a appliqué à la pathologie; il a localisé la cause d'une foule de phénomènes qui, avant lui, étaient attribués à toute l'économie; et l'anatomie pathologique , étudiée dans cette direction, a porté au dernier degré de perfection la connaissance d'une foule de détails dont les travaux de Bichat avaient fait pressentir l'importance. Tout ce qui pouvait être découvert du point de vue où Bichat s'est placé, l'a été en grande partie par l'école physiologique qui lui a succédé.

L'acquisition des faits de détail due à ce genre de recherches, a été poussée aussi loin qu'il était nécessaire pour démontrer d'une manière irrésistible cette importance des actions locales jusques alors si peu connue. Mais démontrer l'importance d'une chose n'est pas prouver l'inutilité des autres ; et cependant telle est l'histoire de l'époque actuelle, et telle a toujours été celle de toutes les époques.

Cette histoire est, en quelque sorte, un résultat physiologique qu'il est facile de concevoir. Il est fondé entièrement sur la nature même de notre intelligence.

Les premiers savans qui, guidés par une nouvelle loi générale, pressentent que l'étude des phénomènes secondaires doit leur offrir des vérités nouvelles, s'y livrent avec toutes les forces de leur esprit; l'habitude qu'ils en contractent les porte à épuiser la mine plutôt que de se reposer pour mieux coordonner ce qu'ils en retirent. Ils consument leur existence à perfectionner des détails qu'ils n'ont plus la force et le pouvoir de faire servir à l'amélioration de l'idée générale qui les a guidés, et qui restent ainsi en dehors de la science.

C'est alors que de nouveaux travailleurs mettant à profit les découvertes de leurs prédécesseurs, emploient toute l'activité d'une intelligence dans toute sa vigueur à reconstituer des idées d'ensemble, qui font entrer dans le domaine de la science des faits qui ne lui appartenaient pas encore; c'est alors que commence une nouvelle période de travaux de coordination, qui, arrivés à leur terme, nécessiteront de nouvelles recherches dans les phénomènes secondaires.

Peu d'hommes sont susceptibles de perfectionner ces deux ordres de travaux en même temps; ordinairement chacun d'eux se consume dans une de ces deux directions.

Il existe dans l'organisation des fonctions d'ensemble et des fonctions purement locales, il existe en nous une série de phénomènes vitaux qui sont susceptibles d'être modifiés par des altérations visibles de nos tissus; il en existe qui sont modifiés sans que nous puissions apercevoir dans les conditions matérielles de nos organes des changemens correspondant aux variations de ces mêmes phénomènes. Bichat a ouvert une route dans laquelle on a découvert que certaines lésions locales, dont l'existence était à peine soupçonnée, correspondaient à certains symptômes pathologiques avec lesquels on ne leur supposait aucune liaison. M. Broussais a précisé l'idée de Bichat; il l'a suivie dans tous ses détails, et son école l'a exploitée dans tous les sens.

L'étude des fièvres intermittentes pernicieuses n'avait jusqu'ici fourni aucune série de faits un peu importans, propres à étendre les conséquences tirées de l'anatomie pathologique : je crois avoir complété ce qui nous manquait sous ce rapport.

M. Broussais et son école, en rattachant beaucoup de faits généraux à des inflammations locales, a détruit le vague qui existait dans la pathologie de nos ancêtres. Je crois qu'en analysant plus minutieusement qu'on ne l'a fait, la nature de l'inflammation, j'ai détruit le vague qui existait dans la conception de M. Broussais.

Pour ce médecin célèbre, l'inflammation a été en quelque sorte un fait simple, dont l'influence lui a servi à expliquer des phénomènes attribués à toute l'organisation, ou au moins à des systèmes d'organes plus ou moins étendus. En poussant plus loin cette idée, j'ai trouvé que l'inflammation n'est point un fait simple, et qu'elle était composée de faits secondaires, susceptibles d'avoir, dans l'état de maladie, des influences qu'on devait ignorer avant cette analyse.

La source des faits de détail qu'on pouvait trouver

dans cette nouvelle direction me paraissant épuisée, j'ai cru devoir reprendre l'idée générale que Bichat et Broussais ont fait abandonner.

J'ai cru devoir fixer l'attention des physiologistes sur l'étude des fonctions d'ensemble qui, dans l'état actuel de nos connaissances, ne sont point susceptibles d'être rapportées à des conditions matérielles appréciables. J'ai senti la nécessité de perfectionner la connaissance des fonctions générales, en faisant servir à sa reconstruction les conséquences tirées de l'étude des phénomènes secondaires; en un mot, d'en donner une théorie qui ne fût point en opposition avec les résultats des travaux les plus récens.

La nouvelle école physiologique me paraît avoir atteint le but auquel elle voulait arriver. Il me semble qu'elle a fait tout ce qu'elle pouvait faire; mais, comme ce but était évidemment lui-même un but secondaire, elle a dû ne donner aucune lumière sur des faits plus généraux que ceux sur lesquels elle a travaillé.

En effet, il est facile de sentir que dans cette école il n'est pas de recherches praticables dans l'intention d'examiner, par exemple, la théorie de la menstruation, de la durée nécessaire des inflammations, des crises, des constitutions médicales, du sommeil et de la veille, et de toute la série des fonctions générales qui ne sont point liées à des actions locales.

L'expérience vient ici à l'appui de notre proposition; car toutes les fois que des médecins de cette école ont voulu remonter au-delà des faits susceptibles d'être éclairés par leur méthode, qui n'a rapport qu'à l'influence des lésions locales, ils ont complètement échoué dans leur tentative, et cela, parce qu'ils n'ont pas vu qu'ils voulaient appliquer à certains faits des notions qui appartenaient à un tout autre ordre de phénomènes.

Dans le cours de cet ouvrage on verra des preuves de ce que j'avance ici, dans la rectification de quelques-unes des erreurs qui appartiennent à l'école dont je parle.

L'amélioration d'une idée d'ensemble entraîne le perfectionnement des idées de détail ; il s'en suit que j'ai proposé des modifications importantes dans le traitement des maladies. Je crois que sous ce rapport les praticiens trouveront autant de vues nouvelles que les physiologistes ; la suite m'apprendra jusqu'à quel point j'ai eu raison pour les autres.

Je serai nécessairement jugé par des médecins qui ont beaucoup vu, je le serai également par des théoriciens qui ne se seront pas trouvés dans des circonstances aussi favorables que celles qui m'ont fait adopter les opinions que j'ai consignées dans ce traité. Tout ce que je demande aux uns comme aux autres, c'est de suppléer, par une lecture complète de tout l'ouvrage, au manque de coordination qu'on y remarquera, et qui tient aux circonstances dont j'ai parlé plus haut.

Avant de terminer cette introduction, qu'il me soit permis de témoigner publiquement ma reconnaissance aux personnes qui ont favorisé mes recherches à Rome, et à celles à qui je dois l'acquisition des matériaux qui sont la base de ce traité. Ce sont M. le duc de Montmorency-Laval, ambassadeur de France près le Saint-Siége, M. le chevalier Artaud, premier secrétaire d'ambassade, M. le professeur Morichini, médecin honoraire de l'hôpital du Saint-Esprit, M. le professeur Flajani, chirurgien en chef de cet hôpital, mon ami le docteur Clarck, enfin mon ami le docteur Viale, jeune médecin du plus grand mérite, sans le courage et l'extrême complaisance duquel je n'aurais jamais pu obtenir toutes les observations d'anatomie pathologique que nous avons recueillies ensemble.

N. B. Je renvoie d'ailleurs ceux qui désireront connaître les développemens que j'ai donnés à quelques-unes de mes idées sur la pathologie des fièvres, à différens numéros de la *Revue médicale* de cette année. Je n'ai point eu le temps de faire entrer dans le corps de ce Traité la plupart des considérations qui sont contenues dans ces Mémoires, que j'ai lus soit à l'Académie des Sciences, soit à l'Académie de Médecine.

TABLE DES MATIÈRES.

LIVRE PREMIER.

pages

LIVRE QUATRIÈME.

Indépendance de la fièvre, des lésions qui l'accompagnent et la provoquent. — Théorie des prétendues fièvres locales. — Existe-t-il des fonctions spontanées? — Nouvelles considérations relatives à l'influence de la grande modification nycthémérale de la circulation sur le système nerveux.

LIVRE CINQUIÈME.

Théorie de la mort par les fièvres intermittentes pernicieuses : 1°. mort par le cerveau; 2°. par l'inflammation des organes parenchymateux; 3°. par l'inflammation des membranes muqueuses; 4°. par l'excitation des organes exhalans et sécrétoires; 5°. par les symptômes nerveux. — Théorie de la guérison des fièvres intermittentes simples ou pernicieuses. — Théorie physiologique de la durée nécessaire des fièvres intermittentes. — Théorie physiologique du passage des maladies aiguës aux maladies chroniques. — Doit-on toujours chercher à supprimer ou à guérir une fièvre intermittente? — Comment doit-on considérer les fièvres qui ont l'apparence de continuité, et qui existent pendant une constitution de fièvres intermittentes?

LIVRE SIXIÈME.

Du traitement curatif des fièvres intermittentes. — De la saignée. — Théorie de l'action de la saignée. — Doit-on saigner au début des fièvres intermittentes? — Doit-on saigner au milieu des fièvres intermittentes? — Des émétiques et des purgatifs. — De l'emploi des émétiques et des purgatifs au début des fièvres intermittentes. — De l'emploi de l'émétique et des purgatifs pendant le cours des fièvres intermittentes. — De la différence qui existe entre les lésions locales produites par les purgatifs ou autres excitans

LIVRE SEPTIÈME.

APPENDICE.

FIN DE LA TABLE.

TRAITÉ

ANATOMICO-PATHOLOGIQUE

DES

FIÈVRES INTERMITTENTES

SIMPLES ET PERNICIEUSES.

LIVRE PREMIER.

ARGUMENT.

De l'Intermittence dans les Fièvres. — Résultat général des Autopsies. — Différences entre l'homme et les animaux, sous le rapport des Fièvres intermittentes. — Fièvres intermittentes et Epizooties des pays chauds et marécageux. — Loi générale. — Influence de la position horizontale et verticale dans l'homme comparé aux animaux. — Influence des forces physiques sur les fonctions. — Influence de la position verticale sur le système abdominal. — Sur la Fièvre des gens de lettres. — Principales fonctions du système nerveux. — Liaison du cœur et de l'estomac. — Pourquoi l'excitation matutinale des organes abdominaux n'est pas apparente dans l'état de santé. — Action de la chaleur et des eaux stagnantes sur le développement des Fièvres intermittentes. — Action de la chaleur sur le système nerveux. — Différences essentielles entre les Fièvres intermittentes et les Fièvres continues, 1°. par l'heure des redoublemens, 2°. par l'action du quinquina, 3°. par le faciès, 4°. comparaison, 5°. par l'action d'impressions subites, 6°. par la liaison des altérations locales avec les symptômes généraux. — La Fièvre ne consiste pas seulement dans l'action augmentée du cœur. — Il n'y a pas seulement des actions d'organes ; il y a des phénomènes généraux. — Nouvelle théorie physiologique du sommeil et de la veille. — Les Fièvres intermittentes ne sont qu'une maladie et non une suite d'in-

flammations se succédant accidentellement. — Théorie physiologiqu
de la durée nécessaire des inflammations. — Loi de la durée des affec
tions aiguës. — Théorie physio'ogique des crises. — Théorie physiolo
gique de l'inflammation. — Rougeur, douleur, chaleur, gonflement
force de sécrétion, influence nerveuse. — Irritation. — Système de
Brown et Hanneman, traitement de l'inflammation.

Depuis qu'on s'occupe d'expliquer la nature des maladies par la comparaison des phénomènes de l'état de
santé avec ceux de l'état morbide, l'intermittence dans
les fièvres a vainement exercé l'esprit des physiologistes,
qui, presque tous, après avoir exposé leurs idées relatives
à ce fait singulier, ont fini par avouer que, malgré toutes
les données qu'ils avaient présentées, il restait encore
beaucoup à faire pour lever tous les doutes, pour aplanir
toutes les difficultés, pour répondre à toutes les objections. La théorie de chaque auteur a successivement porté
la couleur de la physiologie de son temps : la chose ne
pouvait pas être autrement, et ce qui a eu lieu pour ceux
qui nous ont précédé, ne peut manquer d'exister pour
nous, avec cette différence, cependant, que pour le sujet
que nous allons traiter, nous croyons devancer de quelques instans les autres, dans l'emploi de moyens qui plus
tard seront, je n'en doute pas, d'un usage plus général,
quand on aura mieux apprécié les services qu'ils peuvent
rendre. Relativement aux connaissances physiologiques,
nous pouvons considérer l'époque actuelle comme empreinte encore de la manière dont on procédait autrefois
pour parvenir à l'étude de l'homme en santé ou en maladie, et cependant offrant déjà la tendance plus philosophique qui caractérisera particulièrement les recherches
de nos successeurs.

Jusque dans ces derniers temps l'étude de l'homme
n'a eu d'autre base que l'homme seul, on n'a pas eu l'idée
d'aller chercher hors de lui des données capables d'éclai-

rer sur les fonctions de nos organes. Il n'y a eu qu'une anatomie humaine, qu'une physiologie humaine, qu'une pathologie humaine. Aussi la connaissance d'un objet ne pouvant être complète, qu'autant qu'on le compare à ceux qui ont quelqu'analogie avec lui, on a nécessairement dû se tromper souvent, puisqu'on manquait des ressources que l'esprit d'induction aurait trouvées dans la comparaison de l'homme physique avec les autres êtres organisés.

Ce n'est en quelque sorte que de nos jours, qu'une nouvelle direction a été imprimée aux esprits. Les progrès des sciences naturelles ont permis de puiser en elles des notions plus justes sur notre propre organisation. L'homme n'a plus été étudié seulement sur lui-même : on a fait d'ingénieux rapprochemens sur ce qu'il présentait de commun avec des êtres qui, comme lui, naissent, se développent, se propagent au milieu d'élémens qui entretiennent toutes les existences. On a comparé les organes qui s'acquittent des mêmes fonctions; on a cherché à distinguer le plus ou moins grand degré d'importance de telle ou telle partie pour telle ou telle fonction, en notant leur plus ou moins grand développement là où la fonction était presque nulle ou très-énergique. En un mot, des erreurs inévitables dans la première manière d'étudier ont été reconnues; des vérités qui ne pouvaient jaillir que de la comparaison des objets entr'eux, ont été signalées; l'anatomie et la physiologie n'ont commencé à être des sciences positives que depuis qu'elles ont été fondées sur celles des animaux. Si la pathologie n'a point fait de progrès dans le même rapport que les deux branches dont nous venons de parler, c'est qu'elle n'a pu recevoir encore l'influence d'un perfectionnement qui est bien loin d'être achevé; c'est que les médecins n'ont point encore eu le temps d'étudier l'homme sain et malade, d'après des notions plus étendues; c'est, comme je l'ai dit plus haut, parce qu'il y a encore aujourd'hui une partie des procédés ou des méthodes insuffisantes qui appartiennent aux temps que nous venons d'abandonner; enfin c'est parce que notre époque présente encore un mélange des opinions qui disparaîtront plus tard, et de celles qui résultent des travaux modernes sur l'anatomie et la physiologie comparées.

Les données que la pathologie humaine a puisées dans la pathologie des animaux sont encore en bien petit nombre; mais comme ceux qui s'occupent de cette dernière branche des connaissances physiologiques deviennent, par leur instruction, plus susceptibles qu'on ne l'était autrefois, d'observer avec exactitude et de faire des recherches dont les médecins pourront tirer un grand parti; et comme, d'un autre côté, la nouvelle impulsion qui dirige ceux-ci, leur fait attacher une importance bien méritée à des faits qu'ils s'empressent d'examiner; nous devons espérer que le temps n'est pas loin, où les animaux nous serviront à rectifier nos idées sur les maladies de l'homme, comme leur anatomie nous a servi à mieux apprécier la nature et les fonctions de nos propres organes.

Le phénomène de l'intermittence dans les fièvres est un de ceux auxquels j'espère faire servir la comparaison de quelques phénomènes physiologiques et pathologiques considérés dans l'homme et les animaux.

Quoique je doive décrire plus tard les altérations que j'ai rencontrées à la suite de chaque genre de fièvres intermittentes, et montrer le rapport constant qui existe entre les symptômes pendant la maladie, et les désordres qui se rencontrent après la mort, j'anticiperai ici sur ce travail, pour donner au moins un résultat général, dont j'ai besoin qu'on admette l'existence, pour en venir à l'explication de l'intermission dans les fièvres.

Or, ce résultat est que dans tous les cadavres de ceux que j'ai examinés, et qui ont succombé sous l'action d'une fièvre intermittente pernicieuse, j'ai toujours trouvé des signes non équivoques d'une inflammation, qui le plus souvent était tellement violente, qu'elle dépassait de beaucoup les lésions inflammatoires qu'on observe à la suite des fièvres continues. On voit déjà que je n'entends point parler ici de ces altérations organiques qui sont souvent le sujet de discussions entre des médecins d'opinions opposées, et qui, suivant leur théorie, ne voient que l'état naturel des organes, là où les autres ne voient qu'un état maladif. Je parle de désorganisations sur lesquelles il n'y aurait eu qu'une même opinion. Voilà le fait que je prie d'admettre provisoirement, jusqu'à ce que plus tard j'en donne des descriptions détaillées.

Un second fait non moins important, et qui doit jeter le plus grand jour sur une infinité de points physiologiques et pathologiques, est celui-ci :

Les animaux ne sont point aussi sujets que l'homme aux fièvres intermittentes; quelques recherches que j'aie faites à cet égard, je n'ai rien trouvé qui pût me donner une opinion contraire. Carlo Ruini, qui écrivait en 1690, est le seul qui dans son *Traité de l'anatomie et des maladies du cheval*, fasse mention des fièvres intermittentes du cheval; mais voici ce qu'il faut observer à cet égard : Ruini était un riche sénateur bolonais, grand amateur de chevaux; en écrivant sur la pathologie du cheval, il a plutôt suivi son amour pour cet animal, qu'il n'a consulté l'observation. En effet, il ne dit nulle part qu'il ait observé des fièvres intermittentes sur les chevaux; mais présumant qu'ils y étaient aussi sujets que l'homme, il dit simplement qu'on reconnaîtra qu'ils ont la fièvre tierce, quand il y aura un jour d'intervalle entre les accès, et qu'elle est quarte, quand il y aura deux jours; puis il entre dans des détails de thérapeutique qui tiennent de la médecine vétérinaire du temps, et de la pathologie humaine alors en vogue.

M. Métaxa, professeur d'anatomie comparée au Collége de la Sapience à Rome, et qui a donné un excellent traité

sur les épizooties, dit que les animaux ne sont point sujets
aux fièvres intermittentes, parce que leur peau étant trop
dense, s'oppose au passage de la transpiration, et qu'alors
le stade de la sueur manquant à leurs paroxysmes fébriles,
l'apyrexie qui est une conséquence de la sueur, manque
également. Il cite à l'appui de cette explication le fait des
chevaux qui, suant plus facilement, sont par cela même
sujets aux fièvres intermittentes. Quoi qu'il en soit de
l'existence des fièvres intermittentes chez les animaux, il
n'en est pas moins réel qu'ils diffèrent beaucoup de l'homme
sous ce rapport.

Une seconde source de conséquences précieuses pour
l'opinion que je vais développer, est celle qui naît des
circonstances mêmes au milieu desquelles l'homme contracte les fièvres intermittentes.

Or, ces circonstances sont telles, qu'elles déterminent
très-souvent des maladies vivement inflammatoires chez
les animaux, et que la plupart des épizooties qui se répandent ensuite au loin, et à des distances extrêmement
grandes du lieu de leur naissance, ont commencé dans
des localités qui se ressemblent par deux conditions importantes, qui sont : 1°. Présence d'eaux marécageuses,
2°. température élevée, au moins pendant le temps de
l'invasion de cette maladie.

Ainsi, on sait que les États romains, qui sont en quelque
sorte le berceau des fièvres intermittentes chez les hommes,
pendant l'été et l'automne, ont été souvent ravagés par
des épizooties, qui, en quelques mois, ont détruit des
troupeaux entiers. Celle qui régna en 1712, et qui eut lieu
pendant les fortes chaleurs, précisément au moment que
les fièvres intermittentes sévissaient, fit périr plus de trente
mille buffles ou taureaux. Lancisi, qui en donne la description, trouva, à l'ouverture, tantôt des ulcères dans la bouche, le gosier, l'œsophage, tantôt la gangrène des poumons
ou de l'estomac, tantôt les intestins, le foie sphacélés,

tantôt le cœur et le cerveau diffluens. *Cor etiam et cerebrum corruptum penè diffluebant.*

Le charbon, l'anthrax, les fièvres charbonneuses, sont, en quelque sorte, les maladies régnantes parmi les troupeaux en Italie, et les autopsies nous montrent toujours des désorganisations inflammatoires, sur le caractère desquelles il serait difficile de conserver le moindre doute.

Mais ce qui est plus étonnant encore, c'est la ressemblance qui existe entre les organes affectés chez l'homme et chez quelques animaux. Ainsi, aux environs de Rome, il n'est pas rare de voir des chèvres mourir presque subitement, et à l'ouverture on trouve la rate crevée, et le ventre rempli du sang qui s'est échappé de son tissu. Je rapporterai des observations semblables pour l'homme. Les bergers, quand ils soupçonnent l'existence de cette maladie, la guérissent en ouvrant une des grosses veines de la cuisse de cette espèce d'animaux. Ils savent très-bien que c'est la rate qui est affectée, et que cette saignée, en la dégorgeant, empêche sa rupture, et la mort qui en est la suite.

Plusieurs auteurs ont également cité des observations analogues chez d'autres animaux.

Pendant que Lancisi observait à Rome la terrible épizootie dont nous avons parlé, il en régnait une, non moins meurtrière en Hongrie (1), sur les moutons; elle fut due à des inondations qui, au commencement de l'été, couvrirent une grande étendue de plaines, et qui furent suivies de chaleurs excessives pendant les mois de juin et de juillet. Chez les hommes parurent, comme à l'ordinaire, les fièvres intermittentes, qui, comme on sait, sont endémiques dans ce pays. Cette épizootie était la clavelée, qui ne consiste pas seulement dans des éruptions cutanées; car, d'après

____

(1) Constit. Hung. epidem. inferior. an. 1712, à Joan. Adam. Gensel-

les recherches modernes sur cette affection, on trouv
toujours des traces non équivoques d'une inflammatio
qui ulcère la gorge, le voile du palais. Après la mort, o
trouve la membrane pituitaire comme imprégnée de sang
les poumons tuberculeux ou hépatisés dans quelques un
de leurs parties, l'estomac couvert de boutons plus o
moins confluens, comme ceux de la peau; le foie souven
uni au diaphragme par des couches albumineuses, signe
évidens d'une phlogose qui s'est propagée au péritoine, etc

Sans même avoir besoin de recourir à des épizootie
aussi terribles, il suffit de rappeler que ce même pays d
la Hongrie, qui, comme l'Italie, offre des plaines maréca
geuses et les fièvres intermittentes qui en sont les fidèle
compagnes, produit presqu'habituellement des maladie
contagieuses dans les troupeaux, toutes du même ca
ractère inflammatoire, toutes laissant après elles des dé
sorganisations épouvantables dans les principaux viscère

Le même fait s'observe aux environs de la Rochelle
qui, présentant habituellement des fièvres intermittente
chez l'homme, produit presque constamment des mala
dies contagieuses dans les troupeaux, et qui, à certaine
époques, donne lieu à des épizooties terribles, qui n
sont que le résultat de l'exagération des influences délé
tères habituelles à ce pays. Ainsi, en 1763, il y eut un
mortalité immense dans le pays Brouageois, sur-tout dan
les lieux couverts d'eaux pluviales croupissantes, et dar
lesquels les fièvres intermittentes, putrides, malignes, son
endémiques : les brebis, les chevaux, les cochons, le
chiens, la volaille, tous furent victimes de cette épizootie
qui régna depuis le mois de mai jusqu'en septembre. Le
symptômes furent ceux qui ont lieu quand les premier
viscères sont affectés. En effet, après la mort on trouv
la rate couverte de taches gangréneuses, l'estomac spha
célé, chez les bœufs, les vaches. La membrane muqueus
de la panse, du reticulum, du liber, de l'abomasus, éta

séparée de la musculaire, et était comme fondue avec les alimens; tout le tube intestinal était enflammé ou gangréné, les poumons étaient gorgés de sang ou nageant dans une sérosité sanguinolente.

Le Port-Saint-Louis, pays chaud, marécageux, et dans lequel les fièvres intermittentes sont endémiques, fut ravagé par une épizootie en 1772, 1773, 1774. M. Regnaudot, qui en a donné la description, a trouvé, à l'ouverture des cadavres, outre les altérations dont nous avons parlé, le duodénum ne présentant qu'une surface rouge et sanglante; l'estomac perforé d'un trou assez grand pour recevoir le pouce; du reste, inflammation, lividité des intestins, la rate remplie d'un sang noir, sans consistance, un épanchement de sang noir sur les reins : il a trouvé aussi des vers dans le thymus, qui, comme le reste, était gorgé d'un sang noir.

Mêmes réflexions sur la Guadeloupe, sur Minorque, sur l'Égypte et le Milanais, le Roussillon, l'Auvergne, qui offrent en même temps les fièvres intermittentes chez l'homme, et des anthrax, ou autres fièvres charbonneuses, chez les animaux.

Saint - Domingue, pays marécageux et très-malsain pour les hommes, qui y ont presque tous des fièvres intermittentes, produit aussi le charbon, la clavelée, la pourriture chez les chevaux, les mulets et les bœufs : les chèvres sont sujettes aux vertiges, à l'épilepsie, au tétanos, au rhumatisme, au gonflement des articulations : les cochons, les poules, les dindons, ont souvent des affections charbonneuses. Nous avons vu, disent les observateurs, plusieurs fois sur les dindes une maladie charbonneuse qui en tuait un grand nombre; à l'ouverture ils avaient le *foie pourri*. Il serait facile d'augmenter les citations; mais, sans aller si loin, nous pouvons faire les mêmes observations en France. On sait qu'aux environs de Montpellier, par exemple, il y a des villages, près des marais, tellement

infectés de fièvres intermittentes , que, pendant certains
étés , sur quinze cents habitans, il y en a plus de douze
cents de malades. Eh bien , ce sont aussi ces pays qui
donnent naissance aux épizooties les plus meurtrières, qui
de là se répandent dans le reste de la France. En 1812,
par exemple, dans le territoire d'Arles et près d'un marais
voisin du Rhône, la pourriture se développa dans les
troupeaux , chez les mulets , les chevaux, les lièvres , les
lapins, et fit périr plus de cent mille brebis , et un nombre
immense dans les environs de Nîmes et de Montpellier.
Des anthrax et des charbons malins atteignirent les bœufs,
tandis que les hommes furent pris de fièvres intermittentes opiniâtres : or la cause de tous ces maux fut universel-
lement attribuée aux pluies abondantes , aux inondations
du printemps et aux chaleurs excessives de l'été.

S'il fallait une nouvelle preuve à ajouter à toutes celles
que j'ai énumérées ici, de l'identité des causes qui produisent des fièvres continues et des inflammations locales,
très-vives chez les animaux , en même temps qu'elles déterminent des fièvres intermittentes chez les hommes ,
je pourrais citer le fait si intéressant observé en 1774
par M. Berlin, et qui est celui-ci : Cette même année il
régna à la Guadeloupe, chez les bœufs et les chevaux,
une épizootie contagieuse, dont les symptômes étaient les
suivans : mouvemens convulsifs des muscles du bas-ventre
et de l'épine; tremblement de tout le corps; l'animal se
roulait par terre comme s'il souffrait des tranchées; il rendait du sang par l'anus, etc.; la mort survenait quelquefois
au bout d'une heure. A l'ouverture, on trouva la rate
gorgée d'un sang noir, l'estomac noir; ses membranes
étaient épaissies de quatre ou cinq lignes, par l'infiltration
qui s'était faite entre elles; d'autres fois il y avait épanchement de sang dans les intestins, inflammation gangréneuse du mésentère, etc.; quelques nègres qui les ouvrirent
eurent des anthrax aux bras, tandis que d'autres, et c'est

le plus remarquable, furent atteints d'une fièvre intermittente pernicieuse, qui se termina par la mort.

Enfin, je ne parlerai pas de la maladie de sang des moutons, ou maladie de la Sologne, malheureusement trop connue auprès de nous, et dont le berceau est un pays dévasté chaque été par des fièvres intermittentes, qui, quand elles laissent vivre leurs pâles victimes, impriment dans leurs viscères son cachet indestructible. Qu'on parcoure tous les pays qui offrent les mêmes circonstances, et partout on verra que le fait dont nous nous servons comme de base pour soutenir l'opinion que nous allons émettre, est universel, général et ne souffre aucune exception.

Pendant que j'observais à Rome des affections inflammatoires de la tête et des intestins, mais offrant un type intermittent, cette même constitution inflammatoire régnait également dans toute l'Italie, où ces mêmes maladies avaient également leur siége dans les mêmes organes, mais avec cette différence que là où les eaux marécageuses n'existaient point, ces affections offraient un type continu. Ainsi, par exemple, dans les mois de juin et de juillet il se manifesta une épidémie sur les poulets de Borgo Masino dans le Piémont; il en mourait quinze à vingt par jour. Les symptômes étaient les suivans : inflammation de la tête, crête d'un rouge intense, yeux ternes et languissans, tête tombante, bave d'une couleur vert-jaunâtre, ailes baissées, traînantes. La tête n'a point été ouverte; dans le ventre, le foie était très-volumineux, noir et recouvert d'une fausse membrane. Quelqu'imparfaite que soit cette description, elle suffit pour indiquer le caractère de la maladie.

Au mois d'août de la même année 1822, il régna, dans d'autres contrées du Piémont, une épizootie sur les bœufs, appelée par les habitans pisse-sang (*piscia sangue*) ou charbon. Les symptômes ont été les suivans : abattement universel, pouls fréquent et mou; fièvre ardente, frissons par intervalles, poil hérissé sur les épaules; dégoût; bouche et langue blanches, yeux ternes et languissans, quelquefois larmoyans; oreilles basses; diminution de lait chez les vaches; dans quelques individus diarrhée, constipation chez d'autres, excrémens sanguinolens, urines de couleur cuivreuse. Dans quelques cas, l'animal tomba mort sans signes précurseurs.

Sans doute toutes les épizooties ne sont pas dues à la chaleur et aux miasmes des marécages; il en est qui se développent en hiver, comme nous-mêmes nous sommes exposés à des épidémies de pleurésie, de pneumonie, de dysenterie pendant l'hiver, et dans tous les pays du monde, secs ou humides; comme nous ne sommes pas toujours affectés de fièvres intermittentes; mais toujours est-il vrai que les faits que j'ai signalés sont exacts, et qu'on peut donner comme une expression de ces faits cette loi générale qui nous prouve que là où les animaux ont des fièvres continues, des inflammations aussi intenses que possible, nous avons également des inflammations locales, mais, de plus, des fièvres intermittentes, dont il y a peu d'exemples dans les épizooties, si toutefois il y en a.

Or je demanderai si la cause de la périodicité des accès fébriles doit se trouver, comme l'ont prétendu tous les auteurs, dans la périodicité des influences de chaud et de froid qui nous affectent successivement? Si ce sont des causes générales extérieures qui produisent ce phénomène, pourquoi n'existe-t-il pas, ou est-il si rare chez les animaux qui, comme nous, sont soumis aux mêmes influences; qui, comme nous, éprouvent périodiquement l'action du soleil, de la nuit, du sommeil, de la faim, de la soif, des digestions, des excitations extérieures, etc., etc., etc? Et cependant il faut nécessairement une cause générale et périodique, car on ne peut chercher la raison de cette différence de l'homme et des animaux dans une différence de leur organisation matérielle. Le fond est entièrement semblable,

Il faut donc qu'il y ait quelque chose de varié dans la forme, dans le mode d'exercice des fonctions.

En comparant de quelle manière notre économie exécute les actes de la vie, je vois que nous différons par un seul point des animaux, et ce point est précisément celui qui nous suffit pour expliquer le phénomène de l'intermittence. Voyez un animal quelconque se livrer au sommeil, son corps se conserve dans la même position horizontale qu'il avait pendant le jour; seulement il a ployé les pattes et les jambes; mais le cerveau, l'estomac et le cœur sont dans le même rapport. Qu'il soit sur ses jambes, qu'il soit couché, rien n'est changé dans l'intérieur, la circulation n'éprouve pas la plus légère modification.

Dans l'homme c'est le contraire: le cerveau, le cœur et les intestins, qui sont dans une même ligne verticale quand il est debout, cessent de conserver ce rapport quand il se couche; ces trois organes sont sur une même ligne horizontale; enfin la circulation éprouve en un instant une modification dont les suites sont plus nombreuses qu'on ne le croirait d'abord; et c'est dans cette seule condition de l'exercice de ces fonctions, que je fais résider la seule cause de l'intermittence, qui, comme on le voit, n'appartenant point physiologiquement aux animaux, est si rare pathologiquement chez eux.

Chaque nycthémeron de l'homme se compose donc d'une succession continuelle d'excitations ou plutôt de congestions sanguines, qui, suivant qu'il est debout ou couché, ont lieu dans le cerveau ou dans le tube intestinal. Je sais bien qu'il ne faut pas étudier ce fait par les seules lois de la physique et de l'hydraulique; mais enfin, quels que soient les efforts de l'économie pour combattre toutes les forces physiques ou mécaniques qui agissent sur nous, il n'en est pas moins vrai que ces influences ont une action souvent tellement puissante, qu'elle est évidente dans une foule de circonstances. Ainsi, quand nous baissons la

tête, la peau du visage se remplit évidemment de sang, la
figure s'injecte, rougit, et nous éprouvons un sentiment
de plénitude qui résulte de l'abord plus considérable
du sang dans les tégumens comme dans le cerveau.

Lorsqu'après une forte saignée le cœur n'a plus la
force d'envoyer du sang au cerveau, et que la syncope va
en être la conséquence, il suffit de placer le malade horizontalement, pour faire aller dans la tête le sang nécessaire pour y produire l'excitation convenable. Ainsi donc,
de ces faits et de mille autres semblables on peut conclure
que, même dans l'état de santé la plus parfaite, l'économie
reçoit une influence extrêmement active de certaines lois
physiques qui se réunissent à celles qui sont particulièrement propres aux êtres organisés.

Et je suis persuadé que lorsqu'on aura étudié attentivement les conséquences physiologiques et pathologiques
qui résultent chaque matin de l'excitation particulière que
l'estomac et les intestins reçoivent par suite de la position
verticale que prend subitement le corps, quand nous nous
levons après être resté pendant la nuit dans une situation
horizontale, on découvrira la cause d'une infinité de phénomènes qu'on a renoncé à expliquer, parce qu'on n'avait
pas eu l'esprit tourné vers ce point important.

Nous savons que pour qu'un organe remplisse ses fonctions, son tissu a besoin d'être arrosé par un sang riche
en matériaux excitans. Tant que l'activité de la circulation
ne dépasse pas certaines limites, nos organes exécutent
les actes qui dépendent de leur structure, avec une énergie qui, quoiqu'appartenant à la santé, peut cependant
offrir des variations d'intensité, et qui est en raison de l'excitation qu'ils reçoivent. Ainsi, le cerveau d'un homme
dont la nourriture, depuis quelque temps, est au-dessous
de la quantité à laquelle il était habitué, n'a point la richesse d'idées qui seraient produites dans une circonstance
opposée. Quand on a supporté une saignée, on pense avec

bien plus de lenteur que lorsqu'un cœur vivement con-
tractile pousse avec force un sang abondant. Je parle
toujours des cas où ces excitations ne dépassent pas les
limites de la santé; car je sais très-bien que lorsqu'on est
malade, on pourra rétablir l'énergie du cerveau par la diète
ou par la saignée.

Ce que je viens de dire du cerveau est entièrement applicable à l'estomac et au tube intestinal. Leurs fonctions
doivent certainement offrir des variations d'intensité,
lorsque des circonstances quelconques augmentent l'abord
du sang dans leur tissu, et c'est ce qui, comme nous l'avons
vu, arrive dans les changemens de situation du corps,
qui modifient si fortement la circulation dans toutes ces
parties. Dans l'état de santé déjà, les résultats en sont
sensibles, car la faim ne se fait sentir le matin qu'autant
qu'on est levé. Si on restait couché long-temps, le désir
des alimens viendrait beaucoup plus tard, et même serait
bien plus faible qu'à l'ordinaire. Il est même des personnes
chez qui l'activité de l'estomac est telle, qu'à peine levées
elles sont forcées de manger quelque chose; sans cela,
elles pourraient à peine se soutenir sur les jambes. Chez
d'autres, ce besoin d'alimentation se manifeste d'abord
par le sentiment intérieur de la faim, ensuite par l'impossibilité absolue d'exprimer la moindre idée. Leur cerveau
est dans un tel état de faiblesse, produit par la concentration momentanée des forces sur l'estomac, qu'elles ne
peuvent ni penser, ni parler, ni écrire, ni s'occuper des
affaires même qui exigent le moins de forces intellectuelles. Il faut absolument qu'elles satisfassent le besoin
impérieux d'un organe qui commande en maître, et
auquel il faut nécessairement obéir. A peine a-t-on ingéré
quelqu'aliment, que la réaction redonne au cerveau et à
la moelle épinière la stimulation sans laquelle ils ne peuvent rien, et la force des mouvemens et des conceptions
est rendue à l'économie. Sans doute, lorsque cet état est

très-prononcé, il annonce déjà un commencement de
maladie, de susceptibilité trop grande de l'estomac; il
est même probable que si on ne s'occupe pas d'y remédier,
on finira par contracter une affection bien prononcée;
mais enfin, de l'état de santé parfaite à celui de maladie
décidée il n'y a, sous le rapport du phénomène dont nous
parlons, que des nuances insensibles, qui indiquent simplement qu'un fait physiologique s'exagère peu-à-peu;
mais qui, avant de devenir tel, se montre, chez différens
individus, dans tous les degrés qu'il est obligé de parcourir de la santé à la maladie, jusqu'au point de devenir
pathologique; car aujourd'hui il n'est rien qui me paraisse
si parfaitement démontré, que tout phénomène pathologique n'est que l'expression exagérée d'un phénomène physiologique, d'un phénomène habituel à l'état de santé. La
maladie, pour le médecin philosophe, est en quelque
sorte la loupe qui lui grossit des détails inapercevables
dans l'état de santé; et c'est de cette vérité si incontestable aujourd'hui, que nous nous servirons plus tard pour
conclure de la pathologie à la physiologie.

Si on ne tenait pas compte de cette congestion matutinale des organes digestifs, comment expliquerait-on ces
vomissemens, ou au moins ces nausées qui ont lieu chaque
matin chez quelques personnes, surtout chez les femmes,
dont l'estomac est affecté, sans cependant offrir d'autres
symptômes plus fâcheux? Qu'on les examine avec soin, et
on s'apercevra facilement que leur état exige des soins
particuliers.

Malgré l'apparence de santé qu'elles offrent, et quoique
la fraîcheur de leurs lèvres repousse des soupçons de la part
de ceux qui jugent de la santé par la fraîcheur de la bouche, chez ces femmes même il y a un contraste frappant
entre la blancheur du teint et la couleur vermeille des
lèvres, qui ont des liaisons si intimes avec le canal intestinal.

L'augmentation des symptômes bilieux le matin me paraît une suite de cette même modification de la circulation.

Je noterai encore ici un fait qui ne sera bien compris que par ceux qui l'ont observé sur eux-mêmes ou sur les autres, et que Rœderer et Wagler ont signalé les premiers. J'ai souvent eu occasion de vérifier son exactitude, et je n'en trouve de bonne explication que dans la modification physiologique dont je décris les effets.

Il existe chez les gens de lettres, chez les personnes dites nerveuses, chez les femmes dont la peau est blanche et qui ont peu d'embonpoint, en un mot, chez toutes celles qui mènent une vie sédentaire, et dont le système nerveux cérébral est plus actif que les autres organes, une espèce de fièvre nerveuse caractérisée plutôt par la chaleur brûlante de la peau, que par la fréquence du pouls, dont le caractère est d'être serré et vif, sans que le nombre de ses pulsations dépasse soixante-dix ou quatre-vingts par minute.

Cette fièvre constitue l'état habituel du malade, qui peut se livrer à ses occupations, souvent même sans avoir l'idée qu'il est réellement malade. Elle est surtout plus forte la nuit; sa peau est sèche et brûlante; tantôt il lui est impossible de dormir le soir; d'autres fois, il s'endort très-facilement et profondément; le sommeil est pesant, pénible, agité; le matin surtout il lui est difficile de se réveiller ou de se lever. Mais enfin il arrive un moment, le matin, où la peau devient molle, une légère moiteur se répand sur toute la surface du corps; et si le malade ne se lève qu'après cette espèce de crise, il se sent toute la journée assez bien disposé; mais s'il sort du lit avant que cette légère sueur ait paru, toute la journée il conserve la peau chaude et brûlante, ses traits portent l'empreinte de la fatigue, sa bouche est sèche et pâteuse, ses jambes sont faibles; il est presque continuellement assoupi; en

un mot, sans avoir de maladie bien tranchée, il est dans
un état général de mal-aise, et est incapable de penser,
comme d'agir.

Si maintenant on rapproche ce phénomène de ce que
nous connaissons aujourd'hui sur les maladies du tube
alimentaire; si ce rapprochement est fait avec l'opinion
de Rœderer et Wagler, qui disent que rien ne dispose plus
aux fièvres intermittentes que la suppression de ces
petites sueurs matutinales, on se verra naturellement
porté à expliquer cet enchaînement d'observations de la
manière suivante. La légère maladie des intestins dont
nous parlons diminue nécessairement par le repos dans
le lit, et surtout par la position horizontale; de sorte que
le matin l'affaiblissement de cette espèce d'irritation
nerveuse est à son plus haut degré, puisque c'est l'époque
où les causes calmantes ont agi le plus long-temps; alors
a lieu le rétablissement des fonctions de la peau, supprimée par l'irritation interne, et par conséquent le soulagement qui accompagne toujours les crises, puisqu'elles
indiquent le retour des fonctions au rhythme de la santé.
Mais si on se lève au moment où cette détente générale
va se faire, la congestion qui s'opère brusquement sur
les organes digestifs, reproduit la maladie qui était sur
le point de se juger. La récrudescence de l'irritation s'oppose à l'accomplissement des mouvemens sécrétoires, la
peau conserve la chaleur sèche qui accompagne toujours
le défaut de sécrétion par affection interne, et de là l'état
de mal-aise, de faiblesse, de langueur, et souvent même
les petites coliques ou la diarrhée qui surviennent dans
ces circonstances.

J'affecte ici de ne me point servir d'expressions propres
à caractériser d'une manière tranchée l'affection du tube
intestinal, parce que mon but est moins d'expliquer sa
nature que d'exposer le fait; et quand je parle de fièvre
nerveuse, d'irritation nerveuse de la membrane mu-

queuse intestinale, c'est plutôt pour exprimer le faciès particulier de la maladie chez des individus d'une constitution donnée, d'après un langage usité depuis long-temps en médecine, que pour décider la grande question qui agite aujourd'hui les médecins, sur l'influence des irritations intérieures dans la production des affections fébriles.

Ce même fait peut ensuite être interprété par chacun suivant la doctrine qu'il s'est faite. Les uns verront simplement une gastro-entérite chez un individu d'un tempérament nerveux; les autres, tout en admettant une irritation interne, considéreront les symptômes comme indiquant un état général de l'économie, qui, tout aussi bien que l'affection locale, exige des soins particuliers. Mais pour moi, toute théorie est en ce moment indifférente, puisque, si les faits que je rapporte sont vrais, chacun pourra aisément les adapter à son opinion particulière.

Je pourrais faire des applications plus étendues à d'autres phénomènes morbides; mais celles que je viens d'exposer me suffisent pour faire admettre l'influence exercée sur les maladies par la grande modification nycthémérale de la circulation qui a lieu périodiquement chez l'homme, d'autant plus que nous aurons l'occasion de donner, dans le courant de cet ouvrage, de nouvelles preuves de l'influence de la position. Maintenant examinons l'influence de l'estomac sur toute l'économie, et voyons comment ses affections éveillent des phénomènes particuliers; il est nécessaire de donner quelques explications sur les fonctions du système nerveux.

Le système nerveux, pris d'une manière générale, comprend des organes extrêmement différens par les actes auxquels ils donnent naissance : les uns, tels que les organes des sens, sont chargés d'apporter au sensorium commun les impressions des objets qui nous affectent;

les autres, tels que ceux qui composent le cerveau, sont chargés de travailler ces impressions, ou de produire spontanément les idées ou les besoins instinctifs, nécessaires ou utiles à notre existence ; les autres, tels que les nerfs des muscles, sont chargés d'exécuter les ordres de l'intelligence, ou de produire des mouvemens automatiques qui correspondent aux différens sentimens qui ont lieu en nous ; enfin il existe un autre ordre de filets nerveux qui établissent une correspondance intime entre tous les différens organes, et qui les font tous participer à des excitations, qui, d'abord locales, deviennent ainsi générales.

C'est par eux, par exemple, que l'action excitante de l'air sur les poumons, que celle des alimens sur le tube alimentaire, de la chaleur ou autres toniques agissant sur la peau, des irritans spécifiques de chaque organe des sens, d'un organe en action, comme celle du cerveau chez un homme vivement affecté, que celle des organes de la génération, etc., se répandent dans toute l'économie et régularisent l'emploi de forces qui sans cela se dirigeraient uniquement sur la partie actuellement active. C'est à ces nerfs qu'est due l'uniformité d'une vitalité qui sans eux aurait lieu isolément dans chaque partie. C'est par eux que chaque viscère, chaque organe participe au mode d'exercice de tous les autres ; c'est par eux qu'un individu vit également dans tous ses points, quoiqu'il soit composé d'organes agissant les uns après les autres, et modifiés chacun par des agens spécifiques. C'est par eux que ces agens spécifiques sont transformés en excitans généraux. En un mot, c'est par eux que plusieurs parties composent un tout, dont l'ensemble, les actes généraux, sont un résultat de mille influences locales.

Voilà le fait général tel qu'on peut l'exposer sans entrer dans des détails secondaires. Mais si nous étudions chaque partie, nous voyons la correspondance être d'autant plus active que les organes sont plus importans, et que ses excitations sont plus nombreuses. Tel est le cas de l'estomac qui, chargé plusieurs fois par jour de recevoir les alimens, devait naturellement transmettre à toute l'économie une influence capable de remplacer, pour les autres organes, l'excitation qu'ils ne reçoivent pas comme lui.

Un des moyens dont la nature s'est servie pour monter toute l'économie sur le même ton que chaque partie actuellement excitée, a été d'associer ses fonctions avec les mouvemens du cœur, qui, irrité par un seul point de l'économie, porte dans tous les tissus un excès de vie qui, dans les limites de la santé, rétablit l'équilibre. L'estomac jouit de ce privilége à un assez haut degré, et cela devait être, comme nous l'avons vu plus haut ; mais outre ce moyen qu'il possède en commun avec tous les autres, il a encore celui d'agir directement sur les autres viscères, à l'aide des nerfs, qui sont en quelque sorte les canaux de transmission d'une irritation, ou plutôt d'une excitation nerveuse, bien différente de celle que le cœur produit sur eux en y poussant une plus grande quantité de sang. L'activité plus grande du cerveau ou de la peau, quand on a pris du vin dans des circonstances favorables, tient bien moins à l'accélération de la circulation qu'au genre d'excitation nerveuse dont je parle à présent ; car souvent le cœur bat plus vîte encore, sans produire une exaltation semblable. C'est à une telle action que j'attribuerais volontiers la migraine, la céphalalgie, les palpitations, et cette foule de maladies nerveuses qui ne sont que l'exagération des sympathies naturelles, des influences habituelles qui existent dans l'état de santé ; et c'est dans ce genre d'explications que l'on doit surtout fonder une doctrine plus éclairée des maladies nerveuses ; car, bien qu'ayant pour point de départ une affection locale, elles ne supposent pas moins un dérangement dans une fonction particulière, qu'il faut rétablir à son état primitif. L'influence de l'estomac sur le cœur, sur les poumons ou sur le cerveau, est une fonction tout comme une autre ; or cette fonction peut être exaltée accidentellement, de manière qu'une lésion locale qui ne sera rien par elle-même, déterminera des accidens terribles en la mettant en jeu ; et si on juge de la gravité de la lésion locale par les phénomènes apparens, on se trompera d'une manière bien funeste pour le malade.

C'est surtout l'étude détaillée des fièvres intermittentes qui nous permettra de mettre cette vérité dans tout son jour.

Mais n'anticipons point sur l'avenir, et résumons la conséquence de tout ce qui vient d'être dit, afin d'être mieux en état de faire connaître de quelle manière nous concevons le phénomène de l'intermission.

1°. L'estomac, ou plutôt le système nerveux abdominal, outre sa fonction relative à la digestion, jouit encore de fonctions d'influences par lesquelles il éveille l'action des autres organes. Ce sont les sympathies des auteurs.

2°. Il excite tous les organes de cette manière ; de plus, il produit sur eux une excitation particulière, par l'intermède du cœur, qui, sans faire exception au reste de l'économie par la manière dont il est lié à l'estomac, ne détermine des effets différens que parce que ses fonctions sont très-différentes.

3°. L'influence nerveuse de l'estomac est une fonction tout comme une autre ; elle peut être momentanément exagérée et donner lieu à des phénomènes qu'il faut corriger par des moyens particuliers qui peuvent différer des affections locales de l'estomac lui-même.

4°. Chaque genre d'influence peut être lésé isolément, puisque chacun a lieu par des moyens différens, puisque chacun doit avoir son siége particulier ; ainsi, tantôt la lésion portera sur l'influence de l'estomac sur la tête, alors il y aura céphalalgie ; tantôt ce sera celle qui lie ce viscère au cœur, il y aura des palpitations ; tantôt ce sera celle qui existe entre lui et les poumons , alors il y aura dyspnée , toux , douleur , oppression , etc. , etc. , etc.

5°. L'estomac est périodiquement excité chaque matin par la congestion dont il est le siége par suite de la modification nycthémérale de la circulation.

6°. Cette congestion active celles des fonctions de l'estomac qui sont le plus susceptibles d'être éveillées ; tantôt ce sont les appétits dont il est habituellement le siége , alors l'individu est dans le cas de celui que nous avons cité , et qui doit nécessairement obéir au besoin impérieux d'une faim qui lui commande en vrai tyran ; tantôt c'est la propriété qu'il a de se contracter sur les alimens , et les nausées ou les vomissemens ont lieu. Tantôt c'est son action sur le foie , et alors il peut y avoir afflux de bile dans l'estomac , bouche amère , mauvaise, etc. Tantôt c'est son action sur les nerfs du sentiment ou de l'intelligence , etc. , etc. , etc. Je renvoie à certaines fièvres pernicieuses. Tantôt, enfin, ce sont les travaux de la nutrition dont il est le siége comme toutes nos parties ; alors augmentation des phénomènes inflammatoires, qui ne sont que l'exagération des travaux de nutrition. Tantôt, enfin, c'est son action sur le système nerveux qui , s'enfonçant avec tous les vaisseaux sanguins dans nos tissus, leur donne cette vitalité particulière qui les distingue de canaux qui seraient entièrement inertes ; alors, suivant que l'influence sera générale ou partielle, on aura une fièvre intermittente générale ou partielle. Mais ceci aura besoin d'une explication que nous donnerons plus tard.

L'enchaînement qui existe entre tous les phénomènes de l'organisation est tellement compliqué , que lorsqu'on traite d'un seul point , on est, malgré soi, forcé d'en examiner une foule d'autres avec lesquels il a des connexions intimes. Mais comme cette conduite est inévitable , on devra me pardonner la forme de ce travail , si le fond est tel

qu'il me fasse atteindre le but que je me suis proposé. Il
m'eût été facile d'éviter cet inconvénient en faisant un traité
complet de physiologie médicale, où chaque chose eût été
examinée en temps et lieu; mais j'ai cherché autant que
possible à éviter d'allonger cet ouvrage par des généralités
sur lesquelles tout le monde est d'accord, afin de n'exposer
que ce que je dois nécessairement citer pour l'intelligence
de la chose, ou que ce en quoi mon opinion diffère précisément de celle des autres.

Si je me suis bien expliqué, et si mes explications sont
fondées, j'ai dû prouver que dans l'état de santé l'estomac,
comme tout le canal digestif, reçoit chaque matin une influence particulière de la grande modification que la circulation éprouve par la position différente que notre corps
garde le jour et la nuit; que les animaux qui sont exposés
aux mêmes causes extérieures, et qui contractent des maladies analogues sous les mêmes influences, ne présentent
que rarement dans la même maladie la même forme ty-
pique que nous, et que la cause de cette différence ne doit
être attribuée qu'à l'uniformité de leur mode circulatoire,
que rien ne modifie en eux.

L'excitation matutinale des organes digestifs n'est pas
sensible dans l'état de santé, et en cela elle ressemble à
tous les phénomènes organiques qui se passent en nous
sans que nous en soyons avertis. Bien certainement nos
alimens excitent aussi l'estomac, et tant que nous nous
portons bien, nous ne nous apercevons pas de cette action. Il est des individus qui ne savent pas ce que c'est
que le travail de la digestion, et qui ignorent encore
que l'estomac est à gauche, aucune sensation incommode ne les en ayant avertis. Chez un homme malade,
l'ingestion du plus léger aliment déterminera des palpitations ou des douleurs de tête, qui lui révéleront l'action
de l'estomac sur le cœur ou la tête, action qu'il eût
ignorée, s'il eût continué à se bien porter. Combien de

gens qui, pour ne s'être jamais livrés à l'étude ou à de forts travaux de tête, sont encore à apprendre qu'elle contient les organes qui agissent quand l'intelligence est exercée!

Nous doutions-nous de l'action du cervelet sur les organes de la génération, avant que le docteur Gall eût prouvé la nature de ses fonctions, soit par l'anatomie comparée, soit par l'anatomie pathologique, soit par la comparaison de l'état sain de l'esprit avec son état maladif dans la folie?

Saurions-nous qu'il y a une correspondance sympathique entre l'utérus et les mamelles, si nous n'étions jamais témoins de ce qui se passe chez les femmes enceintes? car cette correspondance n'est pas seulement une influence de cette époque, elle a lieu à tous les instants de l'existence, et nous n'en avons la connaissance que lorsque des circonstances particulières en exagèrent l'activité.

Et combien d'autres phénomènes sympathiques qui ont lieu chaque jour, à chaque instant, en nous, et que nous ignorerons toujours! Combien de fois n'arrive-t-il pas qu'une impression faite sur notre peau, sur nos poumons, sur notre sensibilité, retentit dans les dernières ramifications des nerfs et des vaisseaux, modifie, sans que nous nous en doutions, les phénomènes de l'assimilation, de l'absorption et des sécrétions?

J'ai comparé les maladies à une loupe qui grossit les phénomènes habituels à la santé; mais malheureusement cette loupe a une force limitée, et il y a toujours, à côté des détails qu'elle nous grossit, d'autres détails infiniment petits, qui ont avec ces premiers les mêmes rapports qui existaient entre ce qui était visible à l'œil nu et ce qui ne l'était pas.

Quant à la raison pour laquelle les fièvres intermittentes règnent plutôt l'été et dans les pays chauds, que l'hiver et dans les pays froids, la voici :

Ce qu'il y a de constant et de bien démontré à tous ceux qui ont vécu quelque temps dans les pays chauds, c'est l'exaltation qu'ils développent dans toutes les fonctions nerveuses.

Nous distinguerons à ce sujet deux degrés d'exaltation : l'un, qui ne dépasse point les limites de la santé; l'autre, qui cesse graduellement d'appartenir à cet état, pour arriver de la même manière à la maladie.

En parcourant successivement tous les penchans, toutes les qualités morales de l'homme dans les pays chauds, il me serait facile de fournir des preuves nombreuses de l'opinion qui leur attribue un bien plus grand degré d'activité que dans des climats opposés; mais je craindrais de faire perdre de vue le sujet principal en fixant trop long-temps l'attention sur un point qui n'est que secondaire.

Or, ce qui convient aux facultés intellectuelles, c'est-à-dire aux fonctions du cerveau, est également vrai pour tous les autres systèmes nerveux; les sympathies, c'est-à-dire les correspondances nerveuses qui lient tous nos organes, sont développées avec une incroyable activité. La cause la plus légère, l'irritation la plus faible d'un organe plus ou moins important, produit des réactions effrayantes. Dans quelles parties de la terre règnent plus souvent que dans ces contrées, les coliques, le délire, la céphalalgie, les palpitations, les vomissemens, le tétanos, le choléramorbus, les convulsions? sans doute que ces symptômes tiennent toujours à des altérations locales, à des phlegmasies qui en sont le point de départ; mais toujours est-il vrai que lorsqu'on ouvre des individus qui ont succombé après de tels accidens, on trouve des altérations qui, si on examine les semblables dans le nord, ne donneront jamais lieu à des phénomènes aussi prononcés.

Presque tous les étrangers qui font quelque séjour dans ces pays, finissent par acquérir une disposition qui les rend sujets à tels ou tels symptômes nerveux qu'ils n'auraient jamais crus possibles chez eux. J'ai vu des personnes d'une bonne santé avant leur arrivée, et même en ayant encore les signes exté‑ rieurs, pâlir et éprouver une syncope par l'odeur d'une fleur de violette; d'autres, tomber subitement à la renverse dans la rue, par suite d'un léger dérangement de l'esto‑ mac, et rester deux ou trois heures sans recouvrer la con‑ naissance; d'autres, devenir sujets à des attaques d'épi‑ lepsie, sans autre cause particulière que celle du climat; d'autres, tressaillir au bruit d'une porte qui se ferme, ou d'un fouet qu'on fait claquer dans la rue, ou de tout autre petit événement inattendu, qui bien certainement serait resté sans action dans leur pays natal. J'ai vu les uns éprouver des palpitations énormes, soit spontanément, soit à la suite de la plus légère ingestion des alimens; les autres, être dans un état absolument semblable à l'ivresse, lors même qu'ils n'avaient rien bu ni mangé depuis quelque temps; j'ai connu des jeunes gens qui, en se préparant à manger, perdaient tout-à-coup l'appétit, si alors ils appre‑ naient la nouvelle même la plus indifférente, ou s'ils voyaient arriver subitement une personne dont ils n'avaient aucune raison de craindre ou de désirer la présence; d'au‑ tres, quand ils se trouvaient dans un lieu contenant des plantes aromatiques, éprouvaient un resserrement doulou‑ reux dans les tempes; tantôt les mêmes accidens nerveux se maintenaient chez le même individu, tantôt ils se suc‑ cédaient et se remplaçaient mutuellement.

Si j'insiste autant sur l'action excitante des climats chauds, c'est que des médecins distingués ont avancé une opinion opposée à la nôtre, ils leur ont attribué une in‑ fluence débilitante, démentie par l'activité de toutes les maladies, qui, mieux que les théories, portent avec elles le cachet de la cause qui les a déterminées.

En effet, est-elle produite par des causes débilitantes cette fièvre endémique du Bengale, qui, accompagnée de délire,

de vomissemens, de convulsions, de soif intense, de douleurs vives d'estomac, se termine par la mort en trois ou
quatre jours, et laisse après elle, sur le cadavre, des
traces non équivoques de l'inflammation la plus rapide et
la plus désorganisatrice?

Est-ce la faiblesse qui produit ces épidémies meurtrières
de fièvres qui ravagent annuellement la côte de Coroman-
del, la province de Guzzerat, Seringapatam, Batavia, et
toutes les Indes orientales, et dans lesquelles les médecins
n'ont eu de succès qu'en saignant les malades jusqu'à
syncope (1)?

Est-ce à la faiblesse que sont dues ces hépatites, ces dysenteries, ces choléra-morbus qui règnent habituellement dans
ces contrées, et dans lesquels tous les symptômes les plus
formidables exigent une activité de traitement antiphlogistique, qui ne réussit qu'autant qu'il ôte à la vie le pouvoir de
désorganiser ses propres instrumens? Le béribéri de l'île
de Ceylan, les fièvres de Gibraltar, de Cadix, de Cartha-
gène, de Malaga, d'Alicante, en un mot toutes celles
qui à différentes époques ont ravagé l'Andalousie, celles
de Minorque, de Majorque, de la Sicile, de l'Égypte, la
fièvre jaune (2) et autres maladies redoutables des Indes
Occidentales, le tétanos des régions tropicales, la dysenterie et les autres affections inflammatoires de la Nou-
velle-Orléans, toutes ces maladies n'indiquent-elles pas
avec surabondance que dans les pays chauds l'organisation est montée sur un ton d'énergie que les causes les plus
légères mettent facilement en jeu, et dont les phénomènes
témoignent de la part des organes une intensité de vitalité

---

(1) Johnson, the Influence of tropicas climates on european constitutions. *London*. 1818. Pag. 205.

(2) Jackson Sketck, of the history and cure of febriles diseases more par-
ticularly of the y appear in the west indies. *London* 1817.

qui contraste singulièrement avec les maladies bénignes des pays plus tempérés?

Aurions-nous besoin de ce genre de preuves, si nous réfléchissions que le calorique, ce principe de toutes les existences, pénètre, imprègne pendant cinq à six mois de suite des organisations dont tous les ressorts sont alors mis en jeu avec une inconcevable énergie? Si nous réfléchissions que bien loin d'exiger des restaurans et une nourriture substantielle, les peuples du Midi sont au contraire remarquables par leur sobriété et leur tempérance, que les Arabes bédouins vivent de quelques fruits, eux dont la vie toujours active, sous un ciel de feu, devrait en peu de temps amener un épuisement inconnu chez ce peuple; que les Indiens, qui sont placés sous des circonstances analogues, se contentent de quelques racines ou du suc de quelques fruits sucrés; que le vin, par des principes d'indispensable nécessité, est défendu à quelques peuples orientaux; qu'en France même, dans nos villes méridionales, une grande partie des habitans se prive de cette liqueur. Enfin, sans même s'arrêter à ces détails, comparons d'une manière générale le mode d'existence du Lapon qui, petit, rabougri, arrêté dans son développement par l'intensité d'un froid qui ne lui laisse qu'une demi-existence, n'a d'autres sentimens que ceux qui lui font faire ses provisions de poissons et creuser sa demeure souterraine; comparons-le, dis-je, avec ces superbes Orientaux, dont le développement physique est le chef-d'œuvre des formes humaines, et dont l'intelligence n'a jamais été surpassée dans ses admirables conceptions, et dites-moi de quel côté sont les causes débilitantes et les influences excitantes de nos fonctions.

Il est donc vrai, en nous reportant à ce que nous avons dit sur les fonctions influentes de l'estomac, que ces fonctions tacites, inaperçues dans l'état de santé, peuvent, en quelque sorte, acquérir isolément une exagération par-

ticulière, lorsque nous nous trouvons long-temps impres-
sionnés par des causes excitantes, telles qu'une température
chaude et soutenue. Mais il reste alors à déterminer pourquoi, si la chaleur est la cause excitante de toutes les
fonctions nerveuses, les fièvres intermittentes ne sont
endémiques que là où il y a réunion et de chaleur et d'émanations marécageuses, et pourquoi elles n'ont pas lieu
indistinctement dans tous les pays chauds et pendant les
fortes chaleurs.

Ici la réponse est certainement facile à faire, et chacun
s'en chargera volontiers s'il peut répondre lui-même aux
questions suivantes.

Pourquoi le climat de l'Égypte et de la Turquie a-t-il la
propriété particulière d'éveiller surtout l'action des glandes
lymphatiques, et de donner lieu à la peste? Pourquoi le
tétanos est-il si commun dans les Indes Orientales? Pourquoi la seule Pologne a-t-elle l'étonnante propriété d'agir
sur les cheveux pour déterminer l'apparition de la plique?
Pourquoi le Valais, l'Auvergne, les Abruzzes, etc., produi-
sent-ils le goitre? Pourquoi la lèpre, l'éléphantiasis, sont-ils
des enfans de l'Arabie? Pourquoi la syphilis appartient-elle
au Nouveau monde? Pourquoi la fièvre jaune vient-elle
d'Amérique? Pourquoi telle variation atmosphérique produit-elle tantôt le choléra-morbus, tantôt la dysenterie,
tantôt des coliques, tantôt la fièvre pétéchiale, tantôt la
coqueluche, etc., etc.?

Que supposent toutes ces questions? elles supposent
que quoique nous ayons des données générales sur l'action
principale des agens extérieurs sur nous, il n'en est pas
moins vrai que lorsque nous voulons descendre dans les
détails, nous n'y connaissons plus rien. Quand nos instrumens nous apprennent un changement de température ou
d'humidité, et qu'une épidémie survient, nous sommes
enchantés de pouvoir trouver un rapport entre l'effet et la
cause que nous admettons, et cependant l'épidémie aurait

un caractère tout différent, que nous ne ferions pas la plus petite difficulté d'en tirer la même conclusion. Quand une épidémie de choléra-morbus apparaît, quel médecin serait en état de prouver et de comprendre que ce devait être bien réellement une épidémie de choléra-morbus, et non une épidémie de gastrite ou de dysenterie? Qui pourrait déterminer ce qui, dans les influences extérieures ou dans notre disposition particulière, produira une pleurésie ou une péricardite, une gastrite ou une apoplexie? et pourtant ces distinctions existent dans la nature, nous en avons la preuve dans ses effets. Il faut donc avouer que bien que nous soyons dans la plus parfaite ignorance à cet égard, il existe dans les agens extérieurs des causes spécifiques excitantes, qui ont le pouvoir d'éveiller certains phénomènes pathologiques; ou pour s'exprimer plus philosophiquement, il est certain que chaque phénomène physiologique a, dans les causes qui nous environnent, son excitant spécifique, qui, moyennant certaines conditions, peut l'exalter jusqu'au degré convenable, pour en faire un phénomène pathologique; ou bien enfin, que chacune de nos maladies exige, pour être produite, un concours particulier de circonstances qui les caractérisent particulièrement; et sous ce rapport nous serons plus heureux pour les fièvres intermittentes que pour bien des maladies, pour lesquelles nous serions bien en peine de citer des causes aussi généralement avouées que celles des fièvres des marais. Je sais bien qu'une telle explication est analogue à celle par laquelle on apprend que l'opium fait dormir, parce qu'il a une vertu dormitive. Quand on en est réduit là, il est encore beau de ne pas aller la chercher ailleurs.

Une fièvre intermittente est donc l'exagération de cet ensemble d'actes organiques qui composent un nycthéméron, et qui ont lieu de la manière suivante : 1°. con-

gestion matutinale de l'estomac et des intestins; 2°. augmentation des différentes influences nerveuses qui s'exercent sur toute l'économie, et qui, suivant la disposition
particulière de l'individu et suivant des causes ci-dessus
indiquées, donnent lieu à tel symptôme nerveux plutôt
qu'à tel autre; 3°. cessation de la congestion par la position
horizontale.

Le passage continuel des fièvres intermittentes en fièvres
rémittentes ou en fièvres continues, a depuis longtemps
fait regarder ces affections comme d'une nature semblable
et différant seulement par leur degré d'énergie ou d'intensité. M. Broussais et tous ses élèves, sans exception, ont
adopté cette même opinion. Cet auteur considérant qu'il
n'existe véritablement pas de fièvre continue, mais que
toutes présentent des redoublemens chaque jour, a cru
pouvoir en conclure l'identité. Quant à moi, je suis intimement convaincu qu'examiné physiologiquement, rien
ne peut être plus différent pour le fond, pour les actes
organiques dont ils sont l'expression, que ces deux classes
de maladies. Bien plus, il est aussi évident pour moi que
la vérité la mieux démontrée en médecine, que lors même
qu'une fièvre intermittente devient rémittente et même
subcontinue, au point qu'il n'y a plus de redoublement
sensible, enfin qu'elle a toute l'apparence de la continuité,
elle n'a pas acquis la plus légère ressemblance avec la
fièvre continue : elle appartient encore toute entière à la
classe des fièvres intermittentes.

Mais ici il faut comprendre ma pensée; je cherche à
expliquer les maladies physiologiquement, et non par des
apparences grossières qui peuvent faire ressembler les
choses les plus dissemblables.

Or, l'énergie avec laquelle s'exécutent les phénomènes
physiologiques qui constituent une fièvre intermittente,
ne change rien à sa nature intime. Que ces phénomènes

laissent entre leur apparition un certain intervalle , que cet intervalle diminue et même disparaisse , cela ne fait rien du tout à leur essence spéciale.

Qu'on me permette ici une comparaison qui fera mieux sentir ce que je n'explique peut-être pas assez clairement. Je suppose qu'une douleur périodique soit le résultat de la lésion d'un organe, et qu'une douleur continue soit produite par la lésion d'un autre organe : n'est-il pas vrai que pour se ressembler parfaitement au moment où elles ont lieu , elles ne diffèrent pas moins par leur nature spé- cifique, puisque l'une, par exemple, sera guérie par l'opium, et l'autre par la glace; et si un excès d'activité rendait continue celle qui était périodique , cesserait-elle , pour cela , de dépendre de l'organe qui l'éveille , et qui diffère par sa sensibilité , par sa manière d'être impressionné par les médicamens, de l'autre organe , dont les fonctions et les propriétés n'ont de commun avec l'autre que celles d'éveiller la douleur.

Veut-on maintenant connaître les différences qui , pour moi, s'opposeront éternellement à tout rapprochement entre ces maladies , les voici :

1°. Les véritables fièvres inflammatoires continues, celles qui accompagnent les phlegmasies des organes parenchy- mateux, tels que les poumons , les reins, le foie; les fièvres de suppuration, les fièvres hectiques, les fièvres mu- queuses, etc. , ont toutes, sans exception, leur redouble- ment le soir; c'est alors que le pouls est plus vif, la peau plus chaude , l'agitation plus grande, la soif plus pro- noncée, etc.

Les fièvres intermittentes, au contraire, ont toutes leur accès le matin, de bonne heure, quand elles sont quoti- diennes; de dix heures à midi , ou une heure , quand elles sont tierces , ou double-tierces; et vers les trois, quatre, cinq heures du soir, quand elles sont quartes. On ne s'avi- sera sans doute pas ici d'aller me chercher les exceptions et de me citer les cas de ceux dont les fièvres, quotidienne ou tierce, ne viennent que le soir. J'ai eu sous les yeux un assez grand nombre de fièvreux, pour m'être assuré que c'est là la loi générale, dont les exceptions ne font que confirmer la valeur; car ce serait bien étonnant, si, sur un grand nombre d'individus, il n'y en avait pas quelques-uns différemment modifiés que les autres. Il faudrait dire alors que ce n'est pas une loi commune aux hommes d'être atteints par la petite vérole, parce qu'on citerait des gens qui ne l'ont jamais eue.

Il faudrait dire aussi que la chaleur et les exhalaisons marécageuses ne sont pas les circonstances qui favorisent le développement des fièvres d'accès, parce qu'on citerait des cas de fièvres intermittentes pendant un hiver rigou-reux et loin de toute évaporation mal-saine.

Quant aux inflammations locales intermittentes, je nie le fait; je prouverai plus tard de quelle manière les congestions périodiques qu'on a prises pour des inflamma-tions, se rattachent à des affections internes, qui, pour être quelquefois très-obscures, n'en existent pas moins. Mais, dira-t-on, nous les avons sous les yeux, nous les voyons paraître, poursuivre leur marche et s'en aller périodique-ment; nous les touchons de l'œil et du doigt. Oui, vous touchez de l'œil et du doigt un phénomène que je vois comme vous, mais que j'interprète d'une autre manière.

Quoi! vous savez qu'une affection du cerveau peut dé-terminer l'irritation de la glande lacrymale ou l'injection des capillaires de la face, et vous ne cherchez pas à dé-terminer si les prétendues inflammations que vous voyez paraître ou disparaître de la même manière, ne dépendent pas de causes placées bien loin du tissu qui en est le siége? Avez-vous jamais vu l'inflammation produite par un séton ou un vésicatoire paraître et disparaître pério-diquement? Avez-vous vu un moignon fraîchement am-puté devenir périodiquement enflammé? Avez-vous vu une ophthalmie produite par une cause irritante extérieure paraître par accès? Avez-vous vu des dartres, des ulcères, des inflammations bien établies, revenir avec le type tierce ou quarte?

2°. Une seconde cause de différence entre les fièvres intermittentes et les fièvres continues, est, sans contredit, l'efficacité du quinquina appliqué dans les circonstances convenables.

Cette efficacité prouve une différence physiologique immense, et qui ne sera pas détruite par le succès des antiphlogistiques dans les fièvres intermittentes. Ce succès prouve qu'on a à combattre une phlegmasie lorsqu'on traite une fièvre intermittente; mais il ne prouve pas que cette maladie ne consiste que dans une phlegmasie. Une inflammation a lieu dans l'immense majorité des affections périodiques, comme dans toutes les fièvres continues. La diète et les saignées guérissent la phlegmasie dans les deux cas : voilà la ressemblance. Ces moyens suffisent dans les fièvres continues, puisque celles-ci ne sont véritablement que le symptôme de la maladie locale : ils ne suffisent pas dans les fièvres intermittentes, parce que ce symptôme ne tient qu'accidentellement à la lésion locale qui l'a éveillé; il est lui-même l'exaltation d'une fonction particulière qui exige son modificateur spécifique; il peut continuer ses progrès, même lorsque la cause locale a disparu : voilà la différence.

On a dit : Quoi! l'ouverture des cadavres nous montre des lésions égales à la suite des fièvres intermittentes et des fièvres continues, et on veut établir une différence dans leur nature? supprimez les intervalles qui séparent les accès, quelle différence voyez-vous entre ces deux inflammations?

Pour toute réponse, je supposerai qu'une cause quelconque nous expose à des idées de honte d'une manière périodique, et à la suite desquelles notre visage s'injectera

fortement à chaque accès, et je demanderai si ces
injections ressembleront à celles qui ont lieu dans l'érysipèle de la face, quoique du reste, dans le moment
même de l'injection pudique, il ne soit pas possible de
voir physiquement une différence entre elles. Je demanderai si, physiologiquement parlant, il serait permis
de confondre ces deux phénomènes, et si on serait rai-
sonnable de les assimiler l'un à l'autre, en disant : supprimez pour un moment la périodicité de l'injection
pudique, en quoi différeront-elles ? Je demanderai si l'une
étant susceptible d'être guérie par des moyens agissant
sur le cerveau, qui la détermine, et l'autre n'exigeant que
des remèdes locaux ou généraux, mais antiphlogistiques,
on devra les considérer comme identiques, surtout si les
idées de honte étaient accidentellement éveillées par une
irritation qui exigerait le même traitement que l'érysipèle?

3°. Une troisième raison de différence consiste dans la
physionomie particulière du malade au moment de l'accès.
On a encore dit, ignorez que le malade a une fièvre intermittente, approchez-le au moment de l'accès, examinez
son pouls, l'état de sa chaleur, de la langue, des urines, etc.
Distinguerez-vous s'il a une fièvre continue ou une fièvre
intermittente? Je crois bien que si on n'a pas étudié les
fièvres intermittentes dans les lieux où elles sont endémiques,
on n'a pu saisir l'aspect particulier qui est propre à ce
genre de maladies; mais ceux qui, comme moi, ont pu,
dans un seul moment, avoir sous les yeux plusieurs centaines de malades, se tromperont rarement lorsque des
complications ne modifieront point la physionomie du
patient. Je crois difficile de décrire ici la sensation particulière qu'on éprouve à la vue de deux malades atteints
l'un d'une fièvre intermittente, l'autre d'une fièvre continue; ce sont de ces études qu'il faut faire soi-même,
car les descriptions n'apprennent point tout ce qui est
sentiment.

Seulement je puis dire que dans le fort d'un accès il y a rarement cette contraction des traits, cet appareil de souffrances qui ont lieu dans les fièvres continues. Telle expression qui a lieu lorsque l'accès est dans sa force, et qui ne donne aucune inquiétude sur la vie du malade, serait le signe certain de la mort s'il avait lieu dans une fièvre continue. Cette apparence de contradiction avec ce que j'ai dit dans la phrase qui précède immédiatement cette dernière, disparaîtra à l'article des fièvres comateuses.

Lors même que des symptômes nerveux très-violens, comme douleurs atroces, mouvemens convulsifs, etc., bouleversent la physionomie du malade, il est souvent facile de sentir que ces symptômes accompagnent une fièvre intermittente; et cependant ce qui est curieux dans ce fait, c'est qu'après la mort on pourra trouver de véritables altérations dans le système nerveux, en tout semblables à celles qui auraient eu lieu à la suite d'une fièvre continue, dans laquelle il y aurait eu simplement propagation de l'inflammation de l'estomac au cerveau. Ainsi, pour mieux préciser les cas, une gastrite violente se déclare chez un individu éloigné de toutes les causes capables de lui donner une fièvre intermittente, il éprouve ce qu'on appelle une fièvre continue; l'inflammation se propage rapidement au cerveau, et produit des symptômes nerveux plus ou moins violens. Si les mêmes phénomènes ont lieu dans une fièvre intermittente, le facies n'est plus le même. Or, il n'y a rien d'indifférent dans les phénomènes de l'économie; l'extérieur est si constamment le résultat de l'intérieur, que, même dans l'expression fugitive des traits, on peut encore trouver le moyen de puiser, sur la nature des maladies des notions perdues pour ceux qui ne prennent qu'un seul fait pour point de ralliement.

Quelle différence existe-t-il entre le visage d'un homme furieux et celui d'un homme frappé de terreur? une simple contraction de muscles, semblable en tout, par les fonctions, par la forme, par le volume, a lieu chez tous les deux; seulement, chez l'un, elle est plus sensible dans un sens que dans un autre, et cependant quelle différence énorme entre leur sentiment intérieur !

L'importance que j'attache ici au facies n'est pas pour indiquer une simple curiosité physiologique; elle peut décider de la vie du malade dans quelques cas. Par exemple, je suppose qu'une fièvre intermittente ait acquis une activité qui en rapproche tellement les accès, qu'il n'y ait plus de moyens de la distinguer d'une fièvre continue, soit parce que le malade ne peut rendre compte de son état antérieur, soit parce qu'il n'y aura actuellement personne autour de lui qui aura été témoin de ce qui s'est passé : si on juge la maladie du genre des fièvres continues, et qu'on la traite en conséquence, on perdra certainement son malade, parce qu'on ne songera qu'à l'inflammation qu'on suppose être la cause de tout le mal, et on ne sera pas porté à supprimer aussi promptement que possible cette incroyable activité de symptômes nerveux, qui, bien plus que l'inflammation, va anéantir l'existence. Je sais bien qu'on m'objectera que la distinction est inutile ici, puisque le quinquina ne réussit que lorsqu'il y a intermittence, et qu'il faut qu'un estomac soit exempt de toute irritation, pour qu'il ait un heureux effet; j'examinerai cette question plus tard. Je puis dire par anticipation, que le fait n'est pas exact, et que le quinquina donné dans ce cas même au plus fort de l'accès, et lorsqu'il n'y a pas de rémission sensible, est encore le seul moyen de gagner du temps et de s'opposer aux redoublemens qui, pour n'être pas sensibles, n'en existent pas moins pour cela. Qu'on fasse tourner une roue dentelée avec rapidité, les dents ne sont plus visibles, et cependant dans la réalité il y a de véritables intermissions dans leur apparition successive vis-à-vis un point donné. Si on veut l'arrêter ou l'empêcher de tourner, sans doute ce sera plus facile de choisir le moment où elle est tranquille, pour y interposer une lame de couteau. Mais si la rapidité avec laquelle elle tourne, va briser la machine dont elle fait partie, il faut promptement baisser la lame sur elle, sans chercher à vouloir distinguer si elle tombera sur une dent ou dans un intervalle. D'abord la chose serait souvent impossible; ensuite, même dans ces cas, on est presque sûr d'obtenir soit directement, soit par contre-coup, l'effet désiré. Une fois arrêtée, on s'occupe de la cause qui avait produit le dérangement.

Je renvoie pour ce point à ce que je dirai plus tard, et à ce qu'ont dit et vu Torti, Morton, Lancisi, etc., et tous ceux qui ont étudié ces maladies dans leur pays natal.

4°. La quatrième cause de différences entre les fièvres intermittentes et les fièvres continues se trouve dans la facilité avec laquelle on peut quelquefois empêcher le retour d'un accès. Il suffit souvent d'un mouvement de frayeur, de crainte, de plaisir, de surprise, d'une méthode de traitement insignifiante par elle-même, et seulement active sur l'imagination du malade, d'une émotion quelconque, d'une course ou d'une marche forcée, et de mille autres circonstances analogues, pour faire disparaître pour toujours cette maladie. Or, rien de tout cela n'a lieu dans les fièvres continues, celles-ci doivent avoir nécessairement leur début, leur état, leur déclin; et certainement, pour celui qui veut chercher dans la physiologie l'origine des maladies, il est impossible de ne pas voir dans cette différence une cause d'éloignement aussi grand qu'il peut en exister un, entre deux phénomènes vitaux. On pourra m'objecter que tant qu'une fièvre est continue, il n'y a pas moyen de s'opposer à des retours d'accès qui n'existent point; mais que, comme une fièvre continue est la même chose qu'une fièvre intermittente, plus quelques degrés d'intensité, si on ôte ces degrés d'intensité, la fièvre deviendra intermittente, et alors sera au nombre de celles qui peuvent être détruites par des événemens aussi fugitifs, aussi variés, aussi bizarres que ceux dont je viens de parler. Je conçois difficilement que des médecins de mérite, au lieu d'avouer simplement qu'ils ne pouvaient s'expliquer ces phénomènes, aient préféré torturer les faits et les dénaturer pour les adapter à leur théorie. Je me vois toujours obligé de nier quand je devrais n'avoir qu'à différer d'opinion : oui, je nie qu'une fièvre continue soit une fièvre intermittente, plus quelques degrés d'intensité. Il y a dans nos climats des épidémies d'inflammations de poumons, d'intestins, pendant l'hiver : les pleurésies, les pneumonies, les gastro-entérites, sont en quelque sorte les seules maladies de ceux qui remplissent nos hôpitaux, et ils arrivent avec la fièvre ; celle-ci dure d'une manière continue pendant six, huit, dix, vingt jours, plus ou moins : si elle est bien traitée, elle diminue chaque jour d'intensité ; enfin elle disparaît insensiblement. Pourquoi donc, au lieu d'être continue jusqu'à la fin, ne devient-elle pas intermittente, puisque celle-ci est le passage entre la santé et les fièvres continues ? On pourra sans doute me citer des fièvres continues qui sont devenues intermittentes, *et vice versâ* ; mais je ne demande pas des exceptions, je demande la loi générale. Il n'y a rien d'étonnant à rencontrer la disposition organique ou vitale qui produit les fièvres intermittentes, succédant à une fièvre continue ; mais il serait étonnant que si ce qu'on croit fût la vérité, on n'en trouvât pas un seul exemple dans une saison, et sur plusieurs centaines de malades, car c'est le cas dans nos hôpitaux. Hé quoi, un homme dont la fièvre va durer quinze jours, et qui, le douzième jour, n'a plus que trois jours d'une fièvre continue, mais légère, à supporter, est plus malade que celui qui, actuellement dans le moment de l'apyrexie, va être tué par l'arrivée du prochain accès ! Même réponse à faire à ceux qui concluraient l'identité d'affection, du passage des fièvres intermittentes en continues, sous l'influence d'un traitement peu méthodique. Ici, encore, je ferai une distinction à laquelle personne, à ce qui me semble, n'a fait attention, c'est que la fièvre continue qui succède à une fièvre intermittente, peut appartenir à l'une ou à l'autre classe. On ne manquera sans doute pas de relever cette explication et de signaler comme preuve de la bonté de ma logique, ou de ma manière de voir les choses, la proposition par laquelle je dis qu'une fièvre continue appartient à la classe des fièvres intermittentes; et cependant telle est mon opinion, elle est plus facile à prouver qu'on ne pense. La continuité des fièvres qui étaient d'abord intermittentes, et que l'ensemble des symptômes ainsi que le succès des anti-périodiques prouvent toujours appartenir à cette classe, n'est qu'une continuité apparente : c'est la continuité de la roue dentelée, par opposition à la continuité d'une roue lisse : que celle-ci tourne lentement, elle est toujours lisse, et paraît toujours telle; si la roue dentelée tourne avec rapidité, il n'y a plus moyen de distinguer sa circonférence de celle de la roue lisse. Voilà exactement la fièvre continue, la fièvre intermittente et la cause de leur ressemblance trompeuse. Quant aux fièvres intermittentes qui deviennent continues d'une manière réelle, positive, c'est l'exagération ou plutôt l'augmentation des phénomènes inflammatoires qui existent toujours dans les fièvres intermittentes à un degré plus ou moins élevé, et qui ont rendu l'affection locale dominante; alors l'affection particulière qui restait dans le système nerveux, et qui, bien qu'éveillée par l'affection locale, avait acquis une importance plus grande sur la santé, cette disposition, dis-je, n'existe plus, et je le prouve par plusieurs circonstances, qui sont les suivantes : 1°. Ordinairement les fièvres réellement continues, qui succèdent à des fièvres intermittentes, n'ont rien de remarquable sous le rapport de l'intensité des symptômes; elles revêtent souvent le caractère des fièvres

hectiques, lentes, de consomption, le quinquina n'est j
mais utile; 2°. tandis que les fièvres *continues interm
tentes* (qu'on me passe l'expression, il suffit qu'on ,
comprenne) acquièrent une intensité de symptômes tell
qu'il faut donner le quinquina à hautes doses, si on ve
sauver le malade : plus les symptômes sont effrayans, pl
il faut être actif dans l'administration de ce remède. O
le contraire devrait précisément avoir lieu, si l'opini
que je combats était fondée, car on dit que moins l'e
tomac est irrité, mieux le remède convient, et je dema
derai dans quel cas il y a plus de force dans celui d'u
fièvre légère qui peut durer six mois, et où le quinqui
serait nuisible, et dans celui d'une fièvre qui va tuer
malade en quelques minutes, si on ne donne pas ce pr
cieux anti-périodique. Plus le mal est grand, et plus
dose doit être grande, pour qu'il réussisse. Je le demand
comment concilier tous ces faits avec l'opinion qui ident
fie les fièvres intermittentes et les fièvres continues?
n'est pas rare de rencontrer dans des affections continu
un mélange de conditions qui appartiennent et aux vrai
phlegmasies, et à la disposition nerveuse qui constitu
l'intermittence; ce sont de ces complications qu'il fa
bien chercher à reconnaître, afin de dissiper toutes le
causes délétères; mais cette rencontre ne prouve rie
contre l'essence même de ces deux ordres de phénomène
considérés isolément dans leur état de simplicité et d
pureté.

5°. La cinquième cause de différences se trouve dans l
liaison qui existe entre les altérations locales et les mou
vemens fébriles généraux. Dans une fièvre continue, o
peut toujours juger de l'activité de la lésion locale pa
l'énergie des symptômes de la fièvre : ce même rappor
n'existe plus dans les fièvres intermittentes; car, lorsqu
je ferai la description des altérations que j'ai rencontrées
à la suite de fièvres pernicieuses, je prouverai que, dan

la plupart des cas, les inflammations qui ont lieu en même temps que les fièvres intermittentes, sont fixes, continues, permanentes, et que ces fièvres ne consistent pas toujours, comme l'a dit M. Broussais, et d'après lui MM. Mongellaz, Boisseau, Begin, Audouard, etc., dans les inflammations revenant périodiquement, ou dans les congestions inflammatoires qui paraissent et disparaissent par accès. Je prouverai comment on a pu commettre cette erreur, en confondant les cas d'ophthalmie périodique ou d'autres phlegmasies externes périodiques, qui ne sont que des symptômes secondaires, avec la cause interne qui les éveille périodiquement.

Depuis quelques années il existe dans les écrits qui ont été publiés sur la grande question de *l'essentialité des fièvres*, une espèce de jeu de mots, sans lequel tous les partis auraient pu, ce me semble, être d'accord : chacun a affecté d'exagérer ce que l'explication de ses adversaires pouvait présenter de défectueux ; ceux-ci ont adopté, comme par amour-propre, l'exagération dont on les accusait, et ont cherché à prouver qu'elle était fondée : c'est ainsi que les discussions se sont prolongées et que plusieurs sectes se sont formées, plutôt par esprit de parti que par la conviction qu'on avait trouvé la vérité.

Examinons un peu les raisons des uns et des autres. Est-il bien vrai, par exemple, que les essentialistes aient fait de la fièvre un être particulier, allant, venant dans l'économie, se cachant, se masquant, pour porter enfin des coups perfides à l'organisation ? Est-il bien vrai que M. Broussais et ses partisans n'aient vu que des lésions locales, sans vouloir rien accorder à l'état général de l'économie ? Je répondrai en faveur des premiers, que les seules dénominations de fièvre bilieuse, de fièvre cérébrale, de fièvre muqueuse, de fièvre nerveuse, indiquent nécessairement l'intention de rapporter chacune de ces maladies à un organe dont la lésion est pour eux la cause

de la maladie ; et en cela ils n'ont fait que suivre la route
tracée par toute l'antiquité , qui a reconnu que , dans le
plus grand nombre des cas , les fièvres n'étaient que des
symptômes de phlegmasies locales plus ou moins étendues.
Je sais bien que les fièvres ont reçu ensuite des noms particuliers , lorsque le siége n'a pas été évident et qu'on a
supposé des états morbides généraux, qu'on a successivement appelés fièvres malignes , adynamiques, pernicieuses , etc. ; mais il ne faut pas exiger de chaque époque
plus qu'elle ne peut donner : l'anatomie et la physiologie
font tous les jours des progrès qui éclairent des points
obscurs, et nos idées se rectifient par une meilleure méthode et par la réunion des matériaux recueillis de tous
côtés. On a donc pu se tromper en ne voyant pas des
lésions locales où il en existe aujourd'hui ; mais cela n'est
pas un motif pour mettre de côté les fonctions générales
de l'économie, qui n'ont pas de siége dans un organe
plutôt que dans un autre , puisqu'elles consistent dans les
actions réunies de plusieurs ; et voilà ce qui restera toujours vrai dans l'opinion des essentialistes : ils n'auront
tort qu'en exagérant ou en faisant trop ressortir l'influence
de ces fonctions générales , de même que leurs adversaires
auront tort d'attacher une importance trop exclusive à
des lésions qui souvent seraient sans effets , si elles ne
trouvaient pas une disposition morbide générale. Je suppose que le système sensitif soit , accidentellement , tellement développé , que les impressions habituelles des agens
extérieurs , au lieu de produire la simple conscience de
leur action, détermineraient des convulsions, le délire, etc. ;
ces accidens reconnaîtront bien évidemment pour cause
déterminante l'action des corps sur la peau , ou celle de
la lumière sur l'œil , ou celle des sons sur l'oreille, etc.
Mais devra-t-on donc dire que c'est simplement l'irritation
de la peau ou de l'œil qui est la principale maladie ? non
sans doute , puisque ces organes sont dans l'état ordinaire

et que le système sensitif interne est seulement malade :
eh bien ! voilà ce qui peut avoir lieu pour l'estomac ; il
suffit de la lésion la plus légère pour développer des accidens affreux , s'il y a une disposition générale favorable à
la production de ces phénomènes. Les essentialistes, qui
ne tiendront pas compte de la lésion locale, ne verront que
la maladie générale , et les anti-essentialistes ne tenant pas
compte de l'état général , ne verront que la lésion locale ;
et chacun aura en partie raison et en partie tort. Pour
concilier tous les partis, il suffit de tout examiner , de
tenir compte de tout, et de ne pas vouloir trop précipitam-
ment décider sur des points qui doivent rester à éclaircir.
Malheur à celui dont le système dénature les faits pour
les adapter au cadre dans lequel il veut tout comprendre !
il s'expose à être plus tard obligé d'avouer ses erreurs.
Certainement , je ne suis pas de ceux qui déclament contre
les systèmes : ceux-là ne comprennent pas ce que c'est
que système, ce que c'est que la science : ils ne savent
pas que tous les progrès qui ont été faits dans toutes les
branches des connaissances humaines ne sont dus qu'aux
systèmes , même les plus mauvais, puisque chaque nouvelle doctrine n'est que la manière de voir les choses d'un
côté qui n'avait été aperçu de personne. Mais je désirerais
qu'en observant avec les idées préconçues dont il est impossible de se dégager , on le fît avec ce laisser-aller qui
permît à une autre théorie de remplacer celle qui est en
nous : car nous possédons tous, plus ou moins , un esprit
d'induction qui nous fait tirer des conclusions des faits qui
sont sous nos yeux ; si ces conclusions se trouvent fau-
tives , elles nous le paraissent bientôt en continuant d'observer , si nous n'avons pas intérêt à prouver qu'elles sont
justes. Mais, malheureusement, nous tenons trop à nos
premières idées ; et quand nous avons le désir de les trouver
exactes, nous voyons tout d'après elles , et dès-lors nous
nous enfonçons dans un dédale d'erreurs.

Au lieu de laisser sans explication des faits qui doivent véritablement être inconnus, on les fait entrer de force avec ceux qui sont mieux appréciés, et de cette manière on confond tout, on embrouille tout, et on croit avoir construit un édifice solide, parce qu'on a mis de côté les difficultés au lieu de les résoudre ou au lieu de les signaler comme telles. La médecine n'aura jamais de base solide que dans la physiologie : toute maladie qui reposera sur des phénomènes physiologiques inconnus, devra donc être provisoirement considérée comme n'appartenant à aucune de celles sur lesquelles on a des idées saines. Quand on agira autrement, on sera bien sûr de reconnaître plus tard le tort qu'on a eu d'être trop confiant dans sa manière de les expliquer. Ceci est surtout applicable aux fièvres intermittentes : si on n'avait pu jusqu'ici trouver la loi générale qui préside à leur fonction, ce n'était pas une raison pour les confondre avec des affections avec lesquelles elles avaient seulement des points de ressemblance, et qui ne sont plus les mêmes faits physiologiques. J'accuserai moins ici l'époque que le vice du raisonnement, car il existait depuis long-temps dans tous les auteurs assez de données pour démontrer jusqu'à l'évidence que ces deux ordres de faits ne pouvaient jamais être confondus; et lors même que je n'aurais pas découvert le phénomène physiologique auquel ces fièvres se rattachent, on n'aurait jamais dû oublier que ce phénomène existe, qu'il faut le trouver. J'indiquerai moi-même plus bas quels sont les faits physiologiques dont la pathologie me démontre l'existence, mais qui nous sont inconnus à l'état de modération qui appartient à la santé. Il ne pouvait y avoir qu'un système fondé sur une seule idée, capable de dissimuler les nombreux obstacles qu'on éprouverait en associant des faits, je dirais presque contradictoires.

Rien n'est beau sans doute comme la simplicité; mais il ne faut pas faire de ce principe la base des systèmes naturels; rien n'est moins simple que la nature, et ce n'est que lorsqu'on n'en voit qu'une partie qu'on croit l'avoir découverte toute entière. Qu'on jette un regard sur l'ensemble de nos connaissances chimiques, physiques, géologiques, et qu'on me dise où réside la simplicité, lorsque le moindre phénomène est une combinaison d'une foule d'élémens différens. Est-il quelque chose de plus simple que ce qui peut supporter l'application du calcul? et cependant, lors même que toutes les données existent, dès que le phénomène se complique un peu, il dépasse de suite la portée de l'intelligence humaine. Les variations des saisons en sont un exemple : toutes les données principales du problème existent; la marche de la terre, celle de la lune, la position du soleil, les distances respectives de ces trois globes sont déterminées d'une manière rigoureuse, il n'y a pas d'autres causes premières capables d'influencer la température, et cependant jamais, je le répète, les variations des saisons ne sont prédites; et l'on voudrait expliquer par des principes de simplicité ce qui se passe en nous, quand nous en sommes réduits à des probabilités pour toutes données !

Ce n'est qu'en descendant dans les détails, qu'on parviendra à quelque chose de satisfaisant, et non en les considérant en masse. Sans doute on peut bien dans certains cas faire des rapprochemens en les considérant sous le rapport des ressemblances ou des points de contact; mais ceci n'est que pour les idées secondaires, qui supposent la connaissance exacte de ce qui a lieu dans l'intimité des élémens primitifs.

Mais revenons à notre sujet et exposons la théorie du mouvement fébrile, d'après celle des phénomènes physiologiques dont ce mouvement n'est que l'exagération.

En quoi consiste la fièvre? Dans ces derniers temps on a semblé penser que ce n'était pas autre chose qu'une accélération de la circulation, produite par une irritation ou inflammation locale. Rien n'est moins exact que cette manière de voir la chose ; en voici la raison : faites boire beaucoup de vin à un homme d'une bonne constitution, sa peau devient chaude et brûlante, son cœur et ses artères battent avec violence, le sang circule rapidement dans tous ses vaisseaux, tous les tissus sont animés d'une surabondance de vie, et cependant il n'y a pas fièvre. Quand je faisais mes recherches à Rome, pendant l'été de 1822, aussitôt après avoir mangé, le cœur battait avec une telle violence qu'il soulevait chaque fois tout le côté gauche de la poitrine d'une manière visible d'assez loin; tout mon corps en éprouvait une secousse que je n'aurais pu déguiser aux personnes avec lesquelles je me serais trouvé, si j'en eusse eu l'intention. La circulation se faisait avec une activité en rapport avec la force des contractions de son moteur principal, et bien certainement je n'avais pas la fièvre; tandis qu'un phthisique, avec une circulation bien moins énergique, avec bien moins de sang dans les vaisseaux, avec des tissus bien moins richement abreuvés de liquides nutritifs, a véritablement la fièvre.

Voici un fait qui m'a paru extrêmement curieux et que j'ai eu occasion d'observer souvent : dans plusieurs cas de fièvres intermittentes comateuses, le malade est profondément assoupi; on peut l'agiter, le pincer, il ne sent plus, ne répond plus; sa bouche est entr'ouverte, son aspect est celui d'un agonisant; il est souvent impossible de savoir si cet accès sera le dernier ou si le malade en réchappera. La sueur ruisselle sur sa figure, sur tout son corps: enfin, au bout de quelques heures, il reprend connaissance, recouvre la liberté de ses mouvemens, l'accès est fini. Il peut se lever, marcher et vaquer à quelques occupations. Eh bien, si sans prévenir un médecin, même le praticien le plus exercé, on le consultait sur l'état de ce malade, il répondrait sans hésiter qu'il a la fièvre, et même assez fortement, car l'état de la circulation en offre tout le caractère; et cependant, pour le médecin qui sait ce qui s'est passé, et pour le malade lui-même, l'accès est terminé, il n'y a plus fièvre; et la preuve, c'est qu'au bout d'un temps plus ou moins long l'accès revient, le malade éprouve un mal-aise général, ses idées se troublent, il se met au lit; sa figure prend peu-à-peu l'expression particulière à ce genre d'affection; il répond à peine à ce qu'on lui demande, son intelligence s'engourdit, la sensibilité devient plus obtuse; enfin le coma le plus intense survient, puis la sueur, qui termine la fièvre ou par la mort ou par la santé. Dans ce dernier cas même genre d'apyrexie, même apparence de fièvre, si on en juge par la circulation.

On ne prendra pas sans doute cette maladie pour une fièvre continue, rémittente, dont les véritables accès seraient des redoublemens. Jamais ces fièvres ne présentent ce caractère; et en supposant qu'elles parussent les mêmes par la description écrite, il ne faut que les voir dans la nature pour être bien persuadé qu'il n'y a pas la moindre ressemblance. Or, la conclusion que je voulais tirer de ce fait est analogue à celle qui me paraît découler du fait de celui qui a bu du vin sans avoir la fièvre, quoique le cœur et les vaisseaux soient vivement stimulés, ou de celui qui, comme moi, éprouvait des battemens de cœur excessivement violens pendant la digestion; c'est-à-dire, que la stimulation du cœur et des vaisseaux ne constitue pas seule la fièvre; qu'il y manque un je ne sais quoi, une *aura* particulière, une action nerveuse, qui est si évidente dans les fièvres intermittentes, et qui, du reste, a son analogue dans une foule de maladies. Tout le monde connaît ces ganglions nerveux accidentels d'où partent ces courans si bien sentis des malades, et qui sont les avant-coureurs de l'épilepsie. Je ne sais certainement pas ce que c'est, et personne n'est plus avancé que moi là-dessus; eh bien, le fait me suffit pour conclure sa possibilité, et la possibilité

de faits analogues dans des circonstances semblables. Je
ne pouvais pas choisir un meilleur exemple pour faire
concevoir comment j'admets dans la production de la fièvre
une influence particulière, une action qui , bien qu'éveillée
par une lésion locale, n'est pas moins indépendante , par
l'organe qui en est le siége , de la lésion qui la met en jeu.

Mais , dira-t-on , il n'y a que des actions d'organes ,
toute maladie dépend donc d'un organe? Je répondrai à
cela que s'il y a des actions d'organes , il y a aussi des
actions qu'on serait bien embarrassé de rapporter à aucun
point limité de l'organisation; et je vais tâcher de prouver
cette nouvelle proposition d'une manière d'autant plus
solide , que je sais que l'opinion contraire est adoptée par
un très-grand nombre de médecins , et que je vais trouver
par-là le moyen d'achever la démonstration de tout ce
qui , suivant moi , constitue la fièvre. Ce que j'ai à dire
pour cela est relatif à un phénomène sur lequel on a
d'autant moins réfléchi , qu'on s'est toujours contenté de
l'explication qui en a été donnée par tous les auteurs , et
qui n'est que la répétition de celle qui a été conçue par
les premiers qui s'en soient occupés : tant il est vrai que
ce que nous voyons le plus souvent , est précisément ce à
quoi nous pensons le moins. Je veux parler du sommeil
et de la veille , sur la théorie desquels je ne connais pas
une seule variante depuis ce qu'en ont dit les écrivains les
plus anciens.

*Nouvelle Théorie physiologique du Sommeil et de la
Veille.*

La plupart des physiologistes qui ont précédé Bichat ,
et ceux qui lui ont succédé, ont tous admis , comme par
un consentement unanime , que les organes de la vie animale différaient de ceux de la vie organique, en ce que
ceux-ci avaient une action continue , tandis que ceux de

la vie animale épuisaient promptement les forces qui les animent, et avaient besoin d'être quelque temps en repos pour réparer la perte de ces forces. En conséquence, ils ont conclu que le sommeil était un état d'inaction absolue des organes de l'intelligence et des sens, par privation d'excitans capables de les déterminer à l'action, et que celle-ci ne pouvait recommencer que lorsqu'un travail réparateur leur avait rendu leur première vigueur. Je dirai de cette explication, comme de celle qu'on a donnée de la fièvre, qu'elle contient quelque chose de vrai, mais qu'elle n'est pas la vérité toute entière, et que c'est précisément dans ce phénomène particulier, qu'on a oublié de signaler dans l'un et l'autre cas, que consiste la cause d'erreur de tous ceux qui sont partis de cette explication pour asseoir les bases de leur édifice physiologique ou pathologique. Pour faire sentir de suite que le sommeil ne dépend pas entièrement et seulement d'un manque de forces dans le cerveau, forces dont on attribue la réparation aux travaux d'assimilation qui se passent en lui pendant la nuit, j'engagerai à réfléchir un instant sur la manière dont le sommeil arrive et se termine chaque jour.

Lorsque l'heure du sommeil est arrivée, nous nous couchons plutôt par habitude que par épuisement, et cependant nous nous endormons. Si dans les mêmes circonstances nous eussions voulu travailler une heure, deux heures de plus, nous l'aurions pu. Ainsi, un cerveau dans un état de santé donné, peut, à volonté, ou dormir ou travailler, sans qu'on puisse lui attribuer plus de force dans un cas que dans un autre. Maintenant, voyons un autre fait tout aussi intéressant que celui-ci. Nous avons fortement exercé notre esprit tout le jour; il a encore toute son activité une demi-heure avant l'arrivée du sommeil; ce sommeil réparateur dure toute la nuit; la circulation renouvelle dans le cerveau tous les matériaux qui sont nécessaires à l'exercice de ses fonctions, et cependant une demi-heure, une minute, une seconde avant le réveil, il est encore dans l'inaction la plus complète : un instant le voit passer de l'engourdissement le plus profond à l'activité la plus prononcée. Dira-t-on ici que ce sont les matériaux qu'il a reçus toute la nuit qui le mettent en état d'agir? S'il en était ainsi, comment expliquerait-on que le soir, une seconde avant le sommeil, au moment où on peut le considérer comme épuisé, il agit encore, tandis que le matin, où la nutrition a achevé tous ses travaux, une seconde avant le réveil, il n'agit pas du tout? Si on nous réveille au milieu de la nuit, dira-t-on qu'on nous donne par la secousse, des forces sans lesquelles nous ne pourrions penser? Il y a donc autre chose dans l'action des organes que la nutrition et le renouvellement de leurs parties. Qu'est-ce que cela nous prouve? Que si les fonctions de chaque organe dépendent de sa composition particulière; que si l'exercice épuise les forces dont chaque organe a besoin pour entrer en action, forces qui se renouvellent par la nutrition, il est encore besoin d'un excitant d'une nature particulière, sans lequel toutes les autres conditions organiques sont sans effet.

Ainsi, il est bien certain que c'est à la composition particulière du cerveau que cet organe doit d'être le siége des instincts et des facultés intellectuelles, comme l'estomac doit à sa structure particulière le pouvoir d'agir sur les alimens : mais, privez momentanément le cerveau le mieux organisé du sang qui lui est nécessaire, sa texture reste inactive; il n'y a plus ni idées, ni conscience, ni sensations. Maintenant, supposez le cerveau abreuvé par le sang le plus riche en matériaux nutritifs, supposez-le en état de sommeil : pourquoi n'agit-il pas? Son tissu n'a besoin d'aucune modification réparatrice, le sang a toutes les qualités excitantes qu'il peut avoir, et cependant il n'en résulte aucunes fonctions; pourquoi cette inaction? C'est qu'il lui manque un excitant d'une nature particu-

lière, qui est le complément de tous les autres et sans
lequel ils ne peuvent rien.

Si je voulais déterminer la nature intime de cet agent,
je tomberais, comme tant d'autres, dans le champ des
hypothèses ; mais comme le fait me suffit et que l'explication est tout-à-fait inutile, je me bornerai à indiquer ce
fait. Depuis long-temps il est reconnu par les physiologistes qu'il existe en nous un agent extrêmement subtil,
susceptible de se déplacer, de se concentrer sur quelques
points, d'abandonner les autres, de se porter avec la plus
grande rapidité sur les organes les plus éloignés, enfin, de
produire des phénomènes, qui ne peuvent s'expliquer
qu'autant qu'on les attribue à des forces errantes et très-
mobiles : c'est à leur action, remarquée dans tous les
temps, qu'est due la création des divers systèmes physiologiques qui se sont succédé, et dans lesquels chacun a
cru avoir le droit de déterminer la nature même de ces
forces. Elles ont successivement pris le nom d'âme rationnelle (Stalh), d'archée (Van-Helmont), de principe
vital (Barthez), de propriétés vitales (Bichat). C'est à
elles qu'on a attribué les sympathies ou les correspondances des organes ; c'est par leur transport périodique sur
nos parties qu'on a expliqué la périodicité de nos fonctions :
on a reconnu que chaque individu en possédait une certaine
dose, qui, si elle était dépensée d'une manière, ne pouvait
pas l'être d'une autre ; c'est par elles qu'on a expliqué
comment chaque partie dont on favorisait le développement par l'exercice, nuisait au développement des autres
en leur enlevant les forces dont elles se servaient pour
elles-mêmes ; ce sont elles qu'on a fait épanouir à la péri-
phérie du corps dans le jour, et qu'on a ensuite repoussées
dans l'intérieur pendant la nuit. Les uns, comme Barthez,
en ont fait un être sur-ajouté à l'économie, et pouvant,
après la mort, remplir une destination quelconque ; d'autres en ont fait un résultat de l'organisation, l'ont appelé

fluide nerveux, forces nerveuses, et l'ont comparé aux fluides électrique, magnétique, etc. : quant à moi, je ne veux le comparer à aucune chose; il me suffit de montrer que l'existence de cette cause a été sentie par tous les physiologistes, qui l'ont ensuite exprimée avec leurs idées particulières, et à laquelle ils ont donné la couleur de leur manière de voir. Une fois cet agent admis dans l'économie, il nous est facile d'expliquer une foule de faits inexplicables sans lui; et, pour en faire l'application à notre théorie du sommeil, nous sommes forcé de reconnaître que c'est lui, ce fluide, cet agent, quel qu'il soit, qui complète la somme des conditions nécessaires à chaque organe pour entrer en action. Quand nous dormons, nul doute qu'il n'ait abandonné le cerveau pour présider à d'autres travaux organiques : quand ces travaux sont terminés, rien ne le forçant à rester là où certains effets sont obtenus, le cerveau a lui-même acquis le pouvoir de le recevoir, et même de l'appeler, de l'attirer à lui; il se précipite dans le système nerveux; et comme sa présence et son absence ont toujours lieu brusquement, on conçoit par-là la spontanéité du réveil. Pour expliquer le réveil déterminé par une secousse, un bruit quelconque, voici comment on peut y arriver : toute excitation de nos organes y détermine l'afflux de ses excitans naturels; ainsi, les alimens sur l'estomac, l'air sur les poumons, l'urine dans la vessie, les matières fécales dans les intestins, sont des causes stimulantes qui font entrer ces parties en action. Il doit en être de même quand un corps étranger agit sur notre peau ou sur nos sens pendant le sommeil; il détermine l'arrivée des forces sans lesquelles le système nerveux ne peut rien, et une fois éveillé dans un point, son activité naturelle le rend bientôt éveillé sur tous. Cette excitation peut cependant être partielle dans certaines circonstances; car, lorsque des alimens irritans agissent sur nos intestins pendant le sommeil; en général, lorsque des organes souffrans agissent sur le cerveau dans la même circonstance, si cette excitation ne dépasse pas certaines limites, elle n'a pas d'autre suite que la production de rêves pénibles, de sensations douloureuses, qui supposent nécessairement le réveil d'une partie seulement du système nerveux; car les rêves ne diffèrent de l'état de réveil que par le plus petit nombre d'organes en action. On a vu souvent des corps étrangers, des tumeurs, dans le cerveau, être la cause de l'épilepsie ou autres accidens nerveux survenant périodiquement, bien que leur cause fût continuellement présente; comment cela peut-il avoir lieu, si l'on n'admet pas que lorsque ces corps sont sans action, c'est qu'ils n'ont pas à leur disposition les forces mobiles dont nous parlons? Que manque-t-il à l'estomac stimulé par le vin, et qui accélère la circulation, augmente la chaleur, la force, sans donner lieu à la fièvre? Il lui manque le pouvoir de produire sur tout le système nerveux une excitation particulière, spécifique, nerveuse enfin, qui constitue ce caractère particulier d'excitation générale qui caractérise la fièvre, et qui n'a pas lieu dans le cas dont j'ai parlé plus haut, bien qu'il y ait plus d'é-nergie dans la circulation que dans mille cas où il y a fièvre. Quand l'estomac, ou tout autre organe dont la lésion va déterminer la fièvre, a le pouvoir de réagir ainsi sur l'économie; quand les forces dont je parle sont ainsi lancées dans tous les tissus, au moyen du système nerveux qui embrasse toutes les artères, si la liaison qui existe naturellement entre tous les systèmes, continue à exister entre les nerfs et les puissances circulatrices, alors l'excitation nerveuse et vasculaire marche en même temps et constitue la majorité des cas désignés sous le nom de fièvres inflammatoires; si, au contraire, cette intimité cesse, si la séparation a lieu, alors les phénomènes nerveux dominent, et la fièvre n'est plus caractérisée que par des accidens entièrement ou presqu'entièrement dépendans du

système nerveux; mais, le plus souvent, il y a toujours
combinaison de ces deux ordres de faits, phénomènes
circulatoires et phénomènes nerveux. C'est donc ici qu'on
peut se convaincre que, bien qu'il y ait excitation du
cœur par une lésion locale dans toutes les fièvres, cette
excitation n'est pas suffisante pour qu'il y ait fièvre, puisque celle-ci n'a lieu qu'autant qu'une influence nerveuse
particulière se répand subitement sur un système de cor-
dons nerveux, comme cette influence se répand subitement sur le cerveau et la moelle épinière au moment du
réveil; car, pour moi, un accès de fièvre et le réveil ne diffèrent, que parce que les organes qui sont excités ayant
des fonctions différentes, ne peuvent pas offrir les mêmes
détails de réaction; mais le fond est le même. Le phénomène physiologique est identique dans l'un et l'autre cas;
la concentration des forces à l'intérieur, et le temps plus
ou moins long que la réaction met à s'établir, est due à
des actions secondaires, et non à la cause première de la
fièvre : l'accès commence en un instant, comme le rêve l,
par l'action de ce je ne sais quoi qui agit en un instant
sur nous : une fois la première impulsion faite, le reste
n'est que la conséquence de ce qu'elle détermine. Mais
il y a fièvre aussi subitement qu'il y a réveil : ce ne serait
qu'une pure dispute grammaticale, que celle par laquelle
on ne voudrait donner le nom de fièvre qu'à cet état dans
lequel la réaction serait établie.

Si je suis entré dans ces considérations, c'est surtout
pour répondre à cette idée aujourd'hui si généralement
adoptée, qu'il n'y a dans le corps que des actions d'organes. Quel est donc l'organe dont la fonction est d'éveiller le cerveau chaque matin? Quel est donc le siége limité
de ces forces qui se précipitent continuellement, tantôt
sur une partie, tantôt sur une autre? On me dira, sans
doute, que ce sont les filets nerveux : je suis aussi de cette
opinion en attendant mieux; mais ces filets sont répandus

dans tous les tissus, ils composent la trame de toute
l'organisation, ils sont aussi répandus que les vaisseaux,
que le tissu cellulaire; et si ces forces, ces moyens de
correspondance sont altérés, sont dans un état quelconque
de détérioration, ne voit-on pas comment il sera facile de
considérer leur maladie comme un état général de l'économie, au lieu de supposer que toute la maladie ne consiste que dans la lésion locale qui les aura mis en jeu ?
C'est le sentiment intérieur de cet ordre de faits, peut-
être mal exprimés, qui est la base de la répugnance qu'é-
prouvent aujourd'hui plusieurs médecins à ne considérer
que des actions locales dans les maladies; c'est la conviction
intime qu'il y a autre chose, et dont les anti-essentialistes
s'efforcent d'abaisser l'importance, c'est l'opiniâtreté avec
laquelle ceux ci ne signalent que les actions locales, sans
mentionner la disposition générale, qui s'opposera à tout
rapprochement entre les deux partis, à toute réconcilia-
tion entre les partisans de doctrines qui existent plutôt dans
la manière dont elles sont exposées, que dans l'opinion intérieure de leurs auteurs.

Une des idées les plus singulières qu'ait pu enfanter la
base fondamentale d'un système exclusif, est celle qui a été
émise par **M.** Mongellaz, dans son *Traité des irritations
intermittentes* : ne pouvant pas concevoir la raison physio -
logique qui reproduit les accès des fièvres intermittentes, il
a supposé qu'un accès était, en tout, semblable à toute
autre inflammation continue; mais comme il ne voulait
pas admettre des inflammations intermittentes, il a cru
pouvoir couper le nœud, en disant qu'une fièvre intermittente était un composé de plusieurs inflammations isolées, qui se succédaient, il est vrai, tous les jours, tous
les deux jours, tous les trois jours, mais que ces retours
étaient purement accidentels, et enfin, qu'ils composaient
autant de maladies distinctes indépendantes les unes des
autres, qu'il y avait d'accès; il compare des irritations

intestinales se reproduisant les unes après les autres, à d'autres inflammations qui, comme la pleurésie, l'apoplexie, etc., peuvent récidiver sur le même individu. J'avoue que c'est là une de ces idées auxquelles je ne me serais jamais attendu, quelque persuadé que je sois d'ailleurs des déviations que la raison peut offrir quand elle ne voit les choses que d'un côté, quand elle n'a pour juger qu'un seul point de ralliement.

Je n'oserai point accuser M. Broussais de cette erreur d'un de ses élèves, nul n'est responsable des idées des autres; mais cependant je crois que M. Mongellaz n'aurait point eu cette manière de voir, si M. Broussais n'avait pas émis lui-même une opinion qui, travaillée, examinée, interprétée, conçue, comme cela arrive à l'égard des idées que nous recevons des autres, pouvait produire cette modification. Jusques aujourd'hui il avait été généralement reconnu que toutes les maladies devaient présenter dans leur marche des périodes d'invasion, d'état, de déclinaison, enfin qu'elles avaient toutes une certaine durée, qui, bien que susceptible d'être modifiée par le traitement, devait néanmoins exister.

Plusieurs auteurs, en signalant le danger à éviter dans les cas les plus graves, recommandaient, lorsque la maladie était réduite à son état de simplicité, de lui laisser suivre son cours, sans le troubler par des remèdes perturbateurs; et, suivant eux, la nature suffisait pour amener une heureuse terminaison aux époques généralement reconnues des crises. De là la médecine expectante qui, dans sa confiance dans les ressources de l'organisation, se contentait d'être le témoin observateur des phénomènes qu'elle était prête à modérer au moindre signe d'exaltation vicieuse. Mais M. Broussais reconnaissant dans le plus grand nombre des cas, que nos maladies étaient dues à des inflammations qui peuvent désorganiser nos tissus, quand elles ne sont pas arrêtées, et croyant inutile de laisser mar-

cher une affection qui , dans les circonstances les plus favorables , ne fait jamais de bien , s'éleva avec force contre la
prétendue durée nécessaire des maladies. Il chercha à prouver que cette durée n'a lieu que parce que l'inaction cou-
pable de la médecine expectante permettait à l'inflammation
de faire des progrès, qui n'eussent point existé , si on lui
eût opposé ce qui convenait pour la combattre. Pour lui,
une pleurésie qu'il aurait guérie le premier jour par des
évacuations sanguines et par un régime convenable , durera quatre, cinq, six, huit, dix, vingt jours, parce qu'on
lui permettra de poursuivre son cours, en ne lui ôtant
point les matériaux qui servent à son alimentation. Pour
lui, la durée d'une maladie est donc entièrement le résultat de son intensité et de l'efficacité du traitement qu'on
fait suivre au malade. Telle affection qui se termine en
sept jours, mieux traitée, n'aurait duré que vingt-quatre
heures. Or, si cette manière de voir est exacte, pourquoi
serait-il nécessaire de supposer qu'une série d'accès fébriles constituerait une seule maladie? pourquoi chercher
à trouver une liaison là où rien n'indique qu'il doit en
exister une? pourquoi reconnaître le besoin de la durée
dans une fièvre intermittente, puisque la durée n'est
qu'une chose accidentelle? pourquoi supposer un tout, là
où il ne doit exister que des parties détachées? Vouloir que
les premiers accès soient le commencement de la maladie, et que les derniers en soient la fin, c'est admettre
précisément ce qu'on veut nier, c'est reconnaître une
marche, des périodes, enfin une durée nécessaire. On voit
donc comment de cette idée première de M. Broussais sur
la non-existence de la durée nécessaire des maladies, on
a pu arriver à convertir les fièvres intermittentes en maladies isolées , indépendantes, se terminant chaque jour, et,
par le plus grand hasard du monde, reparaissant tous les
jours, en se répondant en tierce , ou bien en reparaissant
tous les deux jours, tous les trois jours, etc.; et ce sont

pourtant des médecins physiologistes qui écrivent de telles
choses!

Mais continuons et suivons les conséquences de tels
principes. On avait donc vu autrefois qu'une maladie
abandonnée à elle-même, et assez légère pour se terminer
par le retour à la santé, après avoir duré un temps à-peu-
près fixe pour des maladies semblables, se terminait par
une évacuation qui, lorsqu'elle survenait, était immédiatement suivie de la guérison, et cette crise ne paraissait
qu'autant qn'on laissait la nature suivre sa marche habituelle, et qu'autant que la maladie avait duré le temps
prescrit. Mais quand on nie le principe, il est de rigueur
de nier les conséquences. Ainsi M. Broussais ne reconnaissant point une durée nécessaire, ne pouvait pas admettre une
crise comme suite de cette durée; mais cependant, comme
on ne peut pas trop heurter de front les faits qu'on ne peut
pas nier, il fallait bien expliquer certaines évacuations qui
ont lieu à la fin de la plupart des maladies, et c'est ce que
M. Broussais a fait en disant que ce qu'on appelle crise
n'est pas autre chose que le rétablissement des sécrétions
supprimées par la force de l'irritation; et cependant ce
médecin aurait dû, non pas savoir, car il ne peut pas l'i-
gnorer, mais au moins réfléchir que dans la fièvre inflammatoire la plus violente, ou, s'il le veut, dans une vive
gastro-entérite, il n'y a pas toujours peau sèche, puisqu'elle
est souvent baignée de sueur; la sécrétion n'est pas supprimée, puisque le lit du malade peut être traversé par
la transpiration; y a t-il cessation de l'irritation interne
lorsque, malgré cette évacuation, la maladie peut encore
tuer le patient? L'inflammation qui existe dans les fièvres
intermittentes cesse-t-elle avec l'accès qui se termine par
des sueurs copieuses, quand c'est souvent au milieu de ces
évacuations cutanées que la mort arrive, et lorsque l'ouverture du cadavre nous montre que l'inflammation a dû
être continue, bien que la fièvre ait été intermittente,

comme nous le verrons plus tard? Examinons ces deux
questions l'une après l'autre.

Théorie physiologique de la durée nécessaire des inflam-
mations.

Commençons par citer des faits. Un individu s'expose
à l'action d'un vent froid lorsqu'il a chaud ; il contracte
une inflammation des poumons, contre laquelle il ne fait
rien pendant deux jours. Il y a eu pendant ce temps crachement de sang, douleur locale fixe, fièvre continue.
Est-il au pouvoir de la médecine de guérir subitement cet
homme par un traitement quelconque? Il n'est pas de praticien qui ne répondra que si la maladie a été assez violente, et si le retour à la santé est possible, il faudra avec
le meilleur traitement au moins quatre, cinq et six jours
plus ou moins, pour voir cette affection se terminer entièrement ; et M. Broussais lui-même sait très-bien que lorsqu'une
inflammation a déjà duré quelque temps, on pourrait ôter au
malade tout son sang et lui laisser la maladie, qui se remon-
trerait de nouveau quand les forces reviendraient. Il ne
s'agit pas ici de la faute que cet homme a commise en ne
s'étant pas fait soigner plus tôt. Il est inutile de dire que
la durée de la maladie est due à l'absence de tout traitement ; je veux simplement faire reconnaître le fait de la
durée d'une maladie qui a trouvé tout ce qu'il lui fallait
pour faire des progrès, et je demande quelle est la raison
physiologique que l'on peut donner de ce fait si important
de la persistance d'une inflammation chez un individu à
qui on ôte presque tout le sang, et qui cependant n'est
pas guéri de cette maladie par une soustraction presque
totale des liquides stimulans.

On s'était donc servi du mot inflammation jusqu'à pré
sent sans le définir, puisqu'on n'avait pas tenu compte d'une
circonstance inexplicable dans la manière actuelle de la con-

cevoir. Voyons donc si nous pourrons nous servir encore de la physiologie pour éclairer ce point essentiel de pathologie.

Le sang est porté avec force dans un organe quelconque: il en augmente les propriétés vitales, la chaleur est plus considérable; il peut y avoir douleur, rougeur, gonflement, et même des symptômes sympathiques plus ou moins étendus. Sans examiner ici en quoi consiste essentiellement l'inflammation, sans chercher si elle est toute entière là dedans, ou s'il y a des faits qui lui sont étrangers, nous pouvons toujours regarder cette série de phénomènes, comme celle qui constitue ce qu'on appelle communément l'inflammation. Mais le principe autour duquel roule toute la philosophie médicale, est celui qui nous indique que toute maladie n'est que l'exagération des phénomènes physiologiques. Ainsi, qu'est-ce que l'inflammation, en la supposant ce que nous venons de la décrire? C'est l'exagération des phénomènes qui résultent de la présence du sang dans nos tissus. Quels sont ces phénomènes? les voici : la présence du sang détermine dans l'état de santé et l'action de nos organes et leur nutrition; cette nutrition est d'autant plus active que l'organe lui-même est plus stimulé. Un organe n'ayant de propriétés que celles qui lui sont fournies par les excitans qui le vivifient, celui qui est momentanément le siége d'une congestion doit nécessairement en acquérir de nouvelles, puisque les travaux de nutrition, de renouvellement des parties, s'exécutent sous l'influence d'excitans plus abondans et plus actifs que dans l'état habituel. Cette influence permanente de la congestion, ou plutôt des excitans, est une espèce de moule sur lequel l'organe affecté voit son tissu se nourrir, se renouveler et même se reconstruire; de sorte qu'au bout d'un certain nombre de mouvemens nutritifs accomplis avec cet excès accidentel d'énergie, l'organe devient le siége d'une inflammation, qui ne tient pas seulement à la congestion sanguine qui existe en lui, car elle tient à la structure nouvellement acquise de son tissu, de manière qu'on pourrait ôter tout le sang sans détruire l'inflammation qui dépend maintenant de la modification qui s'est opérée dans la structure de l'organe.

Or, comment faire disparaître cette modification qui a donné à un organe cet excès d'énergie qui réagit douloureusement sur toute l'économie? Il faut employer les mêmes procédés qui ont produit la maladie. C'est la nutrition qui a vicieusement modifié les organes, c'est elle qu'il faut charger de ramener l'état qui existait pendant la santé. Il faut diminuer l'activité et la richesse des excitans, sous l'influence desquels nos tissus se renouvelaient; il faut que la décomposition, que le renouvellement de nos parties enlève peu-à-peu les molécules inflammatoires (qu'on me passe l'expression) que des circonstances opposées avaient introduites, et c'est ce qu'on obtient par un traitement adoucissant, qui place l'organe malade précisément dans le cas de se modifier d'une manière entièrement différente de celle qu'il avait suivie pour devenir malade. Et c'est précisément parce qu'un tissu quelconque ne peut acquérir des propriétés nouvelles, qu'autant qu'une série de mouvemens de décomposition et de recomposition changent un peu chaque jour sa nature en une autre; c'est précisément parce que les résultats de la nutrition ne sont pas de ceux qui s'exécutent rapidement, puisqu'ils exigent, au contraire, un temps plus ou moins long pour s'effectuer entièrement; c'est par toutes ces raisons, dis-je, que, s'il est possible de dissiper tout-à-coup une simple congestion, il n'en est pas de même d'une inflammation fixe, qui consiste dans des altérations de tissu que l'assimilation seule peut produire et faire disparaître. Les inflammations qui se dissipent brusquement ne sont que des congestions, et c'est parce qu'on les a confondues, qu'on a cru pouvoir appliquer à toutes les inflammations ce qui n'est vrai que pour ces dernières. Il est donc vrai

que toute inflammation, une fois établie, doit nécessairement présenter des périodes, et qu'elle aura, quoi qu'on
fasse, une durée qui pourra varier suivant le traitement,
mais qui, même sous la méthode la plus rationnelle,
devra parcourir ses périodes inévitables. Sans doute, si lorsqu'une cause quelconque produit une congestion, on
agissait avec promptitude pour l'empêcher d'altérer le
tissu en *fixant l'inflammation*, on ramènerait la santé
bien plus promptement ; mais je n'ai pas l'intention ici de
blâmer ou d'approuver tel ou tel genre de traitement, je
veux seulement indiquer la loi physiologique qui préside
à la durée des maladies, loi dont personne, que je sache,
n'avait fait mention jusqu'à présent. On s'est contenté d'af-
firmer, d'un côté, que les maladies ont une marche à suivre ;
de l'autre côté, on a nié la nécessité de cette durée, et personne
n'avait cherché à examiner pourquoi une inflammation
quelconque, une fois bien établie, n'était pas susceptible
d'être déplacée ou détruite sur-le-champ. Je ne puis
pas mieux comparer ce qui se passe dans une partie enflammée (sans ulcération, sans érosion, sans suppuration)
qu'avec ce qui a lieu dans l'os d'un animal nourri avec de la
garance. Cet os acquiert peu-à-peu des propriétés nouvelles, au moins sous le rapport de la couleur ; les molécules colorantes lui sont apportées par la nutrition,
comme des parties, plus vivantes en quelque sorte, remplacent celles d'un organe placé dans des circonstances
excitantes. Si ces circonstances changent, l'os perd peu-
à-peu les qualités qu'il avait acquises par les travaux assi-
milatoires, qui, dans les deux cas, ont été la cause du changement et en deviennent le remède. Quand les causes morbides déterminent une congestion peu intense, et qu'on
ne l'a pas laissé quelque temps s'établir dans une partie,
il est possible de la détruire soit par de fortes évacuations
sanguines, soit par des remèdes perturbateurs, comme
les rubéfians, les vomitifs, les purgatifs, etc., et en

quelques heures tout est terminé. Mais on peut dire que ces cas composent la petite minorité de ceux que la pratique nous offre. Presque toujours, quand nous sommes appelés, la congestion a eu le temps de modifier le tissu de la partie affectée, et alors le traitement doit être dirigé et contre la congestion, qui, si elle existe encore, peut être combattue avec succès, et contre les effets permanens qu'elle a déterminés. Ensuite il est des affections qui, par leur nature, ne sont pas susceptibles d'être arrêtées brusquement : telles sont les fièvres éruptives, et celles qui n'arrivent que lorsqu'une lésion locale, qui s'est d'abord établie sourdement, ne produit les phénomènes fébriles qu'après leur entière naturalisation dans nos organes. Je suppose, par exemple, que des excès dans le régime aient amené peu à peu une gastrite, qui se sera développée sans fièvre : quand cette phlegmasie aura acquis un certain degré d'intensité, elle donnera lieu tout-à-coup à l'explosion des accidens fébriles ; et bien certainement, dans ce cas, comme dans tous ceux qui lui sont analogues, la maladie, traitée aussi bien que possible, emploiera un temps quelconque avant de disparaître.

Comme un traitement méthodique peut être employé plus ou moins promptement après une impression excitante quelconque, on peut donc concevoir des affections qui pourront offrir toutes les combinaisons possibles d'une congestion entièrement susceptible d'être détruite rapidement, avec une modification de tissu qui exigera un temps déterminé pour sa guérison.

Mais, cependant, la modification de tissu qui constitue l'inflammation n'a pas une durée indéterminée ; au moins c'est ce que nous apprend l'observation ; car jamais nous n'aurions pu connaître cette loi *à priori*. Les faits recueillis par les Anciens, qui, quand la maladie n'était pas trop intense, l'abandonnaient aux seules forces de la nature, et ceux qui ont lieu chaque jour sous nos yeux, nous prouvent que toutes les fièvres aiguës, les inflammations aiguës, en un mot, toutes les phlegmasies qui ont lieu chez des sujets d'ailleurs assez bien constitués pour ne pas offrir des particularités capables de déranger la simplicité de la maladie actuelle ; toutes ces affections, dis-je, durent un ou deux septenaires : telles sont les pleurésies, les péripneumonies, les fièvres bilieuses, inflammatoires, etc. Voilà ce qui a lieu d'une manière générale : les exceptions peuvent être nombreuses en raison des nombreuses idiosyncrasies et des méthodes plus ou moins vicieuses qu'on emploie ; mais enfin lorsqu'on n'attache pas trop d'importance au jour fixe, l'observation nous prouve qu'une cause assez énergique pour développer subitement une inflammation qui, abandonnée à elle-même, doit cependant se terminer par la santé, car je ne la suppose pas capable de se terminer par la mort ; que cette cause, dis-je, détermine une modification de tissu, qui commence, augmente et se termine en sept ou quatorze jours. Voilà la loi physiologique ; voilà le fait pathologique qui s'y rattache. On ne me demandera pas la cause de cette loi ; c'est au contraire elle que je donnerai comme cause à une foule de faits secondaires qui en dépendent. Si on exigeait une réponse à cette demande, j'en demanderais une pour l'apparition des menstrues tous les mois, pour leur première venue à quinze ans, pour leur cessation à quarante-cinq, pour la sortie des dents à certaines époques à peu près fixes dans l'enfance, etc., etc. Cette loi est un de ces faits qu'on signale comme on signale celui de la veille, du sommeil, de la digestion, et de mille autres analogues. Ils ont lieu ainsi, parce qu'ils ont lieu ; ils ont bien certainement une cause, mais elle n'est susceptible que d'être reconnue sans pouvoir être décrite dans ses détails constitutifs. On sait qu'un arbre fleurit tous les ans, que son fruit met un certain temps pour se former et se mûrir ; on est persuadé que l'air, la terre, la chaleur, la structure de l'arbre, etc., sont les

causes de tous les phénomènes de la végétation ; mais on
n'en sait guère davantage. Il en est de même des phénomènes de l'inflammation : on sait, par ce que nous venons
de dire, que l'essence de cette maladie consiste dans une
modification que la structure d'un organe a subie par la
nutrition qui s'est opérée en lui sous des influences particulières ; on sait qu'une fois que la première impression
irritante a agi, l'effet s'en continue encore pendant un certain temps ; on sait que cette modification, quand elle n'a
pas dépassé certaines limites, disparaît toute seule, et que
l'ancien état des choses se rétablit ; on sait seulement par
l'observation, que pour les maladies inflammatoires, dans
leur état de simplicité, cette série de phénomènes commence et se termine en un ou deux septenaires : alors il
faut établir ceci comme un fait qu'on expliquera si on
peut, mais qui, lors même qu'on ne pourrait pas l'expliquer, n'en serait pas moins constant, et on peut s'en servir
comme de base pour les phénomènes qui peuvent dépendre de son influence.

L'explication qu'on pourra en tirer par la suite ne
pourrait même pas être d'une grande utilité, car elle
dépendrait de la connaissance de faits primitifs qui inté-
resseraient plutôt la spéculation que la pratique. En effet,
il y a aussi une cause qui assigne à chaque animal une
durée d'existence qu'il ne peut pas dépasser ; chaque espèce a ses jours comptés. Presque tous les insectes naissent
et meurent dans un an ; les chiens vivent jusqu'à quinze
ou vingt ans : l'homme dépasse rarement un siècle, etc.
Nous nous doutons bien, nous sommes même certains
que cela tient à la structure particulière des organes, à
leurs propriétés et aux changemens qui en résultent, et
cela nous suffit. Je ne sais pas quelles conséquences utiles
nous tirerions de la connaissance exacte de ces phénomènes, vus dans leur essence : il en est de même du temps
exigé pour que nos organes recouvrent leur primitive

constitution, momentanément altérée par la maladie. Au
reste, il ne faut pas faire la loi plus générale qu'elle ne
l'est. Je la crois applicable aux phlegmasies des organes
parenchymateux, membraneux, enfin à ceux que je suppose affectés dans les fièvres aiguës, primitives ou essentielles des Auteurs : cela nous prouverait que le mode de
nutrition de ces organes est celui qui apparaît par leur
pathologie. Je crois bien que la chose se passe autrement
dans les inflammations des autres tissus, comme les os,
les tendons, les ligamens; mais c'est une autre loi à étudier et qu'il n'est nullement nécessaire d'examiner ici : je
n'ai besoin que des cas morbides, qui se jugent naturellement dans l'espace d'un ou deux septenaires.

Il existe donc une loi physiologique qui préside à la
formation des inflammations, à leur augmentation, à leur
diminution et à leur terminaison; il est donc de l'essence
de ces maladies d'avoir une durée quelconque nécessaire,
lorsqu'une fois elles sont bien établies : il est donc indispensable de bien connaître cette loi pour appliquer le traitement avec fruit; sans cela, on peut, en voulant exiger
trop des moyens qu'on emploie, empêcher l'exécution
des actes organiques, sans lesquels il n'y a pas de guérison
possible : mais ce n'est pas ici le lieu de discuter sur les
moyens de traitement. Si les fièvres intermittentes ont pour
cause excitante une véritable inflammation, elles ont donc
une durée nécessaire; elles ne sont donc qu'une seule
maladie, quoiqu'il y ait plusieurs accès différens, et ceux-ci
sont donc bien loin d'être les mêmes, examinés au commencement ou à la fin de la maladie.

Théorie physiologique des Crises.

Les Anciens et beaucoup de médecins de notre temps
ont reconnu l'existence de certaines évacuations ou de
certains accidens pathologiques qui paraissent à la fin de

la plupart des maladies. Tous ceux qui ont partagé cette opinion ont dit que les crises n'ont lieu qu'à une certaine époque de la maladie; ils ont même assigné les jours où elles se font le plus souvent. Il n'y a rien de contradictoire à penser ainsi, quand on reconnaît que les maladies ont une durée nécessaire; mais lorsqu'on croit que cette durée n'est que le résultat d'un mauvais traitement, lorsqu'on est persuadé qu'il faut arrêter une maladie dès qu'on le peut, lorsqu'on semble oublier que la durée d'une maladie, en supposant même qu'elle soit la suite de l'inactivité du médecin, n'en est pas moins un fait qu'il faut rattacher à quelque loi physiologique; lorsqu'on n'a jamais paru soupçonner l'existence de cette loi, lorsqu'on n'a jamais rien dit ou écrit qui ait pu faire croire qu'on s'en soit occupé, on a dû nier la conséquence de ce fait; et c'est ce qui est arrivé pour les crises. Il est plus facile de couper le nœud que de le délier. Il faut avouer qu'on a été assez conséquent à ces principes en agissant ainsi : quand on attache une telle importance aux fonctions spéciales des organes, qu'on ne s'occupe que d'elles, il n'est pas étonnant qu'on ne songe pas aux fonctions générales, qui consistent dans des mouvemens d'ensemble auxquels toutes les parties contribuent. Mais comme nous désirons aussi être conséquent avec nous-même, et que notre principe est de voir le fait dans son entier et non d'un seul côté, nous sommes obligé de mentionner des phénomènes dont les auteurs systématiques n'ont pas fait la plus légère mention : la différence entre notre manière de procéder et la leur est d'autant plus sensible, que toutes les explications que nous donnons ici se rapportent précisément aux seuls faits dont ils ne parlent pas, à moins que ce ne soit pour les nier.

Toujours fidèle au plan que nous nous sommes proposé de suivre dans tout le cours de cet ouvrage, de rattacher constamment chaque fait pathologique au fait

physiologique dont il n'est que l'altération, nous allons
exposer ce qui est relatif aux crises et à leur théorie. Il
ne faut pas croire que ce genre de phénomènes soit propre
à l'état pathologique; il a son correspondant dans l'état de
santé, ou plutôt il n'est, comme toutes les maladies, que
l'exagération d'un acte qui se passe habituellement en
nous et qui fait partie des actions organiques qui constituent l'essence de la vie. Il n'y a rien de nouveau, rien
de surnaturel, rien d'extraordinaire dans les crises; en
cela elles ressemblent à tous les faits qu'on observe chez
les êtres organisés. Comme les maladies, elles ne sont
qu'un changement dans le mode d'exercer nos fonctions.
Or, voici comment nous concevons l'existence de ce phénomène :

Les fonctions qui s'exécutent en nous chaque jour, ou
plutôt chaque nycthéméron, peuvent être divisées en deux
ordres bien distincts; celles qui ont lieu pendant le jour
proprement dit : celles qui ont lieu pendant la nuit ou
quand nous sommes couchés et livrés au sommeil.

Pendant le jour, les organes en action sont les différens systèmes nerveux chargés de nous mettre en rapport
avec le monde extérieur, de travailler sur les impressions
que nous en recevons, de créer les idées, les sentimens
instinctifs ou intellectuels, de donner naissance aux différens appétits qui doivent nous porter à entretenir notre
existence, de faire contracter les muscles qui doivent nous
permettre d'obéir à ces idées, à ces sentimens, à ces appétits. Les organes digestifs eux-mêmes sont chargés de
travailler les alimens que nous leur présentons, d'en extraire les parties essentielles, que des vaisseaux sanguins et
lymphatiques porteront ensuite dans le torrent des humeurs pour y subir les nouvelles altérations indispensables
au but de l'assimilation. Pendant toute cette période,
l'exercice du système nerveux emploie la plus grande
partie des forces disponibles de l'économie ; aussi est-il le

seul qu'on puisse alors considérer comme réellement en action : tous les autres phénomènes sont faiblement produits.

Mais lorsque le soleil, en nous quittant, emporte avec lui les excitans naturels du système nerveux, lorsque par cette seule circonstance les sens ne sont plus éveillés par son action, lorsque le cerveau n'est plus excité par les sens, lorsque les muscles ne sont plus excités par le cerveau, lorsque le cours du sang perd l'activité qu'il recevait dans ses canaux naturels par les contractions musculaires, lorsque son principal agent d'impulsion, le cœur, ne reçoit plus l'influence du cerveau en action et d'un sang qui n'y arrive plus que lentement, alors a lieu ce singulier transport des forces nerveuses qui, comme nous l'avons vu plus haut, décide entièrement de la veille et du sommeil, en se portant sur le cerveau ou en le quittant. Certainement je ne prétends pas que l'épuisement du cerveau ne soit pour rien dans l'arrivée du sommeil; mais je ne le regarde, cet épuisement, que comme une condition qui permet aux autres organes de s'emparer à leur tour des forces qui, quand le cerveau s'est suffisamment reposé et rétabli par les travaux assimilateurs, se portent sur lui. Rien n'est mieux prouvé que cet antagonisme de nos organes qui, cependant, ne réussissent à l'emporter les uns sur les autres que sous les conditions d'un certain état de vigueur et de santé ; et rien ne me paraît mieux prouvé que l'action d'un agent semblable ; car, je le répète, nos organes s'épuisent peu-à-peu et réparent lentement leurs pertes, tandis que le sommeil et le réveil arrivent comme tout-à-coup. Lors donc que nous sommes endormis, les matériaux extraits des alimens que nous avons pris dans le jour, subissent, par leur circulation avec nos humeurs, les dernières combinaisons qu'il leur était nécessaire de présenter pour accomplir les travaux qu'ils sont destinés à effectuer : les molécules alibiles pénètrent et renouvellent tous nos tissus; ceux-ci abandonnent celles qui ne peuvent plus en faire partie ; enfin, tous nos organes rentrent chaque fois fractionnairement dans le torrent de la circulation sous la forme qu'ils avaient avant leur développement. Or, cette décomposition partielle de nos organes produit nécessairement une quantité donnée de matériaux inutiles à l'économie, et qui doivent être éliminés ; ce sont ces matériaux qui ont la faculté d'exciter l'action d'organes sécréteurs qui sont chargés de les reporter au dehors. Cette élimination peut se faire par la peau, par la muqueuse des poumons, par les reins, par la muqueuse intestinale, etc. Voici comment on peut concevoir le moment de son exécution. Qu'arrive-t il au moment du réveil ? les forces, probablement concentrées à l'intérieur, s'épanouissent de nouveau à la circonférence ; les exhalans cutanés reçoivent donc un surcroît d'énergie favorable à l'évacuation d'une partie des matières dont nous avons parlé. Il en est de même des surfaces muqueuses, qui, plus excitées, soit par le nouveau contact des alimens, soit par celui de l'air, produisent une sécrétion plus abondante de mucosités, dans lesquelles les matières qui résultent de la décomposition de nos organes doivent entrer comme parties constituantes. Cette sécrétion matutinale est d'ailleurs prouvée par des faits positifs ; on a pu voir l'état pathologique de cette fonction, quand j'ai décrit la fièvre des gens de lettres, qui en est en quelque sorte l'exagération. Pour prouver ce fait d'une manière qui ôterait toute idée de doute, il faudrait déterminer par expérience si la perte que fait le corps chaque matin est plus considérable que dans les autres momens de la nuit. Hé bien, c'est précisément ce qui a été fait depuis long-temps par Santorius, et ce qui a été répété avec plus de soin dans ces derniers temps.

En citant rapidement les principales actions qui se manifestent successivement dans l'organisation pendant la révolution diurne de notre globe, j'ai dû supposer ce qui devait

exister dans l'état de santé parfaite, ce qui devrait exister chez
l'homme comme cela existe probablement chez les animaux;
mais quand on rentre dans la société, quelle différence entre
le mode d'exercice de nos fonctions et celui des animaux.

Ceux-ci, bien plus simples que nous par leurs besoins,
s'inquiètent peu de l'avenir, le moment actuel est tout
pour eux : ils attaquent leur proie quand ils ont faim,
dorment ou se reposent quand ils ont mangé; ils n'ont
point de lendemain; tous leurs instincts sont en harmonie
avec celui de leur propre conservation. Leurs fonctions
s'exécutent par conséquent avec l'uniformité de ce genre
de vie; chaque jour ils recommencent les mêmes travaux;
le lendemain ne présente aucune trace de ce qui s'est passé
la veille; en un mot, les mêmes heures les voient chaque
jour s'acquitter des mêmes fonctions.

L'homme, au contraire, doué de bien plus d'instincts
qu'il n'en faut pour vivre, est porté, par la nature même
de son organisation, à des désirs continuels qu'il ne peut
satisfaire. Il veut savoir et connaître, chaque moment lui
prouve qu'il ne saura jamais tout; il demande toujours la
raison de ce qu'il voit, et toujours il est forcé de reconnaître qu'il mourra sans avoir obtenu de réponse. Il est
lui-même la propre cause de ses chagrins, de ses peines et
de ses tourmens; presque toujours il est en contradiction
avec ses propres sentimens; affaibli par une foule de
besoins, ne vivant que d'illusions, agité sans cesse par
les passions les plus opposées, comment pourrait-il permettre en lui l'accomplissement de ses fonctions avec cette
régularité que nous observons chez les animaux? ceux-ci
sont tout à ce qu'ils font, et ils le font bien; l'homme ne
peut rien entreprendre qu'il n'en soit détourné aussitôt. Il
est obligé de porter continuellement sur mille objets différens une attention que tout ce qui l'entoure réclame en
même temps. Ce qu'il gagne du côté de la perfection de
son intelligence et de ses sens, il le perd du côté de ses

fonctions nutritives; celles-ci dérangées à chaque instant
sont pour nous la cause de cette infinité de maladies qui,
bien autant que son intelligence, le distinguent des animaux. C'est sous ce rapport, mais sous ce rapport seulement,
que Rousseau a eu bien raison de dire que, *l'état de réflexion est un état contre nature, et que l'homme qui
médite est un animal dépravé* (1).

Il n'est pas en effet d'influence plus pernicieuse dans l'é-
conomie que celle d'un système nerveux toujours en action,
car, après avoir usé les forces qui lui sont fournies par la
nutrition, s'il continue d'agir, c'est aux dépens de celles des
autres organes, dont les fonctions languissent insensiblement; le peu d'énergie qui reste, finit par se répartir inégalement sur quelques parties qui entravent la marche primitive des actes organiques, en acquérant une activité qui
n'est plus en harmonie avec l'inertie des autres organes.

Il est vrai que peu à peu l'économie s'y habitue, mais
il en résulte toujours un état général dont les dérangemens
sont d'autant plus faciles, qu'il y a davantage de ces centres
d'actions différens et éloignés de ceux de l'état primordial.

Nous avons vu que chaque matin il devait s'opérer en
nous une espèce de mouvement critique qui nous débarrassait des substances que les travaux de décomposition
avaient séparées de l'intérieur même de nos organes, pour
les remplacer par de nouvelles, fournies par la nutrition.
Voilà ce qui devrait avoir lieu, voilà ce qui ne s'exécute
pas; c'est le dérangement de cette fonction, qui doit être
considéré comme la cause première du plus grand
nombre de nos maladies. On conçoit facilement que le
manque d'évacuations de matières inutiles doit nécessairement donner lieu à leur accumulation dans l'économie;
que cette accumulation produit elle-même un état de
pléthore qui ne peut cependant pas augmenter indéfiniment.

____

(1) Discours sur l'origine de l'inégalité parmi les hommes.

Alors voici ce qui arrive : les matériaux, ou, si l'on veut, les forces superflues qui existent en nous, se présentent successivement à nos organes. Ceux-ci, peu habitués à des stimulus qui ne conviennent pas à leur sensibilité, se révoltent contr'eux, et donnent lieu à des phénomènes qui annoncent le trouble des fonctions et l'état de mal-aise de toutes les parties. C'est dans cette circonstance particulière, que chez l'homme, comme chez la femme, l'appétit est dérangé, la tête pesante et douloureuse, la respiration gênée, les gencives, le visage pâles, les yeux cernés, l'haleine forte, le sommeil agité, les urines troubles; le moral est désagréablement affecté; il y a ennui, dégoût, mélancolie, penchant à verser des larmes sans sujet, à s'abandonner à des idées tristes qu'aucun événement nouveau n'a pu exciter; il y a susceptibilité extrême, irascibilité contre les personnes même que l'on affectionne le plus; on est fortement mécontent de soi et de tout ce qui vous entoure; on éprouve un découragement extraordinaire, et quelquefois un état de désespoir amer qui peut porter à des actes funestes pour celui qui en est atteint.

Lorsqu'on ne prend pas sur soi de réfléchir que de simples changemens physiques sont la cause d'une susceptibilité aussi grande, on se laisse aller à toutes les impressions les plus bizarres; on devient insupportable à soi comme aux autres.

Chez l'homme, comme chez la femme, cet état est celui qui est le plus propre à favoriser la production des maladies, et je suis persuadé que le plus grand nombre d'entr'elles n'existeraient pas, si leurs causes venaient nous affecter dans un autre temps.

Combien de fois ne nous trouvons-nous pas dans des circonstances qui sembleraient nous être funestes, sans qu'il en résulte aucun inconvénient pour nous? Combien de fois n'éprouve-t-on pas l'action brusque du froid, au

moment où le corps est en sueur ! Combien de fois ne fait-
on pas impunément des excès de boissons ou d'alimens
indigestes ! Combien de fois ne se livre-t-on pas à des
exercices de corps ou d'esprit qu'on est même étonné
d'avoir pu faire, et tout cela sans en éprouver le moindre
inconvénient ! Dans d'autres circonstances, au contraire,
à peine nous nous trouvons exposés à l'action d'une influence même légère, que nous en éprouvons les effets
fâcheux. Nous nous trouvons tout-à-coup atteints d'un catarrhe, d'une migraine, d'une oppression, de coliques, de
fièvres, de douleurs rhumatismales, d'éruptions, et cela,
pour nous être exposés un instant à un courant d'air,
pour avoir pris un aliment qui ne nous convenait pas,
pour avoir fait une marche un peu forcée, enfin pour des
choses qui dans d'autres instans auraient été sans effet.
Cette différence dans la manière dont les circonstances
extérieures agissent sur nous, vient nécessairement de la
différence d'état de notre machine. Dans le premier
cas, si les causes les plus délétères sont impuissantes à
développer des maladies, c'est qu'elles agissent sur une
organisation dont les fonctions ont une telle énergie,
qu'elles s'opposent facilement à tout ce qui pourrait en
troubler l'exercice.

Dans le second cas, au contraire, si les circonstances
les plus insignifiantes ont des effets qui ne paraissent
point en rapport avec le peu d'activité de ce que nous
leur attribuons pour cause, c'est que l'économie est dans
un tel état de trouble, de mal-aise, par l'accumulation
de matériaux superflus qui affectent désagréablement la
sensibilité de toutes nos parties, que l'influence la plus
légère, si elle s'oppose à leur élimination, la détermine à
se fixer sur tel ou tel organe, et, par conséquent, produit
une maladie quelconque. Cette maladie est la véritable
crise d'un état qui n'attendait qu'une occasion pour se
terminer d'une manière ou d'une autre.

Cette crise s'effectue chez les uns par un dépôt des urines, par des sueurs partielles aux pieds, aux aisselles, ou par des évacuations muqueuses; chez d'autres, par une hémorrhagie nasale, par l'apparition des hémorrhoïdes, par une expectoration plus abondante qu'à l'ordinaire, par un coryza, par un flux de ventre bilieux, par une apparition d'exanthèmes cutanés, par celle d'un rhumatisme, de la goutte, enfin par des maladies plus prononcées, par la fièvre, l'apoplexie, la pleurésie, la pneumonie, qui, bien que le résultat d'influences extérieures plus ou moins actives, n'auraient cependant jamais eu d'effets aussi prompts et aussi énergiques, si elles n'avaient pas agi sur une organisation dans une si mauvaise disposition.

Chez les femmes, une partie de cette crise s'effectue par la menstruation, qui bien certainement est en partie le résultat d'une semblable pléthore, occasionée par le défaut d'accomplissement des sécrétions journalières, et qui, quelques jours avant l'arrivée des règles, éprouve les dérangemens particuliers que nous avons décrits plus haut, et qui nous sont communs avec elle. Il n'est point de mon sujet d'approfondir cette nouvelle question; mais je crois que tout ce que nous venons de dire, prouve assez bien que si l'homme n'a pas d'évacuation aussi réglée que les femmes, il n'est pas, sous ce rapport, aussi différent d'elles qu'on pourrait le croire, et que la différence matérielle des évacuations périodiques qui ont lieu chez les deux sexes, n'est pas un motif suffisant de les rapporter à des mouvemens organiques différens.

Chez les femmes, la menstruation est une véritable fonction, qui, quel que soit son but primitif, doit s'exécuter avec régularité, sous peine de détruire la santé; alors la solution de la pléthore ci-dessus mentionnée se fait en quelque sorte par son occasion.

Chez l'homme, cette fonction ne présente plus la même régularité; si nous nous trouvons dans quelques circonstances capables d'exciter nos mouvemens, et par suite la circulation; si nous nous livrons à un exercice violent, à la marche, à la course; si nous faisons un repas plus substantiel qu'à l'ordinaire, ou si nous prenons quelque liqueur spiritueuse; enfin si, par quelque cause que ce soit, nous activons l'action d'un organe sécréteur, nous nous trouvons par-là débarrassés de cette disposition, dont la variété et l'importance de nos occupations ne nous permettent pas toujours de nous apercevoir; et c'est précisément dans la possibilité où nous sommes d'exciter inégalement tels ou tels organes, que gît la cause de l'irrégularité d'une solution qui peut avoir lieu ou non, à notre insçu, et déterminer une maladie ou le retour à l'état de santé parfaite. Mais enfin, quelque difficile qu'il soit souvent de constater directement l'existence de cette pléthore périodique, bien évidente chez ceux qui, comme les gens sédentaires, présentent le plus de lenteur des sécrétions, et par conséquent l'état dont nous parlons, toujours est-il vrai que cet état se reproduit périodiquement d'une manière plus ou moins régulière, et qu'il se juge également à des époques plus ou moins bien déterminées. Tel est le fait que nous voulions constater, et qui me semble exactement de même nature que celui qui s'opère dans les maladies.

En résumant toutes les considérations précédentes sur les crises, nous voyons que dans l'état habituel l'effet de la circulation dans nos tissus est d'enlever les parties inutiles qui vont ensuite affecter les organes sécréteurs quand rien ne trouble ce genre d'action; que l'accumulation de ces forces ou de ces matériaux détermine un état de pléthore, qui enfin se juge, soit en excitant une évacuation quelconque, soit en se portant sur un organe qui devient alors malade; que dans l'état de santé ordinaire cette pléthore met le temps moyen d'un mois pour s'établir, tandis que dans la maladie les mouvemens circulatoires étant ordinairement plus actifs, le temps ordinaire est d'un ou de deux septenaires plus ou moins, suivant tout ce qui peut augmenter ou diminuer la maladie. Dans la santé et dans la maladie, c'est l'activité trop grande d'un système, qui s'oppose à l'accomplissement journalier des sécrétions; dans la maladie, cette activité est due à la modification inflammatoire qui s'est opérée dans le tissu qui s'est vu pendant quelque temps le siége d'une circulation plus active, plus excitante, laquelle, en le renouvelant, lui a nécessairement laissé des facultés plus énergiques. Pour que toutes les sécrétions se rétablissent, pour que ces matériaux que l'absorption enlève peu-à-peu à l'organe soient éliminés, il faut que cette partie reprenne peu-à-peu sa première organisation, et cesse alors d'exercer sur toute l'économie ce raptus des forces qui, plus tard, se dirigeront sur les sécréteurs. C'est donc ainsi que la production des crises se lie nécessairement aux modifications matérielles qui constituent l'inflammation, et à la loi physiologique qui préside au renouvellement de nos organes et à la distribution des forces disponibles de l'économie.

Telle est l'origine des crises dont l'existence, comme fait observé, a été reconnue et soigneusement étudiée dès la plus haute antiquité, et dont la théorie se rattache à ce que la physiologie présente de mieux prouvé.

Une action irritante agit sur les poumons, la circulation s'y fait avec plus de rapidité; leur tissu acquiert par conséquent des propriétés plus actives; les sécrétions de la membrane qui les revêt, ont des qualités différentes. Pendant quelques jours, cette modification de tissu va toujours en augmentant, puisque chaque acte de nutrition ajoute quelque chose à ce que le précédent a produit; mais quand ce changement de texture n'est plus autorisé, faute de causes irritantes permanentes; lorsqu'un traitement convenable imprime à la nutrition des qualités moins énergiques, le tissu qui se renouvelle sous leur influence perd,

par l'absorption des parties qui sont remplacées par d'autres moins actives, sa qualité inflammatoire; les matériaux
qui ont servi à la nutrition pendant toute la maladie
n'ayant pu être évacués s'accumulent, et quand le point
enflammé est remis au niveau des autres points, une sécrétion quelconque nous en débarrasse. Telle est la marche
ordinaire d'une pleurésie, d'une pneumonie, d'une fièvre
simple, enfin de toutes les maladies aiguës fébriles qui se
terminent en sept à huit jours, plus ou moins. Si, dans le
cas de maladie, cette pléthore met moins de temps à se
juger et se fait d'une manière plus évidente, c'est que les
mouvemens circulatoires étant plus prononcés, leurs effets
doivent paraître plus promptement et doivent être plus
apparens.

La difficulté de constater les crises a souvent fait douter
de leur existence; mais il me semble que c'est agir peu philosophiquement que de n'admettre que ce qui frappe grossiè-
rement nos séns. Il faudrait, avant tout, décider si on a fait
toutes les recherches nécessaires pour s'assurer expérimen-
talement de l'existence de ce genre d'évacuation. Quand
on a pensé qu'elles n'avaient pas eu lieu, a-t-on analysé l'air
qui s'est échappé des poumons, pour savoir s'il n'avait que
ses qualités naturelles? A-t-on examiné s'il y a eu, ou non,
des sueurs plus ou moins abondantes, et surtout douées de
propriétés particulières? A-t-on fait des recherches sur
l'analyse chimique des urines, des matières fécales et
autres évacuations quelconques; et, lors même qu'on se
serait livré à ce genre d'observations, connaissons-nous
assez la chimie organique pour décider que tel mucus,
telle humeur contient des élémens qui sont sans effet sur
l'économie ou qui pourraient la bouleverser s'ils y étaient
introduits? Si, quand nous savons par expérience qu'un
grain de sublimé ou d'opium agit si fortement sur nos organes, nous n'en savons pas davantage en les examinant
avec toutes les connaissances chimiques que nous possé-

dons, comment pouvons-nous espérer que nous serions plus avancés en examinant des évacuations composées de parties bien certainement douées de propriétés différentes, et que nous ne connaîtrons probablement jamais?

La théorie a donc ici cet avantage sur l'observation, qu'elle nous prouve l'existence de faits que nos sens ne sont pas toujours assez délicats pour apercevoir; elle nous donne la loi qui nous permet de déterminer *à priori* ce qui arrivera lors même que nous ne pourrions pas en être sensiblement affectés.

On verra ensuite quel parti nous tirerons de ce phénomène, quand nous parlerons du traitement des inflammations et des accidens nerveux qui les accompagnent.

Il existe donc des crises, puisque les maladies ont une durée déterminée, pendant laquelle la nutrition modifie nos tissus en leur donnant et en leur enlevant ensuite des propriétés, des matériaux, des forces, dont l'accumulation détermine un état de pléthore qui se termine par la santé ou par la mort.

Maintenant il faut considérer si, comme dans la santé, il n'y a pas, dans les maladies, différentes évacuations critiques, qui se rapportent à des phénomènes physiologiques primitifs différens.

En citant rapidement les faits qui se succèdent chez nous en vingt-quatre heures, nous en avons distingué deux ordres : 1°. ceux qui appartiennent aux mouvemens de nutrition et par lesquels nos organes modifient les substances alibiles, qui sont décomposées, recomposées, et qui, enfin, soumises à l'action moléculaire de nos tissus qu'elles pénètrent, les nourrissent, les renouvellent et fournissent des matériaux aux différentes sécrétions; 2°. ceux qui appartiennent au système nerveux, et qui supposent des transports brusques, instantanés, des forces disponibles de l'économie, lesquelles vont éveiller tout-à-coup l'action de nos organes.

Nous avons vu que chaque matin ces forces se portaient rapidement sur les organes des sens, de l'intelligence, des mouvemens, qui entraient de suite en action , et qu'elles déterminaient aussi l'action sécrétoire de toute la surface extérieure du corps , c'est-à-dire de la peau , qui, chaque matin, par conséquent, nous débarrassait plus ou moins de matériaux inutiles.

C'est cette même sécrétion quotidienne et matutinale, ou plutôt c'est ce même cercle de mouvemens, qui, exagérés, grossis, constituent les accès de fièvre : qu'elle soit continue ou intermittente, la même périodicité s'y fait observer. Chaque redoublement , quand elle est continue, indique en quelque sorte qu'un jour succède à celui qui vient de se terminer, comme dans la santé l'un remplace l'autre; quand elle est intermittente, la distinction est plus tranchée. M. Broussais, en cherchant à expliquer les évacuations critiques des auteurs, a dit que c'était simplement le retour des sécrétions par la cessation de l'irritation qui s'opposait à leur formation ; et cette explication qui, si on citait par phrases détachées celles que nous avons données plus haut, ressemblerait à la nôtre, en est cependant entièrement différente, l'auteur n'ayant nullement pensé aux faits que nous décrivons ici Elle est bien loin de suffire pour rendre compte de tout ce qui se passe.

Comment! une fièvre violente se déclare, une sueur abondante inonde le malade, l'inflammation est si active qu'elle va tuer le patient, et vous dites que cette sueur annonce la terminaison de la maladie, qui est précisément à son plus haut point d'intensité! Une fièvre intermittente comateuse, qui doit se terminer par la mort au cinquième ou sixième accès, s'accompagne à chaque accès d'une sueur qui roule par gouttelettes; l'inflammation cependant va toujours en augmentant, puisqu'elle est sur le point d'anéantir la vie, et cette sécrétion est pour vous l'indice de la diminution de l'irritation ! Il y a donc deux sortes

d'évacuations critiques à considérer dans les fièvres : les
unes, qui ont lieu à la fin de chaque redoublement des
fièvres continues et à la fin des accès des fièvres intermittentes, et qui ne sont que l'exagération du transport des
forces nerveuses qui ont lieu chaque jour à la circonférence; les autres, qui se font à la fin de la maladie, et qui se
composent des matériaux qui sont entrés comme parties
constituantes des organes enflammés, lesquels ayant repris
peu-à-peu leur première texture, permettent enfin à ces
matériaux d'aller exciter un organe sécréteur quelconque.
C'est dans ce cas-là seulement que la sécrétion a lieu par
cessation de l'irritation. Avant, elle ne pouvait pas s'effectuer par deux raisons : d'abord, parce que l'organe enflammé
s'y opposait; ensuite, parce que les matériaux qu'il devait
abandonner n'existant point encore tous dans la circulation, ne pouvaient point avoir la force de faire entrer en
action un organe sécréteur. Cette durée nécessaire pour
que la véritable crise se fasse, a pour son représentant,
dans la santé, le temps plus ou moins long pendant lequel
la pléthore se forme en nous; quand elle est assez bien
établie pour que l'accumulation des liquides irritans l'emporte sur les autres foyers d'irritation, alors elle se juge
ou par la menstruation, ou par les autres voies dont nous
avons parlé chez l'homme. Nous avons déjà dit pourquoi
en général cette durée était plus courte dans la maladie
que dans la santé; mais on voit que dans les deux cas
c'est toujours un des résultats de la nutrition qui établit la
nécessité de ces évacuations qui terminent la maladie, et
qu'elles sont fondées sur des changemens de texture qui
exigent un certain temps pour croître, diminuer et disparaître tout-à-fait.

Les sueurs des accès ou des redoublemens quotidiens
ne sont point, comme les crises finales, le résultat d'un besoin d'éliminer des matériaux superflus, elles ne dépendent que d'une habitude du système nerveux, qui chaque

jour doit exciter le cerveau, la moelle épinière et la peau ;
celle-ci est excitée dans ses fonctions comme le cerveau
l'est dans les siennes ; elle sécrète de la sueur, parce que
c'est là son genre de travail, comme le cerveau peut être
activé dans ses fonctions particulières qui n'ont rien de
commun avec les sécrétions. En santé, le cercle des fonctions pendant chaque nycthéméron se produit dans cet
ordre ; la même chose doit avoir lieu en maladie ; et quoique la nutrition ne puisse pas profiter du mouvement pour
se débarrasser de ce qu'elle a extrait de nos organes,
puisque nous savons qu'il lui faut une réunion de plusieurs jours pour rétablir une partie malade dans son
état antérieur, ce n'est donc que lorsque tous les travaux assimilateurs ont remis dans la circulation les
matériaux qui avaient servi à recomposer pathologiquement une partie quelconque, que les mouvemens nerveux
quotidiens peuvent aider à les rejeter au dehors, si toutefois ils ne prennent pas une autre direction. Les sueurs
quotidiennes sont la crise des forces nerveuses, sans qu'elles
indiquent quelque chose relativement aux lésions organiques locales qui peuvent exister. Les crises finales ont,
au contraire, des rapports intimes avec le rétablissement
dans leur état de santé, de parties dont la texture avait été
modifiée par une cause irritante ; elles indiquent la cessation de cet état. Le plus souvent ces deux crises se com-
binent et confondent leurs effets ; mais elles n'en sont pas
moins bien distinctes l'une de l'autre, considérées physiologiquement et pathologiquement.

Toutes les fois qu'une maladie ne consiste que dans
une altération de forces nerveuses qui se seront accidentellement concentrées sur quelques points, il suffira, pour
la détruire, de provoquer des sueurs qui rétabliront leur
mode habituel de distribution, et c'est en effet ce qui arrive dans toutes les affections purement nerveuses. Mais
lorsqu'il existe une lésion locale, il faut, avant tout, que

des changemens matériels s'opèrent dans les parties, il faut qu'elle reprenne son ancienne texture ; alors la crise, si elle se fait par la sueur, rétablira les mouvemens nerveux, qui sont toujours plus ou moins compromis dans toutes les maladies locales, mais surtout ôtera de l'économie les résultats de la décomposition de l'organe enflammé.

Ainsi la crise quotidienne est le résultat de mouvemens généraux, la crise finale est celui de travaux organiques locaux. La première dépense les forces disponibles de l'économie accidentellement trop active, la seconde emporte les parties extraites de nos organes. Le plus souvent celle-ci se sert de la première pour avoir lieu. Il me suffit d'indiquer ici la théorie de ces deux genres de fonctions auxquelles aucun physiologiste n'a, à ma connaissance, fait d'application à la pathologie, et qui sont cependant d'une très-grande importance dans le traitement des maladies, comme nous le verrons plus tard.

Théorie physiologique de l'inflammation.

Nous avons parlé plus haut d'un des phénomènes fondamentaux de l'inflammation, en expliquant la nécessité d'une durée quelconque pour cette affection ; mais nous n'en avons dit que ce qui convenait à ce que nous désirions prouver : nous allons reprendre ici l'explication de tout ce qui est relatif à ce phénomène organique, dont personne n'a jusqu'ici donné la véritable théorie physiologique. Consultez les auteurs même les plus récens, et vous verrez la preuve de ce que j'avance ; et cependant à quelle époque ce nom a-t-il jamais joué un si grand rôle, puisqu'il sert maintenant à désigner tous les phénomènes les plus variés, les plus différens, de l'économie ?

Dans toutes les discussions qui se sont élevées sur la nature de la fièvre, on doit remarquer avec quelle assu-

rance on s'est servi du mot inflammation ou phlegmasie.
Qui douterait, d'après une telle assurance , que cette expression ne s'applique à un état invariable, bien déterminé,
et dont les limites bien tranchées sont reconnues et avouées
de tout le monde ! et cependant , en étudiant avec soin ce
qui existe dans tous les phénomènes désignés par ces mots,
on est étonné d'apprendre quelle irrésolution vague ils
entraînent après eux. Combien alors on est surpris que
des gens recommandables sous tous les rapports aient
pu s'en servir comme d'un élément simple , toujours
identique avec lui-même , tandis que , comme nous allons
nous en assurer, rien de plus varié que ce qui constitue l'inflammation , rien de plus nombreux que les faits qui s'y
rattachent. *Une inflammation consiste , dit-on , dans
l'augmentation des propriétés vitales.* Mais a-t-on bien
fixé les bornes de cette augmentation, pour que dans tous
les cas on puisse être assuré qu'en le citant on n'exprime
qu'un ensemble de phénomènes constamment le même?
est-on bien sûr que tout ce qu'on appliquera à l'inflammation conviendra à toute augmentation des propriétés
vitales ?

Les intestins sont-ils enflammés, vous croyez qu'on vous
donnera le symptôme caractéristique de cette affection;
ouvrez même les ouvrages de M. Broussais., à qui cependant la médecine française doit tant sous ce rapport,
et vous y verrez désignés du même nom de gastrite, ou
de gastro-entérite, ou d'entérite, l'affection qui produit
l'inappétence ou la boulimie, la faiblesse du pouls ou une
fièvre ardente, la pâleur du visage ou la rougeur, la diarrhée ou la constipation, le cholera-morbus ou l'adynamie, la somnolence ou l'insomnie; enfin la dysenterie,
les convulsions, la mélancolie, l'hypocondrie, des palpitations, le squirrhe du pylore, le développement des
glandes mésentériques, les colorations de la membrane
muqueuse, l'injection des vaisseaux mésentériques, l'épais-

sissement des membranes, leur perforation et mille autres phénomènes analogues, sont des effets d'une inflammation ou d'une irritation. Bien plus, le dérangement du moral, l'exaltation, une idée sublime, un accès de fureur, un acte de courage, un sentiment d'amour, un désir de vengeance et tous les actes de l'intelligence, enfin, peuvent avoir pour point de départ une inflammation d'un point du tube intestinal. Comment ne pas discréditer une idée principale qui est vraie, appliquée aux seules faits qui lui sont relatifs, en exagérant ainsi l'importance d'un organe, qui rend presque nuls tous les autres, en ne signalant qu'une fonction à laquelle on rapporte toutes celles des autres organes ?

Si au moins on avait pour résultat général de prouver qu'un même traitement convient pour toutes les maladies qui ne seraient que des formes différentes d'une même affection, on pourrait encore passer l'explication physiologique en faveur du résultat; mais, de l'aveu même de M. Broussais, et d'après l'expérience d'auteurs recommandables, il y a non pas autant, mais au moins un grand nombre de méthodes curatives, qui sont utiles dans chacun des cas cités plus haut, et qui ne peuvent nullement se remplacer dans le même cas. Ainsi le quinquina, qui est un tonique pour M. Broussais, est indispensable, je ne dis pas dans toutes les fièvres intermittentes, mais au moins dans certains cas, où sans lui la mort serait inévitable; et dans ces cas, M. Broussais dit qu'il y a inflammation, sans préciser s'il y a inflammation comme dans une simple gastrite ou un catarrhe. Le tartre stibié, pour M. Broussais, est un irritant spécifique de l'estomac; l'opium est un tonique du système nerveux, et M. Broussais cite déjà des cas de fièvres intermittentes qui ne sont que des gastro-entérites pour lui, où un mélange de ces deux substances est utile.

Cependant rien ne devrait mieux lui dessiller les yeux

que ce succès d'une potion dans certain cas , qu'il appelle
gastrite ou gastro-entérite , succès qui n'a jamais lieu dans
les vraies gastrites des Auteurs , maladies accompagnées
d'une fièvre continue et qui n'ont jamais disparu subitement par l'action de quelque traitement que ce soit. Le
cholera-morbus, la dysenterie , qui sont aussi des inflammations, ont été traités avec succès, l'un par la potion
de Rivière , par le columbo, l'opium, les saignées, et
l'autre, par l'ipécacuanha, la gomme gutte, l'émétique,
l'opium , les saignées. A quoi sert-il donc de changer les
noms des maladies, si l'on finit par accorder ce que l'expérience avait déjà reconnu utile dans ces cas, et si l'on
fait chaque jour des concessions, qui sont autant de preuves
contre la solidité de ses principes ? Je suis bien loin de croire
que ces concessions seront générales : certainement il est
des points de traitement qui sont dus aux travaux modernes , qui paraissent fondés sur une saine physiologie, et
qui probablement ne varieront jamais; tels sont ceux relatifs à plusieurs cas désignés sous les noms de fièvres
putrides, adynamiques, malignes , etc. Mais, sous d'autres rapports, le traitement est bien loin d'être autorisé
par la théorie : d'où vient cela ? c'est que M. Broussais
est lui-même tombé dans une faute dont il a accusé les
autres : il s'est servi du mot inflammation , comme les
Auteurs s'étaient servis des expressions de fièvres malignes,
fièvres nerveuses, ataxiques, putrides , etc. , sans rechercher quel était le phénomène physiologique qui lui servait
de base. En un mot, si je voulais le battre avec ses propres
armes, je l'accuserais d'ontologie; mais j'aurais à son
égard le tort qu'il a eu avec les auteurs : on n'est pas
ontologiste pour donner un nom abstrait à un ensemble
de phénomènes dont on ne connaît pas la nature intime;
s'il fallait connaître tout pour donner un nom exact à tout,
nous serions encore privés de langue. Quand nous disons
qu'une partie est douée de la vie, nous ne savons certai-

nement pas quelles sont les conditions matérielles physiques qui constituent la vie dans nos organes, et cependant nous avons raison de désigner ce je ne sais quoi par
un mot quelconque : les expressions de nature, d'attraction, de forces, et mille autres semblables, sont dans le
même cas, et l'on a mille fois raison de s'en servir. Que
M. Broussais faisant des recherches sur les phénomènes
organiques qui existent dans une fièvre maligne, etc., par-
vienne à démontrer la liaison des causes locales avec les
symptômes généraux, il aura raison de donner à cette
maladie un nom différent, s'il le juge convenable; mais
il aura tort d'accuser ses prédécesseurs d'ontologie, ce
qui suppose une erreur de raisonnement là où il n'y a
que manque de connaissances : c'est plutôt la faute des
siècles que celle des individus; tous les noms sont pro-
visoires dans une science, quand ces noms sont explicatifs
de la nature supposée d'un fait. Pour être conséquent avec
le bon sens et la logique, il fallait donc prouver que tel
ensemble de symptômes, au lieu de tenir à la cause présumée alors, tenait à une cause différente. Il est fort peu
important pour la pratique qu'une gastro-entérite soit appelée fièvre adynamique, si l'on prouve que cette fièvre ne
doit pas être traitée par les stimulans. Quand un homme
ivre ne peut se soutenir sur ses jambes, il n'est personne
qui puisse blâmer l'expression de faiblesse par laquelle on
désignerait son état, puisque ce mot n'engagerait nullement à donner de nouvelles doses de vin dès qu'on con-
naîtrait la cause de cette faiblesse. On a appelé les maladies d'après l'apparence, quand le fond n'en était pas
connu : c'était une belle chose que de connaître ce fond;
mais il n'y avait pas de raison pour tant se récrier sur les
explications de nos prédécesseurs, d'autant plus que nous
sommes bien loin de nous croire à l'abri des reproches
que nos successeurs nous feront. Ainsi, nous disons que
c'est l'influence de l'arachnoïde enflammée sur le cerveau

qui produit le délire et les convulsions , et nous ne savons
pas quelle différence organique il y a dans l'inflammation
produisant le délire, et dans celle qui produit des mouvemens convulsifs, quoiqu'il y en ait bien certainement un
quelconque. Eh bien , nous n'avons qu'un mot pour ces
deux états; faut-il donc que nos neveux nous citent au
tribunal de l'opinion publique comme de mauvais raison-
neurs, enfin comme des ontologistes , parce que nous
ne connaissons pas ce qu'ils connaîtront peut-être? M. Broussais examine un estomac; il le voit épaissi et peu coloré,
il prononce , Résultat de l'inflammation ; il le voit injecté
sans augmentation d'épaisseur, et il prononce, Résultat de
l'inflammation; il y voit une perforation, Inflammation; il
y voit un squirrhe gros comme le poing, Inflammation; il
y voit des boutons, des ulcérations, des follicules muqueux
développés, Inflammation , Inflammation , Inflammation.
Sans doute il a raison d'une manière , c'est que tous ces
phénomènes tiennent à quelque chose qui est commun
pour tous; mais en ne donnant qu'un seul mot pour désigner tous ces différens symptômes, n'est-il pas dans le
même cas de ceux qu'il accuse d'ontologie? et s'il se montre
sévère pour eux, n'est-ce pas consentir à ce qu'on le soit
de même à son égard , quand on parviendra à faire, sur ses
travaux , les mêmes recherches qu'il a faites sur ceux des
autres? Mais, comme je m'occupe de la médecine et non
des médecins, je vais continuer l'exposition de mes principes physiologiques sur l'inflammation , espérant pouvoir
indiquer la vraie route qui nous conduira un jour à la connaissance plus exacte des faits primitifs qui constituent la vie.

Point de fait pathologique qui ne puisse être ramené à
un fait physiologique. Telle est la loi que nous avons constamment sous les yeux, et qu'il est impossible de délaisser,
sans se jeter de suite dans le vague et l'incertitude. C'est
par elle que nous allons éclaircir ce point important de physiologie pathologique.

Quels sont les phénomènes qu'on reconnaît généralement comme constituant l'inflammation ? rougeur, cha -
leur, douleur et gonflement.

Etudions séparément chacun de ces élémens.

La rougeur est un effet simplement physique, produit
par l'abord plus considérable du sang dans les capillaires ;
elle dépend souvent de l'influence nerveuse. L'injection
pudique de la face est le résultat d'une idée vive et subite,
d'une position embarrassante, qui se dévoilent par l'influence des nerfs sur les vaisseaux du visage. Si on pouvait
voir les capillaires du cerveau comme ceux de la peau,
on observerait, dans plusieurs cas, des rougeurs du cerveau, comme celles de la face. Dans d'autres cas, la rougeur est indépendante de l'action nerveuse. Ainsi, l'éry-
thème, l'endroit de la peau sur lequel un vésicatoire a
séjourné pendant long-temps, la couperose, certaines in -
jections de la conjonctive, ne dépendent nullement d'un
état actuellement inflammatoire. Examinées même séparément, beaucoup de congestions sanguines peuvent exister
sans aucun symptôme d'irritation. Beaucoup de personnes
se plaignent souvent d'une pesanteur de tête considérable,
d'assoupissement, de vertiges, résultat évident de l'abord
plus considérable du sang vers le cerveau, sans éprouver
le symptôme fébrile le plus léger, le moindre signe dé -
notant un état de phlogose.

Combien d'hémoptysies n'ont-elles pas lieu par flots,
sans autres phénomènes qu'un simple besoin d'expectorer?
Elles semblent n'être que le résultat d'une plénitude sanguine, qui n'a rien des caractères annonçant une inflammation.

Or, si je vois tantôt des congestions sanguines sans symptômes généraux ni locaux, et si tantôt je les vois associées à
d'autres phénomènes, ne suis-je pas en droit de les considérer comme un fait primitif à part, qui entre comme
élément dans ce qu'on appelle inflammation, mais qui est

susceptible d'exister aussi isolément, et que, par conséquent, on ne doit pas envisager, seul, comme s'il était
uni à d'autres. Si une partie rouge devient douloureuse,
gonflée, j'appellerai son état inflammation, si on veut;
mais je ne croirai point qu'elle est douloureuse, parce
qu'elle est rouge, *et vice versâ.*

La rougeur est donc un phénomène qui appartient à la
santé comme à la maladie, et qui a des causes indépendantes de celles des autres phénomènes morbides. Elle est
donc seulement le résultat d'une fluxion sanguine qui peut
n'avoir rien de commun avec des causes inflammatoires.
En un mot, elle n'est que l'exagération de la présence
habituelle du sang dans nos organes.

Mais que produit l'accumulation du sang dans nos organes?
En agissant sur les nerfs, il augmente leurs fonctions; il
les rend d'abord plus actifs, leur sensibilité est plus vive,
leur influence plus énergique; enfin, tout ce qu'ils font
dans l'état habituel, ils le font alors plus vivement. Les
sympathies s'exaltent au point qu'elles peuvent nous devenir sensibles, d'inaperçues qu'elles étaient : l'influence
des nerfs sur les organes des mouvemens est augmentée;
dès-lors, soubresaut des tendons, tétanos, convulsions;
les sécrétions qui dépendent d'eux sont activées; il y a
écoulement de larmes, sortie abondante d'urines, de sueurs,
de sperme. La sensibilité mise en jeu produit, suivant le
point exalté, des douleurs de tête, de poitrine, d'estomac,
des intestins, des membres, etc. L'influence nerveuse des
organes sur le cœur détermine la fièvre ou des palpitations, etc. Or, tous ces phénomènes ne supposent qu'une
congestion subite de sang, qui s'effectue sur des organes
jouissant d'ailleurs de toute l'intégrité de leurs fonctions, et surtout chez lesquels il y a le libre exercice des
forces nerveuses disponibles, que cette congestion met en
jeu, et qui détermine tous les accidens dont nous parlons;
car, sans elles, point de douleurs éveillées, point de

sympathies perçues, point d'accidens accompagnés du sentiment de leur propre existence.

Pour être conséquent avec la logique, il faut donc considérer chaque phénomène qui n'est pas lié nécessairement à un autre, dans ce qui le constitue isolément.

La congestion est un de ces faits primitifs qui entrent comme élément dans cette foule de maladies désignées sous le nom d'inflammation; elle n'est que l'exagération de la présence habituelle du sang dans nos tissus; elle a des liaisons intimes avec les phénomènes qui l'accompagnent ordinairement; mais ce ne sont que des liaisons qui peuvent, dans quelques cas, ne pas être évidentes. Ainsi, dans une pleurésie, la congestion éveille la douleur, la chaleur et la fièvre, et cependant ces accidens ne sont pas un effet nécessaire de toute congestion; car, comme nous l'avons dit plus haut, quand on rougit de honte, l'injection chez quelques individus est certainement aussi forte que dans bien des cas d'inflammation, et il n'y a pas de douleur. Quelquefois la conjonctive s'injecte très-vivement sans être douloureuse, tandis que dans d'autres cas elle est à peine plus rouge qu'à l'ordinaire et devient néanmoins le siége d'une douleur très vive. Beaucoup de dartres sont très-douloureuses sans être accompagnées de beaucoup de rougeur ni de chaleur.

On voit souvent sur la figure de quelques personnes des développemens des vaisseaux sanguins qui n'ont jamais été le siége d'un sentiment particulier. La peau sur laquelle on a conservé un vésicatoire reste rouge sans être douloureuse. Quand on se met la tête en bas, bien certainement il y a congestion dans le cerveau, et on n'éprouve qu'une sensation de plénitude qui ne devient douloureuse que dans les cas favorables.

La congestion est donc un phénomène fondamental pouvant exister seul ou uni à d'autres, et dont les effets sont toujours relatifs à l'état actuel de l'économie, qui sera plus ou moins disposée à laisser éveiller d'autres symptômes à son occasion. Ainsi donc, tantôt la congestion se fera sans produire le plus léger symptôme général, tantôt elle déterminera des bouleversemens terribles; mais dans tous les cas elle ne suffira jamais pour qu'on puisse expliquer par elle seule tous les accidens d'une maladie. Avis aux anatomico-pathologistes.

L'effet d'une congestion passagère est donc, le plus souvent, d'éveiller des symptômes généraux; quand elle devient permanente, elle a des résultats analogues à ceux que détermine la circulation, c'est-à-dire, la nutrition des parties ; mais comme il y a quelque chose de pathologique dans la manière dont cette nutrition a lieu, les tissus qui en sont le siége doivent donc acquérir de nouvelles propriétés; si elles ont assez d'activité pour réagir sur l'économie, alors on aura l'ensemble des symptômes désignés communément sous le nom d'inflammation, c'est-à-dire altération locale permanente devant durer un temps déterminé, symptômes généraux résultant de l'influence de cette lésion locale. Comme nous avons déjà fait connaître le phénomène sur lequel est basée la théorie de la durée nécessaire des inflammations, nous n'insisterons pas davantage sur lui, mais nous ferons remarquer ici que ce travail organique latent qui altère les conditions habituelles de nos tissus, souvent sans que nous le sachions, comme nous ignorons tous les phénomènes assimilateurs et de décomposition qui ont lieu en nous, est lui-même un composé de plusieurs autres faits primitifs qui se manifestent plus ou moins isolément dans les différentes maladies. Ainsi, dans l'état ordinaire, le sang fournit des matériaux nouveaux à nos tissus, l'absorption reprend les anciens qui vont exciter les sécrétions, de manière qu'il y a équilibre entre la force d'absorption et la force d'assimilation; mais dans la maladie, chacune de ces forces peut être altérée, et de là les différentes conséquences qui proviennent de la rupture de cet équilibre.

Ainsi, tantôt la force assimilatrice est plus active que la force absorbante, le tissu gagne plus qu'il ne perd, sa nutrition devient plus abondante, il y a épaississement des membranes, développement des tumeurs dont la nature particulière est la suite de la qualité particulière des forces chimiques vitales qui sont alors mises en jeu ; tantôt la force absorbante est plus active que la force assimilatrice, le tissu perd plus qu'il n'acquiert; il maigrit, s'atrophie, s'ulcère, se perfore, disparaît enfin, si son importance ne rend pas la maladie mortelle. Or, bien certainement, des différences organiques font que, sous l'influence d'une même cause d'inflammation, ce sont plutôt tels résultats que tels autres qui ont lieu, et ce sont ces différences qui justifient l'efficacité de tels ou tels remèdes, qui, cependant, d'après les principes généralement admis, devraient être nuisibles. C'est en agissant sur de tels faits primitifs, que les purgatifs, le quinquina, l'opium, l'émétique, etc., ont guéri des maladies inflammatoires qui n'auraient pas dû guérir, si l'inflammation eût été le fait simple et indécomposable des théories nouvelles ; et c'est parce qu'on n'a jamais vu l'ensemble des phénomènes et qu'on s'est borné à des apparences, qu'on s'est mis dans le cas de trouver à chaque instant des exceptions, qui disparaissent quand on remonte aux faits primitifs. Ce n'est donc point en agissant contre l'inflammation qu'on aura des succès; mais en agissant contre les détails actuels qui constituent l'état de la maladie, et qui, quoique portant toujours le nom d'inflammation, peuvent différer beaucoup entre eux.

La douleur est un des phénomènes qui appartiennent à la majorité des affections inflammatoires; elle tient probablement à l'irritation déterminée par le gonflement des parties distendues par l'afflux des liquides, gonflement qui

tend les filets nerveux au point de provoquer la douleur;
mais cette cause n'est pas toujours la seule qui existe. Il y
a des douleurs sans tension, sans gonflement: si un nerf
est mis à découvert, l'action de l'air, de l'eau, éveille la
douleur; les corps étrangers, les alcalis, les acides, la provoquent également; et dans tous les cas où on ne peut pas
supposer de cause physique, il faut bien admettre que les
nerfs sont accidentellement en contact avec des substances qui les irritent d'une manière spécifique; c'est probablement ce qui a lieu dans le tic douloureux, dans la
sciatique, dans toutes les névralgies en un mot, dans
quelques cas de dartres, où la maladie produit des sécrétions
particulières capables d'agir ainsi sur le système nerveux.
La douleur est donc, comme la congestion, un phénomène qui, bien qu'appartenant souvent à l'inflammation,
et en dépendant souvent, est cependant susceptible d'exister isolément sans congestion, sans augmentation de chaleur, etc., quelle que soit d'ailleurs la vérité de l'explication
que nous venons d'en donner. Mais il nous suffit qu'il y
ait des cas, lors même qu'il n'y en aurait qu'un, où elle
exige un traitement particulier, spécifique, pour que nous
la considérions comme un autre fait primitif dépendant
de fonctions de lois à lui particulières. Une fois cela admis, nous verrons comment, dans une maladie donnée, la
douleur peut tantôt être tellement dépendante de celle-ci,
qu'elle n'exige pas de traitement spécifique, tantôt ne lui
être qu'associée et exiger des moyens dirigés contre elle;
tantôt enfin devoir être combattue en partie avec des
remèdes communs, et en partie avec des remèdes propres.

La douleur est donc, par sa nature intime, un phénomène nerveux tout-à-fait indépendant des altérations de
texture qui peuvent survenir dans une partie, quoiqu'elle
puisse être produite par les altérations; c'est donc un
phénomène sur-ajouté, qui, suivant la manière dont il est
éveillé, exige ou non des soins particuliers.

La chaleur est, comme les phénomènes précédens, le résultat de fonctions particulières, et par conséquent peut se montrer seule ou unie à d'autres symptômes. On peut dire qu'en général elle dépend en partie de l'influence nerveuse. Dans l'état de santé je sais bien que la présence du sang, la nature des mouvemens de décomposition et de recomposition qui s'opèrent en nous, les phénomènes de la respiration, concourent également à sa création; mais ils n'ont pas la même importance sous ce rapport que le système nerveux, ce qui se prouve par l'observation des maladies dans lesquelles l'assimilation se fait incomplètement, et qui sont accompagnées d'une chaleur plus grande que dans l'état de santé; par l'observation des phthisiques, dont la peau brûlante co-existe avec des poumons rougés presqu'en totalité et incapables par conséquent de s'acquitter de leurs fonctions; par l'observation des cyanopathiques, chez lesquels le sang ne repassant pas par les poumons en aussi grande abondance que lorsque les cavités du cœur ne communiquent point directement entre elles, n'ont pas toujours, d'après les recherches de Meckel, une température inférieure à celle des autres hommes; par l'absence de rapport entre l'activité de la circulation et la température du corps, dans beaucoup de maladies qui offrent un pouls faible et lent avec une chaleur brûlante de tout le corps. La paume des mains, la plante des pieds des phthysiques nous offrent ce phénomène simple et indépendant de tout abord de sang plus considérable, puisqu'on ne peut pas dire que la circulation est plus active aux extrémités qu'à l'intérieur.

Tous les praticiens connaissent ces *bouffées de chaleur* qui montent de temps en temps à la figure des malades affectés de certaines inflammations abdominales; si le sentiment de cette chaleur dépendait entièrement et seulement de l'affection locale, il serait continu comme elle; mais comme il tient à un système dont les fonctions sont inter-

mittentes , il revêt le caractère qui est celui de toutes les
affections nerveuses.

Or , si tantôt nous voyons des inflammations sans augmentation de chaleur, et tantôt avec augmentation de ce
phénomène , nous pouvons donc le considérer comme
indépendant , par sa nature intime , de ce qu'on appelle inflammation, et devant nécessairement exiger des soins particuliers , qui seront inutiles lorsqu'il n'existera pas.

Le gonflement ou *la tension* des parties reconnaît pour
cause immédiate l'abord plus considérable des liquides
dans nos tissus ; mais ce gonflement n'a rien de constant
quant à sa nature ; il peut être avec ou sans rougeur, avec ou
sans chaleur, avec ou sans douleur ; il peut dépendre d'une
maladie qui le rend incurable, ou bien être susceptible de
disparaître au bout d'un certain nombre de révolutions
organiques.

Comment exigera-t-on qu'il soit pour appartenir à l'inflammation ? quelque qualité qu'on lui donne, il sera toujours possible de citer des cas reconnus inflammatoires par
la masse des médecins , et qui n'auront pas cette qualité.
Si l'on veut que le gonflement douloureux , par exemple,
soit propre à l'inflammation , je citerai les squirrhes indo-
lens , les tumeurs enkystées , qui sont, pour la majorité,
des résultats d'inflammation ; je citerais les tumeurs lymphatiques blanches, si on voulait que la rougeur fût l'indice
d'une inflammation quand elle accompagne le gonflement,
etc. Que conclure de tout ceci ? que les quatre élémens constitutifs de l'inflammation n'existant jamais ensemble dans
mille affections désignées sous le nom d'inflammations, et
chaque maladie exigeant un traitement dépendant du genre
de combinaison de ces faits primitifs , on ne fera rien de
bien tant qu'on traitera de l'inflammation en masse ou en
général , sans distinguer les bases qui la constituent , car ces
bases peuvent se combiner une à une , deux à deux , trois
à trois , et bien certainement exiger des soins différens.

Les auteurs n'ont guère admis que ces quatre élémens particuliers de l'inflammation, et cependant il en est encore d'autres qui sont bien plus importans à considérer.

La force de sécrétion, par exemple, me paraît devoir être mise au premier rang ; il n'est personne qui ne dise : mais elle est un résultat de la congestion sanguine qui, en activant les fonctions de la partie, active également les organes sécréteurs en leur apportant une plus grande quantité de matériaux. Je sais bien que c'est là ce que tous les physiologistes disent et pensent ; mais je crois qu'on pourrait démontrer assez bien que la chose n'a point précisément lieu ainsi, et que, pour se trouver souvent liée à une congestion sanguine, une sécrétion n'en est pas moins, comme tous les faits primitifs, dépendant de lois organiques à elle particulières. Par exemple, dans quel cas la congestion sanguine est-elle plus vive que dans les dysenteries ? Les excrétions muqueuses sont-elles donc toujours en proportion avec cette injection ? On verra, dans le courant de cet ouvrage, des injections des intestins aussi vives que possible, sans que les selles aient été remarquables avant la mort ; tandis que très-souvent, sans congestion, sans fièvre, sans douleur, on est pris de diarrhées aqueuses ou muqueuses très-abondantes, qu'on ne pourrait pas supposer le résultat d'une congestion. D'autant plus que Morgagni lui-même cite un cas où un malade étant mort subitement après avoir eu une diarrhée excessive, ses intestins furent trouvés blancs et naturels. Je veux bien qu'ici Morgagni n'ayant point été porté à décider sur le point si discuté aujourd'hui, soit accusé de n'avoir peut-être pas examiné la chose avec assez de soin pour être assuré qu'il n'existait pas une portion quelconque des intestins enflammée ; j'accorderai, si l'on veut, qu'il y en avait une : mais ce que j'exige, c'est le rapport constant entre l'effet et la cause supposée ; et si une inflammation assez limitée peut être la cause d'une diarrhée

aussi excessive qu'il est possible d'en trouver, que devrait
donc produire une inflammation aussi étendue et aussi intense que celle dont je donnerai les détails, dans laquelle
il y a eu à peine des évacuations remarquables? Dira-t-on
que la leucorrhée ancienne est liée à une congestion sanguine de la muqueuse utérine; et s'il y a des cas où cela
a lieu, je ne cite que ceux où la chose n'est pas, et cela
me suffit, car je reconnais très-bien la coïncidence de
plusieurs états morbides?

Dira t-on que les évacuations muqueuses de catharres
anciens tiennent à une congestion de la muqueuse pulmonaire, lorsqu'après la mort on voit, ainsi que dans les
cas de leucorrhée, ces membranes pâles et flasques?
dira-t-on que l'écoulement des larmes, par suite d'une
émotion, tient à la congestion qui a lieu dans la glande
lacrymale? et si on citait la rougeur des yeux chez ceux
qui ont pleuré, comme preuve de cette opinion, on pren-
drait l'effet pour la cause; puisque, si le sang finit par se
porter abondamment dans les yeux, ce fait doit être analogue à celui de l'injection pudique de la face. Dira-t-on
que l'évacuation abondante des urines, produite par la
contrariété, l'impatience, la colère, chez quelques personnes, tient à l'abord plus considérable du sang sur les
reins?

Et dans tous les cas dont je parle, guérirait-on toujours
avec des saignées et des sangsues, bien que de telles sécrétions puissent être anéanties par des évacuations sanguines, quand elles tiennent à ces congestions?

Maintenant, si ce phénomène peut avoir lieu ou non
dans une inflammation, croit-on qu'il soit indifférent, et
pour les suites et pour le traitement, d'en tenir compte?
Croit-on qu'une inflammation accompagnée d'une augmentation de sécrétions, ait sur l'économie les mêmes influences que si cela n'avait pas lieu? Croit-on qu'un remède
tonique ou débilitant, mais qui excitera les sécrétions, puisse

avoir les mêmes résultats dans telles ou telles circonstances données; et, si nous voyons des contradictions si fréquentes dans les auteurs qui ont traité telles ou telles maladies simplement nommées des inflammations, par des moyens qui ont été blâmés par d'autres, n'en devons-nous pas trouver la cause dans cette manière trop vague de désigner une affection, susceptible d'être composée de tant de faits primitifs, combinés de tant de manières différentes?

L'influence nerveuse est encore un phénomène qui peut être ou non compromis dans une maladie, et cela sans qu'il y ait de rapport entre l'affection locale et le dérangement de cette influence.

Nous savons que chacune de nos parties a deux modes d'existence : par l'un elle vit en quelque sorte en elle-même, elle se nourrit, se renouvelle, se compose, se décompose, au moyen de travaux organiques qui s'exécutent en elle molécules à molécules et d'une manière tout-à-fait chimique.

Nous n'en n'avons nullement la conscience, nous ne connaissons ce fait que par la réflexion appliquée à l'expérience. Il est l'analogue de tous les travaux organiques latens qui constituent la vie végétative de chaque point vivant de l'économie; l'autre mode d'existence est celui par lequel ce point communique avec tous les autres pour remplir des conditions dont nous avons déjà parlé. Cette communication a lieu au moyen du système nerveux, qui se trouve aussi exposé à être morbidement affecté dans son ensemble par les parties les plus éloignées de l'économie. Ainsi une épine, enfoncée à la tête, au bras ou au talon, produit la fièvre, qui ne différera point essentiellement, pour être excitée par des parties si différentes. Or, tantôt c'est ce genre d'influence générale qui est éveillé par une lésion locale; tantôt ce sont des influences spéciales et nommées ordinairement sympathies; par exemple, une inflammation de l'estomac, si nous donnons ce nom à tous les états variés auxquels les auteurs l'ont appliqué , peut n'être accompagnée d'aucun symptôme général , mais se borner à épaissir ses membranes , ou bien , à déterminer des symptômes nerveux qui donneront lieu à des palpitations , à des migraines, à des étouffemens , à la syncope, ou bien, enfin , à la fièvre , qui , comme nous l'avons vu , n'est que la névrose ou l'altération des mouvemens nerveux qui se passent journellement en nous , et dont le point de départ est dans le système nerveux abdominal , accidentellement excité.

C'est cette influence qui , dans quelques cas, constituant la maladie principale , ou qui , persistant après la guérison de l'affection locale , a été traitée avec succès par cette variété de remèdes dits antispasmodiques , qui ne réussissent que lorsqu'on les administre convenablement , et qui jouissent cependant, dit-on, de propriétés irritantes qui devraient les faire exclure du traitement des inflammations , si l'idée qu'on a sur les inflammations était exacte.

C'est ainsi que le tic douloureux , les douleurs , les fièvres qui persistent après de véritables inflammations de poitrine ou de ventre , le vomissement , les convulsions , etc. , etc. , après avoir résisté aux saignées , ont cédé à l'emploi de l'opium , du musc, du quinquina , de l'arsenic, du tartre stibié , de la ciguë, et du bismuth oxidé , etc. De telles guérisons , incompatibles avec les théories admises , sont des faits d'autant plus importans , qu'elles prouvent d'une manière évidente l'insuffisance de la physiologie reçue pour expliquer tous ces phénomènes , et le besoin de chercher la vérité dans un chemin différent de celui qui est trop généralement suivi.

Telle qu'on la conçoit aujourd'hui , l'expression d'inflammation doit donc être bannie du langage médical , 1°. parce qu'elle désigne une foule de faits différens les uns des autres , et qu'elle ne s'applique jamais à un état déterminé de l'économie ; 2°. parce que , si jamais une expression vicieuse a été nuisible dans les sciences , on ne peut pas en trouver une à qui cette application soit plus légitime ; 3°. parce qu'il est impossible de faire des progrès dans la phy-, siologie et dans la pathologie tant qu'on regardera comme simple une réunion de symptômes qui ne sont jamais combinés de la même manière ; 4°. parce que les recherches qu'on pourrait faire sur l'inflammation , porteraient plutôt sur un être imaginaire que sur un fait réel. Mais comme il n'est pas facile de supprimer un mot si généralement adopté, je proposerai sa conservation , en lui donnant une valeur qui sera le représentant exact d'un fait physiologique ou plutôt pathologique.

Nous avons vu que , dans les affections inflammatoires des auteurs il y avait deux ordres de phénomènes bien tranchés : 1°. que les uns se faisant au point de contact, molécule à molécule, présidaient aux travaux de nutrition, de décomposition , de sécrétion , d'absorption, et donnaient naissance à l'épaississement des membranes, aux tumeurs, aux ulcérations , aux perforations , à la transformation des tissus , à leur érosion, à leur désorganisation ; en un mot, consistaient dans une lésion quelconque de tissu qui , par conséquent, avait subi des changemens dans ses propriétés particulières. Nous avons dit que c'était dans ce genre de travaux latens qu'il fallait rechercher la cause de la fixité des inflammations et de leur durée nécessaire. Hé bien, je voudrais que l'on conservât le mot d'inflammation pour cette série de phénomènes qui se ressemblent dans ce point important , d'être tous le résultat d'une altération de la nutrition ! Je sais bien que des objections vont tomber de tous côtés , et qu'on me dira : Quoi ! le marasme, qui consiste dans la diminution de la nutrition , dans l'activité de l'absorption qui prend à nos tissus des matériaux qui ne sont plus remplacés ; la marasme est au même rang que l'érosion d'un tissu enflammé, puisque toutes deux proviennent d'un excès d'absorption. Quoi ! une loupe graisseuse , parfai-

tement innocente et sans influence sur la santé, sera à
côté de l'altération du tissu que vous admettez dans la pleurésie.... ! quoi! etc. Hé bien, quel mal y a-t-il à tout cela?
Augmentez les propriétés nerveuses naturelles : n'avez-vous
pas les accidens les plus épouvantables, qui cependant, par
leur nature, se lient aux sympathies tranquilles de nos organes? Et d'ailleurs, dans toutes les classifications artificielles,
ne voit-on pas les mêmes phénomènes, quant au fond,
paraître entièrement différens les uns des autres, quand
ils n'ont plus lieu dans les mêmes circonstances? Ce n'est
pas par les extrêmes qu'il faut juger une chose, c'est par
les intermédiaires qui nous la font voir essentiellement la
même, quoique se modifiant progressivement. D'ailleurs,
tout en désignant cet ensemble de faits, collectivement, par
le mot d'inflammation, il faut se rappeler qu'on peut rencontrer telle ou telle combinaison des faits primitifs que j"ai
décrits avant d'en venir à cette conclusion, et qui seuls, je
le répète, doivent décider du traitement. Ce n'est qu'à
cette condition que j'établis cette distinction particulière
qui, telle qu'elle est, ne réunit pas des faits aussi opposés
par leur nature et par leur traitement, que l'acception générale de cette expression n'en comprenait. 2°. Je réser-
verais le mot d'irritation pour désigner tous les phénomènes dont le siége est évidemment dans le système nerveux sympathique, et qui sont éveillés par des causes
agissant soit directement sur les forces nerveuses, soit
indirectement sur elles au moyen des lésions locales plus ou
moins limitées ou étendues. Dans cette classe seraient
comprises toutes les affections convulsives, la douleur de
différentes parties, la fièvre elle-même, comme symptôme
nerveux; il y aurait alors des affections irritatives, idiopathiques et symptomatiques; mais dans tous les cas on
ne serait pas porté à considérer chaque phénomène nerveux hors de l'organe qui en est directement le siége.
Ainsi, quand il y a fièvre et gastrite, la fièvre est bien

évidemment le symptôme de cette inflammation locale, mais elle n'en dépend pas moins de l'action d'un système sur lequel l'affection de l'estomac agit plus ou moins fortement. Cette fièvre n'a donc pas son siége dans l'estomac, sans cela il faudrait dire que c'est cet organe qui fait circuler le sang, qui crée la chaleur qui dirige les forces nerveuses ; ce qui serait absurde. Il faut donc bien distinguer les symptômes venant de l'organe malade, des symptômes que cet organe provoque dans un système qu'il influence. Quand il y a délire par suite d'une violente inflammation des intestins, le phénomène a son siége dans le cerveau, et sa cause provocatrice dans les intestins, puisque ce ne sont pas ceux-ci qui pensent. Il en est de même de la fièvre qui consiste dans une réunion de mouvemens d'ensemble plus ou moins exaltés par une lésion locale, mais qui n'en existaient pas moins avant cette lésion, à l'état modéré qui appartient à la santé. Cette manière d'envisager les choses est plus philosophique, puisqu'elle est basée sur l'analyse des phénomènes physiologiques, et qu'elle a le grand avantage de ne pas confondre les faits les plus distincts. Tous les points de l'économie, au lieu d'agir sur l'estomac pour provoquer la fièvre, qui, alors, serait en quelque sorte une fonction de cet organe, peuvent donc la produire en agissant sur quelques branches que ce soit du système nerveux, qui partage de suite dans son ensemble les irritations exercées sur ses ramifications les plus déliées. Il n'est donc pas besoin d'attendre que l'estomac souffre une partie de la douleur d'un membre amputé, pour développer une fièvre, qui ne dépend pas plus de lui que des autres organes.

Les Italiens nous accusent tous les jours de confondre les maladies inflammatoires et les maladies irritatives ; ils ont raison dans leur reproche, et tort dans la manière dont ils établissent leur distinction. Par exemple, dans un phlegmon, s'il y a fièvre, douleur, ces deux symptômes appartiennent à leur diathèse sténique et non à leur diathèse irritative , dans laquelle il y a un certain agacement de nerfs qui incommode toute l'économie plutôt qu'elle ne constitue une véritable maladie. Mais en examinant la douleur, par exemple , dans son essence intime , je ne vois pas pourquoi on la fait appartenir à des diathèses différentes , parce que ses causes excitantes sont différentes. Qu'une épingle irrite un nerf , ou que cette irritation soit produite par la distension que les filets nerveux éprouvent dans une partie gonflée par l'inflammation , c'est toujours la même propriété mise en jeu , et ce ne sont pas les travaux particuliers qui auront lieu dans ce dernier cas qui feront varier la nature de la douleur. Sans doute , pour les Italiens , qui jugent de la nature d'une maladie par l'effet d'une médication connue, cette douleur appartiendra à une diathèse sthénique, puisqu'elle disparaîtra à la suite d'un traitement antiphlogistique; mais comme phénomène physiologique il n'appartient pas moins à un système nerveux , qui n'a rien de commun avec la partie locale dont la lésion l'irrite accidentellement. En supposant que deux diathèses puissent produire de la douleur, c'est se jeter dans un vague extrême et détourner l'attention du fait physiologique , qui est invariable , bien que tout varie autour de lui. Aussi qu'arrive-t-il? Je suppose que la douleur produite par une inflammation survive à celle-ci , et qu'il faille de l'opium pour la calmer : ils vous disent que la diathèse a changé et qu'elle est devenue asthénique puisqu'elle exige un tonique pour disparaître , tandis que le système nerveux a simplement conservé l'impression que la lésion locale avait produite sur lui. Quand une épingle m'a piqué , j'ai senti de la douleur au moment où elle a agi; je la sens quand elle n'agit plus, dira-t-on que parce que la cause première a disparu, la douleur a changé de nature?

Reconnaissons donc que l'essence de la douleur consiste dans l'affection des nerfs, toujours identique , quelle que soit la cause qui la provoque, de même qu'une idée vient toujours du cerveau; que celui-ci la crée par sa propre activité, ou qu'il reçoive cette activité de l'estomac, excité par du vin ou d'autres toniques. En groupant ainsi tous les symptômes dus au système nerveux et ceux dus aux travaux moléculaires, en deux classes, on a eu l'avantage de suivre la grande division établie depuis long-temps entre les fonctions de l'économie, en fonctions de nutrition et en fonctions de relation.

Voilà pour les principes de la science : quant à la pratique, il est toujours facile de concevoir que ces deux ordres de fonctions se lient naturellement et agissent ensemble dans la presque totalité des cas. Ainsi, il n'est peut-être pas de maladies purement nerveuses sans une altération quelconque de tissu, ni d'altération de tissu sans quelques dérangemens dans les fonctions nerveuses. C'est au praticien à faire ensuite à chacun de ces deux ordres de faits leur part relative dans chaque cas qui se présente à lui.

Mais, dira-t-on, pourquoi ne pas établir la division des maladies d'après leur traitement? Pourquoi confondre les convulsions par inflammation, avec les convulsions par perte de sang? Je répondrai que, s'il en était ainsi, il faudrait souvent éloigner les mêmes affections et rapprocher les maladies les plus opposées. Deux fièvres intermittentes, par exemple, qui seraient susceptibles d'être guéries, l'une par l'opium, l'autre par le quinquina ou l'émétique, n'appartiendraient plus à ces mêmes fonctions physiologiques altérées; et on devrait mettre à côté l'un de l'autre la syphilis et les convulsions, parce que l'opium seul pourrait les faire disparaître. Le traitement est donc une mauvaise base de distinction, non-seulement pour cette raison, mais encore parce que chaque degré de la maladie, chaque complication exige des changemens de méthode.

Les convulsions consistent essentiellement dans l'action

augmentée des nerfs sur les muscles , dans leur prédominance sur les autres fonctions. Eh bien , cela a lieu dans
deux cas opposés d'inflammation et d'anémie : Si deux
plateaux d'une balance sont chargés de poids égaux, l'équilibre a lieu ; si vous doublez le poids du côté droit, ou
si vous ôtez le poids du côté gauche, le plateau droit l'emporte. Ce phénomène est le même dans les deux cas : les
circonstances occasionelles ont changé , mais la vérité
consiste toujours dans l'excès de pesanteur d'un plateau
sur l'autre. Telles sont les convulsions par force et par
faiblesse.

L'important, dans la pratique, c'est de savoir distinguer
s'il faut remettre des poids à gauche ou en ôter à droite.
C'est là ce qu'il faut apprendre par expérience, et ce que les
théories ne donneront jamais. Tout phénomène est l'excès
d'une faculté ou d'une fonction quelconque ; mais tantôt
c'est un excès par faiblesse des autres , tantôt c'est un
excès par addition à ses conditions habituelles. Toute la
pratique médicale est fondée sur ce principe , et c'est dans
la réussite d'un traitement basé sur la faiblesse qui a permis le développement d'une inflammation, qu'il faut chercher les fondemens de la doctrine de Brown, qui a certainement eu raison dans beaucoup de cas , quoiqu'il
n'ait peut-être pas connu les raisons physiologiques qui
peuvent justifier sa méthode. Un homme plein de force
et de santé peut résister à des causes inflammatoires qui
donneront une pleurésie à un individu plus faible. Brown
a raison de dire que la faiblesse est cause de sa maladie.
S'il lui donne des toniques, s'il active les mouvemens organiques qui doivent terminer la maladie , bien certainement celle-ci disparaîtra après la série des actes vitaux
qui sont indispensables pour la disparition de cette affection , et le succès le fortifiera dans l'idée que la maladie
venait de faiblesse ; mais si ces toniques vont au-delà du
degré d'activité nécessaire, ils ajoutent encore à l'effet de

la maladie, et tuent le malade plus promptement que n'aurait fait la pleurésie ; il faut donc ici une habitude que je conçois très-bien chez les médecins qui ont ce genre de pratique.

Je ne vois point de contradiction dans ce traitement, qui est possible, mais pour lequel il faut une habileté de sentiment qui est plus rare que celui qui est nécessaire pour un traitement opposé.

Dans cette direction on compte un peu sur la résistance vitale que les médicamens les plus actifs n'ont pas toujours la force de détruire. Il est bien certain que s'il faut qu'un tissu malade se modifie, plus vous accélérerez les actes de nutrition, plus tôt vous aurez amené cette modification. Mais, je le répète, j'indique plutôt la théorie de cette doctrine comme notion physiologique que comme conseils que je donne pour traiter les maladies, quoique du reste il y ait des cas où il soit urgent d'agir ainsi. En général, nous sommes trop symptomatistes en France, toute exaspération d'une fonction nous fait supposer de suite la nécessité d'agir directement en affaiblissant la fonction elle-même, sans songer si nous ne pourrions pas produire le même effet en augmentant les autres, en produisant une dérivation. C'est une espèce de miracle pour nous que d'avoir enfin adopté, par exemple, l'opium contre le *delirium tremens*; encore sommes-nous tout déroutés par ce fait. Le délire vient d'une activité trop grande du cerveau; le tremblement est le résultat d'une excitation de l'arachnoïde, qui influence le cerveau: l'opium active la circulation du système sanguin cérébral; et nous donnons l'opium dans cette maladie!!! Pourquoi donc ne cherchons-nous pas à déterminer si la chaleur, qui est aussi l'exagération d'une fonction, ne pourrait pas être combattue précisément par les remèdes qui nous paraissent l'exciter; si la douleur, si la fièvre ne tiennent pas à des causes qui exigeraient des remèdes bien différens que les

anti-spamodiques , que les anti-fébriles directs ? C'est dans
une partie de cette pratique que je crois les Anglais et les
Italiens plus avancés que nous. Les premiers le font avec
les idées de Brown ; les Italiens agissent d'après des idées
générales analogues ; mais il n'en est pas moins vrai qu'il
existe une véritable théorie des faits dans lesquels ils
réussissent , et que, s'ils ne la possèdent pas, nous devons,
en constatant bien les faits où leurs succès sont évidens,
chercher à découvrir cette théorie. Le système de Hanneman , *similia similibus curantur*, quoique faux comme
doctrine , est également fondé sur les faits où le traitement a eu des succès ; et dès que ce traitement est impossible dans nos idées , nos idées sont fausses sous ce
rapport. Pour les médecins français , la dysenterie est
une inflammation des intestins ; la gomme gutte est un
puissant drastique , un puissant remède *enflammant*. De
fortes doses , loin de détruire le malade , amènent la guérison. Notre manière de voir est donc évidemment fausse,
car ici ce n'est pas une exception, la pratique italienne est
trop remplie de ces sortes de faits pour que ce soient des
observations de la réalité desquelles on puisse douter. Ici
on ne recourra pas à l'argument si banal , que le malade peut résister à la maladie et au traitement. Nous
croirions le malade perdu si nous donnions un grain de
jalap ou de gomme gutte. On lui en donne un gros, et il
réchappe. Notre pronostic est donc faux. Si nous avions
raison , les malades ne guériraient qu'autant que les doses
des purgatifs seraient petites ; or le contraire a plutôt lieu.
Si un homme était sur le point de mourir pour avoir perdu
trop de sang, existerait-il un seul cas où de nouvelles saignées le rendraient à la vie ? Non certainement , surtout
si on le faisait avec autant d'abondance , d'après nos idées
sur le peu d'instans qu'il reste à vivre au malade , que
les Italiens donnent leurs médicamens, des mauvais succès
desquels nous avons presque la certitude. Tout ce que je

dis ici est moins pour qu'on adopte sur parole une méthode de traitement qui exige de l'habitude et de l'expérience, que pour nous apprendre à douter un peu de nos propres idées physiologiques qui par cela seul qu'elles rendent impossibles des faits réels, doivent être évidemment fausses. Je me rappelle à cette occasion une discussion dont j'ai été témoin à Montpellier. Un jeune médecin soutenait une thèse, dans laquelle il avait consigné des observations de fièvres intermittentes, guéries par la seule application de sangsues à l'anus. Un des professeurs, doutant de ce fait, lui demanda s'il n'avait pas perdu de malades, s'il les avait tous guéris ainsi. Sur la réponse du candidat, qui affirmait avoir eu des succès constans, le professeur lui répondit, que dans ce cas leurs principes étaient tellement en opposition qu'il ne trouvait aucun moyen de conciliation entre des opinions qui s'excluaient l'une et l'autre. Quand bien même je n'aurais pas eu le droit d'avoir une opinion dans cette affaire, et quand même je n'aurais entendu que cette manière de raisonner, je n'aurais pas hésité un instant à donner le tort à celui dont les idées théoriques préconçues le forçaient à ne pas croire à des faits réels. Ce serait un peu le cas des opinions de nos physiologistes, si tous pensaient comme ceux que j'accuse d'incrédulité, parce que cela est incompatible avec leur manière de voir.

Tout est-il donc connu en physiologie, pour que nous ayons si bonne opinion de ce que nous savons? et lorsque mille fois nous avons sous les yeux des faits que nous renonçons à expliquer, pourquoi n'aurions-nous pas la force de soupçonner que c'est précisément dans ces faits inconnus qu'il faut chercher des idées sur la nature intime des choses?

Plus un homme est sûr de son opinion, plus je suis sûr moi-même qu'il n'a pas la force de prévoir les objections qu'on pourrait lui faire. Quelqu'instruit que l'on soit, si

on est bien organisé , il faut toujours avoir devant soi une
masse de difficultés qui indiquent au moins que si on ne
va pas plus loin, ce n'est pas faute de sentir les obstacles;
mais faute de pouvoir les surmonter : quand nous en
sommes à ce point, nous avons rempli notre tâche; la
faute en est à la nature, qui a borné nos moyens d'investi-
gation, sans avoir limité autant la faculté de concevoir
l'existence des choses inexplicables. Un simple paysan en
est sur ce point au même niveau que le plus grand philosophe. Après la chose qu'il connaît, il y a encore pour lui
la série de choses incompréhensibles, inexplicables; et le
savant qui connaît celles-ci, doit également avoir en avant
de toutes ses connaissances sa dose de phénomènes inexplicables; il est alors bien plus près de la vérité que celui
qui ne doute de rien.

En résumant tout ce que nous venons de dire sur l'inflammation des auteurs, nous voyons que presque tous ont
parlé de la nature, des effets, du traitement de cette maladie, comme si elle constituait un phénomène identique
toujours le même, tandis que rien n'est plus varié et plus
variable que les faits qui entrent dans la série des actes
organiques désignés par cette expression, et que c'est à
cette confusion que sont dues les discussions nombreuses
qui se sont élevées à ce sujet.

En effet, les uns ont eu affaire à une simple congestion
sans altération de tissu, les autres à des accidens nerveux,
sans lésion locale importante. Tantôt il y a eu sécrétions
augmentées, avec injection sanguine, tantôt sans cette
circonstance ; tantôt lésion locale avec réaction générale,
tantôt sans symptômes généraux; tantôt la force absorbante en excès a aminci, perforé les tissus; tantôt la force
de nutrition altérée a épaissi les membranes , a developpé
des tumeurs; tantôt l'influence de la maladie sur l'économie a eu lieu par les symptômes accidentels qui ont été
éveillés; tantôt cette influence a été le résultat des fonc-

tions troublées de l'organe malade lui-même. Quand la mort est arrivée, l'ouverture du cadavre a présenté les altérations les plus opposées, et cependant tout le monde a crié *inflammation*. Les traitemens les plus différens ont été mis en usage et avec plus ou moins de succès, et chacun a nié les guérisons obtenues par des moyens qui n'ont pas été les siens. Ceux qui ont réussi avec des toniques, ont nié l'inflammation ; ceux qui ont réussi avec des débilitans, ont nié la faiblesse, et on en est encore là. Pourquoi ? parce qu'il n'existe pas de maladie qui s'appelle inflammation, et qui doive être traitée par tels ou tels moyens ; mais il existe des fonctions physiologiques qui, plus ou moins troublées, exigent telle ou telle méthode curative, pour que le retour à la santé ait lieu.

Et ces fonctions sont :

ÉTAT PHYSIOLOGIQUE.	ÉTAT PATHOLOGIQUE.
1.	1.
Circulation du sang dans nos organes.	Congestions, hémorrhagies.
2.	2.
Calorification.	Chaleur brûlante des fièvres, ardeur des mains et des pieds chez les phthisiques, froid glacial des fièvres algides.
3.	3.
Sensibilité naturelle des parties.	Céphalalgie, gastralgie, coliques, sciatique, en un mot toutes les douleurs locales.
4.	4.
Influence nerveuse de la partie affectée sur les autres organes.	Douleurs sympathiques, accélération des mouvemens du cœur, dans les fièvres, les palpitations ; mouvemens convulsifs, délires sympathiques, toutes les excitations des organes éloignés.

8

<table>
<tr><td align="center">ÉTAT PHYSIOLOGIQUE.</td><td align="center">ÉTAT PATHOLOGIQUE.</td></tr>
<tr><td align="center">5.</td><td align="center">5.</td></tr>
<tr><td>Fonctions propres des organes, nutrition des parties produite par deux séries d'actes, qui sont aussi susceptibles d'altérations ; c'est-à-dire,</td><td>Délire, manie pour le cerveau; trouble de la digestion stomachale pour l'estomac ; défaut d'action de l'air sur le sang, dans la désorganisation des poumons; altérations chimiques de la bile, des larmes, de la semence etc., dans les maladies du foie, de la glande lacrymale, des testicules, etc. Changement des qualités des parties organiques, sans augmentation, ni diminution ; par exemple, l'inflammation d'un organe dont le volume n'est point changé.</td></tr>
<tr><td align="center">6.</td><td align="center">6.</td></tr>
<tr><td>1°. Faculté absorbante, ôtant à nos tissus leurs anciennes molécu'es, pour permettre l'addition de nouvelles.</td><td>1°. Amincissement des parties, leur érosion, ulcération, perforation; disparition complète.</td></tr>
<tr><td align="center">7.</td><td align="center">7.</td></tr>
<tr><td>2°. Faculté d'assimilation, remettant à nos tissus les nouvelles molécules obtenues par les résultats de la nutrition.</td><td>2°. Epaississement des parties, tuméfaction, gonflement, tumeurs molles, dures, etc.</td></tr>
<tr><td align="center">8.</td><td align="center">8.</td></tr>
<tr><td>Propriétés spécifiques naturelles du tissu des organes.</td><td>Perversion de ces propriétés dans la nutrition, qui donnent lieu à toutes les transformations particulières de nos tissus, comme on l'observe dans les tumeurs graisseuses, lardacées, squirrheuses, cancéreuses, encéphaloïdes, etc.</td></tr>
<tr><td align="center">9.</td><td align="center">9.</td></tr>
<tr><td>Sécrétions naturelles.</td><td>Augmentées avec modification : diarrhées, dysenterie, lienterie, catarrhes pulmonaire, utérin, uréthral, etc., diabètes, sueurs colliquatives.
Diminuées : constipation, sécheresse de la peau, etc.</td></tr>
</table>

S'il entrait dans le but de ce travail de traiter de la pathologie d'une manière plus étendue, nous chercherions à déterminer si les faits élémentaires que nous venons de citer, sont les seuls qui entrent dans la composition des maladies dites inflammatoires; mais comme nous ne désirons expliquer que ce qui a trait aux fièvres intermitenttes pernicieuses, il nous suffit que nous indiquions ici cette nouvelle théorie de l'inflammation, qui a sur toutes les autres l'avantage de ne jamais réunir de faits différens et d'une nature opposée, et de ne pas laisser l'esprit attaché seulement à un mot qui n'exprime rien de positif, dès qu'il s'applique à tout. Il faut bien faire attention qu'ici je n'ai signalé que les actions organiques locales, ayant déjà parlé des mouvemens d'ensemble, qui complètent, avec ces actions locales, tout ce qui se passe en santé comme en maladie. Nous les indiquerons ici seulement comme résumé.

Mouvemens d'ensemble ou *Fonctions générales.*

ÉTAT PHYSIOLOGIQUE.	ÉTAT PATHOLOGIQUE.
1.	1.
Phénomènes du nycthéméron, cercle de mouvemens nerveux se portant successivement en dedans, puis en dehors, et se terminant chaque jour par une évacuation matutinale, qui est la terminaison des mouvemens de nutrition qui se sont opérés pendant les vingt-quatre heures.	Accès de fièvre offrant absolument les mêmes mouvemens, et se terminant par une évacuation quotidienne qui est le complément des mêmes actes nutritifs qui ont lieu pendant sa durée.
2.	2.
Excitation matutinale des systèmes nerveux, abdominaux, par suite du changement opéré dans la circulation par la position verticale.	Fièvres intermittentes locales ou générales.

ÉTAT PHYSIOLOGIQUE.	ÉTAT PATHOLOGIQUE.
3.	**3.**
Excitation sérale des viscères intérieurs, déterminée par les causes suivantes, qui ont quelque chose de moins passager que l'excitation matutinale. 1°. Accumulation de l'action des alimens et de la position verticale pendant tout le jour. Refoulement des forces par l'absence des excitans extérieurs.	Redoublement des fièvres continues, des fièvres hectiques, le soir.
4.	**4.**
Transport subit des forces nerveuses au cerveau (*réveil*); dans les autres organes (*sommeil*).	Epilepsie, catalepsie, apoplexie, accès subit des fièvres intermittentes.

Ainsi donc, en résumant tout ce que nous venons de dire, il y a dans les maladies deux genres de symptômes: les uns tenant aux modifications que la nutrition imprime à nos tissus ; ils consistent dans toutes les altérations matérielles de nos organes ; ils sont la condition pathologique , physiologique, qui nécessite la durée des maladies et leur terminaison par une évacuation critique ; ils constituent en un mot ce qu'on devrait appeler seulement une vraie inflammation.

Les autres symptômes plus ou moins dépendans de ces altérations locales consistent seulement dans une exaltation des fonctions nerveuses, par l'espèce d'irritation que des travaux locaux ou que des causes irritantes quelconques déterminent sur des nerfs qui ne sont point accoutumés à cette action. Ainsi , tantôt il y aura des lésions locales très-prononcées agissant vivement sur le système nerveux; tantôt ce système ne sera troublé d'aucune manière par les désorganisations les plus profondes ; tantôt enfin ses fonctions seront exaltées au plus haut degré par des causes entièrement différentes des modifications de tissu qui existent dans l'inflammation.

Sous le rapport de leur durée, les symptômes varieront encore, suivant qu'ils seront l'expression d'actes organiques spéciaux ou de mouvemens organiques se succédant périodiquement. Par exemple, le délire, les convulsions, les douleurs et tous les phénomènes nerveux qui, comme ceux-ci, résultent d'une fonction spéciale exagérée, peuvent être éveillés pendant le cours d'une maladie, dans tous les instans de sa durée, et à tous les momens, parce que le cerveau et les nerfs des sentimens et des mouvemens étant continuellement doués de leurs fonctions spéciales, sont susceptibles d'être exaltés momentanément dans leur exercice; tandis que, quand ces mêmes actes, au lieu d'être le produit d'une faculté toujours prête à être mise en jeu, suivent au contraire un certain ordre en se succédant périodiquement, ils ne seront plus susceptibles d'être éveillés suivant le caprice et l'influence des causes mobiles de l'économie, comme la douleur ou les convulsions; ils présenteront dans les maladies le même ordre qu'ils ont dans la santé. Un accès de fièvre, par exemple, n'est point le résultat d'une fonction spéciale exagérée, c'est l'altération d'une fonction d'ensemble, dont le siége est partout et nulle part. Cette fonction d'ensemble nous présente, dans l'état de santé, un cercle de mouvemens organiques qui se portent en dedans, puis en dehors; il y a en même temps actions locales, actions générales, excitation de plusieurs systèmes; enfin chaque accès est un tout composé de plusieurs périodes, dont chacune n'est pas la répétition des précédentes.

C'est de cette manière que je distingue les symptômes spéciaux possibles dans tout le point de la durée d'une maladie, parce qu'ils ne consistent que dans la lésion d'un seul acte, qui peut toujours être mis en jeu, des symptômes d'ensemble, qui sont la conséquence de mouvemens organiques généraux dépendant de tous les organes, produisant un résultat général qui ne vient d'aucun en particulier et qui tient de tous. Je citerai encore au nombre de ceux-ci les mouvemens critiques, qui ne sont point possibles, comme le délire ou la douleur, dans tous les momens d'une même maladie, mais qui exigent pour leur production qu'une série d'actes aient été préliminairement exécutés.

Il y a donc des symptômes instantanés ou fugitifs par leur nature; il en est donc qui ont une durée nécessaire, comme les fonctions physiologiques dont ils sont l'expression outrée.

Traitement de l'inflammation.

Le traitement de l'inflammation est extrêmement simple si l'on suit la doctrine qui regarde cette affection comme une simple exaspération des propriétés de la partie; si, en un mot, on n'y voit que ce que cette expression semble indiquer au premier aperçu; mais d'après toutes les distinctions que nous avons établies, on voit que rien n'est plus compliqué, puisqu'il faut dans chaque cas déterminer quel est l'élément qui domine, quel rapport existe entre les organes, et de quelle nature sont les symptômes qui se manifestent. Nous savons que l'inflammation du cerveau ou de ses membranes produit le délire; mais nous savons aussi que ce même délire peut être produit par la faiblesse. Il en est de même des convulsions, de la diarrhée, en un mot de toutes les actions organiques qui, bien qu'essentiellement les mêmes, quand elles ont lieu, examinées dans les organes qui les produisent, ne sont pas les mêmes quand on compare les rapports qui unissent ces mêmes organes avec les autres parties de l'économie. Dans les convulsions par faiblesse il y a bien prédominance du système nerveux sur les autres parties; mais celles-ci sont presque privées de la force nécessaire pour agir, tandis que dans les convulsions par inflammation il y a prédominance du système nerveux sur des organes doués de la force physiologique, ou même déjà élevés au-dessus du degré physiologique; et dans ces deux cas les mêmes moyens ne réussiront pas à détruire cette prédominance.

Toute fonction spéciale ou générale peut donc être augmentée ou par un excès de force , ou par la faiblesse des autres parties.

Ce ne sont donc pas les symptômes qu'il faut considérer comme la seule chose importante , puisqu'ils peuvent nous induire en erreur ; mais bien l'état de l'organisation considéré dans son ensemble , et dans les rapports qui unissent cet ensemble avec l'organe qui est le siége du symptôme apparent de la maladie. Il faut donc savoir si la cause qui a déterminé une lésion locale , n'a pas agi aussi sur le système nerveux de manière à le rendre plus sensible qu'il ne devrait l'être , et à produire des phénomènes qu'il ne déterminerait pas, s'il n'avait conservé que le degré de susceptibilité dont il était doué dans l'état de santé. Quand un refroidissement subit détermine une pneumonie accompagnée de crachement de sang , de douleurs , de fièvre, comment se fait-il que , souvent , malgré les saignées les plus abondantes ₌t le régime le plus suivi, la toux, les douleurs , la fièvre persistent et même augmentent , et qu'on ôterait plutôt tout le sang au malade , que de le guérir de cette inflammation par la seule soustraction des liquides excitans ? Comment expliquera-t-on le succès de la méthode italienne qui, par des médicamens tels que le tartre stibié, ou le musc, ou l'opium , etc., suivant les cas, entravent une inflammation qui aurait résisté aux antiphlogistiques les plus directs et les plus efficaces, d'après l'aveu général ? C'est que de tels médicamens agissent précisément sur les systèmes dont les forces exaltées vont amener la destruction du malade ; c'est que ces forces sont en quelque sorte paralysées par leurs débilitans spécifiques (peu nous importe pour le moment de déterminer si c'est par dérivation , ou par une action sédative directe , qu'ils abattent l'excitation) ; c'est que l'effet de leur action est précisément le rétablissement de cet équilibre dont la rupture a causé la maladie.

Ceux qui supposent que tout médicament agit en irritant, ne manqueront pas d'attribuer la guérison au déplacement de l'irritation, et ne voudront pas consentir à cette débilitation directe d'un système nerveux qui, tout aussi bien que les poumons, peut être localement ou généralement excité sous l'influence d'une constitution qui produit des pneumonies ou des pleurésies; mais que répondront-ils quand on leur montrera l'action de leurs prétendus toniques portée précisément sur la partie enflammée, quand on leur citera des guérisons nombreuses de dysenteries, par exemple, guéries avec de la gomme gutte? Où se produit donc la dérivation dans ce cas, puisque c'est sur la membrane muqueuse enflammée qu'on fait agir le médicament? D'ailleurs, quand il y a fièvre dans la pneumonie, il y a gastrite, suivant M. Broussais. Quelle singulière dérivation que celle déterminée par l'émétique, qui, enflammant davantage l'estomac, fait cesser la fièvre et l'inflammation des poumons?

Tous ces faits sont inexplicables, et par conséquent inadmissibles pour l'espèce de physiologie qui se fonde sur les apparences; mais ils sont d'accord avec la vraie physiologie, qui est basée sur la connaissance approfondie de l'organisation et des agens qui la mettent en jeu.

La principale chose à considérer dans toute inflammation, c'est l'exagération, non pas des actions organiques locales, mais des effets généraux qui en résultent; et quand on saura paralyser cette susceptibilité du système nerveux à se laisser impressionner par les plus petits dérangemens, on sera bien plus sûr d'avoir atteint le but de la médecine, qu'en cherchant à guérir des lésions locales qui seraient sans effet sur un tissu nerveux insensible. Nous aurons surtout occasion de développer cette idée en traitant spécialement de la méthode curative des fièvres pernicieuses.

Ce sont des débilitans spécifiques qu'il faut chercher,

et non des débilitans généraux. Que s'est-il passé chez un individu qui vient d'être atteint d'une inflammation du cerveau ou du poumon ? a-t-il donc reçu une plus grande quantité de sang et de liquides nutritifs ? et quand il a été saigné deux ou trois fois, n'a-t-il pas moins de sang que lorsqu'il se portait bien ? Pourquoi donc l'inflammation a-t-elle lieu ? consiste-t-elle dans une augmentation générale de toutes les forces ? La question précédente doit nous faire supposer le contraire. Si cet excès n'a pas lieu, pourquoi n'agir que comme si la chose était ainsi ? pourquoi ne pas chercher à s'opposer à l'exagération d'un phénomène qui, ne pouvant pas être produit par une augmentation de sang, ne doit pas être seulement détruit par la soustraction directe de ce liquide ?

La turgescence qui a lieu dans la fièvre, l'accélération de la circulation, la rougeur de la peau, l'espèce de pléthore qui se manifeste pendant un accès, sont donc plutôt des effets des forces qui donnent cette impulsion à la circulation vasculaire, que la preuve d'un excès de liquides sanguins qui constitueraient à eux seuls toute la maladie. L'exemple des maladies qui résistent aux déplétions sanguines nous prouve d'une manière évidente que quand les forces dirigent tous les mouvemens organiques vers un point, si vous diminuez les liquides sans rien changer à la mauvaise direction de ces forces, elles continuent de pousser ce qui en reste vers l'organe qui jouit toujours de la même prédominance relative sur les autres parties de l'économie. Une fois cette tendance imprimée aux mouvemens circulatoires, rien ne peut la détruire qu'en l'attaquant dans les forces qui en sont le siége. Il est des cas de phlegmasie où, si l'on enlevait tout le sang, les forces nerveuses altérées enverraient encore sur l'organe malade tous les liquides blancs, plutôt que de se laisser abattre par ce genre de traitement. Mais nous reviendrons sur ce sujet dans une autre circonstance.

LIVRE SECOND.

ARGUMENT.

Causes générales des Fièvres intermittentes pernicieuses. — Les exhalaisons putrides provenant de la putréfaction des substances animales et végétales, ont moins d'action dans les pays chauds que dans les pays froids. — Considérations sur quelques habitudes des Romains, et sur leur mode de disposer leurs édifices. — Localités mal-saines à Rome et dans les environs. — Plaie de sauterelles à Rome en 1822. — Insuffisance des procédés chimiques employés pour connaître la nature des émanations marécageuses. — Les médecins qui, tels que Galien, Baglivi, Lancisi, Torti, etc., ont exercé la médecine à Rome, ont donné peu d'observations d'anatomie pathologique recueillies sur des individus morts à la suite de fièvres intermittentes. — Considérations générales sur les maladies de Rome. — Mouvement de ses hôpitaux. — Constitution médicale des années 1821 et 1822. — Barque de Tibère. — Description de l'affection dont je fus atteint pendant cette constitution.

Les causes générales sont celles qui tiennent à l'état physique et chimique de l'air que nous respirons. Par état physique j'entends ici la température, son état hygrométrique et les variations de repos et d'agitation qu'il peut présenter, et dont les différens vents peuvent être considérés comme les représentans. Par état chimique, je veux indiquer la composition qu'il peut offrir par les différentes substances mélangées accidentellement avec les élémens qui le constituent habituellement.

Plusieurs auteurs ont cru que les substances animales ou végétales, en putréfaction, pouvaient être considérées comme la cause des fièvres intermittentes. Voici ce que j'ai remarqué à cet égard à Rome : il existe une grande quantité de chiens et de chats qui n'ont point de maîtres ; une grande partie de ces animaux passent les nuits dans les rues ; leurs maladies étant moins remarquées que dans les pays où chacun a son domicile, ils finissent par y succomber sans que personne songe à en débarrasser la voie publique.

D'un autre côté, leur mortalité est plus grande d'une manière absolue, puisqu'ils sont plus nombreux, et d'une manière relative, puisqu'ils ne reçoivent pas les soins dont ils pourraient être l'objet, s'ils avaient chacun leur maître ; et parce qu'enfin ils sont plus facilement l'objet d'attaques qu'on craint moins de leur porter ; de sorte que très-souvent on rencontre leurs cadavres gisant dans les rues, où ils ont tout le temps de se putréfier avant que la police les ait fait enlever. Je me suis plusieurs fois approché d'eux pour y chercher les insectes qu'ils pouvaient contenir, et chaque fois j'ai été étonné du peu d'odeur qu'ils répandaient.

J'ai été d'autant plus frappé de ce fait, que, m'étant livré au même genre de recherches, il y a plusieurs années, à Paris, j'avais eu souvent besoin d'une assez forte somme de courage pour oser aborder certains cadavres de chiens dont la puanteur ne permettait pas de rester auprès d'eux plus d'une demi-minute, et même moins encore. Quoiqu'évitant de respirer tant que j'étais près du foyer d'infection, je me couvrais encore la figure avec un mouchoir qui s'opposait à l'introduction de ces miasmes dans le nez. Ceci m'est arrivé surtout dans l'été et pendant un temps humide. Je n'ai jamais rien senti de semblable en Italie ; on y est rarement averti de loin de la présence d'un cadavre en putréfaction comme dans le nord. Il est probable que cette différence m'aurait échappé, si je n'avais pas eu l'occasion de comparer deux circonstances, qui, quoique les mêmes, ont des résultats si différens. Cependant je n'annonce point ce fait comme nouveau, car on sait qu'en général, dans les pays méridionaux, le dessèchement des cadavres s'opère bien plus rapidement que dans les pays du nord ; que l'évaporation des liquides est si active et si prompte dans ces premiers, que la putréfaction n'est point susceptible d'être portée à un degré aussi avancé que lorsque des parties organiques privées de vie conservent une grande quantité des liquides qu'elles contiennent habituellement.

On a trouvé quelquefois, dans les sables brûlans de l'Afrique, des voyageurs qui, ayant succombé à la fatigue, s'étaient desséchés sur place sans se putréfier. La momification, autrefois si active en Egypte, quoique due à des opérations qui doivent s'opposer à la décomposition des tissus, n'eût pas été si générale, si la nature du climat ne l'eût pas favorisée. Enfin, nous donnerons comme une preuve nouvelle de la difficulté que la décomposition de nos liquides éprouve dans les pays chauds, ce qui arrive à Rome relativement à certains détails de construction, qui n'ont pas lieu chez nous, parce qu'il en résulterait des inconvéniens, en supposant que nos usages ne s'opposassent pas à leur établissement. Dans tous les palais, sans exception, il y a en dedans de la porte-cochère, de chaque côté, un petit bassin en pierre pour recevoir les urines ; leur destination n'est point particulière aux gens de la maison, tout le monde peut s'en servir, et s'en sert en effet. Il y a un petit canal qui devrait y verser continuellement de l'eau pour le tenir propre ; mais sur cent maisons il n'y en a peut-être pas cinq où ce canal ne soit obstrué, ainsi que celui qui doit conduire les urines dans le ruisseau ; de manière que non-seulement ce bassin est toujours plein, mais encore les environs sont couverts d'une urine qui a tout le temps de croupir et de se décomposer.

Mêmes observations sur le peu d'odeur qu'il y a dans de tels lieux, comparé à ce qui est commun à Paris, là où l'urine est déposée, surtout dans les lieux où les moyens de s'opposer aux odeurs ne sont pas mis en usage. Il est des temps où certaines fosses d'aisances répandent des exhalaisons ammoniacales qui attaquent si vivement les yeux, le cœur et la gorge, qu'il faut nécessairement sortir de suite sous peine d'être asphyxié ou d'être atteint d'inflammation. Jamais, même dans les temps les plus chauds, je n'éprouvai cet inconvénient en Italie ; la négligence des habitans se trouve en quelque sorte justifiée par le peu de mal qui en résulte, et bien certainement jamais ce singulier détail de construction, qui est au nombre des idées que l'architecte se propose de remplir, quand il construit un édifice, n'eût été mis à exécution, si on n'eût pas connu d'avance l'innocence de ses résultats ; car non-seulement ces bassins se voient sous les vestibules des palais et des églises ; mais encore très-souvent il y en a dans les escaliers à différens étages. Or, l'odeur est ici un moyen de distinguer jusqu'à quel point les substances animales sont décomposées.

Tout ce que nous venons d'annoncer prouve donc que cette décomposition étant moins facile dans ces climats, où les fièvres intermittentes sont plus nombreuses qu'ailleurs, on ne doit point chercher un rapport entre cette prétendue cause et cette classe de maladies, d'autant plus que par toute l'Italie les mêmes usages, les mêmes mœurs donnent naissance aux mêmes circonstances de malpropreté, sans que les fièvres intermittentes se montrent d'une manière aussi uniforme que leur cause l'est elle-même.

Lancisi et d'autres historiens des maladies particulières aux pays où règnent les fièvres intermittentes, ont cru que la putréfaction des insectes dans les eaux marécageuses, et par suite les émanations de ces corps putréfiés, étaient une cause de ces maladies. Le fait suivant est bien propre à donner une idée contraire de cette opinion. En 1822, pendant que j'étais à Rome, ce pays fut affligé d'une plaie semblable à l'une de celles qui vexèrent si cruellement l'Egypte, c'est-à-dire que pendant tout l'été il y eut une apparition extraordinaire d'une grosse espèce de sauterelles, qui non-seulement s'introduisit dans les rues, mais encore dans les maisons et dans tous les appartemens ; quand on mangeait la soupe, lorsqu'on buvait ou lorsqu'on prenait le café, il n'était pas rare d'y voir tomber de ces insectes ; dans les champs, lorsqu'on marchait, on en faisait lever par millions. On en écrasait dans les rues à chaque pas qu'on faisait. Enfin, quand la mortalité commença à régner parmi ces insectes, tout fut couvert de leurs cadavres ; dans les rues, dans les places publiques, dans les églises, dans les maisons, on ne voyait que sauterelles. On doit juger de l'immense quantité de celles qui périrent dans les différentes eaux qui existent aux environs de Rome. Eh bien, l'année 1822 offrit un bien moins grand nombre de malades atteints de fièvres intermittentes que l'année 1821, où une telle cause de maladie n'a point été observée. On se convaincra de la réalité de ce fait en consultant les tableaux placés à la fin de cet ouvrage, et dans lesquels le mouvement des hôpitaux est indiqué jour par jour pendant ces deux années. Ainsi pendant la dernière quinzaine d'août 1821, et pendant tout le mois de septembre, il y a eu chaque jour plus de huit cents malades à l'hôpital du St.-Esprit. Le 5 septembre, ce nombre s'est élevé à huit cent soixante-quatorze. Le nombre ordinaire des entrans fut chaque jour de soixante à quatre-vingts ; il s'est élevé jusqu'à cent dix-sept le 31 août ; tandis qu'en 1822 le nombre des fiévreux a été le plus considérable le 5 novembre, où il a été seulement de quatre cent vingt-sept, qui n'est pas même la moitié de ce qu'il a été en 1821.

Le nombre ordinaire des entrans dans le moment où il y avait le plus de malades, fut de quarante à cinquante par jour ; une seule fois, le 12 septembre, il s'éleva à soixante-quatre. Une telle comparaison, qui n'a rien que de positif, décide plus que tous les raisonnemens possibles en faveur de l'opinion que j'émets ici sur le peu d'influence exercée par les exhalaisons des substances animales putréfiées sur la production des fièvres intermittentes.

Il est plus difficile d'amasser des preuves aussi solides contre l'influence des émanations résultant de la putréfaction des substances végétales : cependant je signalerai ici un fait qui pourra être de quelque valeur : les Juifs habitent à Rome un quartier qui leur est entièrement consacré, quoique ce peuple ne soit plus dans l'état d'oppression et de servitude dans lequel il a été sous les premiers papes, et dont il s'est en partie affranchi en achetant sa liberté avec le produit de son industrie et de son commerce. Il a cependant conservé une partie des habitudes de malpropreté que la misère a pu lui faire contracter dans des temps moins heureux pour lui. Rien n'est sale et dégoûtant comme cette partie de la ville : les rues, les maisons sont remplies d'une immense quantité de débris de légumes qui croupissent dans une eau qui a servi à toutes les opérations du ménage : enfin, si la malpropreté et les végétaux en état de putréfaction avaient eu quelque influence pour favoriser le développement des fièvres intermittentes, le Ghetto devrait chaque année être ravagé par ces maladies ; or, il ne présente rien de remarquable sous ce rapport, et plusieurs quartiers de Rome, bien moins sales, sont beaucoup plus maltraités que celui des Juifs.

Le quartier du Vatican, par exemple, étant le moins habité, devrait être le plus sain, si la réunion des matières animales ou végétales en dissolution entrait pour quelque chose dans la fréquence des fièvres intermittentes, puisqu'il offre moins qu'un autre et des matières animales en dissolution et des matières végétales en décomposition : or, il est tellement mal-sain l'été, que les papes n'ont jamais pu rendre le palais du Vatican habitable, et que la plupart des marchands aisés qui habitent cette partie de la ville, vont passer la nuit à Rome même, de l'autre côté du pont Saint-Ange. Les environs de l'hôpital du Saint-Esprit sont tellement exposés aux fièvres intermittentes, que plusieurs rues ont été désertées, et cependant on ne peut voir aucune raison locale qui fasse supposer que des émanations de plantes putréfiées soient portées plus sur cette partie que sur d'autres. On a supposé que les vapeurs qui tombent la nuit contenaient le principe malfaisant auquel on doit attribuer les fièvres intermittentes. Il peut y avoir quelque chose de vrai dans cette opinion; mais cependant il ne faut point l'adopter sans de nouvelles recherches, car on trouvera facilement des faits qui seront contr'elle. Quoiqu'un seul fait ne suffise jamais pour décider d'une manière absolue, je rapporterai néanmoins celui qui m'est particulier; car si je ne suis pas une exception à la règle générale, on aura en lui une donnée qui servira par la suite. Pour faire mes recherches sur les fièvres intermittentes je fus obligé de prendre un logement près de l'hôpital du Saint-Esprit, non loin du Vatican, afin d'être à portée d'aller à l'hôpital aussi souvent que j'aurais désiré, chose qui eût été impraticable si, étant resté à Rome même, j'avais dû chaque matin et plusieurs fois le jour passer le pont Saint-Ange, sur lequel la température est tellement élevée pendant l'été, saison des fièvres, que les chiens eux-mêmes évitent de le traverser et que les étincelles qui jaillissent du fer des chevaux font quelquefois fumer la paille sur laquelle elles tombent.

Chaque soir seulement, n'ayant plus rien à observer à l'hôpital, afin de changer d'air et de prendre un peu d'exercice, je rentrais à Rome pour dîner et j'y restais jusqu'à onze heures, minuit et quelquefois plus avant dans la nuit; alors il m'est arrivé souvent, après avoir repassé le pont Saint-Ange, de trouver tout le quartier dans lequel j'allais me coucher entièrement enseveli dans un brouillard humide et épais, à peu près semblable à ceux qu'on ob-

serve quelquefois à Paris, tandis que le ciel de la partie
de Rome que je venais de quitter était dans un état de
sérénité parfaite. L'humidité de ce brouillard était si
épaisse, si je puis m'exprimer ainsi, qu'elle traversait
mes vêtemens, qui étaient mouillés comme ils l'eussent été
par une pluie fine. Plusieurs fois ce brouillard eut une
odeur particulière, que je pourrais difficilement comparer
à une odeur connue, mais qui ne me rappela jamais celle
de plantes putréfiées. J'ai mené ce genre de vie tout l'été :
il n'est certainement personne qui, plus que moi, ait alors
été exposé si long-temps et d'une manière si répétée,
à ce genre d'exhalaisons, et cependant je n'ai point eu de
fièvres intermittentes proprement dites, bien que l'affection cérébrale dont j'ai été atteint, et dont on verra plus
loin la description, ait dû nécessairement porter la couleur de la constitution régnante. Mais si on réfléchit que,
transporté subitement dans un climat auquel j'étais
si peu habitué, j'ai dû, pour remplir le but que je m'étais
proposé, habiter le quartier le plus mal-sain de Rome,
passer, pendant les chaleurs accablantes de l'été, des journées entières dans des salles remplies des émanations de
plusieurs centaines de fiévreux, ou dans la salle de dissec-
tion pour ouvrir les cadavres de ceux qui avaient succombé
à ces maladies, on ne devra pas chercher ailleurs la cause
de la maladie que j'y ai éprouvée, surtout lorsque, comme
on le verra, toutes ces causes rendent si bien raison des
symptômes que j'ai éprouvés. En résumant tout ce qui est
relatif à l'influence des émanations putrides des corps
organisés, nous ne voyons rien qui puisse les faire considérer comme ayant la propriété spéciale de produire les
fièvres intermittentes. M. Brocchi a soumis à l'analyse les
vapeurs condensées qu'il a recueillies dans les endroits
les mieux connus comme mal-sains ; quelques flocons albumineux dans le liquide examiné et une violente diarrhée
qu'il a éprouvée, sont les seuls résultats d'une telle expé-

rience. Je doute que jamais un seul homme puisse re-
cueillir assez d'observations comparatives pour décider ce
point important d'hygiène publique. Il faudrait, pour que
nous fussions éclairés sur cette matière, que le gouverne-
ment autorisât pour ce seul objet la formation d'une société de médecins, qui, munis de bons instrumens et placés
dans un grand nombre de localités différentes de Rome
et des campagnes environnantes, noteraient jour par jour,
et plusieurs fois dans la journée, les différens états du ciel;
qu'ils tinssent compte du nombre des malades qu'ils auraient à soigner chaque jour, de leur demeure, de leur
profession, de la position et de l'exposition de leurs appartemens. Ces résultats, apportés périodiquement à des
réunions qui auraient lieu une ou plusieurs fois chaque
semaine, et comparés à ceux des différens hôpitaux, donneraient lieu à des discussions et probablement à des conséquences qui termineraient peut-être l'incertitude dans
laquelle nous serons long-temps encore sur la nature pré-
cise des causes générales qui produisent ces affections.

Car il ne suffit pas de savoir que les exhalaisons marécageuses coïncident avec le développement de fièvres
intermittentes, il faudrait connaître si c'est par les matériaux qu'elles portent et comment ces matériaux peuvent
agir; si leur action a lieu par la peau ou par les poumons;
si leurs effets peuvent être comparés à ceux des médicamens ou des poisons qui exercent une action spéciale sur
nos organes; et quoiqu'on ait des motifs de supposer des
réponses probables à toutes ces questions, cependant des
observations comparées détruiraient le vague qui existera
tant que des individus s'occuperont isolément de ces recherches.

Ainsi donc, sans nous occuper de questions dont la solution est au-dessus des forces d'un seul homme, nous
signalerons comme le résultat d'observations faites dans
tous les temps et par tous les auteurs, que les fièvres inter-

mittentes sévissent dans les lieux exposés aux émanations d'eaux stagnantes pendant l'été; que lorsqu'il pleut dans cette saison, on voit, quelques jours après, le nombre des malades augmenter considérablement; que les vents du sud déterminent leur développement, le contraire ayant lieu pour les vents du nord, et que les lieux qui, comme Rome, présentent toutes ces conditions plus que les autres pays, sont également ceux où ces maladies se montrent d'une manière plus constante, au point que chaque année elles y règnent d'une manière épidémique.

Mais ce qui jusqu'à ce jour a été moins connu, c'est la manière dont toutes ces causes agissent sur l'organisation; c'est l'altération qu'elles déterminent dans les fonctions locales des parties ou dans les fonctions générales de l'économie; en un mot sur quel ensemble d'actes organiques toutes ces causes portent spécialement leur action.

Galien, Baglivi et Lancisi sont les principaux auteurs qui, ayant vécu à Rome, ont eu le temps et l'occasion d'observer les fièvres intermittentes de ce pays; mais du temps du premier les ouvertures cadavériques étant difficiles à pratiquer, n'ont pu l'éclairer sur la véritable nature de ces maladies; et lors même qu'il eût pu s'y livrer autant qu'il eût été convenable de le faire, il n'aurait pas manqué d'en altérer les résultats par les explications que sa physiologie humorale lui aurait suggérées. Baglivi, à une époque bien plus rapprochée de la nôtre, et doué d'un esprit de critique qui ne lui permettait d'admettre une opinion, que lorsqu'il en avait bien apprécié les fondemens par lui-même, a consigné dans ses ouvrages des réflexions pleines de justesse sur la nature des fièvres intermittentes; mais comme il n'a guères fait qu'exprimer ce qu'il pensait, sans rapporter des observations particulières, on s'est cru en droit de ne point adopter ses idées jusqu'à ce qu'elles se soient trouvées confirmées par des faits positifs. Lancisi, enfin, dont les ouvrages sont encore aujourd'hui ceux qui con-

tiennent le plus grand nombre de matériaux précieux sur
ce pays et sur les fièvres qui le ravagent chaque été, n'a
donné que peu de résultats d'ouvertures de cadavres ; cependant il en a donné, sinon d'une manière particulière,
au moins d'une manière générale ; et ses observations,
ainsi que celles de Baglivi, que nous rapporterons en
temps et lieu, seront une garantie des nôtres dans un
moment où les systèmes exclusifs déterminent si souvent
les observateurs à voir bien plus ce qu'ils croient devoir
exister, que ce qui est véritablement. Plus heureux que les
trois auteurs que nous venons de citer, puisque nous avons
pu profiter de leurs recherches et mettre à contribution
les travaux qui ont été publiés depuis eux, nous avons pu
chercher à vérifier des points de fait ou de doctrine, que
rien, à l'époque où ils ont écrit, n'a pu les engager à constater. Les observations que nous avons recueillies pourront
être rapportées aux descriptions qu'ils ont données de ces
mêmes maladies produites dans les mêmes circonstances
pour eux comme pour nous. De cette manière, leurs réflexions acquerront une importance qu'on est toujours
disposé à rabaisser quand elles ne font connaître la maladie
dont on parle, que par les symptômes, et non par l'état des
organes après la mort. Ce que je viens de dire des médecins qui ont observé et traité les fièvres intermittentes à
Rome, est applicable à ceux qui, comme Torti à Modène et
à Rome, Ramazzini à Pavie, et Morton en Angleterre, n'a-
vaient pas dans la médecine de leur temps des raisons
qui les portassent à s'occuper d'anatomie pathologique.
Aussi leurs écrits ont-ils été considérés utiles seulement
sous le rapport des conseils pratiques relatifs au traitement,
bien que quelques sectateurs ayent cherché à secouer le
joug de leur autorité ; cependant je dirai en faveur de ces
derniers, qu'ils ont pu justifier leur dédain par la diversité
même des opinions de ceux qui, ayant observé les mêmes
maladies et dans des circonstances à-peu-près semblables,

en ont cependant tiré des conséquences opposées relativement au traitement ; car si Torti a rapporté des faits positifs en faveur de sa méthode de traitement, Ramazzini en a également signalé ; mais nous verrons, en examinant les motifs des uns et des autres, qu'on peut concilier tous les partis, quand on a découvert la véritable explication des différens faits sur lesquels ils ont établi leur doctrine.

Abandonnant donc toute prétention de vouloir expliquer ce qui, dans la constitution physique de Rome, détermine la production des fièvres intermittentes, je renvoie, pour les détails qui la concernent, aux travaux de Lancisi, de Brocchi, et de tant d'autres qui ont recueilli, sur le sol de Rome, des matériaux qui pourront un jour aider à la solution de ce problème d'ailleurs intéressant pour l'hygiène publique. Je n'ai l'intention que d'examiner comment, une fois cette cause extérieure étant admise, elle agit sur l'organisation pour produire des fièvres intermittentes pernicieuses, et les autres maladies qui dépendent d'altérations organiques, dont personne, jusqu'aujourd'hui, ne s'est occupé d'une manière spéciale.

Considérations générales sur les maladies de Rome, sur le mouvement des hôpitaux de cette ville, sur la constitution des années 1821 et 1822, et sur les fièvres intermittentes qui ont régné pendant l'été de cette dernière année.

L'année 1821, comme on peut le voir sur les tableaux, a été très-pluvieuse, aussi les fièvres intermittentes ont-elles été très-communes. Mais l'hiver de 1822 ayant été sec et froid, le vent du nord ayant presque constamment soufflé, ont fait disparaître les eaux tombées en 1821, et ont produit une évaporation si considérable, que, le lac de Némi ayant subi une diminution de hauteur de six pieds, on a pu voir, pour la première fois depuis près de dix-huit siècles, une barque construite du temps de Tibère, et qui depuis ce temps occupe le fond de ce lac. Le printemps de 1822 fut également assez sec, le vent du nord ayant soufflé pendant une partie de sa durée. Les pleurésies et les péripneumonies seules furent observées depuis janvier jusqu'en mai. A cette époque, la température étant devenue plus douce, et les vents du sud et d'ouest ayant succédé à celui du nord, le nombre des malades diminua considérablement, comme cela a lieu, au reste, toutes les années, à cette époque; car c'est alors qu'on a coutume de faire dans l'hôpital les réparations nécessaires et les apprêts convenables pour recevoir les malades que les chaleurs vont y amener. C'est à cette époque que les maladies de l'hiver se terminent et que celles de l'été vont commencer. On voit, en effet, combien le mouvement de l'hôpital est peu considérable dans ce moment.

Quelles que soient les différences qu'on remarque chaque année sous ce rapport, voici cependant les lois générales que la nature du climat et du sol détermine dans la production des maladies. Dans les mois de janvier, de février et de mars, les pleurésies, les péripneumonies, sont presque les seules maladies qu'on traite dans les hôpitaux de Rome ; aux approches des premières chaleurs, leur nombre diminue, et au mois de mai et de juin il y a aussi peu de malades qu'il peut y en avoir relativement à la population : alors commencent les fièvres intermittentes, qui attaquent presque un dixième de la population chaque année, surtout dans certains quartiers ; leur plus grande activité est en août, septembre et octobre. A l'approche des premiers froids ou des premières pluies de novembre, presque toutes ces fièvres deviennent continues et s'accompagnent de symptômes plus spécialement locaux, et qui, tels que les coliques, la diarrhée, etc., ont leur siége dans l'abdomen. Plus on avance vers la fin de décembre, plus les malades diminuent en nombre. Enfin, à cette époque, et aux premiers jours de janvier, il y a encore une rémission notable dans l'activité des causes morbifiques qui agissent sur la population. La fin de décembre et celle de mai sont donc les deux époques de l'année où il y a le moins de malades à Rome. Si cependant le printemps a été pluvieux, et si les chaleurs commencent de bonne heure, les fièvres arrivent avec elles, et alors les hôpitaux sont encombrés plus tôt que les autres années.

En 1811, par exemple, le printemps ayant été très-pluvieux, les hôpitaux ont été remplis un mois plus tôt qu'à l'ordinaire. La cause doit surtout être attribuée à ce qu'à cette époque commencent les travaux de la campagne, qui exposent en même temps un grand nombre d'individus à l'influence des émanations qui suivent la chute des pluies. Pour donner une idée du nombre de malades traités chaque année à Rome, dans l'hôpital du St. Esprit, qui est seulement destiné aux hommes, je mettrai ici le tableau suivant, qui fera en même temps juger de la mortalité.

Pendant l'année 1809, il y eut 6416 malades, dont 629 sont morts.

	1810	. . .	. . . . . .	
	1811	: . . 11430	. . . . . .	1180
	1812	. . . 9316	. . . . . .	1135
1813, 1814, 1815	. . .		. . . . . .	
	1816	. . . 7505	. . . . . .	895
	1817	. . . 15709	. . . . . .	2071
	1818	. . .		. . . . . .	
	1819	. . . 11892	. . . . . .	894
	1820	. . . 10572	. . . . . .	885
	1821	. . . 12981	. . . . . .	1025
	1822	. . . 10180	. . . . . .	793

Ce qui donne à peu près 10,000 par année commune, et un dixième pour la mortalité.

J'aurais désiré pouvoir donner le rapport exact, ou au moins à-peu-près exact, qu'il y a entre le nombre des malades et celui de la population; mais cela m'a été impossible et en voici la raison. Tous les malades qui entrent à l'hôpital du St.-Esprit n'appartiennent pas seulement à la ville de Rome, ils sont en grande partie des villes ou villages des environs : presque tous appartiennent à la classe de ceux qui sont appelés des montagnes voisines pour travailler dans la campagne et qui sont accablés par la chaleur et la fatigue. De manière que si on voulait comparer la population de Rome avec le nombre des malades traités dans les hôpitaux, on aurait un rapport plus grand qu'il ne l'est réellement. Une autre cause d'erreur serait commise si, en se servant du rapport trouvé dans les autres pays, on voulait déterminer le nombre de malades par celui des habitans de Rome, en lui appliquant la proportion qu'on aurait trouvée ailleurs. Car à Paris, par exemple, ceux qui vont dans les hôpitaux, y trouvent des soins et des moyens d'existence mieux entendus que ceux qu'ils ont dans leur propre maison; aussi, non-seulement ils cherchent à y entrer quand ils sont malades, mais encore souvent ils feignent d'avoir des maux dont ils sont exempts, pour y rester plus que leur santé ne l'exigerait. A Rome, c'est tout le contraire, quant aux désirs des malades : le peu de cherté des alimens, la beauté d'un climat contre lequel ils n'ont point à lutter, comme à Paris, la facilité avec laquelle ils peuvent garder une fièvre intermittente des mois, des années entières, sans beaucoup d'inconvéniens, au moins en apparence, leur fait peu souhaiter d'entrer dans les hôpitaux; et lorsqu'ils y sont à raison de la gravité de leur maladie, ils sont à peine convalescens qu'ils ne demandent qu'à partir. Ce n'est point en se promenant sous un ciel pluvieux et humide, comme celui de Paris, qu'un malade peut se rétablir; aussi ceux de nos hôpitaux regardent-ils comme une grande faveur la permission de rester. A Rome, au contraire, il est si agréable de vivre dehors, qu'on ne reste chez soi qu'autant qu'on y est forcé par le soleil. Dès que l'ombre le permet, toutes les familles des artisans sont dans la rue. A Paris, la privation des alimens, du vin, rendent nécessaire pour beaucoup de malheureux la nourriture qu'ils reçoivent dans nos hôpitaux; à Rome, quand on a la fièvre, les malades boivent de l'eau fraîche avec un plaisir qu'on pourrait appeler volupté. Les tisanes, les apozèmes sont délaissés. La seule prière qu'ils font aux infirmiers, c'est de leur procurer de l'eau fraîche; et lorsque les parens viennent les visiter, leur soin d'habitude est de renouveler cette boisson. J'ai été, par moi-même, dans le cas d'apprécier la jouissance que ce liquide vous fait éprouver. Il faut être malade à Rome pour savourer le bonheur de boire de l'eau. Au reste, on ne la boit pas, on l'engloutit; c'est un besoin qu'on satisfait avec une espèce d'irrésistibilité, mais non sans quelques conséquences fâcheuses pour la santé; car elle détermine quelquefois une douleur dans la région de l'estomac et de la rate.

Cette circonstance est donc encore une de celles qui s'opposent à ce que les Romains puissent désirer entrer à l'hôpital aussi vivement qu'un Parisien, qui a pour le vin la même appétence que le Romain pour l'eau. Ainsi donc, en supposant qu'il n'y eût dans les hôpitaux que les malades de la ville, le rapport de ceux-ci au total de la population devrait être plus petit qu'à Paris, c'est-à-dire que la somme des malades de toutes les classes de Rome serait bien plus considérable relativement à celle des hôpitaux qu'elle ne l'est à Paris. Maintenant l'excès des malades, dû aux étrangers qui entrent dans les hôpitaux de Rome, rétablit-il le rapport observé dans les autres pays, entre le nombre des malades et la population? c'est ce que j'ignore. Je ne puis ici que donner des présomptions. D'après ce que j'ai vu pendant mon séjour de près de trois ans en Italie, je crois que chaque année, à Rome, un dixième au moins de la population y est atteint des maladies qui y règnent l'hiver et l'été. Sur ce dixième, un tiers sera affecté de pleurésie ou de pneumonie, les deux autres tiers seront pris de fièvres intermittentes. Si j'avais à me tromper dans ce calcul approximatif, je me croirais plutôt trop circonspect relativement au nombre de malades que je suppose. Je fournirai une donnée qui devra avoir quelque valeur. Là villa Medici, ou l'académie de France, est habitée par vingt-quatre ou trente jeunes Français, tous dans la force de l'âge, bien constitués et ne faisant rien qui puisse favoriser l'influence des causes morbifiques qui tiennent au sol de Rome. Ce bâtiment est situé sur une élévation et dans une bonne exposition. Or, chaque année il y en a ordinairement la moitié qui contractent la fièvre, et plusieurs même sont obligés de quitter Rome, faute de pouvoir recouvrer leur premier état de santé. Je sais que le défaut d'acclimatement peut être pour beaucoup dans la production de cette maladie; mais comme le climat est bien loin de déterminer dans l'organisation les changemens qui s'opposeront à l'action des émanations marécageuses, et que les Romains sont les premiers affectés par elle, le fait que je viens de citer peut donner une assez juste idée de la fréquence des maladies dans ce pays et dans la saison des chaleurs.

La population de Rome étant maintenant de près de cent quarante mille âmes, le nombre des malades sera donc à peu près de quatorze mille chaque année. Différens calculs faits d'après des relevés de registres de plusieurs années, me portent à croire que l'erreur de cet aperçu ne peut être bien considérable; mais j'ai toujours eu à calculer d'après des données approximatives, aucun travail ne donnant la distinction des malades de la ville et de ceux des environs.

Il suffit que l'on soit bien persuadé et de la fréquence des maladies et de leur caractère bien décidé, et par conséquent de l'intensité des causes qui les produisent, pour n'avoir aucun doute sur leur nature; il suffit que l'on soit bien convaincu que s'il y a un moyen de bien connaître les fièvres intermittentes, il ne peut être trouvé que dans l'étude de ces maladies dans le lieu du globe où toutes les circonstances les plus favorables pour leur production se trouvent réunies à une assez grande facilité d'en suivre la marche.

Il suffit enfin qu'on soit persuadé que les maladies dont on verra des observations d'anatomie pathologique, sont les fièvres intermittentes observées par Galien, par Baglivi et par Lancisi qui fut le premier médecin de l'hôpital du Saint-Esprit, où j'ai moi-même recueilli ces observations, et dans lequel hôpital il se fait, année commune, une consommation de vingt à trente quintaux de quinquina pendant les cinq mois où les fièvres intermittentes règnent. En 1819, par exemple, depuis le mois de juin jusqu'au mois d'octobre inclusivement, il y a été consommé deux mille neuf cent soixante livres de quinquina ; pendant le même temps, en 1818, il en a été dépensé trois mille deux cents livres.

Relativement aux autopsies cadavériques, qui forment la partie la plus importante de cet ouvrage, je dirai qu'elles ne ressemblent point à celles dont on fait un choix parmi un grand nombre, et qui, constituant chacune autant d'exceptions à la loi générale, semblent former, par leur réunion, une masse qui, au lieu d'être l'expression de la généralité, n'est que l'expression du petit nombre ; de cette manière on a une majorité qui n'est qu'apparente. Je suppose, par exemple, qu'on ait l'intention de prouver que telle ou telle maladie ne laisse pas de traces après elle : si on a l'occasion de faire l'ouverture de plusieurs centaines de cadavres, on pourra choisir précisément les cas où ces traces seront peu prouvées ; et bien que ces cas constitueront le petit nombre, on pourra leur donner une apparence de généralité en ne citant qu'eux, de manière qu'on paraîtra fonder son opinion sur des faits vrais, quant à leur authenticité, mais inexacts quant à leurs rapports de fréquence avec les autres. Quant à moi, je n'ai point fait de choix, et en comparant les dates des ouvertures avec les tableaux, on verra que le nombre des morts est souvent le même que celui des ouvertures. J'en ai examiné un bien plus grand nombre que je n'en ai décrit, en voici la raison : quoique je fisse chaque jour la visite des malades et que je m'attachasse particulièrement à ceux dont la gravité des symptômes me faisait supposer une terminaison funeste, lorsque je faisais ma visite, si les malades n'étaient pas au moment de leur accès, leur physionomie calme et tranquille ne me faisait pas soupçonner qu'ils fussent si près de leur mort, et je ne prenais aucune note sur leur compte : quelques heures après, l'accès arrivait, les emportait, et je retrouvais le lendemain leur cadavre à côté de ceux dont j'avais observé les symptômes pendant la maladie ; et bien que je fisse l'inspection des uns et des autres, je ne rédigeais que ce que je voyais dans ceux-ci, les autres ne servant qu'à ma conviction particulière. Si on réfléchit outre cela à la fatigue d'un tel travail, et dans des circonstances si pénibles, on concevra sans peine que j'ai dû ne pas augmenter inutilement le nombre d'observations, qui d'ailleurs se ressemblaient tellement depuis le commencement jusqu'à la fin de la saison qu'on pourra peut-être me reprocher plutôt d'en avoir trop rapportées que d'en avoir été trop avare.

Enfin je donnerai comme dernière garantie du soin avec lequel elles ont été faites, et de la vérité des résultats que nous avons obtenus, le témoignage que peuvent en rendre la plupart des jeunes médecins et chirurgiens de l'hôpital du Saint-Esprit, qui ont souvent assisté à nos recherches et dont plusieurs en ont tiré des conséquences qui leur ont fait modifier leur méthode de traitement.

*Description générale de la constitution de l'été de 1822,
et des fièvres intermittentes qui régnèrent pendant
cette saison.*

Nous avons déjà vu que l'hiver et le printemps furent
froids et secs, et que le vent du nord souffla presque constamment pendant ces deux saisons. On ne jugera pas ici
du froid par le thermomètre, qui s'est toujours maintenu
au-dessus de zéro, mais par le vent du nord, qui, passant
par dessus les Alpes, produit une sensation d'autant plus incommode qu'il frappe la surface du corps plongée dans un
air dont la température est plus élevée; c'est pour cette
raison que les effets répercussifs du froid à Rome sont beaucoup plus terribles que dans les pays qui n'offrent point ce
voisinage avec les montagnes couvertes de neige. Quant à
moi, sans en avoir été affecté, je puis assurer que je n'ai
jamais souffert de froid comme en Italie, pour cette raison.
À Montpellier, j'ai éprouvé la même chose comparativement à ce qui a lieu à Paris, où, lorsque le vent du nord
souffle, il ne nous produit pas subitement une telle différence de température. Les effets de ces causes générales
pour ceux qui n'ont point payé le tribut, ont dû être de
déterminer dans l'économie un certain état de force, de to-
nicité, de pléthore sanguine et une disposition aux congestions sous l'influence des plus légères causes occasionelles.
Pendant les mois de mai et de juin le thermomètre s'é-
leva bientôt au-dessus de vingt degrés, et s'y maintint; le
vent du midi alterna avec celui du nord; enfin dans le
mois suivant, il vint presque constamment du sud et ne
contribua pas peu à exalter toutes les fonctions nerveuses,
déjà excitées par cette continuité de la chaleur. Je ferai
remarquer qu'ici le thermomètre indique deux degrés plus
bas qu'il ne devrait l'être, car celui dont j'ai noté les
variations est au sommet de l'observatoire du collège ro-

main, et par conséquent dans une couche d'air bien moins susceptible de s'échauffer que celle qui touche le sol et qui est celle dans laquelle nous vivons : cette dernière est celle dont l'influence doit être seulement prise en considération.

Depuis long-temps les médecins ont remarqué que l'air de Rome agissait d'une manière particulière sur le système nerveux de la tête. On en sera peu étonné quand on réfléchira que ce système, déjà disposé à l'exaltation par un temps sec et froid, est ensuite, pendant six mois, imprégné d'une chaleur qui se maintient constamment au même degré, et qui est presque toujours entretenue par un vent qui, en lui arrivant des sables de l'Afrique ou de l'Arabie, n'a pas toujours, en traversant la Méditerranée, dissous assez d'eau pour satisfaire la force d'absorption.

Une telle constitution détermine nécessairement ces épidémies d'aploplexie décrites par Baglivi, par Lancisi, et ces accidens foudroyans qui ont déterminé ce dernier à écrire son *Traité des Morts subites.* Il faut être forcé de se trouver en plein midi dans les rues de Rome, pour bien connaître l'action dévorante d'un soleil qu'on brave rarement impunément. Au milieu du jour toutes les boutiques se ferment, les affaires sont suspendues, les rues sont désertes, on n'y voit pas même de chiens, et chacun se couche pendant deux ou trois heures, jusqu'à ce que cette chaleur accablante soit un peu calmée.

Au mois de juillet, j'allai un matin, du Vatican, où j'étais logé, sur le *monte Mario*, chercher quelques reptiles et quelques coquilles fossiles ; je partis à six heures et je fus de retour à huit : pendant ce court espace de temps, et d'aussi bonne heure, l'effet du soleil sur moi était tel, que je ne distinguais plus rien. Tout le monde sait que l'exercice d'un sens nuit à celui des autres, que le bruit du tambour, par exemple, peut, jusqu'à un certain point, diminuer l'impression des corps extérieurs sur la peau, lors même que cette impression est douloureuse. Telle est la comparaison qui s'est présentée de suite à mon esprit dans cette circonstance. La chaleur que je recevais, soit directement du soleil, soit par la réflexion de ses rayons sur un terrain aride et blanchâtre, en me brûlant le visage, détermina une telle turgescence, que je fus comme étourdi et chancelant, comme si j'eusse été ivre. Enfin j'éprouvai par momens cette espèce d'inquiétude, d'effroi, de désespoir, que certaines personnes ressentent lorsqu'elles sont dans un clocher et qu'on fait sonner des cloches d'une grande dimension auprès d'elles. Le bruit répété du tam-tam entendu de très-près, le voisinage d'une chute d'eau considérable, déterminent encore un genre de terreur indéfinissable, analogue à celle que me fit naître cette espèce d'excitation momentanée du système nerveux. A cette époque déjà, les fièvres intermittentes, pernicieuses, comateuses, avaient déjà commencé à se montrer à l'hôpital et dans la ville, et je ne doute point que je n'aie dû les symptômes que j'éprouvai à une disposition particulière produite par la constitution régnante, et que la seule chaleur n'aurait pu exciter; plus tard des douleurs de tête se firent sentir, et avec d'autant plus de violence que les battemens du cœur étaient eux-mêmes plus énergiques. Quelque légers que fussent les repas que je prenais, la digestion surtout du repas que je faisais à midi, donnait un tel développement aux battemens du cœur, que tout mon corps en était visiblement agité, et j'entendais distinctement le bruit qu'il faisait en se heurtant contre les parois de la poitrine.

Dans cette saison, c'est, comme je l'ai dit, un usage général de se coucher depuis midi ou une heure jusqu'à trois ou quatre heures, et c'est tellement un besoin, produit par le climat, et non un résultat de l'habitude, que la plupart des étrangers même ne peuvent y résister : je me soumis donc à la loi générale pendant quelque temps, c'est-à-dire qu'après dîner je me jetais sur mon lit pendant les premiers travaux de la digestion ; mais bientôt la position horizontale me fut insupportable, par le choc que le battement des artères produisait dans ma tête. Pendant les premiers jours je ne faisais que sentir leur mouvement de dilatation, comme je sentais celui du cœur et comme on sent quelquefois celui des temporales; plus tard ces simples sensations s'accompagnèrent d'une douleur sourde, qui alla toujours en augmentant, et qui enfin m'empêcha entièrement de me coucher.

Dans les premiers temps de l'influence de cette constitution sur moi, lorsque je m'endormais ainsi après dîner, je me réveillais baigné de sueur, et c'était alors le seul inconvénient de la nécessité absolue de me livrer un instant au sommeil : cette circonstance fut bientôt suivie d'un phénomène particulier, qui m'arriva si souvent, que je regarde sa production comme essentiellement liée à l'arrivée du sommeil, sans que j'en conçoive bien l'explication. Ce phénomène est l'activité des battemens du cœur, qui, quoique très-développés après le dîner, augmentaient d'une manière inconcevable aussitôt que, couché, je commençais à m'endormir; c'est alors que la sueur ruisselait sur ma figure, que les artères faisaient entendre leurs battemens dans ma tête, que le cœur éprouvait de violentes palpitations plutôt qu'il ne battait, et que je me réveillais dans un état de fatigue, de douleur, d'agitation, analogue à celui qui serait résulté d'un travail de corps et d'esprit qui aurait péniblement exercé toutes mes forces physiques et morales. J'étais sûr d'empêcher ces battemens violens du cœur et des artères et cette abondance de la sueur, si je combattais contre l'approche du sommeil et si j'attendais ainsi tranquillement la fin de ce travail de la digestion. La plus légère perte de connaissance déterminait de suite de ces accidens dont l'arrivée me faisait de suite réveiller en sursaut; mais enfin, pendant les premiers jours, luttant en partie contre le sommeil et c partie contre le désir d'éviter les effets qu'il causait chez moi, je pouvais encore reposer étant couché ; plus tard, la chose ne me fut plus possible, et je fus réduit à m'asseoir près de mon lit en m'appuyant la tête sur un oreiller : c'est dans cette position que le sommeil me fut de nouveau permis sans grands inconvéniens; enfin, la continuité des chaleurs et de tout ce qui déterminait la constitution régnante, la fatigue des travaux d'anatomie pathologique et des recherches que je faisais à l'hôpital (car je n'ai pas cessé un seul jour de m'y livrer, puisque j'étais beaucoup mieux debout que couché), augmentaient tellement la disposition dont j'ai décrit les effets, que je fus encore obligé de me priver du sommeil, même étant assis, puisque, dès que j'y étais livré, tout ce dont j'ai parlé plus haut se reproduisait dans cette nouvelle position. Mais ce qu'il y a à remarquer dans la manière dont ces phénomènes se succédèrent, c'est que la position horizontale que je fus obligé de m'interdire pendant le milieu de la forte chaleur et au moment où le cœur était excité par un estomac stimulé lui-même par les alimens, était supportable la nuit, où je pouvais plus long-temps me livrer au sommeil. La cause de cette différence est assez facile à concevoir : en effet, je soupais à six heures, et me couchais à onze heures ou minuit; la température était plus basse, la digestion était faite, et dès-lors rien ne pouvait provoquer ces secousses artérielles qui me fatiguaient tant pendant le jour. On supposera probablement qu'il m'eût été facile de remédier à des accidens dont les causes étaient si évidemment de la nature des causes excitantes, et que la diète m'en eût probablement délivré. Je répondrai à cela que déjà je m'étais privé entièrement de vin et de café, dont l'usage (je parle du café) est universel chez les Italiens, après chaque repas, pendant l'été surtout, et que je ne mangeais presque que des végétaux depuis assez long-temps; cependant je me crus obligé de ne pas me priver entièrement de viande,

afin de ne pas tomber dans un épuisement qui aurait nécessairement déterminé les sueurs continuelles dont on est couvert le jour et la nuit pendant ces six mois si accablans;
d'autant plus que j'avais à me prémunir contre les effets
délétères des exhalaisons de l'hôpital dans lequel je passais
souvent une grande partie de la journée, et des cadavres
que j'examinais chaque jour. Cependant je n'étais pas
tellement à l'abri des maux de tête, quand j'avais dormi
la nuit, que je ne dusse me lever bien plus tôt que je
n'avais coutume de le faire, et que je ne l'aurais fait, si
j'eusse consenti à écouter le besoin de me reposer encore;
mais, chaque matin j'étais réveillé par une céphalalgie qui
m'obligeait à me lever, et quand j'étais debout elle s'en allait insensiblement pour se faire remplacer par les palpitations que le dîner du midi reproduisait. Ainsi, douleur
de tête chaque matin après le sommeil, violence des battemens du cœur après le repas du midi, surtout quand je
m'endormais horizontalement, nécessité de me tenir plus
tard assis pour dormir; enfin, impossibilité de me livrer
au sommeil, même dans cette dernière position : tels
sont les phénomènes de la première période de l'état
que la constitution régnante produisit sur moi. Je ne
parle point des sueurs abondantes dont j'étais couvert nuit
et jour, il n'est pas besoin d'être malade ou incommodé pour
en être affecté, tout le monde y est plus ou moins exposé.
Jusqu'ici je ne vois rien qui puisse être rapporté aux fièvres
intermittentes, qui, cependant, régnaient déjà dans l'hôpital et dans la ville; mais je vois un effet de l'élévation d'une
température sèche, qui, sur moi, a particulièrement porté
son action sur les systèmes nerveux et artériels; et en cela
j'ai suivi la règle générale, puisque, cette année, la plus
grande partie des fiévreux ont éprouvé des accidens, principalement dans le système nerveux de la tête; et, si le
pays n'eût pas été exposé par sa nature aux fièvres intermittentes, on aurait seulement vu des arachnitis, des

céphalites , des apoplexies , comme au surplus il y en a eu ,
dans le reste de l'Italie , là où les fièvres intermittentes
ne règnent pas comme à Rome d'une manière endémique;
c'est donc la chaleur sèche qui a commencé par modifier
mon organisation de manière à déterminer l'affection du
cerveau et de ses membranes.

Je n'insiste autant sur ce qui m'est arrivé particulièrement, que parce qu'ayant pu mieux étudier ce que j'ai res-
senti, que ce qu'ont éprouvé des malades , qui ne sont pas
toujours en état de rendre compte de leur état antérieur, je
puis mieux indiquer par ce moyen le caractère particulier
des maladies de cette année, qui, comme on le voit déjà,
m'ont affecté assez longuement pour ne pas me priver de
la faculté de m'observer moi-même , et assez isolément
pour que chaque cause ait pu être distinguée et par l'époque
où elle a commencé d'agir , et par les effets qui n'ont point
paru dans le même moment. Le contraire est arrivé à ceux
qui, comme les gens de la campagne, se sont exposés en même
temps et aux causes des affections cérébrales , et aux
causes des fièvres intermittentes, et sur lesquel la maladie totale s'est déclarée subitement avec ce double caractère.

La seconde période de l'affection que j'éprouvai pendant cet été, commença par la cessation des sueurs dont
je croyais tant avoir à me plaindre , et que je regrettai
tant de fois, quand j'en fus privé , au moins pendant le
jour. La tête se dégagea peu-à-peu, soit par l'application
de sangsues et de ventouses , soit par des bains de pied
chauds, soit par la continuation de la diète ; mais si la
douleur disparut, il ne m'en resta pas moins une sensation particulière que j'avais déjà éprouvée toute seule
l'été précédent.

Quoique j'espère peu me faire comprendre de ceux qui
ne l'auront pas ressentie, cependant je tâcherai de la
rendre comme je le pourrai, au moyen de paroles si in-

suffisantes, d'ailleurs, pour exprimer les sensations dont la rareté n'a point permis la création de mots qui les rappellent à tout le monde.

Quand on se porte bien, on a la conscience de la présence de son cerveau, on sent qu'une partie de son individu existe dans le crâne. Je sais qu'on ne le sent pas comme on sent par la peau, par les poumons; mais enfin ce sentiment existe à sa manière. Or, il m'arrivait souvent qu'en marchant ce sentiment disparaissait subitement et reparaissait de même. Il me semblait pendant un instant que sa disparition allait me faire tomber; qu'enfin je n'existais plus dans la tête. J'ai cru remarquer, en 1821, que cet effet coïncidait avec la circonstance d'avoir mangé du melon. Comme l'expérience et ses suites n'avaient rien de désagréable, je l'ai répétée plusieurs fois, et assez souvent, pour croire que ce fruit ait eu quelqu'influence dans la production de ce phénomène. Cependant je l'ai également ressentie en 1822, après les premiers symptômes dont j'ai parlé, et quoique ce qui m'était arrivé l'année précédente m'eût déterminé à ne pas autant manger de ce fruit. Cette absence de sentiment de son cerveau ou de sa tête, quoiqu'assez singulière, peut cependant être expliquée assez facilement, si on rapproche les circonstances qui la déterminent, des faits moins connus et qui ont quelqu'analogie avec elle.

Il semblerait d'abord qu'une absence de conscience de son cerveau suppose une absence de fonctions par faiblesse de cet organe. Mais il n'en est point ainsi et en voici la preuve. Quand une syncope est sur le point de se produire, ceux qui en ont éprouvé savent combien le moment qui la précède est désagréable, par les sensations particulières qui se passent dans la tête; non-seulement on sent le cerveau, mais encore on le sent plus que dans l'état de santé; on sent des tournoiemens, des vertiges, en un mot on a la conscience d'une série de phénomènes pénibles, qui

précèdent pendant un temps encore assez long la perte
absolue de connaissances , qui résulte nécessairement de
l'inertie du cœur, dont la force ne suffit plus pour envoyer
au cerveau le sang dont il a besoin ; tandis que la perte
de consicence dont je parle paraît et disparaît comme un
éclair. Il faut donc admettre que le cerveau, irrité soit idiopathiquement, soit secondairement, par l'influence du
système digestif, reçoit des irradiations subites qui ,
comme autant d'étincelles électriques , déterminent une
excitation momentanée qui s'oppose à la production de
ses fonctions habituelles. C'est une congestion qui, si elle
durait, déterminerait ou une encéphalite ou une véritable
apoplexie , et je crois que lorsqu'un apoplectique tombe
subitement en marchant , il ne diffère de celui qui éprouve
cette absence de conscience de sa tête , que parce que
dans le premier cas une altération permanente rend cette
absence continuelle.

Elle n'est périodique dans quelques cas semblables au
mien, que parce qu'il n'est pas nécessaire qu'un organe soit
toujours excité au point de ne plus exécuter ses fonctions.
Cette absence se reproduit par intervalles, comme les élan-
cemens dans une partie enflammée. Si on tient compte de
la différence des organes malades, on concevra facilement
l'analogie qui existe entre ces symptômes intermittens.
Le cerveau n'est pas également excité dans tous les instans
par les autres organes ou par les circonstances extérieures:
il n'est donc pas impossible d'admettre que, lorsqu'il est
déjà exalté au point d'être impressionnable sous l'influence
des causes les plus légères , il peut , par intervalles, recevoir
des excitations subites et vives comme l'éclair, dont le peu
de durée s'oppose à ce qu'il en résulte des effets plus du-
rables que leur cause.

Je crois que quelque chose de semblable arrive pendant
l'éternuement. On sait que dans le moment où il a lieu,
les muscles abdominaux et les muscles de la poitrine se

contractent brusquement, et diminuent la capacité de l'abdomen et de la poitrine en comprimant les viscères contenus dans ces deux cavités; que le sang, violemment chassé de ses canaux, est refoulé vers la tête, où il détermine une congestion subite qui, chez quelques individus, détermine des accidens graves et sont l'occasion de cette espèce de félicitation qu'on adresse encore aux personnes qui éternuent. En effet, pendant cette violente commotion, il semble que la tête perd momentanément le pouvoir d'agir sur les muscles qui nous maintiennent dans la position verticale; la tête tombe en avant, les jambes fléchissent; on finirait certainement par tomber entièrement, si cet état passager se continuait une seconde de plus. Des blessures du crâne ont permis de comprimer directement le cerveau avec le doigt, et le blessé laissait de suite tomber sa tête en avant comme s'il s'endormait; quand on cessait la compression, il se réveillait sans manifester qu'il eût senti quelque chose. C'est donc à un état actif plutôt qu'à un état passif qu'il faut attribuer ces absences particulières du sentiment de son propre cerveau, que l'on éprouve dans les pays chauds; cette absence est donc l'indice d'une disposition qui, si elle n'est pas détruite, peut faire craindre des accidens beaucoup plus graves. En continuant la description que nous avons commencée, nous aurons occasion de parler d'un autre phénomène qui lui est semblable sous quelques rapports, et dont nous chercherons également à éclairer l'étiologie.

Nous avons dit que la cessation des sueurs, par conséquent la sécheresse de la peau, succéda aux fonctions auparavant si énergiques des exhalans cutanés. Cependant cette suppression n'eut lieu que dans le jour, car la nuit je me réveillai plusieurs fois tellement couvert de sueurs, que chaque fois j'étais obligé de changer de chemise. On a vu que pendant la première période c'était surtout le matin, avant de me lever, que j'étais plus mal, en raison

des douleurs de tête que la position horizontale pendant
la nuit avait éveillées. Dans la seconde période, c'est le
soir que j'éprouvai les plus grandes incommodités. Le matin j'étais assez bien disposé; mais vers trois ou quatre
heures après-midi, commençait un état de mal-aise qui allait en augmentant, sans qu'il me fût possible de déterminer moi-même le siége de cet état. Je n'avais ni douleur
de tête, ni douleur de ventre, je n'éprouvais point de frissons qui pussent indiquer l'arrivée d'aucun accès de fièvre. Cependant survenait peu-à-peu une faiblesse de jambes bien difficile à concevoir chez un individu qui, n'ayant
jamais été alité, et n'éprouvant aucuns symptômes locaux,
ne pouvait pas lui-même déterminer de quelle manière
une telle faiblesse était possible, en examinant successivement l'état de toutes ses fonctions. Qu'un homme atteint
d'une fièvre grave ne puisse pas se soutenir sur ses jambes,
rien de plus naturel. Mais si j'ai eu la fièvre je l'ai plutôt
conclue des sueurs nocturnes que j'éprouvais, que de ce
sentiment si clair qui accompagne ordinairement l'existence de cette affection. Toutes mes fonctions s'exécutaient assez bien, chaque jour j'allais à l'hôpital relever
des observations et examiner les cadavres de ceux dont j'a-
vais suivi la maladie; chaque fois je faisais à pied près de
trois quarts de lieue pour aller dîner à Rome; et lorsque je
devais retourner chez moi, je désespérais quelquefois de
pouvoir faire tout ce chemin, tant était grande la singulière
faiblesse que je ressentais dans les genoux, faiblesse qui
n'était point au même degré, ou plutôt qui n'existait point du
tout dans les autres parties du corps. Quand je montais un escalier, par exemple, je me servais de mes mains avec lesquelles je saisissais la rampe, et avec une force peu différente
de celle qui existe en tout autre temps, j'attirais ainsi tout
mon corps vers le point auquel je me fixais successivement
afin de soulager mes jambes, qui sans cela auraient pu difficilement remplir leur office habituel. Je ne suis point

étonné que quelques auteurs aient admis une fièvre intermittente *lassitudinaire*; car en examinant ce qu'il y avait
de plus apparent dans mon état, on ne voyait rien qui annonçât d'une manière évidente la lésion d'une fonction particulière. Si on disait que cette lassitude est le résultat
d'une irritation interne qui fait converger toutes les forces
à l'intérieur et qui prive d'autant les autres organes de
leurs excitans naturels; si on croyait que les muscles n'é-
taient affaiblis chez moi que parce que les intestins étaient
trop irrités, je demanderais : pourquoi n'avais-je point
d'autre conscience de cet état intérieur, qu'un sentiment de
lassitude, tandis que la tête, les poumons, et même l'estomac, faisaient bien leurs fonctions, au moins autant que
j'ai pu en juger; pourquoi donc, si inconcevablement las
dès que j'étais sur une jambe, pouvais-je cependant faire
une lieue et demie chaque jour et avoir le désir de vaquer à
mes occupations habituelles? Si cette lassitude était produite par la même cause qui détermine l'adynamie dans
les fièvres graves, dans le typhus, pourquoi n'était-elle
pas au même degré dans les membres supérieurs que dans
les membres inférieurs? en un mot pourquoi était-elle le
seul symptôme apparent? Au reste, j'observerai ici que ce
phénomène est assez commun dans le cours des fièvres intermittentes, nous chercherons plus tard à en donner une
explication, quand nous serons aux cas dans lesquels nous
l'avons observé.

Pour terminer ce qui m'est relatif, tous ces accidens
cédèrent à cent grains de sulfate de quinine pris en cinq
jours et à une nourriture végétale; les raisons qui me dé-
terminèrent à prendre du quinquina pour une affection
qui n'était pas bien décidément intermittente, furent les
suivantes :

1°. D'abord, bien que l'attention la plus scrupuleuse
ne me permît point de distinguer le moment où la fièvre
venait chaque jour, cependant en comparant mon état le

matin et le soir, je ne pouvais pas douter que je ne fusse bien plus faible le soir que le matin.

2°. Ensuite chaque matin il y avait une rémission bien tranchée, amenée par des sueurs qui m'obligeaient chaque nuit de changer plusieurs fois de chemise, tandis que depuis midi jusqu'au soir j'avais la peau sèche et chaude ; ces sueurs étaient pour moi l'indice d'un accès qui venait de se terminer.

3°. Cette périodicité de bien-être, de mal-aise et de sueurs dans un moment où la constitution régnante produisait des fièvres intermittentes, ne pouvait tenir qu'à l'influence de cette constitution, qui, pour ne pas amener des résultats aussi tranchés chez moi que chez les autres, n'en existait pas moins comme cause d'une disposition morbide à laquelle il fallait opposer les mêmes moyens qui étaient reconnus généralement utiles en pareil cas.

J'ajouterai comme complément à toutes ces données les urines briquetées, qui, sans être un signe certain, ont cependant une assez grande importance dans de telles circonstances.

L'état que je viens de décrire est un des faibles effets de la constitution dont on va maintenant connaître plus en grand le caractère et l'activité ; je puis dire aussi que c'en est une forme particulière ; car cette faiblesse n'a point été présentée par tous les malades ni même par le grand nombre, bien qu'ils fussent plus dangereusement affectés que je ne l'ai été. J'engagerai à retenir tous ces faits, afin de bien apprécier la justesse des conséquences que j'en tirerai.

Les fièvres intermittentes qui ont régné pendant cet été ont en général été du genre des comateuses. Cependant ce caractère particulier n'a point été le seul qu'elles aient revêtu, car nous rapporterons des observations que nous désignerons d'après leurs symptômes prédominans, non parce que ce symptôme change quelque chose au fond de la maladie, mais parce qu'il est plus commode de suivre l'usage adopté, qui ne peut pas être cause d'erreurs ici, puisque nous aurons soin de déterminer la nature intime de ces maladies, dont le nom ne sera plus alors d'aucune importance. Les observations dont nous parlons se rapportent aux différentes espèces de fièvres intermittentes, connues dans les auteurs sous les noms de fièvres intermittentes, pernicieuses, *délirantes*, *convulsives*, *algides*, *singultantes*, *céphalalgiques*, *épigastralgiques*, *ictériques*, *cholériques*, *pleurétiques*, etc.

Le meilleur moyen de démontrer la nature d'une chose est de commencer par le plus simple pour aller jusqu'au plus composé. Pour faire connaître en quoi consistent les fièvres intermittentes, il faudrait donc exposer d'abord des cas dans lesquels il n'y aurait aucune complication de symptômes prédominans, et tels enfin qu'on les observe à l'hôpital du Saint-Esprit, où sur trois ou quatre cents qu'on peut examiner en même temps, il y en a tout au plus une douzaine qui ont cette maladie, accompagnée de symptômes locaux évidens; mais je ne ferais ici qu'é mettre une opinion qui a été émise dans ces derniers temps et qui n'a point été généralement adoptée, précisément parce qu'elle n'était qu'une opinion fondée seulement sur une explication systématique, puisque toute fièvre intermittente sans caractère particulier ne peut point tuer le malade, et que ce n'est qu'autant qu'elle détermine la lésion d'une ou de plusieurs fonctions, qu'elle amène la destruction de l'individu. Or mon but est de démontrer en quoi consistent les fièvres intermittentes d'après des recherches d'anatomie pathologique, et non d'après des raisonnemens; et puisque, comme je viens de le dire, on ne meurt pas d'une fièvre intermittente sans symptômes prédominans, je n'ai donc point d'observations particulières à offrir sous ce rapport: je suis donc obligé de commencer par une espèce de complication; il sera facile à chacun de faire à chaque genre de lésion la part qu'elle a pu apporter dans l'ensemble des symptômes. Je commencerai par la complication la plus générale et qui a été le caractère le plus constant de la constitution, c'est-à-dire par les symptômes cérébraux.

LIVRE TROISIÈME.

ARGUMENT.

Des fièvres intermittentes pernicieuses dont le symptôme prédominant est dans la tête. — Des fièvres comateuses, délirantes, convulsives. — Des fièvres intermittentes pernicieuses dont le symptôme prédominant est dans l'abdomen. — Des fièvres épigastralgiques, gastriques, etc. — Rupture et ramollissement putrilagineux de la rate. — Ramollissement putrilagineux du foie.

Première Observation.

Fièvre intermittente pernicieuse, comateuse, convulsive.

Séjour à l'hôpital. — Du 2 juillet 1822, au 4 *id.* soir.
Autopsie. — Arachnitis, céphalite, gastro-entérite.

Benoît Simonelli, âgé de trente ans, d'une forte constitution, avait depuis quelque temps la fièvre tierce ; il vint à l'hôpital le 2 juillet 1822, et fut placé au numéro 76.

Le 3, il eut un léger accès de fièvre ; après cet accès il prit deux onces de quinquina.

Le 4, vers midi, il se promenait dans la salle, se sentait très-bien, et riait avec les autres malades. Tout-à-coup il fut pris d'un violent frisson, auquel succéda une fièvre très-forte, pendant laquelle il y eut contraction et flexion des avant-bras sur les bras, et coma profond ; il mourut six heures après l'arrivée de cet accès.

Ouverture, le lendemain à deux heures après midi. Injection extrêmement vive de toute l'arachnoïde ; couleur beaucoup plus foncée de la substance grise du cerveau, qui tirait sur le gris rosé obscur ; un peu d'eau dans les ventricules. Point de fausse membrane sur l'arachnoïde. Forte inflammation de l'estomac, surtout vers son grand cul-de-sac, qui était partout d'un rouge foncé, et d'une manière continue. Beaucoup de vers dans les intestins grêles, qui présentaient aussi des portions enflammées surtout là où se trouvaient des pelotons d'ascarides.

Il y a trop d'analogie entre cette observation et celle rapportée par Werlhoff, pour que je ne place pas ici cette dernière.

IIe. OBSERVATION.

« Je me souviens, dit cet auteur (1), d'une femme veuve, à peine âgée de cinquante ans, qui me rencontrant un soir dans la rue, me pria de venir la visiter le lendemain, parce qu'elle attendait son troisième paroxysme. *Je me suis purgée*, ajouta-t-elle, *avec une médecine que j'ai prise hier au soir*. J'y allai donc le lendemain, et je la trouvai non seulement dans un profond accès de fièvre, mais encore dans un état d'immobilité et râlant comme une femme apoplectique ; il ne fut possible de l'éveiller d'aucune manière : la respiration et le pouls devinrent de plus en plus faibles, elle expira. Pendant le paroxysme précédent, elle avait paru dormir tranquillement ; ceux qui étaient présens n'osèrent pas la réveiller ; je ne sais s'ils y seraient parvenus. »

Il est à regretter que l'ouverture n'en ait pas été faite : cependant nous avons plusieurs analogues à rapporter ; il nous sera facile de faire présumer ce qu'on eût trouvé dans le crâne de la malade de Werlhoff.

Si nous revenons à Benoît Simonelli, nous voyons que tous les symptômes qu'il a présentés peuvent s'expliquer parfaitement par les altérations que nous avons rencontrées à l'ouverture. En effet, dès le commencement de l'accès, il y a eu contraction et flexion des avant-bras sur les bras, et nous avons trouvé une injection extrêmement vive de l'arachnoïde ; le coma est survenu, et nous voyons la substance grise du cerveau plus foncée qu'elle ne l'est habituellement : elle était d'un gris rosé obscur. Or, nous

____

(1) *Observ. de Febrib.* Venet. 1764, p. 19.

savons que la substance grise est pourvue de vaisseaux
sanguins bien plus nombreux que la substance blanche;
nous savons que l'abord plus considérable du sang dans
une partie grise doit nécessairement lui donner une couleur plus foncée. On peut voir, dans les excellentes Lettres
de M. le Professeur Lallemand *sur les maladies de l'encéphale*, tout le parti qu'il a tiré des altérations de couleur
de cette substance grise, dans des affections cérébrales
sur la nature desquelles il pouvait y avoir une divergence
d'opinions, que cet observateur a fait disparaître en partie.
Nous verrons, d'ailleurs, à mesure que nous avancerons,
que la plupart des idées qu'il a émises sur cette matière se
trouvent confirmées par nos propres observations. Enfin,
nous voyons que l'estomac était vivement enflammé dans
son grand cul-de-sac, qui était d'un rouge foncé et d'une
manière continue.

IIIe. Observation.

Fièvre intermittente pernicieuse, convulsive, comateuse.

Séjour à l'hôpital. — Du 2 août, au 5 *id.* soir.
Autopsie. — Arachnitis, gastro-entérite légère.

Pierre Donati, âgé de vingt-huit ans, d'une bonne constitution, fut apporté à l'hôpital du Saint-Esprit, le 2 août 1822, et placé au n°. 12.

Vers une heure et demie après midi, il fut pris d'un accès de fièvre,
qui commença par un froid excessif suivi d'une vive chaleur, de stupeur.
Il était couché sur le dos, avait les yeux à demi ouverts, se réveillait
quand on lui parlait, et retombait de suite dans le coma. Le pouls était
fréquent et fort, la peau brûlante. La nuit, il survint une sueur abondante qui se manifesta par grosses gouttes sur le cou, la tête et tout le
corps. Les facultés intellectuelles revinrent, et le matin il fut en état
de répondre sur sa santé. Il prit plusieurs onces de quinquina.

Le 5, la fièvre revint à midi et demi, débuta par un froid très-vio-
lent, suivi de chaleur, de stupeur plus profonde; mais cependant il se
réveillait toujours; quand on l'appelait, il ouvrait les yeux. Les avant-
bras étaient fléchis sur les bras, on ne pouvait les étendre. La mâchoire
inférieure était fortement serrée contre la supérieure, et empêcha de
voir l'état de la langue. Peau d'une sensibilité obtuse, décubitus sur le

dos; ventre indolent sous la pression. A deux heures et demie, après-midi, sueur générale, mais non aussi abondante que la première. Le soir, retour du sentiment et de l'intelligence, cessation des contractions des bras, mais idées moins claires. Autres doses de kina.

Le 4, troisième jour de son arrivée, le matin à sept heures et demie, pouls fréquent, stupidité, air d'ivresse. A onze heures, retour du froid, qui fut moins intense et plus court; fièvre plus violente, stupeur plus profonde; coma, retour de la rigidité des membres, soubresauts des tendons; toujours décubitus sur le dos, pouls plein et fort. A trois heures et demie après midi, sueur, mais moins copieuse. Après la sueur, impossibilité de répondre et de reconnaître son état; cessation des contractions.

Le 5 août, à neuf heures du matin, nouvel accès de fièvre, froid plus court, chaleur plus vive. Contractions des avant-bras, coma, respiration gênée, râle. Mort à dix heures du soir.

Ouverture douze heures après. Vive inflammation de toute l'arachnoïde; sérosité entre les circonvolutions; engorgement des vaisseaux qui rampent sur elles; injection des vaisseaux de la lyre dans les ventricules. Le cerveau étant enlevé, il s'écoule de la cavité du crâne une demi-livre de sang. Quelques points d'une couleur rosée dans l'estomac et les intestins; foie gorgé de sang; rate volumineuse et facile à déchirer; rien dans la poitrine.

Il n'est point fait mention ici de l'état du sujet avant son entrée à l'hôpital; c'est un des inconvéniens que présentent ces établissemens. Les personnes chargées de recevoir les malades n'ayant pas toujours un grand intérêt à savoir ce qui s'est passé, laissent partir ceux qui les ont apportés, ceux-ci n'étant pas toujours en état de répondre. Nous aurons plusieurs fois l'occasion de nous plaindre de semblables lacunes dans l'histoire de nos malades : heureusement qu'elles ne nous privent de rien de bien essentiel, puisque l'important est de savoir comment tuent les fièvres pernicieuses, et puisque nous connaissons assez bien comment elles sont avant de devenir aussi graves.

Ce malade nous présente quelques sujets de réflexions relativement à l'explication physiologique des symptômes qu'il a offerts; mais, pour cela, il faut qu'on sache de quelle manière les symptômes convulsifs se lient au coma, à la paralysie, à la perte de la sensibilité.

Toutes les membranes séreuses, en s'enflammant, peu-

vent donner lieu à des symptômes très-variés. Ainsi,
suivant que le péritoine, qui recouvre l'estomac ou la
vessie, le rectum ou le foie, les intestins ou le diaphragme,
s'enflamme isolément, on voit naître les vomissemens ou
la difficulté d'uriner, des douleurs en allant à la selle, ou
la jaunisse, des coliques ou le hoquet, etc. La péricardite
a des symptômes différens que l'inflammation de la tunique
vaginale ou la pleurésie, bien que, dans tous ces cas, la
maladie ait son siége dans une membrane séreuse. 'Ces
organes n'ont donc point par eux-mêmes de symptômes
propres à indiquer leur affection particulière; ce sont de
véritables *trouble-fonctions*, qui ne nous font connaître
leurs maladies qu'en irritant les organes les plus voisins,
car la douleur n'en est pas même le signe constant. Lorsque l'arachnoïde est enflammée, elle irrite donc le cerveau, soit comme toute autre partie qui est le siége d'une
maladie, soit par la congestion sanguine dont elle est le
siége, et qui se communique nécessairement au cerveau;
mais nous verrons plus tard que cette première supposition est la plus probable. En irritant le cerveau, elle
exalte ses fonctions : il préside naturellement aux mouvemens, puisque c'est en partie de lui que partent les ordres
qui le font naître. Il n'est donc pas étonnant qu'une cause
permanente d'irritation produise d'une manière permanente l'exécution de la fonction relative aux mouvemens.
Tout ceci suppose que le cerveau est susceptible d'agir;
mais s'il devient lui-même malade, alors, comme l'a très-
bien expliqué M. Lallemand, l'arachnoïde n'a plus d'influence sur lui; il ne sent pas l'irritation dont elle est le
siége; les facultés intellectuelles se perdent, le sentiment
et le mouvement sont abolis. Ainsi, les mouvemens spasmodiques ne sont l'indice de l'arachnitis que sous la condition expresse de l'intégrité du cerveau. Or, chez notre
malade, nous observons des phénomènes qui semblent
difficiles à expliquer, d'après cette manière de voir. Cette

difficulté n'est qu'apparente ; en voici la solution. Pendant le premier accès les bras sont faiblement fléchis, et il y a coma ; serait-ce parce qu'ici le cerveau étant malade, ne peut plus permettre la contraction des muscles ? Non, car le malade, pour être éveillé, n'a besoin que d'être excité ; il répond quand on lui parle. L'injection de l'arachnoïde est périodique, puisque les contractions des bras cessent et reviennent comme les accès. Le troisième jour de son arrivée, il y a coma et contraction des membres : ces deux phénomènes, qui semblent s'exclure l'un l'autre, peuvent exister en même temps quand le cerveau n'est que légèrement enflammé, car le coma n'est pas toujours aussi profond qu'il le paraît : le malade est immobile, il est vrai, mais il peut encore entendre, voir et même éprouver une succession d'idées qui se passeront en lui, sans qu'il ait la force de parler, ou d'écouter, ou de regarder d'une manière active. Il est des cas de syncope où la faiblesse est telle, qu'on semble privé de sentiment ; cependant on entend tout, et quand on est rétabli, on rend compte de ce qui s'est passé : ce qui arrive dans ce cas est l'analogue de ce qui est arrivé chez notre malade, qui, du reste, ne nous a point présenté cette couleur obscure de la substance grise que nous avons remarquée dans les autres ; l'inflammation du cerveau était trop peu avancée et trop peu active, pour avoir pu altérer d'une manière permanente la couleur du cerveau ; ensuite il y avait beaucoup de sérosité dans le crâne ; et bien que la compression par ce liquide ne produise peut-être pas autant d'effets qu'on le suppose, cependant elle peut déterminer un coma, qui ne sera pas pour cela l'indice d'une suspension totale des fonctions du cerveau, qui ne continuera pas moins d'agir sur la moelle épinière pour produire la contraction des muscles.

IVᵉ. Observation.

Fièvre intermittente pernicieuse, comateuse, ictérique.

Séjour à l'hôpital. — Du 24 août, au 25 *id.*
Autopsie. — Céphalite, gastro-entérite, splénite.

François Lauretti, cordonnier, âgé de soixante ans, d'une constitution maigre, tomba malade le 17 août 1822. Il eut tous les jours la fièvre, qui débutait par des frissons et se terminait la nuit par des sueurs : il y avait en même temps constipation et douleur à l'épigastre. Il fut apporté à l'hôpital du Saint-Esprit le 24 août.

Soir, couleur jaune-citron foncé de tout le corps, il dit que cette couleur est venue pendant le dernier accès; peau des extrémités froide, sentiment de chaleur interne, langue rouge et sèche; pouls, 108, comme un fil. Il avait tellement sa connaissance, qu'il nous sourit en nous voyant approcher, car nous lui avions déjà parlé lorsqu'on l'apporta à l'hôpital et qu'il n'était pas encore dans son lit. Il ne se plaignait de rien, paraissait fort tranquille, et répondit parfaitement à tout ce que nous lui demandâmes.

Le 25, matin, coma, immobilité, décubitus sur le dos; insensibilité des membres quand on les pinçait; mais quand on appuyait sur la région de l'estomac, tout son corps faisait un mouvement brusque : jaunisse persistante; pouls insensible à l'avant-bras, à la crurale 122. Il prit quelques cuillerées de quinquina pendant cet accès; il le vomit : il mourut cette même matinée à dix heures.

Le cadavre était d'un jaune citron. A l'ouverture du crâne, la dure-mère était teinte en jaune d'une manière aussi prononcée que la peau; cette couleur s'en alla en partie au moyen de lotions répétées; cependant lorsqu'on regardait le jour à travers cette membrane, la diminution de la couleur était à peine sensible. Injection de l'arachnoïde, couleur foncée de la substance corticale, sérosité jaunâtre entre les circonvolutions : quand on coupait le cerveau par tranches, il suintait une infinité de gouttelettes par l'ouverture des vaisseaux coupés; un peu d'eau dans les ventricules, cervelet naturel, poumons sains : les cavités du cœur nous parurent plus grandes qu'à l'ordinaire. Dans le ventricule droit était un caillot entièrement formé d'une albumine d'une couleur jaune aussi prononcée que celle de la peau et de la dure-mère. Le ventre, avant d'être ouvert, était concave et appliqué sur la colonne vertébrale. Estomac contracté sur lui-même; il était d'une couleur lie-de-vin dans toute son étendue : quoiqu'il fût bien lavé, il restait adhérent à la surface un mucus épais, analogue aux crachats cuits des malades atteints de catharre pulmonaire. La petite courbure et une portion de la grande présentèrent cette espèce d'éruption décrite au n°. 30 : examinée à la loupe, elle n'offrit rien de plus remarquable qu'aux yeux nus ; seulement, au lieu de paraître consister dans de petites élévations parfaitement rondes et entièrement séparées des autres, elles communiquaient entre elles par leurs bases, mais de manière cependant à former des chaînes montueuses, si l'on peut s'exprimer ainsi, qui serpentaient les unes à côté des autres ; c'est-à-dire, que la communication d'un tubercule par sa base n'avait pas lieu avec tous ceux qui l'entouraient ; cette communication, en général, avait lieu par les deux extrémités d'un diamètre de cette base, et le résultat était des lignes onduleuses tuberculaires, qui se circonscrivaient mutuellement. Cependant il ne faut pas croire que ces lignes tuberculaires fussent indépendantes des autres latéralement, car il n'y avait rien de bien tranché ; seulement la disposition que je viens de décrire était assez générale.

La rougeur de l'estomac était moins vive sur le pylore, mais elle recommençait de suite dans le duodénum, où elle était aussi intense que possible, et se continuait sans interruption dans les intestins grêles et gros. La vésicule du fiel était verte au-dehors et remplie d'une bile noire et épaisse ; en comprimant fortement cette vésicule, on pouvait à peine faire suinter quelques gouttes de bile dans le duodénum : l'ouverture du canal cholédoque ne pouvait être distinguée, au milieu des replis rouges, sanguinolens et tuméfiés de la muqueuse du duodénum, que par ce moyen. Le canal cholédoque étant ouvert ne présenta rien de particulier, si ce n'est un rétrécissement de son embouchure dans le duodénum, produit par le gonflement du tissu enflammé de celui-ci. Le foie était d'une consistance ordinaire ; sa couleur était d'un jaune de poudre de quinquina : c'est la seule fois que je l'aie vu ainsi. La rate, dont le volume était ordinaire, était si liquide, que lorsqu'on appuyait le scalpel dessus pour la couper, son tissu s'échappait en bouillie plutôt que de se laisser trancher.

Ce malade est un de ceux qui m'a le plus étonné relativement à la terminaison funeste de sa maladie. J'étais présent quand il fut amené à l'hôpital : son teint était jaune, l'expression de ses traits était celle de la fatigue, mais sans avoir ce caractère particulier de souffrance qui est propre aux affections abdominales ; ils n'étaient point contractés, aplatis, comme dans les affections continues. En attendant qu'on lui donnât un lit, il était couché sur le brancard qui avait servi à le porter, et il ressemblait plutôt à quelqu'un qui est fatigué d'une longue course qu'à un malade qui n'existera plus dans quelques heures. Il avait toute sa connaissance, car il était dans l'apyrexie; son accès était venu le matin, et s'était terminé à trois ou quatre heures après midi. C'est de lui seulement que j'ai su les détails relatifs à son état antérieur; et comme je ne prenais de notes que sur ceux que je présumais ouvrir, j'hésitai quelque temps avant de me déterminer à considérer celui-ci comme tel. Quel dut être mon étonnement quand, le lendemain matin, cette physionomie animée la veille par le sourire tranquille de cette reconnaissance que l'on éprouve pour ceux qui s'intéressent à votre état, n'exprimait plus qu'une fin prochaine que j'étais si éloigné de prévoir !

Sous le rapport des symptômes, rien n'est encore plus intéressant que ce malade. Lorsque le dernier accès est revenu, il y a coma, insensibilité générale, et cependant, quand on comprime le ventre, le malade fait un mouvement brusque qui indique la sensibilité de cette partie; ce qui confirme ce que nous avons dit à l'occasion de l'observation précédente, où nous avons voulu prouver comment il y avait des comas de différente intensité, bien que l'apparence fût la même. Il y a injection de l'arachnoïde, et cependant il n'y a point eu de symptômes convulsifs ni de céphalalgie. Faut-il alors admettre qu'à mesure que le coma se développait, l'arachnitis faisait elle-même des progrès; mais que le cerveau commençant par être insensible, ne pouvait point être mis en action par la lésion de l'arachnoïde? Ici j'avoue que cette explication laisse quelque chose à désirer, puisque le malade avait encore la faculté de sauter quand on lui comprimait le ventre. Il faut donc tenir compte de ce fait, que nous expliquerons quand nous en aurons cité un assez grand nombre pour indiquer les circonstances générales de leur production. On a cru que dans les fièvres intermittentes la phlegmasie des intestins revenait périodiquement avec l'accès, de manière à constituer des inflammations intermittentes : si ceux qui

ont émis cette opinion avaient vu les intestins de ce malade, ils ne l'auraient point avancée. Les mucosités
épaisses dont l'estomac était tapissé, l'épaisseur des intestins, leur gonflement sanguin ne sont point des phénomènes susceptibles de paraître et de disparaître subitement. Rien n'est plus aisé que de distinguer les injections
récentes des inflammations anciennes ; nous aurons plus
tard l'occasion de parler de ces premières. Or, cette continuité d'une inflammation, chez un individu qui cependant
a présenté des accès bien tranchés et bien distincts, doit
être encore soigneusement remarquée, car nous nous servirons d'elle pour appuyer l'opinion particulière que nous
avons conçue sur les fièvres intermittentes. Je ne connais
personne qui ait décrit l'éruption particulière qui existait
dans l'estomac de ce malade. Du reste, il peut y avoir
gastrite sans cette éruption. Doit-on attribuer la jaunisse
à l'inflammation du duodénum, et par suite à l'obstacle
que le gonflement inflammatoire de ses parois apporta à
l'écoulement de la bile ? c'est ce qu'il est permis de conjecturer. Il y aurait de grands rapprochemens à faire entre
cette maladie et la fièvre jaune, causes générales à part ;
je ne fais mention ici que des résultats que ces causes
amènent dans les organes. La rate était en bouillie très-
liquide chez notre malade. N'y aurait-il pas de grands
rapports entre cet état de la rate et le vomissement noir
de la fièvre jaune ? Augmentons l'activité des symptômes
chez notre malade, et j'avoue que les phénomènes apparens
ne semblent guère être très-différens dans ces deux cas.

L'aplatissement du ventre est une chose assez commune
dans les inflammations abdominales : lorsque cette cavité
est ouverte, ordinairement les intestins et l'estomac sont
épais, contractés sur eux-mêmes, et d'une couleur grise,
et c'est presque toujours l'indice d'une inflammation assez
considérable de la membrane muqueuse. Voici, à ce qu'il
me semble, comme on peut se rendre compte de ce fait :

la membrane muqueuse peut difficilement s'enflammer
sans déterminer une congestion plus ou moins vive dans
la membrane musculaire qui lui est superposée ; cette
congestion active les fonctions naturelles aux fibres nerveuses, c'est-à-dire leur contraction ; de là, la diminution
de leur calibre, tandis qu'une véritable inflammation
des muscles doit s'opposer à leur contraction en détruisant l'effet naturel de l'afflux nerveux. Cette influence
nerveuse n'existant plus, les plans musculaires sont para-
lysés, et l'intestin se laisse distendre par le gaz qui se
dégage habituellement dans les intestins ; c'est au moins
ce qui arrive dans les terminaisons des entérites par la
gangrène. On a peu fait jusqu'aujourd'hui pour distinguer
les inflammations de la membrane musculaire des intestins de celle de la membrane muqueuse, bien que de
grandes différences doivent exister entre elles. Nous y
reviendrons à mesure que l'occasion se présentera. La
coloration en jaune de la dure-mère et d'un coagulum
seulement albumineux dans la cavité droite du cœur, doit
lever toute espèce de doute relativement à la présence
dans le sang de la partie colorante de la bile. Enfin, on
peut donc avoir les intestins couleur lie de vin, et cependant être atteint seulement d'une fièvre intermittente, qui
dans l'apyrexie qui a précédé l'accès mortel, n'indiquait
ni un aussi grand danger, ni une aussi profonde altération
des organes digestifs.

Vᵉ. Observation.

Fièvre intermittente pernicieuse, comateuse, convulsive.

Séjour à l'hôpital. — **Du 6 juillet matin, au 7 *id.* soir.**
Autopsie. — **Arachnitis, gastrite, rate diffluente.**

Jean Olivier, âgé de quarante ans, d'une bonne constitution, fut
apporté à l'hôpital le 6 juillet. Il était alors sans fièvre. Le soir, la fièvre
arriva précédée de frissons suivis d'un accès de chaleur violente. Le

pouls était fort, 120. Coma, décubitus sur le dos, bras droit immobile; il se sert du bras gauche, qu'il porte à la tête. Sensibilité partout : quand on essaye d'ouvrir l'œil gauche, il paraît en éprouver de la douleur et contracte les paupières; ventre douloureux.

Le 7, matin, coma, décubitus sur le dos; pouls fort, 108.

Soir, coma, sueur visqueuse, fétide; insensibilité, immobilité des membres; langue sèche; pouls, 140. Mort à sept heures du soir.

A l'ouverture, injection et épaississement de l'arachnoïde; engorgement des vaisseaux qui rampent sur les circonvolutions; celles-ci sont écartées par de l'eau; lyre gauche fortement injectée; plusieurs amas d'eau à la base du crâne; éminences phlegmoneuses de l'estomac qui étaient d'une couleur gris-d'ardoise; invagination de l'intestin grêle; rate volumineuse et en bouillie.

Cette observation ressemble entièrement aux deux premières que nous avons rapportées. On remarquera qu'ici il n'est point fait mention de la couleur plus foncée de la substance grise du cerveau. Mais le malade, quoique dans un état comateux, portait encore quelquefois la main à sa tête; lorsqu'on ouvrit l'œil gauche, il paraissait en être affecté douloureusement et contractait les paupières pour s'y opposer; le coma n'était donc pas très-intense. Enfin toutes les fonctions du système nerveux sont anéanties, il y a insensibilité générale, et la mort survient avant que la permanence de la congestion du cerveau puisse en altérer la couleur au point de la rendre bien sensible. L'arachnoïde est injectée et épaissie. L'épaississement tient certainement à un état inflammatoire ancien; et puisque l'injection dont elle est le siége n'a point déterminé de mouvemens convulsifs, c'est qu'elle est survenue dans la dernière période de la maladie, lorsque le cerveau était déjà privé de ses fonctions sensitives et par sa propre inflammation et par l'épanchement de sérosité qui a dû contribuer un peu à produire le coma qui a existé pendant les derniers temps de la maladie.

VIe. Observation.

Fièvre intermittente pernicieuse, comateuse, convulsive.

Séjour à l'hôpital. — **Du 3 juillet matin, au soir.**
Autopsie. — **Arachnitis, gastro-entérite.**

Vincent Orsini, âgé de soixante ans, vint à l'hôpital le 3 juillet 1822. Il fut placé au n°. 106. Son état était le suivant : coma, pouls insensible, extrémités froides. Demi-flexion des deux membres thoraciques ; quand on veut les étendre, on éprouve assez de résistance de la part des fléchisseurs : œil gauche à demi fermé, œil droit ouvert ; pupilles dilatées, immobiles ; langue sèche, rentrée au fond de la bouche : il manifeste de la douleur quand on comprime le ventre. Mort le soir de son arrivée.

À l'ouverture, vive inflammation de l'arachnoïde avec forte injection de ses vaisseaux : il s'est écoulé de la sérosité qui était entre la dure-mère et l'arachnoïde. Une tumeur fibreuse, du volume d'une grosse noisette, adhérait à la dure-mère sous l'angle postérieur des pariétaux, et comprimait le cerveau. Quoique l'injection de l'arachnoïde fût très-vive des deux côtés, elle était cependant plus forte à gauche qu'à droite. Hydatide de la grosseur d'un petit pois dans le plexus choroïde : l'eau qui était entre l'arachnoïde et la dure-mère était plus abondante à gauche qu'à droite. Cerveau assez mou ; inflammation générale de l'estomac ; l'S du colon était d'un rouge brun.

Nous n'avons ici que les derniers temps d'une maladie qu'on pourra se refuser à croire intermittente, puisque les symptômes ont été continus jusqu'à la mort. Certainement il est permis de douter de tout ce qu'on ne voit pas bien distinctement ; aussi je ne prétends pas porter dans l'esprit des autres la conviction qui est dans le mien, relativement à la nature de cette maladie ; seulement je ferai observer que tous ceux qui ont observé des épidémies doivent savoir combien peu les malades diffèrent les uns des autres quant aux symptômes essentiels, et avec quelle facilité la seule inspection des malades permet de juger le danger de la maladie, à quelle époque on est de sa durée au moment où on l'examine, ce qui s'est passé, ce qui va arriver, et ce qu'on trouvera à l'ouverture.

L'individu dont nous parlons, atteint dans un moment où un seul genre d'affection régnait d'une manière générale, avait tellement le facies et tous les caractères apparens que j'avais reconnus sur la masse, que je ne doutai point des altérations que je rencontrerais, de même que je suis persuadé qu'avant de venir à l'hôpital il a éprouvé plusieurs accès, dont celui qu'il a eu en ma présence a été le dernier : en cela ma conviction est égale à celle de tous les médecins qui se sont trouvés dans les mêmes circonstances.

VIIe. OBSERVATION.

Fièvre intermittente pernicieuse, comateuse, convulsive.

Séjour à l'hôpital. — Du 19 juin, au 20 *id.* soir.
Autopsie. — Céphalite, ramollissement putrilagineux du foie, entérite.

Donato Fanti, charbonnier, âgé de cinquante ans, fut apporté à l'hôpital du Saint-Esprit dans un état comateux, qui ne présenta aucune rémission jusqu'à la mort, qui arriva le lendemain à deux heures après midi. Le pouls était fort, battant quatre-vingts fois par minute. Quand on pinçait les membres, le malade manifestait de la douleur; sa peau était chaude et humide : quand on lui ouvrait les yeux, il ne les dirigeait sur aucun objet. Il fut impossible de voir sa langue, puisqu'il n'entendait rien et qu'on ne pouvait pas lui ouvrir les mâchoires assez grandement pour la voir. Il éprouvait de la douleur quand on comprimait la région du foie seulement, il ne paraissait pas en ressentir par la pression sur le reste du ventre. On ne put obtenir aucuns renseignemens sur son état antérieur; mais la nature de la maladie régnante, la chaleur de la saison, et la ressemblance parfaite qu'il y avait entre son état et celui des malades dont la maladie nous était connue dès le principe et qui se terminait de la même manière, nous portèrent à regarder cet accès comme celui d'une fièvre pernicieuse. Cette opinion fut encore confirmée par l'ouverture du cadavre.

A l'ouverture du crâne, il s'écoula plusieurs onces de sang; l'arachnoïde était fortement adhérente à la dure-mère par des granulations résultant d'une inflammation ancienne; les vaisseaux du cerveau étaient très-engorgés : lorsqu'on le coupait par tranches, il sortait par l'ouverture des vaisseaux divisés de grosses gouttelettes de sang, qui se renouvelaient quand on les essuyait. Le foie était noirâtre; il ne semblait composé que de sang noir légèrement coagulé et de filets celluleux, qui seuls offraient quelque résistance au doigt : quand cette légère résistance était vaincue, le foie n'avait plus que la consistance d'une gelée qui commence à fondre; car le sang paraissait épanché dans son tissu, qui d'ailleurs n'existait plus comme tissu, mais plutôt comme bouillie. Les intestins étaient enflammés dans plusieurs points de leur étendue, et chaque portion enflammée répondait à des pelotons de vers qui étaient encore vivans. Les poumons, la rate, l'estomac étaient sains.

C'est le seul cas, parmi tous les cadavres que j'ai examinés, qui m'ait présenté cette destruction totale de la substance du foie, qui était dans un état de prutilage parfaitement semblable à celui de la rate. La douleur qu'il éprouvait quand on lui pressait le ventre, bien que le coma parût assez profond, l'absence de toute observation sur la couleur foncée de la substance grise du cerveau, indiquent assez que l'altération de cet organe n'a eu lieu que dans les derniers temps de l'existence. Du reste, je noterai ici ce que j'aurais dû également dire des autres malades, c'est l'expression particulière de leur physionomie jusqu'au moment de la mort. On ne sait pas toujours s'ils se réveilleront ou non; cette physionomie n'est point gripée ni contractée, comme dans les altérations des viscères qui existent avec des fièvres continues; le malade semble plutôt dormir, sa figure est épanouie, très-colorée, les yeux fermés; la sueur ruisselle de tous côtés, et c'est au plus fort même de la sueur que la mort arrive. Voici comment je suppose que la chose a lieu : le cerveau, très-disposé à s'enflammer à cause de la chaleur ardente de la saison, devient périodiquement le siége d'une congestion dont la cause provocatrice est dans le système abdominal : lors donc que l'accès commence, la congestion s'établit d'abord dans ce système, puis va par irradiations vers le cerveau; plus l'accès avance, et plus cet organe est opprimé par le sang qui se précipite dans tous ses capillaires; enfin cette compression augmentant toujours, arrive au point d'anéantir ses fonctions; son influence sur la circulation ralentit le pouls, la respiration elle-même se fait à de longs intervalles ; bientôt enfin il n'agit plus sur le cœur ni sur les muscles intercostaux , et la mort arrive par asphyxie. Il y a donc une différence dans la manière dont la mort arrive dans les fièvres intermittentes comateuses, et dans celles dont les symptômes prédominans ne sortent pas du bas-ventre. Dans celles-ci la mort peut arriver au commencement de l'accès, lorsque la trop forte concentration des principes existans porte une atteinte profonde aux forces nerveuses avant que la réaction ne s'établisse. Dans les fièvres comateuses , au contraire, la mort arrive au moment où la réaction est très-forte , au moment où le cerveau comprimé depuis quelque temps par suite d'une circulation très-active dans son tissu, ne peut plus remplir ses fonctions d'influence sur les organes de la respiration et de la circulation ; aussi c'est presque toujours au plus fort de la sueur, lorsque l'accès est sur le point de se terminer, puisqu'en effet c'est l'époque où il a été le plus long-temps le siége d'une turgescence qui l'étouffe, si je puis parler ainsi. Si cette turgescence avait seulement un degré d'intensité de moins , de manière que le plus fort de l'accès ne le fût pas assez cependant pour ôter au cerveau son pouvoir d'influence , en quelques minutes on verrait le malade passer , en quelque sorte, de la mort à la vie, et après l'accès se lever, marcher, vaquer à ses occupations sans se douter que peu d'instans auparavant la plus légère augmentation de la circulation l'aurait tué en quelques secondes. Ce passage subit d'un état de danger imminent au rétablissement instantané de toutes les facultés, est surtout un caractère propre aux fièvres intermittentes comateuses. Dans les autres fièvres pernicieuses il n'y a pas autant de différence entre les différentes périodes d'un accès : si la mort arrive, c'est que souvent la vie serait difficilement possible avec les altérations qui coexistent avec la fièvre ; tandis que relativement au cerveau ces altérations peuvent être nulles. Un doigt com-

prime le cerveau , le malade s'assoupit; si la compression
est légère , tout revient promptement dans l'état naturel ;
si elle est plus forte , elle tue sur-le-champ. telle est une
fièvre comateuse, dont la terminaison funeste ne tient pas,
comme on voit , directement aux maladies de l'abdomen ,
mais bien à l'effet de ces maladies sur un organe de première importance; ici la mort est en quelque sorte un
accident secondaire. Nous verrons de quelle utilité ces
considérations seront pour nous quand nous en viendrons
au traitement de ces affections.

Mais revenons un peu à l'altération putrilagineuse que
nous avons remarquée dans le foie, et qui, absolument semblable à celle de la rate des autres malades dans les mêmes
circonstances de fièvres intermittentes, doit nécessairement
s'expliquer de la même manière dans les deux cas. Cependant, avant d'entamer cette explication , que nous donnerons quand nous aurons cité tous les faits analogues ,
citons deux exemples semblables au nôtre, et qui serviront
à éclairer cette question.

VIIIe. OBSERVATION.

Fièvre intermittente pernicieuse, épigastralgique.

Autopsie. — Ramollissement putrilagineux du foie , gastro-entérite.

Un jeune homme d'une bonne constitution, plein de vie et de santé,
s'embarqua avec quelques personnes sur un bâtiment indien, pour navi-
guer dans le Hoogly.

Le jour suivant, il revint, et fut affecté des symptômes ordinaires de
cette fièvre (la fièvre rémittente endémique du Bengale). Je ne le vis
que lorsque la période du froid était passée. La réaction fut violente, la
douleur de tête très-intense, la peau brûlante; une grande oppression se
manifesta dans la région précordiale ; le pouls devint fréquent, dur ; la

---

(1) The influences of tropical climates on European constitutions, etc.,
by James Johnson. *London ,* 1818, pag. 48.

soif, des nausées, se manifestèrent. L'émétique fut administré, et fit
rendre par le vomissement et par les selles une grande quantité de bile
de mauvaise nature ; après quoi survint une sueur, suivie d'une diminution des symptômes fébriles et d'une rémission qui ressembla presque
à une véritable intermission. Je donnai alors le quinquina avec une confiance telle, que je m'attendais à détruire en quelques instans cette
formidable maladie ; mais, hélas ! mon triomphe ne fut pas long, car au
bout de quelques heures la fièvre revint avec une violence encore plus
grande, et s'accompagna de vomissemens si opiniâtres, que, quoique
j'eusse essayé de faire passer du quinquina, même pendant la durée du
paroxysme, à l'aide de l'opium, de potions effervescentes, etc., toutes
mes tentatives furent infructueuses ; chaque dose était rejetée presque
aussitôt qu'elle était avalée, et je fus forcé d'abandonner le seul moyen
par lequel j'avais espéré de dompter la fureur de cette maladie : d'autres
moyens opposés aux symptômes qui se présentèrent furent inutiles, et le
malade mourut le troisième jour de sa maladie, entièrement jaune. La
matière des derniers vomissemens ressemblait à de la bile brune vitiée,
et nous indiqua quels effets peut produire la fièvre du Bengale en si peu
de temps sur un Européen dans la vigueur de l'âge.

À l'ouverture du cadavre, je trouvai le foie si gorgé de sang, qu'il se
détachait par lambeaux quand on l'enlevait avec la main. Il semblait que
la plus grande partie des vaisseaux était rompue, et que presque toute la
structure intérieure était convertie en une masse d'extravasation.

« Indeed et appeared as if greater number of vessels had been broken
» down, and almost the vhole of the anterior stuctur converted into a
» mass of extravasation. »

La vésicule du fiel contenait une petite quantité de bile, dont la
couleur et la consistance étaient celles du goudron ; les membranes du
canal cholédoque étaient si épaissies et son calibre intérieur si rétréci,
qu'on put à peine y faire entrer une sonde : quelques traces d'une inflammation commençante existaient dans quelques parties des intestins
grêles ; la surface interne de l'estomac avait le même aspect. Le thorax
ne fut point examiné. Les vaisseaux veineux du cerveau étaient extrêmement engorgés ; les ventricules contenaient plus d'eau qu'il n'y en a
habituellement, sans cependant présenter des indices d'une inflammation.

Je ferai remarquer quelle ressemblance il y a entre la
description de l'altération du foie dans mon observation
et dans celle de Johnson. La mienne, comme toutes celles
qui m'appartiennent, ont été faites, en quelque sorte, en
présence du cadavre, et ce n'est que cette année seulement
que j'ai eu connaissance de l'ouvrage de Johnson. Cette
destruction du tissu du foie, qui est comme remplacé par

du sang, est produite dans les mêmes circonstances; car
le Bengale, comme Rome, est exposé à des émanations
marécageuses qui déterminent des fièvres intermittentes;
seulement leur activité, plus grande dans ce premier pays,
en fait des fièvres rémittentes, qui, comme nous l'avons
vu dans le commencement de cet ouvrage, appartiennent
toujours à la classe des intermittentes. Nous avons une
confirmation de cette opinion dans l'observation de Johnson; l'ouverture du cadavre nous montre une altération
qui, comme la destruction du foie, l'épaississement du canal cholédoque, la consistance de la bile, n'ont pu être
le résultat d'une inflammation momentanée. Ces altérations ont certainement été continues, et cependant,
après l'administration de l'émétique, l'accès a parcouru
le cercle ordinaire des mouvemens organiques qui le constituent. Le froid, la sueur se sont succédé dans leur ordre habituel; il y a eu pendant quelques heures une rémission qui a presque ressemblé à une véritable intermission, tant il est difficile à l'économie de ne pas présenter
des symptômes intermittens lorsqu'elle est sous l'influence
des causes générales qui éveillent spécifiquement cet
ordre de mouvemens organiques. Et en effet il n'est jamais
nécessaire qu'une cause continue donne lieu à des résultats continus comme elle. Une machine dont la nature est
l'intermittence dans ses mouvemens, ne marchera jamais
d'une manière continue. Une chute d'eau, quoiqu'agissant
sans interruption, sur des marteaux d'un moulin à papier,
ne les fait cependant lever et tomber qu'à des intervalles
périodiques.

Il en est de même de l'économie : la fonction nerveuse
qui constitue les fièvres intermittentes, est, en elle-même,
intermittente par sa nature; elle ne peut donc présenter
que ce mode d'exercice, une fois qu'elle est mise en jeu,
quelle que soit sa cause provocatrice.

Il est des cas où un excès d'énergie en rapproche les

intervalles au point de les faire paraître continus; alors, pour suivre notre comparaison, les marteaux se succèdent avec une telle rapidité, qu'ils produisent un roulement continu; mais il n'en est pas moins vrai que la périodicité de leur élévation et de leur abaissement n'est pas détruite par la difficulté de les distinguer. Telles sont presque toutes les fièvres des pays chauds, qui n'ont de continuité que par l'apparence, et qui toutes sont plus ou moins compliquées, et de mouvemens nerveux qu'il faudrait paralyser, et d'altérations locales dont il faudrait empêcher l'influence sur un système trop excitable.

Au reste, nous rapporterons dans cet ouvrage assez de faits prouvant la coïncidence des altérations permanentes avec des symptômes fébriles intermittens, pour convaincre les plus incrédules, de cette vérité, dont l'admission ne peut être rejetée que par une volonté bien décidée de ne pas y voir malgré l'évidence.

Le fait suivant, rapporté par Grottanelli, vient encore à l'appui de l'opinion que j'avance ici sur la coïncidence des fièvres intermittentes et des inflammations continues. Nous le citons aussi, pour prouver que le siége des fièvres intermittentes n'est point exclusivement dans la rate, puis que le foie offrait ici la principale maladie, et que dans le malade Donato Fanti (p. 168), lui seul était désorganisé, la rate étant à peu près dans son état naturel. Je joindrai à mon assertion ce qu'avance Grottanelli, qui, ayant eu, comme moi, l'occasion d'ouvrir beaucoup d'individus morts de fièvres intermittentes, a souvent rencontré la rate sans altération.

« Dùm secarem humilium locorum habitantium cadavera quorum abdomen physconiâ laboraverat, hoc viscus (la rate) non raró sanum reperi etiam post longum morbum, et febrium intermittentium decursum (1). »

____

(1) Ad acutas et chronicas splenitidis, etc., pag. 158.

IXe. OBSERVATION.

Fièvre intermittente.

Autopsie. — Hépatite, pneumonite, péritonite.

Joseph Totti, vétérinaire, d'un tempérament sanguin-bilieux, assez fort, était accoutumé à descendre chaque année dans des lieux marécageux pour diriger des travaux de semailles ou de moissons ; ce qui lui occasiona des obstructions de la rate et du foie. En 1811, au temps de la moisson, étant âgé de quarante ans, et travaillant avec beaucoup d'activité, il fut affecté d'une fièvre qui fut intermittente, et qu'il supporta sans rien faire jusqu'au troisième paroxysme : enfin, il se rendit chez lui, où la fatigue lui procura un sommeil très-court. Je le vis lorsqu'il était affecté du cinquième accès ; son état était le suivant : agitation, impossibilité de trouver une position qui lui procure du repos ; douleur sous les fausses côtes, à droite, remontant au sommet de l'épaule et s'étendant à l'hypocondre gauche ; douleurs dans les articulations, tête lourde, langue couverte d'un enduit blanc, bouche amère, vomissemens, soif, face livide ; pouls irrégulier, ni mou, ni dur ; très-grande difficulté de respirer ; urine rouge avec un nuage, comme elle a coutume d'être chez ceux affectés de fièvres périodiques. Je fis donner un lavement pour desserrer le ventre. Il eut peu de repos dans la nuit ; car la fièvre revenant précédée d'un froid général dans tous les membres, la douleur de côté fut plus féroce.

Sixième jour, toux sèche, fréquente, sans expectoration. Des émulsions calmèrent sa soif : il ne mangeait rien, faute d'appétit ; l'amertume de la bouche avait disparu. Une livre de sang fut tirée du bras : la couenne était presque molle, la lymphe était livide. Nuit sans sommeil. Au retour de la fièvre, le froid s'empara seulement de l'extrémité des pieds.

Septième jour, douleur de plus en plus forte ; difficulté toujours plus grande de respirer ; éructations fréquentes ; urine toujours la même. Comme la langue était blanche et qu'il n'y avait pas eu de selles après un lavement, il prit une once de manne, qui lui fit rendre des matières bilieuses troubles. La nuit, point de sommeil ; délire.

Huitième jour, le malade sentit à peine le retour de la fièvre ; la douleur du côté droit s'arrêta dans l'hypocondre et augmenta de violence : les fomentations furent inutiles pour diminuer ces douleurs, qui chaque soir présentaient comme spontanément une rémission bien marquée. Le sédiment briqueté de l'urine fut plus abondant. Le malade ayant bu un bouillon, vomit une matière porracée.

Neuvième jour, pouls mou, faible; prostration, météorisme, ventre toujours constipé. La nourriture ne s'oppose point à la chute des forces: il buvait pour boisson une dissolution de nitre : il ne supportait pas du tout le contact de la main sur le côté droit du ventre. Le soir, il commença à délirer; la nuit fut sans sommeil, il se leva souvent pour uriner.

Dixième jour, les deux hypocondres étant très-douloureux, comme il ne pouvait se coucher ni sur le dos ni sur l'un ou l'autre côté, il restait assis sur son lit; l'agitation dans laquelle il était le mettait en sueur: il n'avait un peu de repos que lorsqu'il s'appuyait sur les coudes et les genoux, le dos étant tourné en haut; mais bientôt la toux lui ôtait ce repos. Nuit très-pénible.

Onzième jour, même état; urine claire et prompte à se putréfier. Des lavemens répétés, un vésicatoire appliqué sur l'hypocondre droit, ne procurèrent aucun soulagement : il ne pouvait pas même supporter le poids des couvertures. Le soir, délire. Après un sommeil court et agité, il devint encore plus malade.

Douzième jour, frissons vagues, douleur des membres, pouls grêle, anxiété, diarrhée, face abattue; veille la nuit.

Treizième jour, respiration rare, soupirs interrompus, nuit très-triste.

Quatorzième jour, matin, ne pouvant rester dans aucune position, comme il se levait pour parler à son confesseur, il expira tout-à-coup.

Le cadavre n'offrait rien de remarquable qu'une tension du ventre. Dans l'abdomen il y avait de la sanie mêlée avec un peu de sang. Le foie était putride et tuberculeux; cette affection commençait vers la partie convexe, s'étendait de tous côtés, et descendait vers la partie concave; cependant la plus grande destruction était à la partie convexe; le reste était engorgé et enflammé : son volume était naturel. La vésicule contenait un peu de bile claire et légère, peu visqueuse. La face inférieure du diaphragme était érysipélateuse; l'estomac et l'intestin grêle étaient pleins d'eau; la rate, double du volume ordinaire, était d'une couleur noire; la surface extérieure du poumon droit était couverte d'une croûte blanche, la partie inférieure adhérait à la plèvre costale.

X^e. OBSERVATION.

Fièvre intermittente pernicieuse, comateuse, convulsive.

Séjour à l'hôpital. — Du 8 juillet, au 10.
Autopsie. — Arachnitis, entérite, splénite.

Dominique di Marco, âgé de trente ans, d'une bonne constitution, était affecté d'une fièvre tierce simple depuis le 24 juin 1822. Le 7 juillet au soir, il fut atteint, d'après le rapport de ses parens, d'un accès pernicieux, comateux : il arriva à l'hôpital le 8 au matin, et fut placé au n°. 89. Son état était le suivant : coma, décubitus sur le dos, face rouge, avant-bras fléchis et contractés, pouls 112, tremblemens convulsifs des doigts, jambes allongées et immobiles, sensibilité partout : on lui a fait avaler trois onces de quinquina en six heures.

Deux heures après-midi, pouls 100 ; sinapismes aux pieds.

9, matin, il est en sueur : rémission de la fièvre, pouls 88, coma-vigil. Il entend, mais ne répond pas, quoiqu'il regarde. Deux heures plus tard, pouls 92, fort plein : plusieurs onces de quinquina.

Soir, pouls fort, plein, 96 ; coma profond, roideur résistante du bras droit : il ne peut pas montrer sa langue ; peau chaude et toujours humide de sueur. Pour lui faire avaler le quinquina, il faut lui pincer le nez et lui tenir la bouche ouverte avec une clé ; ensuite on lui verse de l'eau, qu'il garde dans la bouche et finit par rejeter. Il a pris sept onces de quinquina dans ce jour.

Le 10, au matin, pouls 140, fort et plein ; coma, flaccidité, immobilité générale, bouche ouverte. Une saignée à la jugulaire ; respiration stertoreuse. Mort vers midi.

Ouverture. Injection de tous les vaisseaux de l'arachnoïde jusques dans les plus petites ramifications et des deux côtés ; mais du côté droit et sous le lobe antérieur elle est d'un rouge intense, unie, sans distinction de vaisseaux ; lorsqu'on l'arrachait de dessus les circonvolutions, on enlevait également la pie-mère, qui lui était si intimement adhérente, qu'elles ne semblaient à elles deux ne former qu'une seule membrane, rouge, très-épaisse, et dans le tissu de laquelle se serait épanché du sang qui se serait ensuite coagulé : point d'eau dans les ventricules ; cerveau d'une consistance ordinaire ; quand on le coupe il paraît une foule de points rouges qui deviennent ensuite le siége d'une large goutte de sang ; l'arachnoïde du cervelet est aussi très-injectée, la consistance de cet organe est naturelle.

Estomac gris extérieurement, contracté sur lui-même, peu enflammé ; intestins grêles offrant deux invaginations : une portion de ces intestins est blanche, transparente, remplie de gaz ; le reste est gris, contracté, sans gaz intérieurement : enfin, dans trois endroits de sa longueur, toute la circonférence du tube est rouge au-dedans comme au-dehors, dans une étendue de deux à trois pouces de longueur ; tout le gros intestin est blanc, transparent, distendu par des gaz ; les parties enflammées étaient aussi distendues par des gaz. Pendant la vie, il existait une hernie qui rentra pendant la maladie ; elle parut composée seulement du grand épiploon, qui était disposé en cylindre et très-injecté. Foie gorgé de sang ; rate du poids de deux ou trois livres et en bouillie grisâtre.

Cette observation nous montre un nouvel exemple de la coïncidence des mouvemens convulsifs avec le coma ; si on n'excite point le malade, l'expression de sa physionomic indique le coma le plus profond ; mais comme on le voit, il ne l'est pas autant qu'on le croirait d'abord. On veut lui faire prendre du quinquina , et le goût désagréable de cette substance lui fait serrer les lèvres. On lui pince le nez, nécessairement il ouvre la bouche ; mais après avoir avalé le quinquina pour respirer , on lui verse de l'eau qu'il rejette : il y a donc conservation du goût et sensation , et volonté de produire des mouvemens déterminés avec intention et conscience ; en un mot il n'y a point encore paralysie par compression du cerveau. Il pourrait donc y avoir et il y avait en effet des mouvemens spasmodiques résultant de l'influence de l'arachnoïde enflammée sur le cerveau, qui n'était pas hors d'état de remplir au moins quelques-unes de ses fonctions. Je me rappelle parfaitement ce malade qui , comme je l'ai déjà noté pour les autres , mourut lorsque la sueur coulait abondamment sur toutes les parties de son corps. Les altérations que nous avons trouvées dans la tête rendaient la guérison peu probable, quelque moyen qu'on eût employé; cependant je me rappelle encore de la marche rapide du coma par suite de la saignée, et en effet rien n'est plus facile à concevoir.

Pendant cette constitution , le système nerveux avait acquis une susceptibilité qui déterminait des accidens très-graves sous l'influence des causes les plus légères. Or, tous les praticiens savent que dans la plus grande partie des cas où on pratique une saignée , le premier effet qu'elle produit est un trouble général , ordinairement accompagné de l'accélération de la circulation. Chez notre malade , le cerveau , déjà affecté pendant les accès précédens , était devenu, dans le dernier accès, le siége d'une congestion tellement active , qu'il était presque arrivé au point où un degré de plus l'aurait entièrement privé de ses fonctions; la saignée lui a précisément fourni ce degré, si l'accélération qu'elle a donnée à la circulation eût été presqu'au point où le cerveau n'aurait pu agir ; mais sans aller à ce point, l'accès se serait terminé par la sueur ; de nouvelles saignées et de nouvelles doses de quinquina auraient empêché le retour d'un nouvel accès. On voit qu'ici la vie ou la mort du malade peuvent être le résultat des circonstances les plus légères, par cela seul que c'est le cerveau, dont les fonctions si importantes peuvent être anéanties ou ramenées à leur état habituel, qui décide de la destinée du malade. Nous verrons, quand nous parlerons du traitement, quelle prudence et quelle circonspection il faut apporter dans ces classes de maladies, dont la marche, susceptible d'être connue d'avance, permet au médecin de choisir les périodes qui lui conviennent le mieux pour l'administration de tels ou tels moyens curatifs.

XIe. OBSERVATION.

Fièvre intermittente pernicieuse, comateuse, hépatique, convulsive.

Séjour à l'hôpital. — Du 6 juillet au 7 id. soir.
Autopsie. — Arachnitis, gastro-entérite, splénite.

Paul Tossini, âgé de trente ans, d'une bonne constitution, fut pris, le 29 juin au matin, d'une fièvre qui commença par la chaleur, et qui revint tous les jours jusqu'au 6 juillet ; il y eut soif, selles sanguinolentes, épreintes, rate volumineuse. Il a pris des boissons rafraîchissantes et un purgatif. Il arriva à l'hôpital le 6 juillet, et fut mis au n°. 93. Son état était le suivant : air stupide, somnolence plutôt que coma ; douleur de tête générale. Le malade ne paraît qu'assoupi, car il est facile de l'éveiller ; il comprend assez bien ce qu'on lui dit. Décubitus sur le dos ; les genoux sont élevés, mais on peut étendre les cuisses sans qu'il témoigne de la douleur. Pendant l'assoupissement l'œil droit est entr'ouvert, le gauche est fermé. On ne peut abaisser la mâchoire inférieure sans produire des douleurs qui font grimacer le malade, et dans cette grimace la commissure des lèvres se porte un peu plus à droite qu'à gauche. La langue est sèche, rouge, couverte d'une couche noirâtre, qui va de la pointe vers le milieu, et dont la largeur transversale n'est que d'un demi-pouce ; elle se porte un peu à droite. Petits mouvemens convulsifs des mains par intervalles ; douleur de ventre par la pression ; peau chaude, sèche ; pouls 120. Quand on étend le bras droit, les fléchisseurs se contractent, et le

12.

malade témoigne beaucoup de douleur ; si on insiste, on finit par l'étendre, et une fois étendu, il reste. (*Tamarin*, *clystères*, *boisson adoucissante*.)

Dans la nuit, déjections sanguines extrêmement fétides ; déclinaison de l'accès, qui revint le 7 matin ; à sept heures, le malade se plaignit du froid. Je ne vis le malade que le soir à six heures, il commençait à être dans la déclinaison : la peau était chaude et humide ; enduit fuligineux aux lèvres, pouls impossible à trouver, respiration fréquente. Les deux avant-bras fléchis ; quand on veut les étendre, surtout le droit, on produit une vive douleur. Sensibilité partout conservée ; quelquefois l'œil droit reste entr'ouvert, le gauche étant fermé. Il avait eu quelques mouvemens convulsifs le matin, vers midi. Il a pris du kina avant l'accès, au moment où il sentait déjà le froid. Augmentation du coma ; mort à sept heures et demie du soir.

Ouverture. Injection générale de l'arachnoïde, surtout de celle qui revêt le cervelet et la partie latérale du commencement de la moelle épinière. L'injection du côté droit était un peu plus intense que celle du côté gauche, quoiqu'elle fût d'ailleurs aussi vive qu'il est possible de l'imaginer ; car ce n'était pas une simple injection qui permet de voir les plus petits vaisseaux. L'arachnoïde était d'un rouge profond, intense, comme si tout son tissu était pénétré de sang. Le cerveau ne présentait rien de remarquable.

Les intestins étaient injectés de la même manière, depuis l'œsophage jusqu'à l'anus ; toute leur épaisseur paraissait imprégnée de sang ; ils n'étaient d'ailleurs ni plus épais qu'à l'ordinaire, ni contractés, ils étaient, au contraire, distendus par du gaz. Rate du poids de huit à dix livres ; quand on la mit sur la table, elle s'aplatit, comme l'aurait fait une vessie à demi pleine d'eau. Son tissu était en bouillie.

Si j'ai ajouté à cette maladie le nom d'hépatique, c'est plus pour me conformer au langage connu des auteurs, qui ont supposé que les évacuations sanguinolentes provenaient du foie, que parce que je crois qu'il convient : des intestins imprégnés de sang dans toute leur longueur pouvaient bien en laisser échapper sans que le foie y fût pour quelque chose. Du reste, même combinaison des mouvemens spasmodiques et du coma, et la couleur foncée de la substance corticale n'est point mentionnée. Certainement je n'aurais point oublié cette circonstance si elle eût existé.

A l'occasion des observations précédentes, nous avons

fait remarquer que tantôt les intestins étaient contractés sur eux-mêmes et tantôt dilatés par des gaz ; que la dilatation, quoique tenant à l'état habituel, pouvait également dépendre d'une inflammation qui paralyserait les fibres musculaires. Je ne crois point que ce soit le cas ici, puisqu'il y a eu des évacuations sanguines, ce qui suppose nécessairement contraction des plans musculaires qui revêtent les intestins ; il faut donc supposer que l'inflammation a eu lieu seulement et exclusivement dans la membrane muqueuse.

XIIe. OBSERVATION.

Fièvre intermittente pernicieuse, comateuse, convulsive.

Séjour à l'hôpital. — Du 6 juillet, au 9.

Autopsie. — Arachnitis, céphalite, gastro-entérite, rate diffluente, foie engorgé.

Joseph Soavini, âgé de vingt-trois ans, d'une forte constitution, vint le 6 à l'hôpital du Saint-Esprit, et fut placé au n°. 10. Il était affecté d'un accès de fièvre pernicieuse, qui dura toute la journée du 7. Le 8, intermission ; quand on lui demande la langue, il la laisse entre les dents. Il a l'air étonné, stupide ; ses yeux sont grandement ouverts. Cet état dura jusqu'au lendemain soir 9, qu'un nouvel accès revint ; la peau était chaude et sèche ; pouls plein, fort, 120. Un peu de roideur douloureuse dans les bras quand on les étend, coma profond, yeux ouverts, insensibilité, immobilité générale ; mort à six heures du soir. Il a pris plusieurs onces de quinquina.

Ouverture. Arachnitis intense et générale ; substance grise, d'une couleur beaucoup plus foncée qu'à l'ordinaire ; substance blanche cérébrale, parsemée, dans toute son étendue, de points rouges extrêmement rapprochés et d'autant plus remarquables, que j'ai pu comparer ce cerveau avec celui de l'obs. 42, qui était très-blanc partout. Engorgement des vaisseaux qui rampent sur les circonvolutions, légère inflammation de l'estomac. Intestin grêle contracté sur lui-même dans toute sa longueur, gris à l'extérieur et peu coloré à l'intérieur ; il présente cinq invaginations. Rate de six à huit livres ; elle ne semble composée que d'un sang noir grisâtre, versé dans un réseau à filets très-distans. Injection des vaisseaux mésentériques, foie gorgé de sang, qui s'échappe en abondance des vaisseaux coupés.

La coloration en brun de la substance corticale a existé d'une manière si générale dans ceux qui ont succombé à une fièvre comateuse, pendant laquelle le coma s'est reproduit à chaque accès; et pendant une grande partie de l'été, cette loi s'est tellement trouvée sans exception, que je finissais par m'habituer à cette nuance, qui me paraissait presque naturelle. Et bien qu'antérieurement je me fusse, en France, spécialement occupé de l'anatomie du cerveau, et qu'il me fût resté devant les yeux un type de couleur pour la substance corticale, comme cela arrive à tous ceux qui travaillent habituellement sur une matière quelconque; cependant, à force de ne voir que des cerveaux de comateux, ce nouveau type avait fini par remplacer le premier. Aussi je saisissais toutes les occasions de comparer ces cerveaux avec ceux d'individus morts de toute autre maladie, et c'est alors que l'énorme différence qui existait entre eux était sensible. Car l'anatomie pathologique demande non-seulement beaucoup d'habitude, mais encore des comparaisons continuelles entre les organes sains et ceux qui sont malades. Montrez le cerveau d'un homme qui a succombé à une fièvre comateuse, à un médecin qui a peu vu de cerveaux, et bien certainement il se croira en droit de nier l'altération qu'il présentera aux yeux de celui qui connaît l'état sain de cet organe. Pendant cette constitution, il a dû nécessairement mourir, et sont morts en effet des phthisiques, des anévrysmatiques, des hydropiques, enfin des individus atteints de maladies chroniques qui ont amené la mort sans agir sur le cerveau. Or la substance grise du cerveau de ces cadavres mise à côté de celle des comateux, paraissait blanche, comme je l'ai noté dans plusieurs observations. Ceci est un fait que j'ai vérifié tant de fois, qui me paraît si constant, que les médecins de toutes les sectes, s'ils eussent été dans ma position, auraient été forcés de l'admettre, bien que souvent il y ait entre eux des dissidences d'opinion, lorsqu'il s'agit de constater l'état maladif d'un organe après la mort. Ces états maladifs sont souvent si peu marqués , qu'ils ne sont pas reconnus comme tels par tous ; tandis que ceux dont je parle ont été si évidens , que sur mille médecins qui auraient fait les mêmes ouvertures, il n'y en aurait pas un qui ne les aurait reconnus. Le cerveau de notre malade a été comparé à celui d'un homme mort à la suite d'une gastro-entérite par un poison , et qui n'a jamais été compliquée de symptômes comateux. L'individu a parfaitement conservé son intelligence jusqu'à la mort ; et bien que présentant dans l'abdomen des désordres épouvantables , il avait la manière de raisonner, d'argumenter, de se plaindre, d'un homme plutôt atteint d'un mal moral que d'un mal physique ; rien en lui ne décélait un fébricitant.

XIIIe. OBSERVATION.

Fièvre intermittente pernicieuse, comateuse.

Séjour à l'hôpital. — Du 2 juillet , au 4 *id.* soir.
Autopsie. — Céphalite , gastro-entérite.

François Pompei , âgé de dix-neuf ans, fut pris , le 1er juillet 1822 , d'un accès de fièvre à la suite d'un refroidissement subit qu'il éprouva en entrant tout en sueur dans une grotte fraîche. Il fut amené le 2 juillet , le soir, à six heures, à l'hôpital. Avant d'arriver à l'hôpital , il éprouva une épistaxis considérable. Il fut placé au n° 16.

Son état était le suivant : coma profond, yeux grandement ouverts , dirigés à droite , fixes ; air hébété. Immobilité générale, décubitus sur le dos, insensibilité des membres quand on le pinçait ; ils étaient facilement flexibles. Il ne répondait point à ce qu'on lui demandait , la direction de ses yeux ne changeait point lorsqu'on s'approchait de lui. Manifestation de la douleur quand on lui comprimait l'estomac ; peau chaude, brûlante ; gonflement œdémateux et blanchâtre de la face , qui était plutôt pâle que rouge. Ses parens dirent que cette tuméfaction était venue depuis sa maladie, car auparavant il avait plutôt la figure maigre que bouffie. Cet accès dura jusqu'au mercredi matin 3 juillet. Il prit alors une once et demie de quinquina.

Le 4 juillet , jeudi matin, un nouvel accès revint ; au commencement de cet accès, il pouvait encore répondre un peu aux questions qu'on lui faisait ; mais le coma alla en augmentant , et avec lui tous les symptômes ci-dessus décrits, le pouls était fort, vibrant, plein , 84. Même direction des yeux à droite ; même immobilité de ces organes et des membres ;

respiration courte, par l'impossibilité dans laquelle le diaphragme se trouve de s'abaisser. (Huit sangsues aux oreilles.) Mort à dix heures du soir.

Ouverture. Il avait répandu plusieurs onces de sang par le nez dans la salle des morts ; en coupant la peau du crâne , il en répandit encore : le tout pouvait peser une livre. Engorgement général de tous les vaisseaux qui rampent sur les circonvolutions ; le cerveau, encore recouvert par la dure-mère , présentait un mouvement de fluctuation qui aurait pu faire croire à la présence d'un liquide dans son intérieur. Cependant il ne se trouva qu'un peu de sérosité dans les ventricules. La substance du cerveau était de couleur naturelle. Tout le tube intestinal , sans aucune exception, présenta, à l'ouverture du ventre, un aspect rouge dû à l'injection générale de tous les vaisseaux jusque dans leurs plus petites ramifications. Il serait difficile d'injecter aussi parfaitement les vaisseaux, soit des intestins, soit du mésentère, comme ils l'étaient chez ce cadavre. Le tube intestinal , quoiqu'un peu transparent , était pénétré de cette congestion dans toute son épaisseur. Il y avait environ deux livres d'eau dans le ventre : tout indiquait la première période d'une vive inflammation, c'est-à dire la congestion sanguine.

Ce malade nous offre un exemple bien frappant de l'influence de la constitution régnante sur la forme des maladies. Le corps couvert de sueur, il entre dans une grotte fraîche, de suite il est pris de fièvre. Quelle cause , plus que celle-ci , aurait dû lui donner une fièvre inflammatoire continue ? Et cependant toute son organisation est tellement modifiée par les causes qui déterminent l'intermittence, que celle-ci se manifeste, bien que l'intérieur soit le siége d'une congestion inflammatoire des plus intenses. Nous nous servirons plus tard de ce fait et d'autres analogues, pour confirmer ce que nous avons déjà avancé sur la nature physiologique de l'intermittence, c'est-à-dire que l'intermittence est une fonction habituelle; que cette fonction a ses excitans spécifiques; que les émanations marécageuses et certaines constitutions atmosphériques la mettent en jeu de préférence aux autres fonctions , et qu'une fois modifiée par de semblables circonstances, l'économie est beaucoup plus propre à produire des maladies intermittentes sous l'influence des causes occasionelles les plus variées, qui, sous d'autres constitutions, développeraient l'activité des autres fonctions, et par conséquent donneraient lieu à d'autres classes de maladies.

L'aspect particulier de ce malade nous servira encore pour établir une distinction assez importante dans les maladies comateuses.

Je le vis avant l'arrivée de son dernier accès, il était couché sur le dos; son air était calme, tranquille, et tel qu'on n'aurait jamais pu soupçonner qu'il fût si près de sa fin. Quand on était près de lui il vous regardait sans rien dire, il est vrai, mais il n'y avait rien d'extraordinaire dans son regard, c'est la manière de fixer d'un homme fatigué, qui vous entend, vous comprend, mais ne veut pas se donner la peine de vous répondre. Quand je lui demandais quelque chose avec instance, il s'efforçait pour parler; il semblait sortir à regret d'un état de repos dont il paraissait jouir: c'était l'état d'un homme qui s'éveille, et qui n'a pas encore la volonté d'articuler. Le changement qui s'opéra en lui par la venue de l'accès, ayant commencé au moment où j'étais près de lui, je pus saisir toutes les nuances qui, de l'état de connaissance assez parfaite, le conduisirent au coma le plus intense; c'est une circonstance au reste qui s'est plusieurs fois reproduite, et qui m'a permis de connaître assez exactement la marche de cette affection. Mes questions ayant, dès le commencement, déterminé à me fixer, il me répondit comme on le fait quand on a son intelligence; peu-à-peu, sans cesser de me répondre, il eut plus de peine à parler. Je devais insister pour lui arracher quelques paroles, je voyais toujours qu'il m'entendait et me comprenait. Cet aspect d'intelligence se conserva encore quelque temps après qu'il eut cessé d'être en état de parler; peu-à-peu le facies lui-même s'altéra, ses yeux me quittèrent pour se porter en haut et à droite, et se maintinrent ainsi, grandement ouverts, jusqu'à la mort. Or, voici comment j'explique ce genre de coma : ce n'est point un coma par compression du cerveau, puisque cette compression, en paralysant tous les muscles, aurait aussi bien déterminé la paralysie de la paupière supérieure que des autres muscles, d'autant plus que la sensibilité n'était point éteinte, puisque la douleur que le diaphragme produisait, en s'abaissant sur des intestins enflammés, déterminait une respiration courte et qui indiquait bien les souffrances que ce malheureux éprouvait. C'est un coma que j'attribuerais plutôt à l'influence nerveuse, et dont le point de départ était dans l'abdomen ; car il faut bien distinguer les phénomènes nerveux, des complications avec lesquelles ils se manifestent habituellement. Un organe enflammé devient rouge, gonflé, tendu, et produit une irritation sur les nerfs, qui éveille de la douleur; mais il n'est pas nécessaire, pour qu'il y ait douleur, qu'il y ait toujours une congestion de sang et du gonflement dans une partie quelconque. La douleur, comme phénomène, ayant son siége dans le système nerveux, peut être provoquée par des causes qui n'auront rien de visible ni d'appréciable à nos sens. Ce que je dis de la douleur est également applicable au coma. S'il est vrai, comme il le paraît, qu'une partie enflammée peut, en irritant sympathiquement le cerveau, le rendre le siége d'une congestion qui produise le coma, il est vrai aussi qu'il peut y avoir coma sans congestion. Sans doute ce ne sera pas le même coma dans ces deux cas, mais pour l'apparence la différence ne sera pas grande. Il peut très-bien exister un trouble particulier dans la répartition des forces nerveuses, qui sera la cause d'un coma analogue, par exemple, au sommeil, où on ne peut guère supposer que le cerveau soit le siége d'une compression qui serait sa seule cause déterminante. Dans l'épilepsie il y a aussi une espèce de coma qui ne tient point essentiellement à la compression du cerveau, puisque dans plusieurs cas de cette affection on voit des mouvemens con-

vulsifs, qui supposent que le cerveau n'est point assez comprimé pour s'opposer à ces mouvemens. Or, ce genre de
coma est absolument analogue à celui de certaines affections soporeuses dans lesquelles, je le répète, il faut plutôt en accuser une répartition vicieuse des forces nerveuses,
qu'une compression mécanique, qui s'opposerait aux fonctions du cerveau. L'analogie entre le coma des épileptiques
et celui de certaines fièvres comateuses se prouve encore par
la manière dont ces deux genres de malades reprennent leur
connaissance : même gradation, même air étonné, même
aspect fatigué, même tendance au repos, comme s'ils eussent
agi de manière à épuiser leurs forces. Or, telle est l'espèce
que je suppose avoir existé chez cet individu, et dont le
premier degré est le coma vigil des anciens auteurs. Bien
qu'il y ait abolition complète de la vue, de l'ouïe, etc., bien
qu'il ne soit pas plus facile d'exciter l'attention de ces individus que de ceux où il y a véritablement congestion, cependant le facies offre une différence sensible quand on
compare ces deux états, mais qu'il est impossible de décrire, pour la faire connaître à ceux qui n'ont point vu de
semblables cas. Nous aurons occasion de revenir sur
cette distinction, qui nous donne le moyen de concilier des
méthodes de traitement si absurdes aux yeux de ceux qui
n'ont envisagé les affections comateuses que d'une seule
manière.

Enfin, je terminerai mes réflexions sur cette observation, en signalant l'état des intestins, chez ce malade,
comme le type des inflammations récentes. Qu'on imagine
des intestins dans le plus parfait état d'intégrité; qu'ils
soient même blancs, transparens autant qu'on peut les
trouver tels sur des animaux bien portans qu'on tuerait
brusquement; qu'on les injecte ensuite au point de faire
passer la matière colorante dans toutes les ramifications les
plus ténues, de manière à n'avoir plus qu'un tube uniformément couvert du réseau vasculaire le plus serré, et on aura

une idée exacte de ce que nous avons vu chez ce cadavre.
Je note cette circonstance pour répondre à ceux qui ont
cru que les inflammations qui existent avec les fièvres
intermittentes étaient périodiques, paraissaient et disparaissaient comme les accès. Or, dans tous les cas, excepté
dans celui-ci et dans quelques autres qui lui sont analogues, les inflammations que j'ai rencontrées n'étaient point
de nature à présenter ainsi cette intermittence, elles consistaient dans des altérations, fixes, permanentes, bien faciles à reconnaître et à distinguer de celles que je viens de
décrire. Ma conviction intime sur la persistance des inflammations pendant l'apyrexie, n'est point un effet de sentiment sans preuves; elle est un résultat d'observations très-
nombreuses et qui ont fait mon opinion plutôt qu'elles
n'ont confirmé une idée *a priori* que j'aurais eue avant
d'observer.

XIVe. OBSERVATION.

Fièvre intermittente pernicieuse, comateuse.

Séjour à l'hôpital. — Du 24 juillet, au 25 *id.* soir.
Autopsie. — Arachnitis, gastrite, entérite.

Antoine de Félice, agriculteur, d'une bonne constitution, âgé de
cinquante-sept ans, vint à l'hôpital le 24 juillet, et fut placé au n° 15. Il
était alors affecté d'un accès de fièvre double-tierce, avec coma qui eut
une légère rémission dans la nuit.

Le 25, je le vis pour la première fois; son état était le suivant : coma;
langue sèche, noirâtre, retirée au fond de la bouche; pouls fort, gi.
Plaintes, gémissemens, surtout quand on le touche, soit au ventre, soit
aux paupières; les pupilles, qui étaient contractées sous les paupières,
se dilatent quand on ouvre celles-ci; quand on les ouvre d'un côté, les
autres s'ouvrent d'elles-mêmes. Il respire la bouche ouverte; quand on
lui verse de l'eau, il ne l'avale point. Sensibilité quand on pince les
jambes et les bras.

Le soir, sueur générale : la fièvre paraît devoir présenter une rémission;
cependant le coma persiste, la respiration s'accélère, devient bruyante,
stertoreuse. Immobilité générale, mort.

Ouverture. Engorgement des vaisseaux de l'arachnoïde et des vaisseaux qui rampent sur les circonvolutions. Celles-ci sont écartées les unes des autres par la sérosité. Le cerveau étant enlevé, il reste au moins trois onces de sérosité dans le crâne. Arachnoïde opaque dans plusieurs points par une fausse membrane, estomac épaissi. Considérable inflammation de son grand cul-de-sac, qui est d'un rouge noir. Inflammation générale de tout le tube intestinal, les vaisseaux du mésentère paraissaient injectés artificiellement.

Ce cas confirme encore ce que nous avons dit sur l'époque de la mort dans les fièvres comateuses, c'est-à-dire qu'elles coïncident avec le moment où le cerveau ayant été le plus long-temps sous l'influence d'une congestion funeste, arrive enfin au point où ses fonctions ne sont plus possibles, bien que la sueur indique que le mouvement fébrile lui-même soit sur le point de se terminer. Ainsi, la plus légère diminution dans l'affection du cerveau permettant au malade de respirer et de vivre encore pendant quelques minutes, l'accès se terminerait, la circulation se ralentirait ; la réaction générale, en un mot, cessant, tout reprendrait son cours habituel, et on pourrait espérer de sauver le malade en s'opposant à un nouvel accès et en s'arrangeant de manière à ce que le cerveau ne fût pas aussi fortement comprimé. On notera encore que chez ce malade, comme dans d'autres également, la pupille était contractée sous les paupières, qu'elle se dilatait quand on soulevait celle-ci, circonstance qui a lieu dans le sommeil naturel, et qui nous prouve que dans les affections comateuses il y a une combinaison du coma nerveux dont j'ai parlé à l'occasion de l'observation précédente, et du coma par congestion inflammatoire : nous y reviendrons dans le traitement.

XVe. Observation.

Fièvre intermittente pernicieuse, comateuse.

Séjour à l'hôpital. — Du 23 août, au 24 *id.* matin.
Autopsie. — Céphalite, gastro-entérite, splénite.

Thomas Adami, âgé de vingt ans, fut apporté à l'hôpital le 23 août

1822, et placé au n° 39. Il avait le délire. On fut obligé de l'attacher. Après-midi, le délire se calma : un coma profond, intense, lui succéda; le pouls était fort, dur, 85 ; les membres étaient flexibles, mais immobiles ; décubitus sur le dos, pupilles immobiles, visage gonflé et brûlant; insensibilité générale. Corps couvert d'une sueur visqueuse. Soir, respiration plus fréquente et très-embarrassée ; pouls insensible ; sortie d'écume par la bouche ; insensibilité toujours persistante quand on pinçait la peau. Mort à une heure du matin.

Ouverture, onze heures après. Inflammation générale de l'arachnoïde, dont les plus petites ramifications étaient injectées ; point de sérosité: la substance corticale était d'un rouge foncé ; comparée à celle du cadavre mort de la fièvre algide que nous décrirons plus bas, elle faisait paraître celle-ci blanche, car il y avait entre elles deux la même différence de ton qu'il y avait entre la substance corticale de ce dernier et la substance blanche. C'est le plus fort exemple de congestion de la substance grise que j'aie vue ; la consistance du cerveau était d'ailleurs ordinaire. Poumons sains, cœur sain. Estomac rouge, enflammé dans toute son étendue ; inflammation générale de tous les intestins grêles et gros, qui étaient d'un rouge vif dans toute leur longueur ; foie sain, rate molle et remplie d'un sang noir.

. Dans la plupart des observations précédentes, l'affection du cerveau ayant précédé celle de l'arachnoïde, nous n'avons point eu de mouvemens convulsifs, le coma ayant rendu le cerveau insensible aux excitations de l'arachnoïde enflammée. Dans celle-ci, au contraire, le malade commence par avoir le délire; la congestion de l'arachnoïde augmentant, détermine celle du cerveau; alors le délire cesse, le coma lui succède, et avec lui vient l'insensibilité générale la plus complète : ce qui n'a pas lieu dans le coma nerveux dont j'ai parlé. Aussi la substance corticale est-elle d'un rouge foncé chez celui-ci. Quant à la sortie d'écume par la bouche, voici comment on peut s'en rendre compte. Le délire est le résultat de l'irritation de la surface convexe des hémisphères, comme les mouvemens convulsifs, le strabisme. etc., dépendent de l'irritation de la base du cerveau ; lors donc que cette irritation se change en congestion, les hémisphères cessent de délirer; alors l'arachnoïde revêtant la moelle allongée peut, en irritant localement quelques branches nerveuses, augmenter par là la sécrétion de la salive, et donner lieu à quelques légers mouvemens de mastication qui sont toujours plus ou moins nécessaires pour que la salive devienne écumeuse par son mélange avec l'air.

Car, bien que le cerveau soit ordinairement le siége de la cause déterminante des mouvemens volontaires, il résulte de mes recherches sur le système nerveux des animaux vertébrés, qu'il y a dans toute la longueur du rachis un système nerveux bien distinct des ganglions d'origine des nerfs du sentiment et du mouvement, et qui peut par lui-même exciter ces mouvemens sans y être excité par le cerveau, surtout lorsqu'une irritation étrangère remplace pour lui l'influence que le cerveau exerce habituellement sur toute la moelle épinière. Il faut donc distinguer deux espèces de paralysie : dans l'une le cerveau étant seul malade, n'agit plus sur la moelle épinière, qui n'a aucune raison d'exciter des mouvemens qu'elle est toute prête à exercer quand elle en reçoit les ordres. Dans l'autre cas, la moelle épinière est elle-même malade, et ne peut plus recevoir les ordres du cerveau. Dans le premier cas, si une irritation artificielle remplace celle du cerveau, les mouvemens sont produits ; dans le second, l'influence du cerveau lui-même est aussi inefficace que toute autre irritation, les instrumens sont dérangés. Dans l'homme, le cerveau ayant sur la moelle épinière une importance de commandement bien plus étendue que dans les autres animaux, il suffit de ses propres maladies pour produire la paralysie. Dans les classes inférieures, cette différence d'importance n'étant pas aussi grande lorsque le cerveau est enlevé, la moelle épinière est assez active par elle-même pour déterminer des mouvemens volontaires dont le siége n'est pas si exclusivement placé dans la continuation cérébrale de cette même moelle. C'est pour cela que des tortues, dont la tête est enlevée, peuvent encore vouloir exécuter des mouvemens qu'elles font en effet par la seule activité du système rachidien dont nous avons parlé. Cette manière de voir les choses peut donc nous expliquer certaine coïncidence de coma et d'affections convulsives, lors même que le cerveau est le siége d'une congestion qui en abolit toutes les fonctions, pourvu que la moelle épinière saine soit irritée par l'inflammation d'une portion de l'arachnoïde, qui remplace pour elle l'influence de l'encéphale. Si on rapproche cette explication de celles que nous avons données plus haut, on peut déjà sentir quelles différentes complications peuvent exister chez des individus offrant à peu près les mêmes symptômes, et combien il serait facile de faire tourner contre l'anatomie pathologique des observations qui, contradictoires en apparence, ne demandent qu'une saine physiologie pour être parfaitement accordées ensemble.

XVIe. Observation.

Fièvre intermittente pernicieuse, comateuse, convulsive.

Séjour à l'hôpital. — Du 23 juillet, au 25 *id.*
Autopsie. — Arachnitis, céphalite, entérite.

Antoine Turiani, âgé de douze ans, d'une bonne constitution, fut apporté à l'hôpital, le 23 juillet 1822, à quatre heures du soir. Il fut placé au n°. 102. Son état était le suivant : commencement de stupeur; réponses lentes et peu justes, les questions le mettaient dans un état de mécontentement et d'ennui; agitation, il se tourne de tous côtés dans son lit; yeux ouverts et stupides; peau chaude et sèche. (Saignée de huit onces; lavement, tisane.)

Le soir, augmentation de la stupeur par l'arrivée d'un nouvel accès de fièvre, coma profond, yeux ouverts, pupilles immobiles et rétrécies, avant-bras fléchis sur les bras; point de douleur au ventre sous la pression. (Sinapismes aux pieds.)

Le 24 juillet au matin, continuation du coma, pouls 124, tête brûlante, fluxion des avant-bras; il est impossible de lui abaisser la mâchoire inférieure. (Saignée au pied, huit onces.)

Soir, rémission de la fièvre et des symptômes convulsifs, peau un peu humide. (Il faut lui pincer le nez pour lui faire avaler deux onces de quinquina.)

Le 25, matin, retour de la fièvre et de la flexion des avant-bras; continuation de la stupeur, il ne répond pas aux questions ; insensibilité de la peau des jambes ; peau des bras sensible, tête brûlante ; décubitus sur le dos, yeux ouverts. Eau bouillante deux fois aux pieds : le malade la sentit très-vivement. Bain chaud aux pieds pendant dix minutes, neige sur la tête ; le pouls baissa à 82. Retour de l'intelligence ; il avale volontairement du quinquina ; mais peu après agitation violente de tout le corps : les extrémités inférieures, qui dès le commencement étaient froides, ne furent ni réchauffées par le bain, ni enflammées par l'eau bouillante et les sinapismes. De quatre onces de quinquina qu'on lui fit prendre il en vomit plus de deux ; il n'a pu conserver les lavémens de quinquina qu'on lui fit prendre. Il resta dans cet état jusqu'à six heures du soir : le coma revint ; il mourut à sept heures.

Ouverture. Injection très-vive de toute l'arachnoïde ; entre ses feuillets était une membrane résultant de la coagulation du sang qui s'était épanché : beaucoup de sérum entre les circonvolutions et à la base du crâne ; substance corticale très-rouge, très-colorée. Dans le ventre, estomac presque naturel, intestins grêles remplis d'une quantité prodigieuse de vers réunis en pelotons ; l'inflammation était assez vive dans cette partie. Le colon était contracté sur lui-même ; ses parois étaient plus épaisses, et la membrane interne était très-enflammée, sa couleur était d'un rouge noir.

Chez ce malade, bien que le système abdominal ait dû fournir les premières irradiations irritantes qui ont affecté la tête, cependant il faut avouer qu'il a plutôt été la cause occasionelle d'une maladie, qui était toute entière dans la disposition d'un individu enflammé par la chaleur de la saison, que cette inflammation n'a été que la suite de celle des intestins ; car nous voyons que l'estomac était presque dans l'état naturel, et qu'une portion seulement des intestins était d'un rouge noir. Comment concevoir que l'inflammation seule du colon aurait pu déterminer une arachnitis aussi intense que celle-ci chez un individu qui déjà n'aurait pas eu en lui les dispositions les plus favorables pour la production de cette maladie ? La fièvre a été en partie rémittente et intermittente, parce que c'était là la constitution régnante, qui donnait cette forme à toutes les maladies ; elle a été accompagnée de phlegmasies cérébrales, qui régnaient également d'une manière

générale , et qui ont compliqué toutes les fièvres intermittentes de la saison.

J'ajouterai ici, pour compléter la connaissance de cette
constitution médicale, quelques détails d'observation sur
les malades qui, ayant été guéris, ne peuvent point être
cités dans cet ouvrage, où j'ai eu seulement pour but
d'indiquer comment les fièvres intermittentes pernicieuses
tuent, et par conséquent dans lequel j'ai dû spécialement
rapporter des autopsies cadavériques. Or, un très-grand
nombre des fiévreux qui n'ont point succombé à leur
maladie, et qui ont existé à l'hôpital pendant le même
temps que les fièvres comateuses y existaient également,
m'ont présenté toutes les nuances possibles d'affections
cérébrales, en même temps qu'ils avaient des accès bien
décidés de fièvres intermittentes. Toutes mes observations
ne sont que le dernier degré, ou qu'un degré plus élevé
de maladies qui seules, pendant cinq ou six mois, ont été
traitées dans les hôpitaux de Rome. Les observations que
je rapporte ici ne sont donc point des exceptions : toutes
présentèrent plus ou moins les caractères essentiels d'affections cérébrales réunies à des affections abdominales.
Sur trois ou quatre cents malades que je voyais chaque
jour, il n'y en avait peut-être pas dix qui eussent une
autre maladie que des fièvres intermittentes, et, parmi ces
dix, plusieurs présentèrent des affections cérébrales simples, telles que des arachnitis, des ramollissemens du cerveau, des apoplexies. Beaucoup de malades étaient tourmentés pendant les accès de douleur violente de tête, et
chaque jour j'en voyais qui étaient pris spontanément
d'épistaxis qui auraient bien suffi pour indiquer la tendance
des mouvemens fluxionnaires sur le cerveau, si la circonstance de la constitution régnante n'en avait pas imposé
sur des symptômes locaux, qu'on croyait trop devoir
n'être que secondaires, et ne pas exiger d'autres soins

que ceux des fièvres intermittentes même, auxquelles on
rapportait tout le reste d'une manière trop exclusive.

On aurait dû sentir que si des causes générales avaient
assez énergiquement modifié l'économie pour produire
des fièvres intermittentes à l'occasion des lésions les plus
variées, d'autres causes générales, non moins actives,
avaient également rendu le système cérébral extrêmement
susceptible d'être le siége de congestions ou d'inflammations à l'occasion des plus légères excitations venues du
dehors ou partant des intestins enflammés; enfin, que
la constitution était double, ou plutôt composée de deux
ordres de causes qui avaient déterminé une disposition
inflammatoire dans les systèmes de l'abdomen et de la
tête; que, par conséquent, porter ses vues sur un seul,
c'était ne faire que la moitié de la besogne.

J'ai noté que l'estomac était presque naturel; ceci a
besoin d'explication; car il faut que je fasse connaître tout
ce qui peut fournir des données exactes sur mes observations.

J'ai raconté plus haut que l'habitude de voir toujours
des cerveaux dont la substance corticale était foncée en couleur, m'avait en quelque sorte mis devant les yeux un nouveau type de couleur auquel j'étais tellement accoutumé,
qu'il me fallait faire des comparaisons continuelles pour
ne pas le trouver naturel. Ce qui m'est arrivé pour le
cerveau m'est aussi arrivé pour les intestins : tous ceux que
j'ai examinés pendant cette constitution furent si constamment rouges ou foncés en couleur, que je finissais
par ne plus en être frappé à chaque nouvelle autopsie.
Ensuite, j'en ai vu de si profondément rouges, que ceux
qui l'étaient moins durent me paraître sinon naturels, au
moins peu différens de l'état habituel; cela est tellement
vrai, que plusieurs fois des médecins étant venu assister à
ces autopsies et n'ayant pas beaucoup l'habitude de faire

ce genre de recherches, voyant toujours la même coloration, s'imaginaient qu'elle n'avait rien de maladif. Pour les convaincre, quand je n'avais pas d'autres cadavres que ceux des individus qui avaient été tués par les maladies régnantes, et qui, par conséquent, se ressemblaient par les altérations des intestins, je leur montrais la vessie ouverte à côté de l'estomac, et j'étais moi-même étonné de leur différence de couleur; au point que ce qui me paraissait légèrement rosé, vu isolément et par rapport au type général plus foncé qui m'était resté devant les yeux par suite des observations antérieures, était véritablement rouge, comparé à la couleur de la vessie, qui était le plus souvent dans l'état naturel. Si je fais cette remarque, c'est que ne voulant rien changer à la rédaction des observations qui sont ici telles que je les ai écrites au moment même où j'avais les objets devant les yeux, je veux au moins indiquer les causes possibles d'erreurs, afin qu'on puisse apprécier ce qui a pu influencer ma manière de sentir les choses dans le moment même où je les voyais. Je ne puis que recommander à ceux qui seront à même de rapporter des observations analogues sur des objets dont la couleur est importante à noter, de bien se tenir en garde contre l'habitude de voir toujours les mêmes altérations. Plus elles sont générales, moins on les sent vivement au bout d'un certain temps, et je suis persuadé que beaucoup d'altérations ont été méconnues, par cela seul qu'elles ont été générales dans des épidémies, où on a rarement une occasion de rencontrer le type habituel à la santé.

XVIIe. Observation.

Fièvre intermittente pernicieuse, convulsive.

Séjour à l'hôpital. — Du 15 au 18 septembre.
Autopsie. — Arachnitis, céphalite, gastro-entérite.

Saverio Marozzi, âgé d'environ cinquante ans, fut apporté à l'hôpital le 15 septembre au soir, à neuf heures ; son état était le suivant : stupeur, respiration lente et comme stertoreuse, décubitus sur le dos. On ouvre facilement l'œil gauche ; quand on veut élever la paupière droite, le malade contracte l'orbiculaire, et toute sa figure grimace en s'opposant à cette tentative. L'avant-bras droit est fléchi à angle aigu sur le bras et très-résistant quand on veut l'étendre ; la jambe droite est dans un mouvement continuel d'élévation et d'abaissement ; les membres du côté gauche sont étendus, immobiles et flasques ; quand on les pique ils produisent de petits mouvemens qui indiquent que le malade y éprouve de la douleur. La langue est retirée au fond de la bouche, il est impossible de la faire tirer au malade ; pupilles contractées. (Saignée du bras, sinapismes.)

16, matin, respiration plus naturelle ; le râle a cessé, mieux-être général, yeux demi-ouverts, coma profond, contraction persistante à droite, toujours relâchement à gauche, pouls 136. (Vésicatoires aux cuisses, lavement.)

Soir, exacerbation de tous les symptômes ; sensibilité du côté gauche plus obscure, mais très-vive à droite. (Autre saignée du bras.) Sang dense, peu de sérum.

17, matin, même état : il a cependant pu montrer sa langue, qui est couverte d'un mucus visqueux ; peau du cou et de la tête humide de sueur.

Soir, pouls 134, contractions persistantes ; d'ailleurs même état. (Saignée de pied, pédiluves sinapisés.)

18, matin, exacerbation de tous les symptômes ; paralysie complète et absolue du sentiment et du mouvement des membres gauches, qui sont flasques ; toujours sensibilité et contraction à droite.

Soir, coma très-profond, respiration lente, laborieuse et comme par convulsions ; écume à la bouche ; mouvemens convulsifs continuels de tout le côté droit, qui est encore sensible ; immobilité de tout le côté gauche ; dilatation des deux pupilles : pouls extrêmement irrégulier et tumultueux. Mort à dix heures et demie du soir.

Ouverture. Légère adhérence de l'arachnoïde avec la dure-mère ; fausse membrane d'une belle couleur vert-pomme entre les feuillets de l'arachnoïde : on ne distinguait les circonvolutions à travers, que dans les points

les plus saillans qui avaient empêché le séjour de l'épanchement. Quand
j'arrachai l'arachnoïde, tout fut enlevé avec elle : fausse membrane,
vaisseaux de la pie-mère, tout ne faisait qu'une masse intimement adhérente dans ses parties : substance grise foncée ; points sanguins dans la
substance du cerveau, un peu d'eau à la base du crâne. Poumons naturels ;
cœur assez volumineux ; estomac enflammé, surtout vers sa petite courbure, où il était d'un rouge obscur : éruption dans tout le reste de sa
surface ; l'inflammation se propageait dans la plus grande partie des
intestins. Rate assez consistante, cependant on pouvait en faire sortir,
par la pression, du sang caillé ; foie présentant dans sa cassure une multitude de petites granulations blanchâtres qui semblaient le composer
presque en totalité ; vésicule du fiel transparente.

Lorsque des symptômes spasmodiques ou de paralysie
existent plus d'un côté que d'un autre, il est assez ordinaire de trouver des altérations correspondantes dans le
système nerveux. Mais cependant il ne faut pas attacher
trop d'importance à cette nécessité de voir toujours les
différences d'altération de deux organes malades, surtout
dans le système nerveux. Si on nous présentait deux nerfs
optiques, dont l'un aurait appartenu à un amaurotique,
nous ne serions certainement pas toujours en état de distinguer la modification matérielle qu'il possède comparativement à l'autre, qui, quoique sain, nous paraîtrait
dans les mêmes conditions physiques. Il est donc possible
que le cerveau, inégalement malade dans ses différentes
parties, ne présente rien de bien manifestement différent
dans chacune d'elles, sans qu'on soit obligé de les déclarer
toutes dans les mêmes conditions. Si le malade qui nous
porte à faire ces réflexions ne nous a pas permis de distinguer en quoi le côté gauche différait du côté droit, il
me semble qu'on peut l'attribuer à l'intensité des altérations qui, très-prononcées des deux côtés, ont pu, dans les
derniers temps de la vie, s'égaliser par des phénomènes
qui, dans de telles circonstances, ont pu survenir dans
l'organisation, sans s'annoncer exactement par des symptômes mathématiquement correspondans. Au reste, je
crois qu'une couche de suppuration qui se solidifie en

membrane verte, et qui masque entièrement le cerveau , nous suffit parfaitement pour nous rendre compte des accidens que nous avons décrits, et que les altérations ci-dessus rapportées sont de nature à ne pas laisser le moindre doute sur la nature de la maladie et sur le traitement qui lui convient. Le reste peut être et même est très-intéressant pour la physiologie pathologique ; on peut donc chercher à se former une opinion sur lui. Mais comme cette question , déjà traitée par plusieurs auteurs , exigerait d'autres observations, je la néglige pour ne pas entrer dans des détails qui n'ont ici qu'un intérêt secondaire.

XVIIIe. Observation.

Fièvre intermittente pernicieuse, gastro-entérique.

Séjour à l'hôpital. — Du 4 au 8 octobre.
Autopsie. — Gastro-entérite, splénite.

Benoît Lucchetti, militaire, âgé de trente-deux ans, d'une forte constitution, fit, le vingt-huit septembre 1822, une course à cheval, de la Storta à Baccano (rue de Rome); il s'échauffa beaucoup. Il fut pris le soir de lassitude dans tous les membres, de frissons suivis d'une forte chaleur, de soif, de douleur vive dans les lombes , d'agitation , de douleurs de ventre, de diarrhée , de vomissement.

Il eut une légère sueur dans la nuit.

Le 29, la fièvre et les autres symptômes étant encore dans toute leur force, il prit un purgatif; les déjections augmentèrent, la fièvre redoubla le soir sans être précédée de frissons, et se maintint sans intermittence bien marquées jusqu'au 4 octobre. Il entra alors à l'hôpital du Saint-Esprit. Il avait des douleurs dans le ventre , dans les lombes, avec fièvre; déjections alvines, bilieuses, fréquentes ; vomissemens bilieux. Soif, langue sèche, jaunâtre. (Quinze grains d'ipécacuanha.) Vomissement très-abondant.

Soir, continuation de la fièvre, point de frissons ; agitation plus grande, douleur persistante ; soif, chaleur interne plus vive. (Décoction d'orge.)

5 octobre matin. Continuation de la fièvre, douleurs du ventre plus fortes, vomissemens, déjections continuelles; soif ardente , langue sèche, peau brûlante (lavemens, décoction d'orge).

A une heure après midi, légers frissons, augmentation de la soif et des

autres symptômes. (Eau à la neige pour boisson, huit ventouses scarifiées, cataplasmes sur le ventre, eau d'orge et lait.)

Huit heures et demie du soir. Pouls fort plein, mêmes symptômes
d'ailleurs. (Saignée d'une livre.) Légère sueur dans la nuit.

6, matin. Vomissemens moins forts, déjections alvines noirâtres, peau
humide, extrémités froides, douleurs de ventre persistantes. (Un scrupule
de sulfate de quinine, boisson gommeuse, bain général.)

Soir, vers deux heures. Frissons, exacerbations des symptômes. A cinq
heures un quart, extrémités froides et livides, pouls petit. (Quatre vésicatoires aux membres.) Il a vomi tout le sulfate.

7, matin. Extrémités froides, légères douleurs de tête, langue humide,
ventre douloureux sous la pression, déjections alvines, abondantes, pouls
85, plein. (Un scrupule de quinine qu'il a vomi en partie.)

Soir. Frissons vers midi. A deux heures, extrémités toujours froides et
livides, douleurs de ventre et vomissemens, déjections toujours fréquentes. (Deux autres vésicatoires aux cuisses, bains sinapisés aux pieds,
sulfate de quinine à prendre dans la rémission.) Il a vomi plusieurs doses
de sulfate.

8, matin. Peau plus chaude, déjections persistantes, vomissement
moins fréquent, langue âpre comme la peau du requin, douleur de ventre
sous la pression, peau brûlante, couleur ictérique de tout le corps.

Soir. Frissons, extrémités gelées, hoquet fréquent, augmentation des
autres symptômes. (Ventouses scarifiées, neige, sulfate de quinine.)

Mort à huit heures. Il a conservé son intelligence jusqu'à la fin, excepté
pendant les dernières heures, sans cependant qu'il y ait eu alors d'autres
symptômes nerveux que l'assoupissement qui accompagne toujours les
derniers momens de l'agonie.

Ouverture douze heures après. Légère injection de l'arachnoïde, un peu
d'eau dans les ventricules. Vaisseau de la moelle lombaire injecté. Ancienne adhérence des poumons aux côtes. Cœur naturel. Estomac d'un
rouge brun vers le pylore. Éruption tuberculeuse dans tout le grand cul-
de-sac, le reste de sa surface est d'un rouge moins intense et présente
quelques taches lichénoïdes; le duodénum est d'un rouge qui pourrait
être comparé à celui qui résulterait de sa macération dans du sang.
Les valvules sont très-épaisses et très-engorgées. Les intestins grêles
sont contractés sur eux-mêmes et appliqués à la colonne vertébrale;
leurs parois sont épaisses, molles, d'une couleur rose, et conservent
l'impression du doigt, au lieu de revenir à leur premier état : ils gar-
daient les angles qui résultaient de la pression qu'on exerçait sur eux,
leurs valvules étaient très-prononcées, très-épaisses et d'un rouge de
fraise. Le cœcum, le colon, étaient pleins d'air et peu enflammés, le
rectum était contracté sur lui-même et plus enflammé que le colon. La
rate volumineuse, pesante, résistante et d'un tissu putrilagineux. Le foie
gorgé de sang.

XIXe. Observation.

Fièvre intermittente pernicieuse, entéro-céphalique.

Séjour à l'hôpital. — Du 28 septembre au 2 octobre.

Autopsie. — Céphalite, arachnitis, gastro-entérite, splénite.

Pietro Tartaglia, âgé de quarante-cinq ans, d'une bonne constitution, fut apporté à l'hôpital le 28 septembre 1822, et fut placé au n° 86.

Matin. Peau brûlante, pouls fort, visage enflammé, ventre un peu douloureux, céphalalgie, langue humide. (Saignée d'une livre, kina, trois gros.)

Soir. Exacerbation de la fièvre, visage rouge, yeux étincelans, pouls fort, vibrant; peau commençant à être humide de sueur. (Potion saline, décoction d'orge.)

Nuit. Sueur générale, épistaxis d'une livre, quelques selles. On lui vola de l'argent, ce qui le désespéra beaucoup.

29, matin. Pouls fréquent, peau presque naturelle, céphalalgie diminuée ainsi que l'épigastralgie.

Soir. Retour de la fièvre avec frisson, augmentation de la céphalalgie et de l'épigastralgie, intelligence parfaite, constipation; il se lève très-bien sur son séant. (Lavement, potion saline, kina, deux gros.)

30, matin. Continuation de la fièvre, pouls fort, peau brûlante, langue rouge, humide; augmentation des douleurs de tête et d'estomac. (Une livre de sang, kina, six gros.)

Soir. Même état, douleur de tête plus forte. (Potion saline, tisane d'orge.) Il a vomi la plus grande partie du quinquina.

Nuit. Sueur générale.

1er octobre. Commencement d'hébétitude, décubitus sur le dos, réponses lentes, mouvemens vagues et incertains dans les muscles de la bouche quand on lui demande à voir la langue; pouls lent, ventre applati, douleurs d'estomac. (Vésicatoires aux cuisses, kina, deux onces.)

Soir. Stupeur profonde, yeux à demi-ouverts, pupilles rétrécies, mâchoires serrées. Avant-bras fléchis sur les bras, à angle droit et contractés, sensibilité partout, sueur abondante qui coulait de tout le corps à grosses gouttes. (Kina, trois onces.)

A huit heures et demie. Cessation de la contraction, mais stupidité; on fut obligé de lui ouvrir la bouche pour lui faire avaler le kina. (Sinapisme aux pieds.)

2 octobre matin. Même état, point de contraction; il a pris tout le kina et ne l'a pas vomi (Deux onces de kina, lavement.)

A onze heures du matin. Nouvel accès de fièvre, qui est venu peu à peu et s'est accompagné des symptômes suivans. Avant-bras rigides, contrac-

tés et fléchis à angle aigu sur les bras ; mâchoires serrées, léthargie ; respi-
tion lente et sonore ; pouls dur, langue retirée au fond de la bouche, insensibilité ; ventre aplati : il pousse un cri quand on lui presse le ventre. (On
lui tire une livre de sang du pied.) Résolution des membres, qui cessent
d'être contractés ; épigastre toujours douloureux. (Vésicatoires aux bras et
au col.) Râle ; mort à six heures un quart du soir.

Ouverture. Vaisseaux de l'arachnoïde excessivement injectés. Substance du cerveau offrant à la section une infinité de points rouges ; substance corticale d'un rouge brun ; point d'eau dans les ventricules ;
même altération du cervelet ; un peu d'eau à la base du crâne. Rien de
malade dans la poitrine ; intestins contractés sur eux-mêmes : comprimés
entre les doigts, ils conservaient l'impression ; trois invaginations du jéju-
num ; une d'elles était double ; leur couleur extérieure était rose, elle était
plus foncée sur les parties invaginées. Estomac d'un rouge brun, intérieurement ; éruption à la petite courbure et vers le pylore. La plupart de ces tu-
bercules avaient une tache de sang à leur centre. Œsophage naturel ; intestins d'un rouge de muscle, intérieurement. L'inflammation allait en diminuant dans les gros intestins. Rate tendue, gonflée, pesante ; son tissu
se laissait facilement pénétrer par les doigts et se réduisait en bouillie.

XXe. OBSERVATION.

Fièvre intermittente, pernicieuse, épigastralgique.

Séjour à l'hôpital. — Du 29 août au 4 septembre.
Autopsie. — Gastro-entérite, cystite biliaire.

Sante Pichi, âgé de quarante-quatre ans, d'une bonne constitution,
entre à l'hôpital le 29 août 1822. Il était affecté depuis plusieurs jours
d'une fièvre double tierce, accompagnée de douleurs épigastriques qui
diminuaient pendant les apyrexies, sans cependant disparaître entièrement. Les paroxysmes, qui jusqu'alors étaient venus assez régulièrement
chaque jour, se rapprochèrent de plus en plus ; les douleurs épigastriques
augmentèrent de force et d'intensité ; le pouls devint petit, fréquent,
grêle ; les extrémités froides, avec un sentiment de chaleur brûlante dans
le ventre ; le hoquet survint ; le corps se couvrit d'une sueur visqueuse, et
le malade mourut après une agonie d'une demi-heure, le 4 septembre,
à une heure du matin, sans avoir accusé la plus légère douleur de tête
pendant toute sa maladie.

Ouverture. Couleur générale du corps jaunâtre ; injection de l'arachnoïde, engorgement des vaisseaux du cerveau ; poumon, cœur, foie naturels. Quand la vésicule du fiel fut évacuée, il resta une concrétion muqueuse formant un corps cylindrique de quatre lignes de diamètre sur
six pouces de long ; sa solidité était celle des polypes albumino-sanguins.

qu'on rencontre si souvent dans le cœur ; cette même vésicule étant lavée, il resta attaché à ses parois du mucus qui y adhérait assez fortement. Rate gorgée de sang noir et liquide ; estomac enflammé à sa petite courbure vers le cardia, où sa couleur était d'un rouge noir ; presque toute sa surface était couverte de l'éruption déjà décrite. Avant d'être ouvert, il était distendu par des gaz ; l'inflammation se continuait dans les petits intestins ; adhérences anciennes de la mâchoire avec le crâne, par suite de petite vérole : il ne se nourrissait que de bouillon, qu'il introduisait par un trou pratiqué dans les arcades dentaires, dont on avait enlevé quatre dents ; il n'y avait aucune différence produite par cette nourriture liquide : le diamètre et l'aspect de l'estomac et des intestins étaient ordinaires.

Ces observations sont trop analogues aux autres pour que nous nous arrêtions sur des détails d'anatomie pathologique, que chaque lecteur pourra comparer avec les symptômes qui ont existé pendant la maladie. Seulement, je ferai remarquer que dans cette dernière, il y a eu des preuves non équivoques d'une inflammation de la vésicule biliaire. Le polype albumineux et le mucus, qui se trouvent dans sa cavité, en disent plus sous ce rapport que toutes les descriptions. Je ferai remarquer également la coïncidence de la teinte jaunâtre du corps avec cette affection de la vésicule. Cette même teinte ictérique, déjà citée chez un malade qui présenta une inflammation considérable du duodenum (p. 161), se retrouve encore dans une des dernières observations (p. 199) chez Benoist Lucchetti, dont le duodenum était d'un rouge de sang.

XXIe. OBSERVATION.

Fièvre intermittente pernicieuse, délirante.

Séjour à l'hôpital. — Du 30 juillet au 1er août.
Autopsie. — Arachnitis. gastro-entérite, splénite.

Thomas Battista Vaselli, de Tivoli, âgé de dix-sept ans, menuisier à Santa-Maria Monteroni, prit un bain dans le Tibre le 28 juillet. Il fut aussitôt pris d'une fièvre précédée de frissons, et qui se termina par des sueurs abondantes. Au milieu de l'accès il y eut douleur de tête, soif, constipation, bouche amère, vomissement.

Cette fièvre revint le 29. Il entra à l'hôpital le 30 juillet au soir, et fut placé au n° 1, dans la salle de clinique. Il avait une fièvre violente avec angoisses, soif, douleurs de ventre, anxiétés. (Huit grains de sulfate de quinquine, en quatre pilules, émulsion.) A peine le froid de ce troisième accès commençait-il à disparaître, qu'il parut sur tout le corps une éruption de larges boutons saillans et prurigineux : il vomit des matières jaunâtres.

Le 31 matin, sans fièvre, aucun sentiment de douleur ou d'incommodité. (Quinquina en poudre, une once.)

Vomissement de matières jaunâtres. A deux heures après-midi, commencement d'un nouvel accès, puis fièvre; soif, douleur de tête, sentiment de resserrement dans la gorge, difficile articulation des paroles, agitation, anxiété, délire loquace. Il veut se lever : pouls très-fréquent. (Potion saline, quinquina.) 1er août matin, continuation du délire, qui a duré toute la nuit ; fièvre violente, langue rouge, angoisses, sueurs partielles au front, à la poitrine ; vers deux heures après-midi, le délire augmente, à trois heures, pouls 132. Il a pris quatre paquets de quinquina et en a vomi deux. (Huile de ricin, une once, sirop d'althæa, une once.) Point de selle, potion saline.

Soir, fièvre, délire, son langage est presque celui d'un homme ivre ; langue toujours rouge, front très-chaud, ventre brûlant, mais non douloureux à la pression ; sueur au front, agitation continuelle, anxiété. Il demande qu'on le détache ; extrémités sensibles, pupilles dilatées. Il a pris en tout deux onces deux gros de quinquina. A quatre heures, dans la nuit, froid glacial des extrémités seulement. Mort à sept heures du matin.

Ouverture, huit heures après. Arachnoïde injectée, mais non avec autant d'intensité que dans les comateux ; engorgement des vaisseaux qui rampent sur les circonvolutions. Quand on coupe le cerveau par tranches, on voit dans plusieurs parties les orifices coupés qui laissent échapper des gouttelettes qui reparaissent quand on les essuie. Deux onces de sérum à la base du crâne. Tout est sain dans la poitrine. Dans le ventre, violente inflammation du grand cul-de-sac de l'estomac; sa couleur est d'un rouge foncé. La rate, de grosseur naturelle, est composée d'un sang noir et liquide. La première moitié de l'intestin grêle est presqu'à l'état ordinaire ; mais toute la seconde portion jusqu'au cæcum est vivement enflammée. La couleur de sa muqueuse est d'un rouge cerise ; les veines mésentériques sont très-injectées : rien de particulier dans les gros intestins. L'intestin grêle était garni dans presque toute sa longueur d'une couche de matière noire, luisante, analogue à de la pulpe de casse, sans aucun mélange de matières qui aurait troublé l'homogénéité de cette bouillie. Plus tard, j'ai vu dans plusieurs vésicules

de la bile qui avait la consistance et la couleur de cette matière, et qui
ne me laisse aucun doute sur sa nature. Foie sain, mais gorgé de sang.

Nous avons déjà rapporté des cas où un refroidissement
subit du corps actuellement chaud ou en état de sueur, a
déterminé une fièvre intermittente au lieu de développer
une inflammation accompagnée d'une fièvre continue.
Cette dernière observation est entièrement semblable aux
autres, et par les causes qui ont agi sur le malade, et par
la manière dont elles ont amené des lésions aussi graves.
C'est une nouvelle confirmation des principes que nous
avons déjà avancés sur la facilité avec laquelle l'économie,
une fois influencée par une constitution qui agit spécialement sur tels mouvemens organiques plutôt que sur tels
autres, reproduit ces mouvemens à l'occasion de causes
qui, dans d'autres circonstances, en éveilleraient d'autres.

XXIIe. OBSERVATION.

Fièvre intermittente pernicieuse, gastro-céphalique.

Séjour à l'hôpital. — Du 16 au 20 mars.
Autopsie. — Arachnitis, gastrite, splénite.

Laurent Schiaffer, autrichien, âgé de trente-cinq ans, d'une forte
constitution, fut apporté à l'hôpital du Saint-Esprit le 16 août, et placé
au n° 108 de la salle Saint-Charles.

Le 17 matin, il lui restait encore un petit mouvement fébrile, qui
était la terminaison d'un accès qu'il avait eu la veille : langue sèche,
jaune, bouche amère ventre resserré. (Huile de vricin.) Plusieurs selles.
Soir, frisson, fièvre, chaleur des mains, du corps ; langue sèche. (Un lavement, tisane, potion saline.)
Dans la nuit, sueur générale.
18 matin, apyrexie, mais inquiétude dans les membres, visage in-
quiet. (Une once de quinquina, tisane.)
Soir, froid plus fort que la veille, chaleur générale très-vive, douleur
de ventre. (Lavement, tisane ordinaire.) Sueur dans la nuit.
19 matin, pouls petit, déprimé ; regard égaré, mouvement irrégulier
des mains et des avant-bras. Il se plaint de la tête. (Autre dose de kina.)
Soir, retour d'un accès ; pouls vif, petit ; visage pâle ; hoquet continuel,

treize fois dans une minute. Douleur d'estomac , extrémités froides et livides, langue tremblante, sèche et rouge sur les bords. (Quinze sangsues
à l'anus.) Augmentation de tous les symptômes dans la nuit , et surtout
de la douleur de tête.

20 matin. Froid glacial aux extrémités, visage abattu, hoquet continuel, agitation générale, coma. Mort deux heures après-midi.

Ouverture. Faible injection de l'arachnoïde , fausse membrane sur la
partie postérieure supérieure de cette membrane qui adhérait ainsi avec
la dure-mère. Sérosité entre les feuillets de l'arachnoïde et dans les ventricules ; engorgement des vaisseaux qui rampent sur les circonvolutions.
Quand on coupait la substance du cerveau , on voyait les ouvertures des
vaisseaux ouverts qui laissaient suinter des gouttelettes de sang. Injection un peu plus forte sur l'arachnoïde du cervelet. Intestins contractés
sur eux-mêmes, rouges à l'intérieur et recouverts d'un mucus épais et
jaunâtre. Estomac plein de quinquina. Étant lavé, il présenta les signes
non équivoques d'une inflammation de tous les follicules muqueux, qui,
par leur élévation , figuraient assez bien une éruption miliaire : chaque
petit follicule, dont le diamètre variait depuis demi-ligne jusqu'à une
ligne et demie, était très-sensible sous le doigt ; il était entouré de tous
côtés par les autres follicules , sans autre intervalle que celui qui indique
la terminaison d'un follicule et le commencement d'un autre. Ils étaient
tous lisses et sans apparence d'ouverture au milieu , comme elle est indiquée par Rœderer et Wagler. Malgré les lavages répétés de la membrane
muqueuse de l'estomac, il resta sur sa surface un mucus jaunâtre, très-
épais , qui occupait la partie voisine du pylore ; lorsqu'on l'enlevait, on
découvrait la surface de l'estomac exempte de cette espèce d'éruption,
qui n'existait que là où n'était pas le mucus. Le foie était naturel ; la rate
n'était composée que d'un sang noir et de filets qui restaient seuls quand
on lavait une portion de cet organe.

Quelqu'avancée que soit l'anatomie pathologique, il nous
reste encore bien des choses à découvrir sur l'état matériel des organes malades. J'ai déjà décrit une éruption
particulière que j'ai rencontrée dans plusieurs estomacs:
quel degré d'inflammation indique-t-elle ? Quelle différence y a-t-il entre une gastrite dans laquelle la membrane
muqueuse est parfaitement lisse , mais rouge, avec celle
dans laquelle les follicules muqueux sont développés?
Pourquoi dans le cadavre de cette dernière observation
le mucus était-il surtout adhérent à des parties de l'estomac qui étaient parfaitement lisses sous lui , comme si ce

mucus étant secrété, la cause de l'éruption était venu ensuite et n'avait pu la produire sur les portions protégées par ce liquide dont la consistance était assez considérable? Quelle influence a, sur l'économie, une inflammation par congestion sanguine, et une inflammation qui se manifeste par une éruption?

XXIIIe. Observation.

Fièvre intermittente arachnitique.

Séjour à l'hôpital. — Du 3o juin au 4 juillet.
Autopsie. — Parotide, arachnitis.

Vincent Carosselli, âgé de cinquante-cinq ans, d'une faible constitution, entra à l'hôpital le 3o juin, et fut placé au n° 93. Voici ce qu'on me raconta sur son état, car je ne le vis que le jeudi 4 juillet. Le jour de son arrivée, il présenta un accès de fièvre, qui était le premier; il avait quelques douleurs dans la région de la parotide gauche, son air était stupide; cependant il répondait aux questions qu'on lui faisait. Constipation. Cet accès dura toute la journée du 1er juillet.

Le 2 juillet, mardi, il fut sans fièvre; il prit deux onces de quinquina.

Le 3 juillet, mercredi, la fièvre revint le soir, augmentation de la parotide.

Jeudi, 4 juillet, je le vis pour la première fois. Gonflement très-douloureux de la parotide gauche; pouls intermittent, petit, extrêmement irrégulier; il est tellement tumultueux, qu'il est presqu'impossible de distinguer des pulsations bien marquées. Le malade peut montrer la langue, mais elle tremble sur les lèvres, elle n'a rien que de naturel; les yeux sont ouverts. Le malade cherche toujours à prendre quelque chose avec les doigts. Soubresauts des tendons, délire tranquille. Quand on lui demande comment il se trouve, il répond qu'il est assez bien. Tendance au sommeil, plus tard coma. Mort dans la nuit.

Ouverture. Fausses membranes entre les feuillets de l'arachnoïde, qui est opaque; engorgement des veines superficielles du cerveau. Intestins pâles; excrémens très-durs dans les gros intestins. Parotide enflammée, mais non à l'état de suppuration : sérosité dans le crâne.

XXIVe. Observation.

Fièvre intermittente pernicieuse, gastro-céphalique.

Séjour à l'hôpital. — Du 19 au 11 septembre.
Autopsie. — Arachnitis, céphalite, gastro-enterite, splénite, œsophagite.

Antoine Ercolani, âgé de soixante-trois ans, tomba malade le 6 septembre 1822. D'après le rapport de son fils, il eut chaque jour la fièvre précédée de frissons, accompagnée de chaleur, douleur d'estomac, céphalalgie, vomissemens, et se terminant chaque nuit par des sueurs; chaque jour elle revenait à midi. Il prit quelques onces de quinquina qu'il a toujours vomi. Il entra à l'hôpital du Saint-Esprit le 9 septembre, et fut placé au n°. 85.

Le soir, il présenta les symptômes suivans : fièvre, stupidité, douleur de tête, impossibilité de parler, langue sèche et comme revêtue d'un parchemin qui en crispait la surface; ventre excessivement douloureux sous la pression. (Lavement et quinquina.)

10, matin; fièvre presque nulle à la suite de sueurs qui ont eu lieu la nuit; langue humide, mais recouverte d'un enduit noirâtre, probablement coloré en partie par le quinquina; douleur de ventre persistant avec la même intensité. (Autres doses de quinquina, qu'en partie il vomit, en partie il retint.)

A trois heures après midi, retour de la fièvre; coma, décubitus sur le dos, respiration lente, grande et comme par secousses; langue aride, portée au fond de la bouche, rouge dans toute son étendue; yeux ternes, aspect d'agonisant; bouche s'ouvrant à chaque inspiration; facultés intellectuelles pas entièrement absorbées par le coma; en le réveillant on aperçoit un reste de pouvoir d'attention.

A cinq heures et demie, respiration plus lente, coma profond. Le malade ne se réveille, ni quand on l'appelle, ni quand on le pince; mais si on lui presse le ventre, il manifeste de la douleur par un cri et ouvre les yeux : langue sèche, ridée; pouls fort, lent; chaleur brûlante à la peau. Dans la nuit, sueur générale.

11, matin, rémission de la fièvre; mais cependant il reste de la stupidité; quand on l'appelle il se retourne, mais regarde sans rien dire; ses yeux restent immobiles; la langue est aride, le ventre douloureux.

Vers midi, retour de la fièvre : respiration grande, bouche fermée, coma profond, paralysie des ailes du nez qui s'affaissent à chaque inspiration : les muscles de la face sont aplatis sur les os et y paraissent collés; coma profond; râle. Mort à deux heures après midi.

Ouverture. Arachnoïde rouge, épaissie comme par du sang qui s'est infiltré dans son tissu. Quand le cerveau a été extrait, il est resté huit à dix onces de sérosité dans la base du crâne. Adhérences anciennes et récentes de l'arachnoïde avec la dure-mère, surtout au sommet, où il y a de la sérosité coagulée et d'une consistance gélatiniforme; substance corticale du cerveau d'un brun rougeâtre très-intense. Il y avait entre le cerveau et le crâne un vide de près d'un pouce dans toute sa circonfé-rence, et résultant de l'affaissement de cet organe, dont la consistance était presque naturelle, quoiqu'un peu molle. Poumon droit naturel; poumon gauche adhérent, mais par une fausse membrane ancienne. Œsophage à son quart inférieur présentant des granulations, et à sa communication avec l'estomac offrant une fausse membrane brunâtre, probablement colorée par le quinquina, et s'enlevant avec le scalpel. Estomac distendu par du quinquina; sa couleur est d'un rouge intense tirant sur le noir, et couvert dans toute son étendue de mucosités épaisses qui ne s'enlevèrent même pas par des lavages répétés. Éruption très-confluente vers le pylore; intestins grêles et gros enflammés dans toute leur étendue et d'un rouge vif; rate de volume ordinaire, mais en bouillie comme de la lie de vin; foie sain; épiploon et surface extérieure des intestins d'une couleur rosée.

XXVe. Observation.

Fièvre intermittente pernicieuse, épigastralgique.

Séjour à l'hôpital. — Du 2 au 10 septembre.
Autopsie. — Gastro-entérite.

Don Andrea Morroy, prêtre espagnol, âgé de quarante ans, d'une assez bonne constitution, était affecté de la fièvre quarte depuis plusieurs mois. Il prit la poudre de Cotugno; elle supprima la fièvre, qui récidiva quinze jours après à la suite d'un excès en liqueurs spiritueuses. Depuis long-temps il avait la rate engorgée et un écoulement hémorrhoïdal, qui, chaque mois, revenait d'une manière périodique : depuis deux mois il y avait suspension de ce flux. Vingt jours s'étaient écoulés que la fièvre avait disparu, lorsque, le 2 septembre 1822, elle revint avec des frissons très-violens, semblables à ceux de la fièvre quarte : il arriva alors à l'hôpital, après avoir repris inutilement la poudre de Cotugno. La fièvre continua à être très-forte, sans présenter la plus légère intermission pendant le jour suivant.

Le 4, au matin, il y avait soif, ardeur générale, vomissemens, angoisses, pouls fort et vibrant.

Vers dix heures du soir, pouls dur, agitation, vomissemens, douleurs de tête, d'estomac, ardeur à la peau, veille. (Saignée d'une livre au bras, tisane.)

5, matin, pouls fort, plein; peau brûlante, agitation; il ne sait comment se placer, ne se trouve bien dans aucune position. Vomissement, qui revient même quand il prend une cuillerée d'eau ; sentiment d'irritation à la gorge ; soupirs continuels; visage abattu, terne. (Une autre livre de sang au pied; lavement, fomentations, tisanes.)

Soir, fièvre moins forte, pouls 110; vomissemens continuels impossibles à arrêter ; douleur de tête, ventre brûlant, très-douloureux; langue humide, terreuse ; le malade dit qu'il lui semble qu'il y ait dessus des grains de sable ; agitation. (Eau glacée, émulsion, fomentation, lavement, sulfate de quinine dans la rémission.)

A neuf heures du soir, vomissemens persistans, exacerbation des autres symptômes. (Saignée d'une livre.) Sueur au point du jour. La nuit, il s'est levé pour éloigner la bouteille qui contenait l'eau à la neige et dont la paille qui l'entourait sentait mauvais : il la porta dix pas plus loin. Quelques instans après il voulut se lever une seconde fois, mais il tomba en syncope.

6, matin, pouls 105, mou ; vomissemens moins forts, diminution des douleurs de tête et d'estomac, langue humide, peau jaune. (Huit ventouses scarifiées à l'épigastre, eau glacée, limonade.)

Le soir, vers une heure après midi, froid violent qui dura une heure. On lui mit trois couvertures : la chaleur se développa avec force; il y eut alors agitation, douleur fixe à la région temporale. Vomissemens moins fréquens, langue humide, bouche amère ; le malade croit toujours avoir du sable dessus; pouls 110. (Limonade, eau à la neige, cataplasmes émolliens, bains sinapisés et très-chauds aux pieds.)

7, matin, légère sueur dans la nuit; vomissemens diminués, lavement de kina; il est plus tranquille. Il a pris trois grains de sulfate de quinine à six heures : pouls 100. Douleur de ventre moins forte; tête dégagée ; faiblesse générale ; douleur d'estomac assez forte sous la pression. (Deux onces de quinquina en lavement, trois grains de sulfate, eau à la neige, limonade.) Sommeil tranquille.

Soir, pouls 80, égal, vigoureux; visage abattu, douleur d'estomac persistante; hoquet, tendance au vomissement. (Trois grains de sulfate, lavement de kina.)

A six heures, retour de la fièvre ; le froid est moins marqué.

8, matin, sans fièvre ; pouls 85 : il a eu quelque vomissemens dans la nuit. Constipation; ventre douloureux, dur; il a sué la nuit; syncope en allant à la chaise-percée. (Lavement simple; trois grains de sulfate de deux en deux heures; eau glacée, neige; limonade, bouillon et pain.)

A trois heures après-midi, retour de la fièvre précédé de frissons; mêmes symptômes; pouls 105 ; constipation. (Lavement avec l'huile de ricin; plus tard autre lavement simple, bain de pieds, tisane, eau à la neige.) Point de selles. Dans la nuit, quelques sueurs.

9, matin, pouls 75, chaleur naturelle, ventre très-douloureux ; le malade désespère de sa vie. Légère douleur de tête, angoisses continuelles. (Quatre onces de quinquina en lavemens ; cinq doses de sulfate de quinine.)

Soir, retour d'un accès, précédé de frissons ; hoquet. Les extrémités restent à moitié glacées : vomissemens, agitation générale, trouble des facultés intellectuelles, douleur de ventre sous la pression, râle. Mort le 10, à deux heures du matin.

Ouverture quatorze heures après. Estomac contracté sur lui-même ; ses parois sont épaissies, ses replis gonflés, saillans. Le grand cul-de-sac est d'une couleur de suie ; le reste enflammé, mais d'une couleur moins foncée. Duodénum enflammé dans toute son étendue. Surface interne des intestins grêles de la couleur du raisin noir ; ses valvules sont tuméfiées. Leur surface externe est jaune comme la peau du corps : leur calibre est tellement rétréci, qu'il est à peine égal à celui du petit doigt. Le cœcum, le colon, sont moins contractés et enflammés intérieurement ; le rectum est très-contracté et très-enflammé ; le foie gorgé de sang ; la rate pesante, d'un gros volume, et facile à déchirer.

La tête n'a pas été ouverte.

XXVIe. Observation.

Fièvre intermittente pernicieuse, convulsive.

Séjour à l'hôpital. — Du 29 au 30 juin soir.
Autopsie. — Arachnitis, entérite.

Vincent Boniface, âgé de trois ans, doué d'un cerveau très-volumineux et d'une intelligence peu ordinaire à son âge, ne se portait pas bien depuis quelques jours, lorsqu'enfin , le samedi 29 juin 1822, il fut pris d'une fièvre précédée de frisson ; on l'apporta alors à l'hôpital du Saint-Esprit. Son état fut le suivant : Avant-bras étendus et roides, poings fermés, mouvemens convulsifs de tous les muscles du visage, qui paraissaient diriger les traits plus à droite qu'à gauche. Le diaphragme et les muscles inspirateurs et expirateurs du thorax produisaient des abaissemens et des élévations convulsifs des parois de cette cavité ; perte absolue de connaissance ; coma. Il fit quelques selles involontairement.

Le dimanche matin, 30 juin, cessation des contractions des membres et des mouvemens convulsifs de la figure. Après deux ou trois petites inspirations , l'abaissement convulsif du diaphragme en produit une si violente, que tout le corps en éprouve une secousse générale ; la tête, qui est tournée à droite par son propre poids, est portée à gauche ; la mâchoire inférieure que le malade laisse pendante , s'élève fortement au moment de cette inspiration. Yeux entr'ouverts et ternes ; pupilles immobiles; pouls 176. Peau en sueur, pieds froids. Mort vers midi.

A l'ouverture du crâne, arachnoïde du cerveau et du cervelet excessivement injectée jusque dans ses plus petites ramifications. On aurait pris cette injection pour le résultat d'une belle préparation anatomique. Elle était plus prononcée à droite qu'à gauche, quoiqu'elle fût déjà extraordinaire de ce côté. Les vaisseaux qui rampent dans les ventricules, étaient plus injectés à gauche qu'à droite. La substance du cervaau avait une consistance ordinaire, lorsqu'on le coupait par tranches: les vaisseaux ouverts fournirent une innombrable quantité de gouttelettes rouges. Inflammation de quelques portions des intestins grêles et des gros intestins.

XXVIIe. OBSERVATION.

Fièvre intermittente pernicieuse, convulsive.

Séjour à l'hôpital. — Du 26 au 27 août.

Louis Baquoni, âgé de dix-sept ans, vint à l'hôpital le 17 août 1822, et fut placé au n° 27. Il fut traité pour une fièvre pernicieuse comateuse. Je ne le vis que le 26 août au matin. Son état était le suivant : décubitus sur le dos ; il tient ses deux mains en l'air, et paraît toucher à quelque chose qui n'existe pas. Peau sèche chaude ; figure crispée, yeux caves; teint jaune, terreux ; pouls 168. Ventre douloureux sous la pression, délire. (Deux vésicatoires.)

Soir, coma vigil, carpologie persistante , sensibilité partout conservée ; mâchoires serrées fortement l'une contre l'autre. Difficulté d'étendre l'avant-bras droit. Langue rouge, aride, couverte d'un enduit brun. Sensibilité de la peau de la poitrine exaltée, ventre douloureux sous la pression ; pouls dur, irrégulier, 154.

27 août, matin, visage abattu, respiration haute ; langue rouge, humide ; sa connaissance paraît un peu revenue, pouls 170. Mort dans la matinée.

Ouverture. Injection très-vive de toute l'arachnoïde , un peu d'eau dans les ventricules ; consistance du cerveau et du cervelet ordinaire.

Poumon droit sain, crépitant; poumon gauche recouvert sur toute la surface d'une couenne qui, à sa base et sur le diaphragme, avait un demi-pouce d'épaisseur; toute cette cavité gauche était d'ailleurs remplie d'eau. La substance du poumon, surtout dans le lobe inférieur, étai hépatisée, dure, rouge. Le péricarde était également enflammé, ainsi que la séreuse qui revêt le cœur; elle était couverte d'une fausse membrane récente, qui s'enlevait facilement avec le scalpel. L'estomac

présenta des plaques enflammées très-larges, surtout vers le pylore ;
outre celles-ci, étaient d'autres plaques de la largeur d'une pièce de dix
sous, d'un rouge vif, mais d'un aspect particulier ; on aurait pu les comparer à des taches de rouille ou à un lichen ; et quand on les examinait
avec la loupe, on voyait qu'elles étaient formées par l'injection des plus
petits vaisseaux invisibles à l'œil nu. Les intestins grêles présentaient des
portions d'une couleur rose vermeille, ainsi que les gros intestins : la
presque totalité était blanche, transparente et remplie de gaz.

XXVIIIe. Observation.

Fièvre intermittente pernicieuse, convulsive, délirante.

Séjour à l'hôpital. — Du 18 au 20 juillet matin.
Autopsie. — Arachnitis, céphalite, entérite, splénite, péritonite, péricardite.

Thomas Chioricci, âgé de cinquante-un ans, vint à l'hôpital le 18 juillet
1822. Il avait un délire furieux. On le lia : son pouls était fort et vibrant,
mais il fut impossible de compter le nombre des pulsations, à cause des
mouvemens continuels des bras et du corps. Deux heures après il battait 124. Avant-bras fléchis sur les bras, à angle aigu et très-résistant
aux efforts que l'on tentait de faire pour les étendre. Le malade té-
moignait de la douleur si on insistait. Mâchoire inférieure fortement
serrée contre la supérieure. Pour voir la langue, il faut fermer les narines ;
elle est aride, tremblante, rouge, retirée au fond de la bouche. Muscles des
lèvres dans un mouvement continuel. Peau sensible partout, cuisses et
jambes dans un mouvement continuel ; région épigastrique douloureuse
à la pression. Corps chaud et sec. (Saignée de dix onces, lavement.)
Soir, même état. (Dix sangsues derrière l'oreille, bains chauds aux
pieds, lavement, synapisme.)
Nuit un peu tranquille ; quelques selles.
Le 19, matin, mouvemens convulsifs moins fréquens, pulsations 120.
Bras toujours fléchis, mâchoire toujours serrée. (Boisson à la neige.)
Soir, retour de l'augmentation de tous les symptômes, pouls impossible
à compter, à raison des soubresauts des tendons. (Saignée au pied,
boissons à la neige.) Après la saignée un peu plus de calme ; dans la nuit,
exacerbation. Mort à dix heures du matin.
Ouverture. Arachnoïde épaissie et d'un rouge brun : l'injection des
vaisseaux était telle, qu'on distinguait les plus fines ramifications. A sa
partie postérieure était une fausse membrane intimement pénétrée de
la couleur rouge du sang. L'arachnoïde du cervelet présentait les mêmes
altérations. Substance grise du cerveau, d'un rouge foncé bien remarquable. Injection des vaisseaux des corps striés.

Dans la poitrine, anciennes adhérences des poumons, adhérence ancienne de toute la surface externe du cœur avec le péricarde. Le ventricule et l'oreillette droits plus dilatés qu'à l'ordinaire, ainsi que la courbure de l'aorte. Point de resserrement dans les ouvertures artérielles.
Adhérences de l'épiploon avec le péritoine des parois antérieures du
ventre. Rate plus volumineuse qu'à l'ordinaire, son tissu est en bouillie
et à moitié fluide. Elle adhérait, par toute sa surface convexe, au diaphragme. L'estomac présentait des traces d'une inflammation ancienne,
ses membranes étaient plus épaisses qu'à l'ordinaire et d'une couleur
brune. Les intestins étaient le siège d'une inflammation récente, les
vaisseaux du mésentère étaient vivement injectés.

Nous allons maintenant fixer l'attention sur une altération particulière qui a déjà été indiquée par plusieurs
auteurs, mais qui n'a point été traitée assez spécialement,
pour que nous ne cherchions pas à fixer nos idées sur sa
nature. Parmi les observations que nous avons rapportées
jusqu'à présent, il y en a au moins vingt dans lesquelles
nous avons signalé le ramollissement de la rate, et dans
plusieurs cas, nous avons vu que ce ramollissement était tel,
que le tissu de la rate avait entièrement disparu, qu'il avait
été remplacé par du sang noir, dans lequel on distinguait à
peine, quand on y introduisoit le doigt, quelques légers
filamens très-peu résistans; qu'enfin, dans quelques cas, la
rate ressemblait plutôt à une vessie à demi pleine de sang
qu'à un organe parenchymateux.

Les faits que nous allons rapporter, seront d'autant plus
intéressans, que nous ne connaissons aucune observation
anologue décrite dans les auteurs. Senac, seulement, en cite
un cas, mais sans aucuns détails propres à faire connaître
sa nature; si on excepte ce cas, les ruptures de rate n'ont
été signalées qu'après des chutes ou des coups reçus sur
le ventre : nous aurons tous les passages de l'état sain à
l'état de rupture, car nous en avons cité où le parenchyme
était d'une fermeté assez grande et d'une couleur rouge
cerise, c'est à-peu-près ainsi qu'on le voit chez les animaux qu'on ouvre après les avoir tués subitement. Le pre-

mier degré d'altération consiste dans sa couleur foncée;
bientôt une matière caséeuse peut être exprimée de son
tissu, puis ce tissu se laisse facilement déchirer; le tissu cellulaire se détruit; le parenchyme n'es plus qu'un liquide
dans lequel on sent encore quelques filamens; ceux-ci
disparaissent plus tard, et la rate n'est plus qu'un sac
membraneux rempli d'un liquide noir grisâtre, et dans
quelques cas tellement abondant, qu'il la rend dure et
résistante; enfin, ne pouvant plus résister à cette congestion, sa membrane, trop tendue, se crève, et sa substance
s'échappe dans l'abdomen. Tels sont les cas qui suivent.

XXIXe. Observation.

Fièvre intermittente pernicieuse, gastro-céphalique.

Séjour à l'hôpital. — **Du 22 août au 1er. septembre.**
Autopsie. — Rupture de la rate, gastro-céphalite.

Joseph Rossani, cultivateur, âgé de vingt-six ans, vint à l'hôpital du
St. Esprit le 22 août 1822. Pendant dix jours, c'est-à-dire jusqu'au
31 août, il eut la fièvre, qui chaque jour se terminait par des sueurs et
revenait après midi. Pendant les paroxysmes il avait douleurs de tête et
d'estomac, déjections de ventre, vomissemens qui étaient provoqués
chaque fois qu'il buvait de l'eau pour se désaltérer.

Le premier jour de son arrivée, il prit un purgatif et des tisanes, puis le
quinquina.

Le 31, au matin, douleur de ventre lancinante, sentiment de tension
dans l'abdomen. Comme il se plaignait continuellement, on le transporta
dans une autre salle, afin que les malades ne fussent pas incommodés de
ses cris. Le ventre était gonflé; au milieu était une dureté comme cylin-
droïde. La douleur était éveillée même par le poids des draps. Langue
humide et un peu rouge; pouls petit, 120; constipation; vomissemens
continuels. (Huile de ricin, lavemens, fomentations.)

Le soir, il eut quelques selles; comme il était un peu calme, on le
transporta à son premier lit. Le ventre était cependant toujours douloureux; du reste, mêmes symptômes.

1er septembre, au matin, visage abattu, langue humide, un peu rouge;
respiration se faisant presque entièrement par l'élévation des parois thoraciques; douleurs dans tout le ventre, déjections alvines fréquentes,

vomissemens, chaleur du ventre naturelle; pouls 112. (Clystères et fomentations.)

Soir, face hippocratique, assoupissement, décubitus sur le dos, insensibilité quand on pince les extrémités; il pousse des cris quand on lui presse l'estomac; respiration toujours lente et avec efforts; langue humide; pouls formicant, inégal, 126. Mort à dix heures du soir.

A l'ouverture du crâne, faible injection de l'arachnoïde, qui est assez transparente pour laisser voir que la substance corticale est d'un gris noirâtre, très-prononcé; même aspect des corps striés et de la substance grise du cervelet. La comparaison de ce cerveau avec celui de la XXXVIIIe observation, rendait encore plus sensible la différence qui existait entre la substance grise et la substance blanche. Poumons, cœur, naturels. Dans le ventre une demi-pinte de sang épais; il n'y avait ni adhérences du péritoine, ni sérosité; une couche de sang coagulé sur la surface convexe de la rate à sa partie supérieure; près de l'entrée des vaisseaux sanguins était une crevasse de deux pouces et demi de long sur un demi-pouce de large vers le milieu. Le volume de cet organe était assez grand; son poids était de six à huit livres: elle était dure, tendue, rénitente; étant coupée, elle était d'une consistance putrilagineuse, d'une couleur gris-noirâtre. Quand on y enfonçait le doigt, on ne sentait que çà et là quelques filets résistans. Estomac vivement enflammé dans toute son étendue; sa muqueuse était épaisse et rouge; l'inflammation allait en diminuant dans les petits intestins; vésicule pleine d'une bile noire; foie jaune comme du quinquina et très-résistant; éruption tuberculaire dans l'estomac.

XXXe. Observation.

Fièvre intermittente pernicieuse, gastrique.

Séjour à l'hôpital. — Du 21 au 22 septembre, soir.
Autopsie. — Arachnitis, gastro entérite, rupture de la rate.

Joseph Maoloni, âgé de soixante ans environ, vint à l'hôpital le 12 septembre 1822. Il était malade depuis cinq jours; ses réponses furent si confuses, qu'il fut impossible de savoir quel fut son état antérieur. Seulement, il dit avoir vomi des matières amères, et qu'il était tourmenté par la soif, des angoisses, et des douleurs a l'épigastre.

Le 21, au soir, langue sèche, d'un rouge vif sur les bords; constipation, nausées sans vomissemens, chaleur naturelle aux extrémités, à la poitrine; chaleur brûlante à l'épigastre; angoisses, douleur vive d'estomac sous la pression; pouls petit, fréquent. (Lavemens d'eau d'orge, solution gommeuse, fomentation sur le ventre.)

Dans la nuit, vomissement et selle.

22, matin, pouls plus large, idées encore confuses, diminution de l'agitation, chaleur naturelle partout; langue sèche, soif. (Même traitement.)

Vers neuf heures et demie, il a vomi la tisane avec des mucosités, de la
bile et quelques lombrics.

Vers onze heures et demie, stupidité, douleurs à l'épigastre augmentées.

A trois heures après midi, douleur de ventre lancinante; pouls petit,
fréquent; extrémités froides et baignées d'une sueur froide, visqueuse;
extrémités inférieures fléchies sur le ventre. (Saignée au bras.) Mort une
demi-heure après.

Ouverture. Injection des vaisseaux qui rampent sur les circonvolutions ;
substance du cerveau présentant une infinité de gouttelettes de sang;
trois ou quatre onces d'eau à la base du crâne; poumons naturels, cré-
pitans.

Dans le ventre quinze ou seize onces d'un sang noir coulant comme de
l'huile; rate crevée à sa partie inférieure, non pas par une fissure, comme
dans les autres observations, mais présentant une ouverture de la largeur
d'une pièce de cinq francs, par laquelle sortait une substance noire et putrilagineuse. Il fut impossible d'enlever la rate d'une seule pièce, tant elle
était diffluente ; elle se sépara dans la main en deux portions, dont l'une,
appliquée sur la table, s'aplatit comme de la bouillie, et l'autre resta
adhérente au diaphragme, que l'on fut obligé de couper pour enlever la
rate entièrement; son volume n'était pas beaucoup plus considérable que
celui d'une rate ordinaire.

Estomac d'un rouge brun dans la plus grande partie de son étendue;
inflammation de tout le reste du tube intestinal, qui était d'une couleur
rose en dedans; vessie naturelle; foie gorgé de sang; langue blanche,—
pâle par la retraite du sang.

XXXIe. OBSERVATION.

Fièvre intermittente pernicieuse, comateuse.

Séjour à l'hôpital. — Du 13 au 30 août.
Autopsie. — Péritonite, gastrite, arachnitis, splénite, rupture de la rate.

Nicolas Mauloui, âgé de dix-neuf ans, d'une bonne constitution, fut
apporté à l'hôpital du Saint-Esprit le 13 août 1822, et fut placé au
n° 77. Il se plaignait de douleurs articulaires et de tête. Il eut la fièvre
tous les jours, avec des intermissions bien marquées. Après la sueur
qui terminait chaque accès, il prit plusieurs livres de quinquina, jus-

qu'au 28 août au soir, sans que le coma profond dans lequel il était pendant l'accès fût diminué. On lui appliqua alors deux vésicatoires au bras.

Le 29, il reprit sa connaissance, et répondit en riant qu'il se portait bien à présent. Dans ce jour, il prit trois onces de quinquina : l'accès revint dans la nuit, et avec lui le coma; le pouls était 131, plein, fort, tandis que le matin il était assez lent. Le soir la sueur arriva, et le malade mourut.

Ouverture quatorze heures après.

Le cadavre étant couché sur le ventre, rendit plusieurs onces de sang par le nez. Arachnoïde injectée, vaisseaux engorgés; le cerveau étant enlevé, il resta au moins six onces de sang dans le crâne; poumons adhérens à gauche, cœur naturel. A l'ouverture du ventre, il s'écoula au moins deux pintes d'eau sanguinolente assez épaisse. Tout le péritoine est noir, soit au mésentère, soit sur les intestins, sans aucune couenne albumineuse. La partie convexe de la rate était couverte d'un caillot de sang très-solide, de quatre pouces de diamètre sur un demi-pouce d'épaisseur. La rate, enlevée avec précaution et lavée, présenta à sa surface convexe plusieurs crevasses de sa membrane, dont deux principales avaient deux pouces de long, chacune, sur trois lignes de largeur; entre ces deux était une autre crevasse, d'un pouce de longueur et de trois lignes de largeur environ. Enfin derrière, ou plutôt en haut, près de son bord supérieur, étaient encore d'autres crevasses irrégulières, par lesquelles se montrait le tissu de cet organe, dont la longueur était de six pouces, la largeur cinq pouces, et l'épaisseur deux pouces. Son tissu était putrilagineux, et au lieu d'être sanguinolent ou couleur lie de vin, comme dans toutes celles que j'avais vues, ce putrilage était d'un noir grisâtre, sans mauvaise odeur cependant. Inflammation de toute la surface de l'estomac, éruption sur presque toute son étendue. Il y avait aussi des plaques rouges lichénoïdes, dont nous avons déjà parlé. Vésicule du fiel entièrement vide, deux pintes d'urine dans la vessie, dont le fond extérieur était noir; l'intérieur était blanc et sain. Rectum plein de matières fécales, d'une consistance et d'une nature ordinaire.

Jusqu'à présent on a considéré la rate comme à-peuprès insensible, et on a cité des chiens qui, blessés dans cette région du corps, s'étaient mangés cet organe; ce qui supposerait peu de sensibilité. Dans les Indes, la fréquence des splénites est telle, que des gens du pays ont l'habitude de faire une ouverture au ventre et de sucer, par une incision faite à la membrane de ce viscère, toute la substance corrompue qu'il contient, et cela sans grands inconvéniens pour la santé; au moins, tels sont les rapports contenus dans les journaux de médecine anglais. On a aussi plusieurs fois extrait la rate à des animaux qui ont survécu à cette opération; et sur l'homme même, elle a été pratiquée avec succès, comme l'observation suivante, qui est très curieuse sous ce rapport, en fait foi.

XXXIIe. OBSERVATION.

Extirpation de la rate chez un homme, sans inconvénient pour la santé, par E. O'Brien, chirurgien. Communiqué par M. Johnson. Inséré dans le premier volume, pag. 8, du *Medico-chirurgical Journal and Review*, *London*, 1816.

Joseph-Raphaël Gamar, âgé de trente-neuf ans, né dans la ville de Carritano, dans la province du Mexique, tailleur, fut blessé au port Saint-François le 24 janvier 1814, à sept heures du soir, lorsqu'il cherchait à enlever une femme. La blessure fut faite du côté gauche, sous la dernière fausse-côte, par un grand couteau. Il resta ainsi douze heures avant que je le visse. L'inflammation était déjà à une période avancée, et l'organisation de la rate, qui sortait par la blessure, était si altérée, qu'il était impossible que sa vitalité fût jamais recouvrée, et qu'elle était incapable de remplir ses fonctions, quelles qu'elles soient d'ailleurs. Son extirpation fut alors résolue; et comme la rate n'était plus attachée que par ses vaisseaux et un peu de tissu cellulaire, on y appliqua une ligature, et cet organe fut séparé par le couteau.

Une fièvre symptomatique, très-violente, s'ensuivit, bien que le traitement antiphlogistique fût mis en usage avec activité.

Le 15 février, la dernière ligature tomba, laissant une plaie très-nette, dont le bord fut réuni par des emplâtres agglutinatifs : le 20 mars, la guérison était complète. Depuis le jour de la blessure jusqu'au dixième jour, il s'écoula une telle quantité de sang par les veines, que je ne doutai point que le rein de ce côté n'ait été blessé. En effet, en plongeant un couteau dans la même direction, sur un cadavre, je trouvai la partie supérieure du rein percée.

J'eus occasion de voir cet homme quelques mois après, il était très-bien portant, et avoua lui-même qu'il jouissait d'une très-bonne santé.

Comment donc accorder cette insensibilité dans quelques cas, avec les douleurs, l'anxiété, l'agitation, qui précédèrent la mort des trois individus dont nous avons trouvé la rate crevée à sa surface, et qui existèrent dans d'autres cas où cet organe, sans être rompu, était abondamment rempli d'un liquide qui le rendait dur et rénitent?

Ce qu'il y a de certain, c'est qu'un organe qui, comme la rate, est dépourvu des nerfs du sentiment, et qui, lors même qu'il en posséderait, devrait être insensible dans le cas de destruction complète de son tissu, ne peut point produire de la douleur par l'inflammation de son tissu même; mais comme cette inflammation ne peut point avoir lieu sans qu'il y ait congestion, et par conséquent distension de sa membrane propre extérieure, c'est à elle seule qu'il faut rapporter tous les phénomènes nerveux qui se sont manifestés dans tous les cas que nous avons cités et dans ceux qui suivront. Si des chiens ont pu manger la portion de ce viscère sortie par la plaie du ventre; si des blessures ont pu être faites impunément à cet organe; si, en un mot, il a pu être, dans quelques circonstances, le siége des lésions les plus graves, c'est que dans tous ces cas la division de sa membrane a permis au tissu de se gonfler sans produire la distension de celle-ci. En un mot, il lui est arrivé ce qui arrive à toutes les parties revêtues de membranes, qui, si on débride celles-ci, ne présentent que des symptômes inflammatoires ordinaires, au lieu des phénomènes spasmodiques si terribles qui accompagnent les étranglemens. L'anthrax qui se développe sous la peau, a des symptômes bien différens, si on incise celle-ci, ou si on la laisse se distendre par le gonflement des parties qu'elle recouvre. L'inflammation d'un muscle de la cuisse peut être très-bénigne, si l'aponévrose du fascialata a été incisée; elle peut déterminer les accidens les plus terribles si elle est intacte. Au reste, afin de ne rien prouver sans argumens contre lesquels il n'y a rien à répondre, nous citerons le fait suivant.

XXXIIIe. OBSERVATION.

Blessure de la rate.

Séjour à l'hôpital. —- Du 1er au 24 octobre.

Pierre Ferucci, âgé de cinquante-cinq ans, vint à l'hôpital le 1er octobre 1822, et fut mis au n°. 71. Après avoir souffert pendant long-temps des fièvres périodiques, il fut atteint d'une hydropisie ascite. Il fit usage de plusieurs remèdes diurétiques. et se soumit plusieurs fois à l'opération de la paracenthèse. Du 1er. octobre jusqu'au 14 il y eut seulement un écoulement d'eau considérable qui sortait du ventre; le 14, enfin, les parois du ventre étant extrêmement distendues, on fit de nouveau la paracenthèse : le trois-quarts étant à peine retiré, il sortit une énorme quantité de sang noir, qui se mettait de suite en grumeaux. Le lendemain, ventre douloureux, enflé; fièvre violente, soif, langue sèche. Tous ces symptômes augmentèrent graduellement jusqu'au 18 : alors, déjections alvines fréquentes et sanguinolentes. (Tisane, lavemens, fomentations.) Le 22, le ventre s'affaissa, les douleurs cessèrent, des taches livides parurent sur le ventre; les extrémités inférieures devinrent froides. Il mourut le 24 octobre 1822, à 7 heures du soir.

Ouverture vingt heures après. Peu d'eau dans l'abdomen, intestins distendus par des gaz; surface externe rouge; parois plus épaisses, molles; surface interne d'un rouge plus foncé. Rate excessivement volumineuse; elle était percée à son bord inférieur, vis-à-vis l'ouverture des parois abdominales : celle-ci était trois doigts au-dessus du lieu indiqué pour l'opération. La membrane extérieure de la rate était décollée et tachée de blanc et de brun; elle se détachait facilement de son parenchyme. Les cellules de la rate contenaient un sang noir, dense, et se déchiraient facilement sous les doigts. L'estomac avait dans son intérieur des taches couleur de plomb et livides.

On n'attribuera certainement pas tous ces symptômes à la blessure du péritoine, qui, dans mille cas de paracenthèse, est percé, sans qu'il en résulte une fois de grands inconvéniens. Mais la rate a été percée, la blessure a déterminé une fluxion à laquelle l'ouverture du trois-quarts n'a pu s'opposer; car le tissu de la rate, encore celluleux, n'a pu permettre aux liquides de s'échapper par cette trop petite blessure, que les parois abdominales auront bouchée en s'y appliquant, et la mort aura été le résultat de l'influence sur l'économie, d'une espèce d'étranglement qui aura bouleversé toutes les forces nerveuses, Appliquons ces faits et raisonnemens aux autres malades qui, quoique dans d'autres circonstances, ont cependant eu la rate malade, et nous concevrons facilement comment elle a pu avoir une part très-grande et à la production des symptômes généraux et aux suites funestes de la maladie totale.

Pour donner sur les maladies de cet organe tous les renseignemens nécessaires, nous allons maintenant rapporter des cas de splénites que nous avons trouvés dans les auteurs; les trois suivans sont de Grottanelli (1).

XXXIVe. Observation.

Autopsie. — Splénite.

Isabelle P...., des environs de Sienne, était d'une constitution grêle, jouissant de peu de fortune : elle était depuis quelque temps en proie à des chagrins et à des dérangemens de santé, lorsqu'au mois d'octobre 1819, étant âgée de trente-trois ans, elle fut prise de fièvre. Dans le commencement, elle offrit les caractères d'une fièvre rhumatique rémittente : la douleur de tête à laquelle cette femme était souvent sujette, devint alors d'une violence extrême; les articulations des pieds devinrent très-douloureuses, et l'hypocondre gauche devint le siége d'une douleur permanente et profonde : il était facile de voir que son siége était dans la rate, bien que celle-ci ne fût pas d'un volume plus considérable, et qu'elle supportât assez bien la pression qu'on y exerçait. Le second jour, la fièvre revint avec le frisson, comme au premier accès, et avec elle la céphalalgie et une douleur pongitive sous la mamelle gauche. On la saigne, et on lui donne un éméto - cathartique indiqué par des signes de gastricisme. Elle parut se trouver mieux; une sueur modérée et universelle semblait promettre la solution de cette maladie. Les urines rendues furent claires et en petite quantité : enfin, on était arrivé au sixième jour sans aucun signe fâcheux. Cependant les accès de la fièvre

---

(1) Ad acutas et chronicas splenitidis eidemque succedentium morborum historias animadversiones. *Florentia*, 1821.

étaient devenus de moins en moins apparens ; les déjections alvines étaient toujours noirâtres , fluides , et d'une mauvaise odeur. La malade prenait du quinquina et de la valériane. Le septième jour, la fièvre étant devenue plus forte, le coma et le délire alternèrent : des vésicatoires furent appliqués aux jambes et à la plante des pieds , et la malade mourut apoplectique au commencement du neuvième jour.

À l'ouverture, on trouva de la sérosité entre le crâne et ses membranes : celles-ci étant incisées, on vit le même liquide sur le cerveau et dans le quatrième ventricule; du reste , aucune altération de ces parties. Tout était sain dans le thorax. Dans l'abdomen , le foie avait acquis un tel volume, qu'il masquait l'estomac et tous les intestins ; la portion gauche de ce viscère s'étendait jusque dans l'hypocondre gauche , et adhérait tellement à la rate, qu'on ne put les séparer sans les déchirer : cependant la substance du foie était saine. ainsi que les autres viscères abdominaux, à l'exception de la rate , qui était plutôt *un sac rempli d'une bouillie très-noire.*

XXXVe, OBSERVATION.

Autopsie. — Splénite.

Morelli , professeur de clinique à l'Université de Pise , traitait depuis quelque temps un prêtre sexagénaire pour un mœlœna ; il s'aperçut que la rate était dure , très-développée et douloureuse. Le malade étant convalescent, il mangea des haricots et des châtaignes; ce même jour, il se sentit très-mal, et pendant la nuit qui suivit, il éprouva successivement de la dyspnée, de la strangurie, et enfin une ischurie complète. Dix-huit heures après, aucun moyen de guérison n'ayant réussi, il fut nécessaire de le sonder pour vider sa vessie. Il se porta bien ensuite pendant un an environ. Au bout de ce temps, il commença à sentir une douleur sourde et d'abord légère dans l'hypocondre gauche ; puis survinrent de la dispepsie et une fièvre qui passa successivement par les types de double tierce , de quotidienne , de rémittente, et enfin prit les caractères d'une fièvre lente hectique. Les sangsues à l'anus, les laxatifs, les boissons rafraîchissantes et les lavemens furent employés contre cette maladie. Enfin, le malade commença à rendre par les selles, pendant plusieurs jours, une matière inodore , mais offrant la couleur et la consistance du chocolat. : épuisé par la maladie , il mourut bientôt.

À l'ouverture du cadavre , on trouva la membrane extérieure de la rate adhérente au colon transversal, là où il se courbe pour former l'S iliaque ; la rate elle-même ressemblait à une vessie vide ; la substance de cet organe s'était échappée par un trou qui existait au centre de son adhérence avec le colon.

XXXVIe. Observation.

Fièvre tierce avec splénite, par **M. L. F. Gasté**. *Bulletin de la société médicale d'émulation.*

Un militaire, âgé de vingt-quatre ans, souffrait depuis plusieurs années d'un engorgement dans l'hypocondre gauche, lorsqu'au commencement de l'été de 1822, il fut atteint d'une fièvre tierce pour laquelle on l'envoya à l'hôpital d'Aix. Il en sortit sans être rétabli, et, voyageant par des chaleurs très-fortes sur une voiture d'équipages, il arriva le 30 août à Neuf-Brissac. Le 12 septembre, lors de son entrée à l'hôpital de la même ville, il présentait l'état suivant : peau brûlante, surtout au ventre ; pouls très-fréquent, langue rouge et jaunâtre ; soif vive, douleur profonde de l'hypocondre gauche et de l'épigastre avec toux sèche et oppression ; sommeil presque nul. La diète, l'eau de gomme acidulée, douze sangsues à l'épigastre, procurèrent quelque soulagement. Le 16, épistaxis. Le 18, nausées et renvois bilieux ; sur les instances du malade, on donne un vomitif qui exaspère les symptômes inflammatoires ; l'application de vingt sangsues produit de nouveau un soulagement marqué. Dans la nuit du 27, récrudescence de l'inflammation : nouvelles saignées capillaires. Le 1er octobre et jours suivans, douleurs atroces aux mollets, œdème des pieds, ventre toujours brûlant et météorisé, accès de fièvre revenant chaque fois par un violent frisson de deux à trois heures de durée. L'usage du sulfate de quinine, d'abord efficace, devint bientôt impuissant ; les accès, reprenant toute leur intensité, amenèrent des sueurs abondantes et fétides ; plus tard, les dents se couvrirent d'un enduit fuligineux, la langue restant pâle ; l'haleine était extrêmement fétide ; la diarrhée se déclare, devient involontaire ; une ulcération gangréneuse s'établit au-dessous des incisives inférieures (dans le cours de la maladie, les gencives avaient été saignantes) ; le malade se plaignait d'une douleur vive au fond de la gorge. La toux devenant plus fréquente, il expectorait une salive sanguinolente. Néanmoins, le faciès et les facultés morales n'avaient point encore éprouvé d'altération profonde quand il mourut, dans la nuit du 14 au 15 octobre.

Autopsie. Un litre de sérosité dans la poitrine, dont les organes étaient d'ailleurs sains ; dans l'abdomen, il y avait, dans la région hypocondriaque gauche, une vaste poche péritonéale circonscrite en dehors, en haut et postérieurement, par le diaphragme en dedans par l'estomac, en bas par une petite portion du colon et par le rein correspondant ; elle était remplie par deux litres d'une sanie semblable à de la lie de vin, la rate en occupait le fond. Cet organe n'avait point changé de volume ; mais sa surface était tuberculeuse, et la partie concave offrait, près de la scissure, plusieurs trous irréguliers ulcérés, d'un demi-pouce à deux pouces de diamètre, où l'on n'apercevait plus aucune trace des vaisseaux et des nerfs spléniques. Aucune portion de la muqueuse gastro-intestinale n'était enflammée.

XXXVIIe. Observation.

Autopsie. — Splénite.

Un habitant d'une vallée voisine de Pise, affecté de splénite, entra à l'hôpital de cette ville ; il était en même temps atteint d'une fièvre quarte, qui le tua pendant le frisson du second accès qu'il eut dans cet hôpital. A l'ouverture du cadavre, on trouva en place de rate, un grand sac contenant une matière liquide, noire et très-fétide. Les altérations des autres viscères n'offrirent d'ailleurs rien de remarquable.

Les circonstances générales dans lesquelles Grottanelli a observé ces maladies, sont à-peu-près les mêmes que celles dans lesquelles j'ai fait mes recherches : les environs de Sienne, où ce praticien exerce, sont, comme les environs de Rome, sous l'influence d'émanations marécageuses qui produisent des fièvres intermittentes et des inflammations de la rate ainsi que des autres organes. Il serait facile de trouver dans les auteurs des observations d'inflammation chronique de ce viscère, et qui en raison de l'état, d'aileurs, sain de toute l'économie, n'ont pu déterminer des accidens aussi promptement funestes ; mais, dont à l'activité près, le fond est le même.

L'indifférence avec laquelle on a jusqu'aujourd'hui considéré les fonctions de la rate, a dû se reporter naturellement sur ses maladies. Un organe, dont l'influence phy siologique est inconnue, ne pouvait guères être d'une grande importance dans les maladies, et je ne doute pas que beaucoup de fièvres pernicieuses, ou même de maladies qui, sans avoir ce caractère d'intermittence, ont présenté des symptômes nerveux avant la mort, n'aient été considérées comme simplement nerveuses, parce qu'on n'a pu tenir compte des altérations de la rate, en supposant qu'on les ait observées.

Il résulte donc de la plupart des faits que nous avons rapportés, que l'irritation nerveuse qui constitue l'accès fébrile proprement dit, augmente l'activité de la circulation dans les viscères abdominaux; que la rate devient en peu d'instans le siége d'une congestion qui en désorganise le parenchyme; que cette congestion détermine une tension considérable, soit de la membrane extérieure de ce viscère, soit des filamens ligamenteux dont il est composé, et que ces parties, ainsi distendues, provoquent ces douleurs internes, cette agitation, ces angoisses, qui sont le résultat de toute tension portée au plus haut degré, des membranes, des ligamens, des tendons ou des aponévroses.

Ici, quelques médecins ne manqueront pas de me faire une objection, en me disant que ce n'est pas l'accès fébrile qui accélère la circulation des viscères abdominaux, mais bien la congestion inflammatoire de ces organes qui détermine la fièvre. Pour le moment, il pourrait être indifférent que ce fût la fièvre qui déterminât la congestion, ou que ce fût celle-ci qui provoquât la fièvre. Car il restera également vrai, dans ces deux cas, qu'il y a accélération de la circulation dans ces viscères, et que c'est elle dont l'activité va amener la mort ou au moins des accidens très-graves. En effet, si on examine le malade au moment même du fort de l'accès, il importe peu de décider qui a l'initiative, puisqu'on a à s'opposer à la désorganisation de ses organes. Mais comme il n'est jamais indifférent de laisser dans l'incertitude sur un point de physiologie pathologique, dont les applications peuvent varier suivant les différences qui se présenteront, je répondrai à cette objection, que dans presque toutes les maladies, le système nerveux a l'initiative sur le système sanguin. Presque toujours une congestion sanguine n'a lieu que parce qu'elle a été précédée par une congestion nerveuse, ou si on veut, par une affection nerveuse, quelle qu'elle soit; que les altérations organiques les plus profondes ne font rien sans les forces nerveuses; qu'un homme qui va, dans une minute, avoir un nouvel accès, et qui porte actuellement une phlegmasie abdominale, n'a pas de raison pour que cette phlegmasie soit plus active au moment où l'accès commence que dans tous les autres instants, puisque, une minute, une seconde avant l'invasion, son pouls n'est pas plus accéléré que pendant les autres instans de l'apyrexie, tandis que l'action des forces nerveuses sur les différens points de l'économie varie d'un moment à l'autre dans l'espace de vingt-quatre heures, et que tel organe, actuellement inactif d'une certaine manière, devient actif sans que la circulation en soit la cause, puisque celle-ci ne change qu'après que les symptômes nerveux se sont manifestés. Ce n'est pas plus la lésion de la rate qui provoque la fièvre, que ce n'est la rougeur du nez ou des yeux qui est la cause des symptômes fébriles généraux plus ou moins marqués qui ont lieu dans certains cas, dans les fièvres intermittentes locales, dans les ophthalmies intermittentes, par exemple.

Mais nous reviendrons sur ce point important, quand nous aurons cité toutes les observations anatomico-pathologiques qui doivent servir de base à la nouvelle doctrine des fièvres que nous avons déjà proposée, et à laquelle nous donnerons tous les développemens propres à en démontrer la solidité. Nous avons rapporté plusieurs cas d'altérations du foie, analogues à celle de la rate, c'est-à-dire, des observations où la substance de ces viscères paraissait remplacée par du sang à demi-caillé ou même par un liquide putrilagineux.

On pourra peut-être révoquer en doute la nature inflammatoire de cette altération; et on pourra avoir raison, suivant la manière dont on la concevra.

Voici comment on pourrait poser une objection. Depuis long-temps on connaît des inflammations du foie, qui se sont terminées par suppuration, et, dans tous ces cas, le pus, quelquefois assez blanchâtre, a pu, dans plusieurs cas, prendre une couleur foncée par son mélange avec le sang de cet organe; mais enfin il n'en existe pas moins comme pus: et bien que mélangé, on ne pouvait pas se tromper sur son existence qui est intimement liée à celle d'une inflammation, et qui, dans ces cas, était évidente par ses effets: or, comme la dissolution putrilagineuse du foie a été absolument semblable à celle de la rate, il faut donc en conclure que puisque cette dissolution, n'est point le résultat ordinaire des hépatites, elle n'est point liée à un état inflammatoire du foie, et par analogie n'est point liée à une affection semblable de la rate, puisque nous ne voyons point de pus, conséquence naturelle des maladies inflammatoires. Je répondrai à cette objection, qu'on ne l'aurait point faite, si, au lieu de raisonner sur l'expression inflammation, on avait raisonné sur les phénomènes organiques qui ont lieu dans les états si variés qu'elle désigne; et je saisirai cette occasion pour faire sentir l'importance de la distinction que j'ai proposée plus haut, entre les différens élémens des maladies nommées inflammatoires. En effet, dans ce qu'on nomme inflammation, il y a congestion sanguine, il y a altération des sécrétions naturelles des organes enflammés.

Dans les cas ordinaires d'hépatites, quelle que soit la cause de la congestion, elle ne fait que modifier les propriétés vitales du tissu parenchymateux du foie. Ce tissu, qui est habituellement abreuvé d'une sérosité claire et transparente, en devenant malade, la rend opaque et épaissie. en un mot, en fait du pus. Si cette lésion du tissu cellulaire est assez active, l'abord plus considérable des liquides le pénètre, le gonfle, détruit sa cohésion, les cellules ou cloisons auxquelles il donne lieu disparaissent, le pus sécrété se réunit, s'accumule dans un seul foyer, là où la maladie était plus prononcée, et le reste du parenchyme conserve ses propriétés naturelles. Les vaisseaux sanguins dénudés traversent ces clapiers et sont les seuls filamens qui s'observent dans ces collections purulentes. Or, je ne vois ici qu'une maladie du tissu cellulaire ou parenchymateux du foie : cette maladie n'a point été assez prompte pour ne pas permettre la formation d'une sécrétion qui a seulement été altérée, mais qui n'en existe pas moins; tandis que dans le cas d'altération putrilagineuse dont nous parlons, le malade, soumis à une chaleur qui produit une pléthore générale, est tout-à-coup saisi d'une fièvre qui active prodigieusement la circulation dans ses organes intérieurs. Les vaisseaux, insuffisans pour contenir un afflux de liquides aussi abondans, deviennent, dans les organes les mieux disposés, le siége d'une congestion qui les dilate outre mesure; la fièvre augmente, et avec elle une turgescence qui, ne pouvant pas dépasser certaines limites, altère les vaisseaux sanguins au point d'en produire la rupture générale, et par conséquent la destruction totale de l'organe. Il est rare qu'une explication rende bien exactement et entièrement la pensée de celui qui l'a faite, et telle est celle que je viens de donner : je ne veux pas dire qu'il n'y a rien que de mécanique dans cette destruction des vaisseaux; je ne crois pas qu'une seule congestion sanguine puisse suffire pour la produire; je suis persuadé que par suite, soit de cette congestion rapide, soit de l'influence de la constitution régnante, les vaisseaux sanguins deviennent le siége d'une lésion de tissu qui atteint son plus haut degré dans le moment ou l'activité de la circulation est augmentée, de sorte que la congestion agit sur eux de deux manières; 1°. comme modifiant leurs propriétés vitales ou de tissu, d'où naît probablement une lésion vraiment inflammatoire; 2°. comme agent mécanique qui détruit par distension une cohésion déjà affaiblie dans les causes vitales qui la produisent.

Il n'est donc point étonnant qu'on ne rencontre pas de pus, puisque l'affection des vaisseaux sanguins a amené la destruction de l'organe avant que cette affection ait passé au tissu cellulaire, puisque ces vaisseaux enflammés, ramollis et rompus, toute organisation disparaît.

On ne pourrait trouver de pus que dans le cas où une inflammation générale de ces organes précéderait la rupture des vaisseaux sanguins; et c'est en effet ce qui a probablement existé dans plusieurs des observations que j'ai rapportées. La rate, au lieu de contenir du sang, contenait une bouillie d'un rouge violet grisâtre. Or, je crois que cette couleur grisâtre tenait au mélange avec le sang d'un pus sécrété d'abord par le tissu celluleux de la rate.

Plus nous avancerons dans la connaissance de l'état matériel des agens sains et malades, et plus nous trouverons de rapports entre les symptômes et les altérations cadavériques. Combien d'observations de fièvres essentielles dans lesquelles on n'a rien trouvé, dit-on, et cela parce qu'on ne savait pas voir, ou bien parce qu'on ne connaissait pas l'importance des lésions qu'on rencontrait dans ces organes: j'en donnerai pour preuve ce que dit M. Alibert (1) contre l'anatomie pathologique, qu'il suppose ne devoir jamais fournir de grandes lumières sur la nature des fièvres intermittentes pernicieuses; il cite à l'appui de son opinion le cas d'un homme qui mourut à Saint-Louis d'une fièvre intermittente pernicieuse soporeuse, infructueusement combattue par le quinquina, et à l'ouverture duquel on ne trouva *que les lésions suivantes*: couleur citronnée de la peau, dont l'aspect annonçait une infiltration générale; deux onces de sérosité entre la dure-

____

(1) Traité des fièvres intermittentes pernicieuses, pag. 173.

mère et l'arachnoïde , et entre la pie-mère et l'arachnoïde; excavation d'une ligne de profondeur, et d'un pouce quarré de largeur, à la partie moyenne postérieure inférieure du cervelet; un demi-septier de sérosité jaunâtre , comme celle du crâne, dans la poitrine; infiltration du tissu cellulaire du cœur. Foie *d'une couleur noire assez foncée*, vésicule du fiel remplie d'une bile brunâtre au milieu de laquelle nageaient en grande quantité des molécules de couleur brune tirant sur le rouge; rate volumineuse et d'un tissu si semblable au foie, qu'il était impossible de distinguer deux lambeaux de ces organes mis à côté l'un de l'autre.

Après cette description, M. Alibert ajoute : « On voit que la plupart des altérations organiques observées dans le cadavre dont il s'agit, n'ont aucun rapport avec la fièvre essentielle dont le malade a péri. »

Mais poursuivons la description des observations qui nous restent à citer, pour mettre le lecteur en état de juger des lésions qui, comme causes ou effets, se trouvent dans les cadavres de ceux qui ont succombé à des fièvres intermittentes pernicieuses.

XXXVIIIᵉ. Observation.

Fièvre intermittente pernicieuse, algide.

Séjour à l'hôpital. — Du 29 juillet soir, au 3o *id.* soir.
Autopsie. — Arachnitis, entérite, splénite, gastrite, péricardite.

Angelo Galetti, âgé de dix-huit ans, d'une bonne constitution, fut apporté à l'hôpital, le 29 juillet au soir. Les malades qui étaient auprès de lui, ont dit que dans la nuit il s'était plaint continuellement de vives douleurs de ventre. Il prit une once de quinquina; il était glacé partout le corps.

Le 3o, matin, à huit heures, jambes, cuisses, avant-bras, bras, joues, d'un froid glacial; le ventre, la poitrine, le front, sans être au degré de la chaleur naturelle, étaient un peu moins bas de température que les

autres parties ; pouls insensible aux bras, aux carotides, aux tempes,
au cœur ; je ne pus le sentir que très-faiblement aux artères crurales, il
battait 100 ; agitation continuelle du malade qui poussait des plaintes ; il
se tenait plus souvent sur le côté gauche, les cuisses fléchies sur le ventre.
Quand on l'interrogeait, il avait assez d'intelligence pour comprendre,
mais pas assez pour répondre juste, car les questions qu'on lui faisait
obtenaient toujours les réponses les plus faciles ; il n'entrait jamais dans
aucun détail. Il mourut à neuf heures et demie.

Ouverture trois heures après. Les intestins grêles, qui étaient légèrement distendus par des gaz, étaient d'un rouge violet à l'extérieur. La
membrane interne avait la même couleur, de manière que l'injection
violente dont ils étaient le siége, avait eu lieu dans toute l'épaissseur de
la substance de l'intestin. Cette injection était récente. Inflammation
de la moitié supérieure du cœcum. Tout le gros intestin était blanc extérieurement : étant ouvert, il présenta une inflammation dont la violence
était d'autant plus grande qu'on s'approchait davantage du rectum ; et
là, la membrane muqueuse était si violemment enflammée, qu'elle avait
laissé suinter du sang qui, en se mêlant au mucus, formait un enduit
très-consistant, qui adhérait à toute sa surface. La couleur de tout l'intérieur du colon, et surtout du rectum, était d'un rouge vif, intense ; en
un mot, c'est le plus violent degré d'inflammation qui puisse exister sans
désorganisation. L'estomac était pâle ; quand il fut lavé, il présenta sur
la portion de sa grande courbure qui avoisine le pylore, une infinité de
petits enfoncemens d'une demi-ligne à une ligne de diamètre, et dont
quelques-uns contenaient au fond une petite tache de sang qui s'enlevait
facilement. Les replis de la muqueuse étaient d'ailleurs plus rapprochés
et plus nombreux qu'à l'ordinaire. La muqueuse elle-même était épaissie.
Le foie était sain, la rate volumineuse et assez dure, mais d'un rouge lie
de vin. Légères adhérences du poumon droit, légères adhérences faciles
à détruire de toute la surface du cœur avec le péricarde. Injection de
l'arachnoïde, engorgement des vaisseaux qui rampent sur les circonvolutions, et de ceux qui composent le plexus choroïde.

XXXIXe. OBSERVATION.

Fièvre intermittente pernicieuse, algide.

Séjour à l'hôpital. — Du 19 août, au 24 *id.* matin.
Autopsie. — Arachnitis, gastro-entérite, splénite.

Vincent Crescenzi, âgé de soixante ans, d'une constitution grêle, mais
saine, tomba malade le 18 août 1822. Il eut un accès de fièvre qui débuta par frissons, suivis d'une forte chaleur, de douleur de tête et de

ventre, de vomissemens de matières bilieuses. Dans la nuit, l'accès se termina par des sueurs. Il fut apporté à l'hôpital du Saint-Esprit le 19 août 1822. La fièvre revint dans la matinée, également précédée de frissons et accompagnée des mêmes symptômes que la veille ; l'estomac était douloureux sous la pression : le malade éprouvait une forte chaleur à l'intérieur. Anxiété, visage abattu, les traits étaient comme aplatis sur les os de la face, la couleur de la figure était naturelle, regard engourdi. (demi-once de kina dans la déclinaison.)

Soir, déclinaison de l'accès, peau humide d'une sueur visqueuse et froide ; pouls petit, fréquent, agitation générale, douleur à l'épigastre ; langue rouge, mais humide ; absence de soif. (Kina demi-once.)

Nuit. La peau s'est maintenue humide et fraîche : il a vomi le quinquina.

20 août, matin, sans fièvre, disparition de la douleur de ventre, calme, aspect tranquille. Vers midi, retour de la fièvre, précédée de frissons et accompagnée d'une chaleur qui fut plus forte que la veille ; les extrémités restèrent froides, la peau se couvrit de taches livides. (Potion saline, décoction d'orge.)

Soir, mains et jambes humides d'une sueur visqueuse et froide, commencement de déclinaison de l'accès. (Kina une once ; il l'a vomi.)

21, matin, calme général, sans fièvre, mais continuation du froid des extrémités. Symptômes épigastriques peu marqués, pouls toujours petit et fréquent ; vers midi, retour de la fièvre, toujours précédée de frissons ; exacerbation des symptômes précédens. Le froid persiste dans les extrémités, le malade ne le sent pas, il est comme étourdi et dans la torpeur. (Kina une once, à prendre la nuit.)

22 matin, peau moins froide, mais elle n'a pas encore sa chaleur naturelle ; pouls petit et fréquent, sueur visqueuse sur tout le corps, aspect engourdi. (Kina deux onces.)

Vers dix heures, retour d'un nouvel accès ; pouls insensible à l'avant-bras, 140 à la crurale. Froid glacial des extrémités ; le ventre est aplati, creux, et appliqué sur la colonne vertébrale ; douleur d'estomac, angoisses, agitation ; le malade, qui n'a jamais perdu sa connaissance, est dans un état de torpeur qui lui permet à peine de répondre à ce qu'on lui demande ; couleur naturelle de la face. (Douze sangsues à l'épigastre, vésicatoire aux bras ; kina, trois onces à prendre dans la nuit : il a vomi le quinquina.)

23, rémission bien marquée. Vers neuf heures, retour du froid, qui était de marbre ; pouls imperceptible, 146. Douleur d'estomac plus forte, angoisses, anxiété, yeux caves. Le froid, qui n'avait d'abord envahi que les extrémités, était remonté à l'épaule et jusque vers le bassin. La tête était fraîche, le thorax et le ventre n'avaient pas le degré de chaleur naturelle, quoiqu'ils ne fussent pas glacés comme les membres.

Soir, même état : il ne sentait pas le froid des jambes, mais savait distinguer que lorsqu'on le touchait on avait plus chaud que lui. Douleur d'estomac plus forte, décubitus sur le dos. (Ventouses scarifiées à l'épigastre, sinapisme aux pieds, vésicatoires aux cuisses, neuf grains de sulfate de quinine qu'il n'a pas vomi.) Dans la nuit, augmentation de tous les symptômes. Mort. Il a conservé sa connaissance jusqu'au dernier moment, qui arriva à trois heures du matin.

Huit heures après la mort, le cadavre était roide, les membres durs, comme s'ils avaient été gelés, le ventre creux. La température de l'air était au-dessus de 20 degrés.

Ouverture. Légère injection de l'arachnoïde, engorgement des vaisseaux qui rampent sur les circonvolutions ; sérosité jaunâtre entre les feuillets de l'arachnoïde ; cerveau et cervelet naturels. Cœur et poumons sains. Estomac gris extérieurement et contracté sur lui-même. Surface interne, d'un rouge vif, plus intense encore vers le pylore. Replis de la muqueuse très-saillans.

Intestins grêles, gris extérieurement et contractés. A l'intérieur, leur rougeur était plus vive que celle des muscles de l'abdomen qui nous servirent de point de comparaison, et qui avaient leur couleur naturelle.

Gros intestins encore plus foncés que les premiers ; leur inflammation était si vivement prononcée, que la couleur même des muscles ne pouvait plus servir de point de comparaison. Pour donner une idée de cette phlegmasie, on peut comparer la couleur des gros intestins à celle qu'ils auraient si on les trempait dans du sang d'un rouge noir. Cette inflammation allait en augmentant vers l'S et le rectum. Foie sain ; rate d'une consistance moyenne entre l'état de diffluence et l'état sain.

Cette inflammation ne pouvait être comparée qu'a celle de l'algide obs. 38.

Ces deux observations sont d'autant plus précieuses, qu'elles sont, je crois, les premières qui aient été faites dans l'intention de rechercher jusqu'à quel point l'anatomie pathologique peut éclairer sur la nature des maladies, qui, comme les fièvres algides, semblent plus spécialement porter sur le système nerveux. On voit que l'affection du système abdominal ne pouvait guères être mise en doute ; et j'ajouterai ici, que, depuis que j'ouvre des cadavres, j'ai rarement eu l'occasion d'en trouver d'aussi prononcées.

J'ai déjà indiqué que le faciès des malades est si peu en rapport avec les altérations qu'on trouve après la mort dans les fièvres intermittentes, qu'on ne soupçonne celles-ci qu'autant qu'on applique ce qu'on a vu aux malades qui se trouvent dans le même cas. Cette observation est également très-vraie pour ceux qui ont été affectés de fièvres algides pendant la constitution de 1822; c'est-à-dire que, dans l'intervalle des accès, leur figure est calme, sans contraction des traits, sans indices de souffrance. Chez ce dernier, surtout, la couleur de la face était naturelle ; son expression était celle du repos, de la tranquillité ; seulement les muscles étaient un peu collés sur les os de la face, mais non à la manière des phthisiques ou de ceux qui succombent à des gastrites aiguës : c'est plutôt la maigreur d'un homme qui se porte bien, et qui se repose après une fatigue assez forte. Enfin, si l'on ne m'avait pas indiqué ce malade comme atteint d'une fièvre algide, je ne me serais pas arrêté pour l'observer, bien qu'il fût si voisin du terme de son existence : et quand l'accès fut venu, le faciès, sans devenir plus effrayant, se rapprocha de celui d'un homme que le sommeil va saisir. Rien n'était plus frappant que le contraste de ce faciès immobile avec l'expression articulée de la douleur qu'il disait ressentir dans l'abdomen. Il semblait que la torpeur dans laquelle il était plongé, avait détruit toutes les sympathies qui existent entre nos organes, et que son ventre souffrant n'avait plus la force d'agir sur une physionomie avec laquelle il n'avait plus de correspondance. Qu'on s'imagine un homme d'une figure calme et tranquille, poussant de temps en temps de petits cris, et articulant quelques mots indiquant le sentiment d'une douleur assez vive, et on aura une idée de ce malade.

XLe. OBSERVATION.

Fièvre intermittente pernicieuse, algide, singultante.

Séjour à l'hôpital. — Du 7 au 8 juillet soir.
Autopsie. — Arachnitis, gastrite.

Vincent Cola Paolo, de Rimini, âgé de quarante ans, d'une bonne constitution, demeurant à Roma Vecchia, vint à l'hôpital le 7 juillet. Il avait eu la veille un accès de fièvre.

Le 7, au matin, son état était le suivant : mains plus froides que celles d'un cadavre ; pouls 108, petit, concentré ; hoquet régulier dans ses retours, quatorze fois par minute ; décubitus sur le dos, assoupissement dont on le tire facilement, réponses assez justes : il témoigne une douleur à la région du foie. Le soir, l'accès décline, et le hoquet disparaît.

Le 8 au matin, retour complet de la connaissance et du faciès naturel, qui, pendant l'accès, a cet aspect particulier qui caractérise tous ceux qui ont la fièvre ; mais les mains sont toujours glaciales jusqu'à la moitié de l'avant-bras. D'après son propre aveu, il ne sent pas qu'elles sont froides ; mais si je les lui applique sur le ventre, il sent très-bien qu'elles le sont, il parle comme dans l'état de santé. A neuf heures, son aspect devient comme hébété ; il répond avec lenteur, il faut l'y forcer. Il a de la tendance à l'assoupissement. Il se couche sur le côté, les jambes fléchies sur le ventre : l'accès commence, le froid gagne le tronc, la respiration devient courte ; on aperçoit de temps en temps, pendant les mouvemens un peu convulsifs de la respiration, quelque petite secousse qui rappelle l'idée du hoquet ; enfin il meurt à trois heures après-midi, les yeux ouverts. Il a pris du quinquina pendant l'apyrexie.

Ouverture. Injection générale de l'arachnoïde, qui est plus épaisse, rouge et comme doublée par une fausse membrane sanguinolente : les vaisseaux qui rampent sur les circonvolutions du cerveau sont engorgés ; l'estomac est fortement enflammé dans sa moitié pylorique : le reste du tube intestinal est sain.

Cette observation n'est plus simple comme les autres ; il y a complication de l'affection du cerveau avec une affection abdominale. Nous ferons remarquer, comme très-important, le manque de mouvemens convulsifs ou spasmodiques chez un individu dont l'arachnoïde était doublée par une fausse membrane sanguinolente ; car je ne suppose pas qu'on attribue le hoquet à la lésion de cette membrane ; et en admettant cette proposition, il resterait toujours à éclaircir pourquoi l'inflammation de cette partie se manifeste par des symptômes si différens. Mais comme il paraît plus convenable de rattacher le hoquet à l'altération de l'abdomen, j'insiste sur ce manque de symptômes dans un cas de lésion non-équivoque d'une partie, comme j'ai fait remarquer, à l'occasion des observations précédentes des fièvres algides, le manque d'influence des viscères abdominaux sur la face, pour prouver que les symptômes

dans presque toutes les maladies, ne sont pas essentiellement
liés aux altérations locales qui existent véritablement;
c'est-à-dire que, bien que des recherches très-exactes
nous aient démontré que la douleur, les convulsions,
la paralysie, etc., dépendent véritablement de telle ou
telle modification matérielle de tels ou tels organes; bien
que, dans le plus grand nombre des cas, les symptômes
soient les compagnons fidèles des lésions locales, cependant ils n'en dépendent pas tellement nécessairement,
qu'ils doivent toujours être produits quand ces lésions
existent. Il faut comprendre cette proposition comme je
l'annonce, pour ne pas la considérer comme contradictoire avec ce que j'ai dit plus haut sur les auteurs qui ont
cru à l'existence de symptômes nerveux essentiels dans
des cas de fièvres intermittentes pernicieuses, où ils avaient
énoncé ce fait, moins parce qu'il existait, que parce qu'on
ne savait pas bien en quoi consiste une altération organique.

Il y a une grande différence entre dire que des symptômes nerveux sont essentiels dans un cas, où l'on ne reconnaît pas une altération organique qui existe réellement,
et croire à l'existence de symptômes nerveux, qui, bien
que liés à des lésions locales, exigent cependant une médication particulière dans certains cas.

De même qu'il y a de la différence entre celui qui croit
que tels organes malades déterminent toujours nécessairement l'arrivée de certains symptômes, et celui qui pense
que tantôt ces mêmes organes malades n'éveillent point
leurs symptômes habituels, et que tantôt ces mêmes symptômes existent sans être provoqués par la maladie qui les
provoquait ordinairement.

Par exemple, je suis persuadé que, dans beaucoup de
cas de gastro-entérites, la contraction des traits, la noir-
ceur de la langue, la fuliginosité des lèvres, la sécheresse
de la peau, la prostration des forces, dépendent vraiment
de la phlegmasie qu'on a trouvée dans le cadavre.

Je suis persuadé, avec MM. Lallemand, Parent Duchâ
telet et Martinet, que les soubresauts des tendons, le
symptômes spasmodiques, le délire, etc. , qu'ils ont décrit
à la suite des inflammations de l'arachnoïde, ont été pro
duits par cette phlegmasie; mais je ne crois pas que tout
arachnitis, agissant même sur un cerveau sain, produise
nécessairement des symptômes nerveux ; et je ne crois pas
que ces symptômes nerveux, quand ils existent, annoncent inévitablement une arachnitis. Mêmes applications
aux autres affections. Ainsi, bien que la pleurésie détermine souvent de la toux, de la douleur, de la dyspnée, etc.,
il peut y avoir pleurésie sans ces symptômes, et ceux-ci
peuvent exister sans pleurésie.

L'inflammation, comme je l'ai dit, consiste essentiellement dans une modification des travaux de nutrition,
de sécrétion, de circulation d'une partie : ordinairement,
cette modification agit sur le système nerveux, et provoque ainsi des symptômes locaux ou généraux; mais il
est des cas où elle est sans action sur les nerfs, et où
ce manque d'influence s'oppose à ce qu'on la reconnaisse
aussi facilement que dans le premier cas. Comme le traitement des fièvres pernicieuses est fondé sur ce fait, nous y
reviendrons avec les détails nécessaires : il suffit qu'on en
tienne compte maintenant comme d'un résultat positif de
l'observation.

XLIe. Observation.

Fièvre intermittente pernicieuse, algide.

Séjour à l'hôpital. — Du 11 juillet matin, au 12 *id.* soir.
Autopsie. — Arachnitis, gastro-entérite, splénite.

Angelo Donni, de Milan, âgé de trente-cinq ans, constitution faible,
lymphatique, fabricant de macaroni, entra, le 5 juillet 1822, dans une
des grottes de Monte-Testaccio; il éprouva un froid général, qu'il essaya
de chasser en buvant sept à huit verres de vin. Il ne put cependant se ré-

chauffer. Il ressentit alors une grande faiblesse, qui fut le symptôme dominant pendant les six jours qui précédèrent son entrée à l'hôpital. Son état était si peu décidément fébrile, que, d'après son rapport, le médecin n'a jamais su lui dire s'il avait eu la fièvre. Il avait un sentiment de douleur générale. Il a pris un vomitif et un purgatif, et s'est remis à son travail ; mais l'état général de trouble et de mal-aise augmentant, ainsi que la faiblesse, le 11 juillet matin il vint à l'hôpital du Saint-Esprit, à pied, soutenu par un homme de chaque côté. Arrivé dans la première salle, où je le vis alors, il s'assit sur un banc et parut se trouver mal. Il se laissait tomber du côté droit ; mais l'expression de sa physionomie n'était pas celle d'une personne qui éprouve une syncope. Il y avait dans les mouvemens de sa tête, de ses yeux, quelque chose d'analogue à ceux que produit l'ivresse, et non le laisser-aller produit par la cessation des mouvemens du cœur. On le soutint seulement, et cela se passa ; il put ensuite monter plus de trente marches pour se rendre dans la salle de clinique. Quand il fut couché, son état fut le suivant : pouls fréquent, faible ; température des cuisses, des jambes, des mains, des bras, froide ; langue humide et non rouge : il a pu rendre compte de son état antérieur. Cependant il a prié le médecin d'interroger son camarade qui l'a accompagné à l'hôpital ; car, quoiqu'il n'y eût ni délire ni coma, ni syncope, il parut si étourdi, si peu maître de ses idées, qu'il renonça à en rendre compte. Seulement il a assuré n'avoir jamais eu la fièvre. Il n'a pas été à la selle depuis le purgatif ; après-midi, il s'est trouvé mal deux fois.

Soir, pouls à peine sensible, angoisses ; extrémités froides, la main gauche plus que la droite : elle est d'une couleur livide. Température du ventre, de la poitrine, presque naturelle ; face pâle, délire, agitation, inquiétude. (Décoction de quinquina, huit onces, extrait de kina, thériaque, de chaque un gros ; laud. liq. anod., de chaque vingt grains, émulsion camphrée, vésicatoires aux cuisses.)

Le 12 juillet, à une heure et demie du matin, sueur générale, abondante, mais froide.

Le matin, à la visite, faiblesse toujours la même, pouls insensible aux bras, qui sont froids, ainsi que les cuisses ; le ventre est un peu plus chaud, mais il est au-dessous de la chaleur naturelle ; pouls à la tête 114. Plaie des vésicatoires pâle, point d'eau sous l'épiderme qui n'est que détaché. Il a toute sa connaissance, mais manifeste une tendance à l'assoupissement. Il ne se plaint d'aucune douleur, le ventre n'est point douloureux à la pression, il n'accuse qu'une grande faiblesse. (Vésicatoires aux bras, kina deux gros dans le vin.)

Un peu plus tard, retour des mêmes symptômes, alternative de délire et d'assoupissement, froid intense général : mort à cinq heures et demie après-midi.

Une demi-heure après la mort, son cadavre était plus chaud que pendant la vie.

Ouverture, quinze heures après. Estomac vivement enflammé entre son grand cul-de-sac et le pylore. Intestins présentant quelques traces légères d'inflammation dans quelques points. Rate en bouillie, foie sain, adhérences anciennes du poumon droit. Avant d'ouvrir le crâne, on sépara la tête du tronc, il s'échappa par le trou occipital beaucoup de sérosité sanguinolente. Injection de l'arachnoïde dans ses plus petites ramifications, mais un peu plus à gauche qu'à droite. Fort engorgement des vaisseaux qui rampent sur les circonvolutions, plus marqué à gauche. Substance grise du cerveau, plus pâle que foncée, plexus choroïde pâle, sérosité entre les circonvolutions ; cerveau d'une consistance mollasse.

Cette dernière observation prouve qu'il n'y a point une seule fièvre intermittente algide, car elle ne ressemble point aux précédentes par ses caractères généraux : le froid était glacial, il est vrai, mais tous les autres symptômes manquaient. Il y avait inflammation d'une portion de l'estomac ; mais quelle différence d'intensité entre celle-ci et l'inflammation des autres cas de fièvres algides ! Dans ceux-ci, la fièvre a eu au moins plusieurs accès, tandis que dans ce dernier le second a été mortel.

On a dit depuis long-temps que le froid était le résultat de la concentration des forces à l'intérieur : cela peut être vrai dans beaucoup de cas ; mais cette proposition est loin d'être l'expression physiologique de tous les faits dans lesquels il y a production du froid. J'ai rencontré des inflammations internes bien plus intenses que cette dernière, et cependant il n'y a point eu froid pendant la vie. On a l'habitude de comparer le froid de la peau avec le frisson des fièvres intermittentes ou d'une digestion un peu laborieuse, et c'est à cette comparaison, toujours répétée par chaque auteur, et adoptée sur la foi de nos maîtres, qu'est peut-être dû le défaut de recherches qu'on aurait pu faire sur ce fait physiologique.

Sans doute on frissonne quand un accès de fièvre commence, ou quand la digestion va s'opérer ; mais si ce frisson consistait simplement dans la congestion interne qui s'opère, s'il ne cessait que lorsque la réaction rend à la surface les forces qui l'ont abandonnée, pourquoi les individus affectés de fièvres algides, et dont les intestins étaient non-seulement enflammés, mais imprégnés de sang, ne frissonnaient-ils pas? Pourquoi (je parle surtout de Vincent Crescenci), pourquoi, avec une telle concentration des forces à l'intérieur, le pouls étant presqu'insensible, même au cœur et à la crurale, la peau de la figure et du corps, au lieu d'être pâle, conservait-elle sa couleur naturelle? c'est aussi ce qui a eu lieu chez un autre malade semblable, et dont l'observation sera rapportée plus bas.

Si on ne considère la terminaison d'un accès que comme un transport de l'irritation interne sur les sécréteurs de la peau, qui indiquent alors la cessation de la phlegmasie abdominale, pourquoi le froid, dans presque toutes les fièvres algides, persiste-t-il pendant l'apyrexie? Comment cet accès s'est-il terminé, puisque l'extérieur n'a point été réchauffé, puisqu'il n'y a point eu transport de l'irritation vers la surface? Et cependant il y a véritablement apyrexie, et cependant on reconnaîtra facilement l'arrivée du prochain accès. D'où vient donc cette périodicité d'accès avec une maladie continue? d'où vient donc un froid qui persiste, lors même que la cause de l'accès a disparu, dit-on, avec l'action des sécréteurs de la surface? De deux choses l'une : ou le froid est seulement et exclusivement l'indice de l'absence des excitans qui ont abandonné l'extérieur pour l'intérieur, et alors il est inexplicable dans l'hypothèse qui regarde un accès comme le transport successif des forces vers l'intérieur, puis vers l'extérieur, puisque cet accès se termine sans ces phénomènes dans les fièvres algides ; ou bien il faut considérer, comme je l'ai indiqué dans ma théorie physiologique de l'inflammation, chaque élément physiologique en lui-même et isolément de tous les autres, et alors on concevra que la propriété de produire de la chaleur est une propriété de

16

l'organisation, indépendante de toutes les autres, quant à sa nature intime, quoiqu'elle se manifeste le plus souvent, augmentée ou diminuée, avec les unes ou avec les autres; mais ce ne sera qu'une coïncidence accidentelle, et non une coïncidence nécessaire. Ainsi ordinairement, lorsque le sang abandonne la circonférence, il y a sentiment de froid; mais il peut y avoir production de froid lors même que les parties ont leur coloration habituelle : tel a été le cas de plusieurs fièvres algides. Il y a ordinairement froid et frisson, mais il peut y avoir froid sans frisson, car celui-ci est le résultat d'une affection nerveuse, indépendante du sentiment du froid. Une inflammation abdominale peut bien déterminer le froid de la surface; mais ce qui prouve que ce n'est pas seulement par une privation de liquides excitans que le dehors n'est pas aussi chaud qu'il devrait l'être, c'est que, dans ce cas, l'air extérieur devrait au moins rendre à la peau la chaleur que l'économie n'a pas la force de produire : or, le contraire a lieu, et ce point est excessivement intéressant pour la physiologie; car nous avons vu que dans ces cas de fièvres algides, la température de l'extérieur du corps est de plusieurs degrés au-dessous de la température ambiante. Et de suite, après la mort, comme nous l'avons indiqué pour Angelo Donni, la température s'éleva non-seulement au niveau de celle de l'air, mais encore un peu au-dessus, car en le touchant, il nous parut chaud. Il faut donc en conclure que la propriété de produire la chaleur est essentiellement affectée par elle-même dans certaines fièvres intermittentes, que le froid des malades est dû non pas à une soustraction passive de calorique, puisque le corps refuse la chaleur du dehors; mais que cette propriété, toujours active, quoiqu'altérée, s'oppose à l'action des agens extérieurs. Dans l'état de santé, au milieu des variations habituelles de température, elle maintient celle de l'économie constamment à 28 ou 30°. Dans l'état de maladie, elle a le même

pouvoir de maintenir le même abaissement de température, et de repousser toute chaleur étrangère qu'elle
n'aurait point produite par elle-même. Dans des circonstances opposées, elle pourrait probablement produire et
conserver une température plus élevée que 30°, lors même
que l'air ambiant n'atteindrait pas ce degré. En admettant que la maladie des viscères abdominaux soit la cause
déterminante de cette altération des forces calorifiques de
l'économie, il n'en reste pas moins vrai qu'étant suscep
tibles d'être altérées en elles-mêmes, indépendamment de
toute lésion particulière, elles doivent être considérées
isolément, suivant les cas : il en est de ces forces comme il en
est du système nerveux. Il est certain que si une gastrite détermine le délire, des soubresauts dans les tendons, en
agissant sur le cerveau, le délire et les affections nerveuses n'en peuvent pas même être produits sans gastrite ;
et dans les cas même où ils sont symptomatiques, ils n'en
demandent pas moins souvent des soins particuliers. Toute
inflammation peut provoquer de la douleur, mais il peut
exister de la douleur sans inflammation ; et lors même qu'il
y a douleur avec inflammation, il pourra arriver qu'il faudra
agir spécialement contre la douleur par des moyens
particuliers en traitant l'inflammation par le traitement
qui doit la combattre. Ainsi, de ce qu'on prouverait
qu'il ne peut pas y avoir de fièvre algide sans lésion abdominale, il n'en serait pas moins vrai que ces lésions ne
produisant le froid que dans ces circonstances seulement,
ces circonstances sont celles où les forces calorifiques de
l'économie, déjà altérées par elles-mêmes, sont seulement
mises en jeu par la lésion abdominale qui est survenue, et
qui n'aurait point déterminé cet abaissement de température, si elle fût arrivée dans un autre moment, quel qu'eût
été son degré d'intensité. Au reste, on verra à l'article du
traitement de cette maladie, que je ne cherche point, par
ces explications, à justifier la méthode incendiaire qu'on

a cru devoir opposer à ces maladies, dont on a jusqu'aujourd'hui méconnu la nature. Comme on ignorait ce qu'il
y avait à l'intérieur, il est facile de concevoir comment on
a dû se baser seulement sur le symptôme le plus apparent.

Pour compléter ce qui me reste à dire sur le froid des
fièvres algides, j'ajouterai que je ne connais rien de si désagréable que la sensation produite par le toucher de ces
malades. Le froid est, comme on a dû le présumer, bien
plus glacial que celui du marbre. Cette substance, lorsque
la température de l'air est près de 30°, étant toujours au
même degré que l'air ambiant, ne nous offre plus que la
différence qu'il y a entre la température actuelle et la
nôtre; tandis que les malades ne sont même pas, comme
le marbre, à la température de l'air extérieur. Plusieurs
fois par jour, pendant cette constitution, j'avais occasion
de toucher du marbre, sans être porté à en remarquer
l'effet, tandis que j'eusse évité de le faire, comme on évite
une chose de cette nature quand il n'y a pas nécessité,
s'il m'eût aussi désagréablement affecté que le corps de
ces malades.

Quoique l'observation suivante n'ait de commun avec
les fièvres algides que le froid glacial que le malade a présenté pendant sa maladie, cependant j'ai cru devoir la
rapporter pour servir de comparaison avec celles ci-dessus
mentionnées, et en tirer des conséquences relatives à la
production du froid. Lors même qu'elle ne serait pas du
plus grand intérêt pour la cause qui y a donné lieu, et dont
il n'existe pas, je crois, d'analogues dans les fastes de la
médecine, elle n'en devrait pas moins être signalée comme
remarquable par la coïncidence d'un froid universel chez
un individu dont la conservation de l'intelligence et le
faciès n'annonçaient pas un aussi grand désordre intérieur.

XLII°. Observation.

Péritonite, déchirement du rectum.

Séjour à l'hôpital. — Du 3o juin au 9 juillet.

Joseph Pirazzi, âgé de dix-sept ans, d'une bonne constitution, assez gras, et présentant, pour la blancheur de la peau et la forme des membres, l'aspect d'une femme, fut apporté le 3o juin à l'hôpital. Il raconta lui-même que, le 28 juin, il s'enivra avec un de ses amis et alla se coucher avec lui; que celui-ci profita de son état pour commettre sur lui un crime affreux aux yeux de la morale. Le jour de son arrivée, l'anus était entouré d'un cercle livide de trois doigts de large; il y avait ténesme, épreintes, écoulement de sang.

Le lendemain, 1er. juillet, douleur dans tout le ventre; suppression d'une gonorrhée virulente. Ces douleurs persistèrent jusqu'au 5 juillet, où je le vis pour la première fois.

Le 5, pouls vif, petit et déprimé, 168. Extrémités froides; langue pâle; affaissement des traits; vomissement bilieux continuel; hoquet; douleur dans tout le ventre; respiration difficile; point de douleur de tête. Il est couché sur le côté, les cuisses fléchies sur le ventre : quand on touche celui-ci, on sent une tumeur semblable à celle qui serait produite par un cylindre de la grosseur du bras, qui irait du sternum au pubis; elle est très-sensible au plus léger toucher. Il n'y a d'ailleurs ni stupeur, ni délire; le malade a toute sa connaissance. (Tamarin, clystère, fo-mentations avec un épiploon de mouton imprégné d'huile; dix sangsues à l'anus.)

Nuit, songes pénibles, vaniloquie, trois selles.

Le 6 au matin, extrémités froides, couvertes d'une sueur visqueuse; pouls imperceptible; ventre gonflé uniformément et toujours doulou-reux; langue pâle, humide; face déprimée; vomissemens diminués, ils ne viennent plus que de temps en temps; hoquet plus fréquent; ischurie. Le malade a toute sa connaissance; il se tourne dans son lit avec la même facilité qu'un homme bien portant. (Mixture anodine, lave-ment.)

Soir, pouls toujours imperceptible, extrémités toujours froides; pu-pilles dilatées, hoquet diminué; retour du vomissement quand le malade boit; ischurie persistante, ventre toujours douloureux : il a eu deux selles. Les mains sont d'un froid cadavéreux et couvertes d'ecchymoses, ainsi que le coude gauche, sur lequel le malade est appuyé et dont l'épi-derme s'enlève déjà. L'intelligence est toujours intacte; les pieds ont repris un peu de chaleur naturelle; la langue est humide, d'un jaune brunâtre au milieu, et plutôt pâle que rouge. La face n'a rien de décomposé, elle exprime plutôt la fatigue. L'embonpoint ordinaire du malade n'a rien d'altéré.

Le 7 juillet, même état, ecchymoses au ventre vis-à-vis la fosse iliaque gauche ; mains toujours glaciales, langue pâle et humide, lèvres sèches ; il demande une glace pour se rafraîchir. Il a toujours sa connaissance, répond toujours très-bien aux questions qu'on lui fait. D'après son rapport, le membre de son camarade était d'un volume et d'une longueur peu ordinaires.

Le 8, chaleur revenue aux mains et aux pieds ; pouls 124 ; respiration toujours courte ; déglutition des liquides difficile. Deux selles sanguinolentes : il dit qu'il n'attend que la mort.

Soir, retour de la déglutition, mais douleur à la poitrine. Il demande à manger. Disparition des ecchymoses ; pouls 122 ; ventre toujours douloureux ; évacuation de sang pur ; extrémités chaudes : il a toujours sa raison.

Le 9, augmentation de la douleur du ventre, pouls très-fréquent, convulsions. Mort à onze heures du matin.

Ouverture, vingt et une heures après la mort. Gangrène générale de tout le péritoine et des épiploons, qui étaient noirs et d'une odeur infecte ; adhérences des intestins entre eux ; intérieur de l'estomac et des intestins sans altération visible : membrane muqueuse du rectum perforée à sa partie antérieure, à un pouce environ de l'anus ; cette perforation présentait trois déchirures, qui par leur direction étaient analogues à celles qui résultent de la piqûre d'une sangsue ou d'une blessure faite avec une épée à trois tranchans ; les lambeaux s'envoyaient déjà quelques légers filamens celluleux, qui annonçaient un commencement de cicatrisation. Cette déchirure communiquait dans une cavité pratiquée entre la membrane muqueuse et la membrane musculaire de cet intestin ; cette cavité avait au moins six pouces de haut, et la séparation des deux membranes existait au moins dans toute la moitié antérieure du rectum : il y avait un épanchement de sang coagulé, noirâtre, dans cette cavité, qui aurait pu contenir près de deux livres de liquide. Le pourtour de l'anus était livide. L'inflammation ne parut pas s'étendre à la muqueuse du tube intestinal, qui avait sa couleur naturelle ; cependant il y avait quelques légères marques d'inflammation dans l'estomac et l'œsophage. Le foie était recouvert, sur sa face convexe, d'une fausse membrane d'une demi-ligne d'épaisseur et qui s'enlevait facilement avec le scalpel ; sa substance interne était saine, seulement la surface extérieure était grisâtre, jusqu'à la profondeur de trois ou quatre lignes, et formait une espèce de couche corticale analogue à celle du cerveau. Le cerveau était sain ; mais l'arachnoïde était injectée, surtout à gauche et postérieurement.

Quoique les phrases linnéennes soient assez commodes, en histoire naturelle, pour décrire brièvement les caractères essentiels des corps organiques ou inorganiques, et qu'on puisse même s'en servir avec avantage, en pathologie, pour donner une idée générale de certaines maladies, cependant il faut avouer qu'elles cessent d'être suffisantes pour celui qui étudie physiologiquement l'état du malade plutôt que le grouppe de symptômes auquel on a depuis long-temps donné un nom général, qui ne peut point exprimer les différences individuelles si importantes pour la pratique. C'est à l'emploi des phrases linnéennes qu'on pourrait attribuer une partie des erreurs commises par les médecins, qui, faute d'avoir assez suffisamment dépeint tout ce qu'il y avait dans leurs malades, n'ont mis que ce qu'il y avait de plus frappant, et ont négligé des détails qui, mieux déterminés, auraient permis d'établir des distinctions réelles entre des maladies qui n'auraient point été confondues.

Comment veut-on rendre, avec des substantifs, simplement accompagnés d'un ou de deux adjectifs, des phénomènes qu'on est si embarrassé d'exprimer lors même qu'on a à sa disposition toutes les ressources que vous offrent toutes les combinaisons des parties du discours, mises en œuvre au moyen d'une construction, qui, mieux que tous les mots isolés, peut rendre des nuances aussi infinies et aussi variées que la nature qu'on observe? Que de descriptions, semblables par les mots dont on s'est servi, ont été faites d'après des individus dont l'état réel était on ne peut plus différent!

Quoique je sois moi-même tombé dans une faute que je reproche aux autres, cependant il est facile de voir que j'ai reconnu l'inconvénient de ce genre descriptif, puisque, ne voulant rien changer à la rédaction de ces observations, qui ont été écrites sur les lieux, j'ai suppléé, dans les réflexions qui les suivent, par des développemens qui n'en sont pas la partie la moins importante, d'autant plus que ces développemens consistant, pour la plupart, dans des comparaisons de ces malades avec ceux que j'ai vus soit à la même époque, soit dans d'autres circonstances, ne pouvaient guères entrer dans des observations isolées. Un malade n'est pas seulement connu par l'observation minuticuse de ce qu'il présente, il l'est encore par la comparaison continuelle qu'on fait entre lui et les autres, et les résultats de ces comparaisons, qui manquent soit dans ceux qui font consister la pathologie dans des descriptions générales, soit dans ceux qui, plus sages, rapportent des observations particulières; ces résultats, dis-je, sont plus précieux pour la science que tout le reste, car ils sont le produit de l'esprit d'induction, qui met à profit des faits isolés; ils constituent la science proprement dite; tandis qu'une collection de faits non comparés entre eux peut être d'une inutilité parfaite, puisqu'on manque des lois qui président à leur formation.

On sera sans doute étonné de cette sortie contre les phrases linnéennes à l'occasion de l'observation du déchirement du rectum; on le sera moins, quand j'aurai fait connaître mes raisons. La description que j'ai donnée de ce malade est exacte; elle ressemble à toutes celles qu'on fait depuis long-temps et qu'on fait tous les jours, et cependant je sens très-bien, en la lisant et en la comparant avec celles des individus atteints de fièvres intermittentes, qu'on n'est pas en état de concevoir entre ces malades la différence qui exista pour moi, et qui eût existé pour tout le monde, si, au lieu de connaître ces faits dans un livre, on les eût étudiés au lit des malades; et c'est précisément cette insuffisance de descriptions linnéennes pour faire comprendre l'état réel des malades, qui me choque si vivement dans les ouvrages dans lesquels on paraît n'avoir bâti ses idées que sur des mots, au lieu de les puiser dans la nature même des choses.

En effet, reprenons l'observation de Joseph Pirazzi : que donne la description ? Pouls vif, petit, déprimé, 168 ; extrémités froides, douleurs de ventre, vomissemens, etc., enfin, tout indiquant une lésion profonde. Nous avons eu occasion de voir à-peu-près les mêmes phénomènes dans des fièvres intermittentes ; les mêmes altérations, ou au moins des altérations non moins graves, se sont rencontrées à l'ouverture des cadavres, et cependant le facies de Pirazzi, sans être altéré comme dans les cas de fièvre continues avec gastro-entérite, ou dans toute autre inflammation d'un organe important, était tellement différent de celui des fiévreux de la saison, qu'en le voyant même de loin, il eût été facile de distinguer qu'il n'avait pas de fièvre intermittente.

Ce n'était pas non plus celui des malades atteints de péritonite, bien que ce fût principalement le cas dans lequel il se trouva, surtout au commencement. Tout son corps était glacé : or, dans quelles circonstances voyons-nous habituellement ce froid ? Lorsque le malade, violemment affecté par la lésion d'un organe important, est sur le point de succomber, alors la vie quitte successivement les extrémités ; il y a un rapport entre l'arrivée du froid et l'immobilité plus ou moins complète du malade ; son intelligence devient aussi obtuse que ses mouvemens deviennent difficiles ; en un mot, toutes ses fonctions s'anéantissent ; chez Pirazzi ce rapport n'existait point ; il était d'un froid glacial par tout le corps, et ses mouvemens étaient aussi faciles que celui d'un homme bien portant : il ressemblait assez à quelqu'un qui, voulant dormir et ne le pouvant, se tourne brusquement sur un côté ou sur l'autre ; car la douleur le forçait de se tenir toujours couché sur un côté, les cuisses fléchies sur le ventre. Son intelligence était aussi entière qu'elle l'est chez les malades où on la suppose dans toute son intégrité. Il était habituellement de mauvaise humeur à cause des souffrances qu'il éprouvait, et disait souvent qu'il préférerait la mort à cet état : en un mot, il ressemblait assez bien à un homme bien portant, qui vient de recevoir une blessure grave qui le fait souffrir de manière à exciter plutôt des marques continuelles d'impatience, de mécontentement, de bouderie, de mauvaise humeur, en partie sous l'empire de sa volonté, qu'il ne ressemblait à un malade dont la lésion des principaux viscères anéantirait toutes les forces et imprimerait sur sa physionomie ce cachet pathologique hors du pouvoir de la volonté, et qui exprime au-dehors une atteinte profonde portée aux lois de l'organisation.

Cette différence si importante qui existe dans l'expression de malades chez lesquels, d'ailleurs, des organes importans sont plus ou moins compromis, nous prouve donc qu'il n'y a pas seulement dans l'économie des influences d'organes ou des phénomènes généraux, seulement symptomatiques, de lésions locales; mais qu'il y a encore des forces générales, qui, plus ou moins susceptibles d'être mises en jeu par des maladies locales, font différer le facies, quand les mêmes maladies ne les trouvent pas susceptibles d'être excitées de la même manière; et puisque nous avons cité surtout cette observation pour l'appliquer à ce que nous avons dit sur les fièvres algides, nous en tirerons la même conséquence, que, chez ce dernier malade, les forces qui produisent la chaleur dans l'économie ont été spécialement affectées par une lésion locale, qui, dans toute autre circonstance, n'eût point déterminé les mêmes effets. Et, comme nous avons vu ce même froid produit dans des circonstances morbides différentes et combinées de diverses manières, nous devons donc en conclure que cette faculté, qui, souvent altérée symptomatiquement, ne mérite pas d'être considérée comme de première importance, n'est cependant pas tellement aux ordres des autres phénomènes organiques, qu'elle ne puisse aussi à son tour être malade par elle-même et offrir alors des indications particulières.

Je ferai remarquer ici une circonstance commune à la plupart des malades qui ont présenté ce phénomène de froid, c'est que, quelques jours avant l'invasion de la maladie, ils ont plus ou moins fait des excès en vin. Si nous rapprochons cette circonstance de l'effet que produisent des excès de cette nature sur quelques personnes, qui, le lendemain du jour où elles ont pris du punch et ont passé une partie de la nuit sans dormir, se sentent plus impres-sionnables par le froid et ont réellement la surface du corps moins chaude, nous pourrons arriver à quelques présomptions sur l'action secondaire que l'alcool exerce sur les forces générales. Je sais bien qu'on pourra sup-poser que les gastrites déterminées par ces stimulans suf-fisent pour expliquer ce refroidissement par la concentra-tion des forces à l'intérieur; mais je ne vois point ce même phénomène produit par des gastrites provoquées par des causes différentes. Au reste, comme c'est une présomption que je livre à ceux qui voudront bien l'examiner, je ter-minerai ici ce qui concerne les fièvres intermittentes al-gides.

<hr>

LIVRE QUATRIÈME.

ARGUMENT.

Indépendance de la Fièvre, des Lésions qui l'accompagnent et la pro-voquent. — Théorie des prétendues Fièvres locales. — Existe-t-il des Fonctions spontanées? — Nouvelles considérations relatives à l'in-fluence de la grande modification nycthémérale de la circulation sur le système nerveux.

Jusqu'à présent nous avons vu des altérations du ventre ou de la tête coexistant avec une fièvre intermittente qui est le résultat de la constitution de cette saison et des causes locales qui les déterminent habituellement dans ce pays. Nous allons poursuivre cette description, afin qu'on puisse mieux saisir l'indépendance des lésions organiques, du mouvement nerveux qui constitue les fièvres intermittentes ; mais avant de rapporter les observations que j'ai recueillies à Rome, je citerai celle de Lautter (p. 11) (1).

XLIIIe. Observation.

Un enfant qui, quelques mois après sa naissance, fut tourmenté par des calculs qu'il rendit à différentes époques, fut atteint d'une phthisie rénale à laquelle se joignit une fièvre intermittente qui arriva vers midi, accompagnée de spasmes, de resserremens des lèvres sur les gencives qui devenaient sanglantes ; il eut quatre accès, car le cinquième fut prévenu par le quinquina.

Beaucoup d'auteurs ont donné des observations de fièvres intermittentes provoquées par l'introduction d'une sonde dans la vessie. Les deux suivans appartiennent à celles que j'ai recueillies à Rome.

XLIVe. Observation.

Phthisie pulmonaire et fièvre intermittente.

Séjour à l'hôpital. — Du 5 juillet matin, au 7 *id.* soir.
Autopsie. — Arachnitis, cavernes pulmonaires, légère gastrite.

Tobie Levante, âgé de trente-cinq ans, d'une constitution grêle, vint à l'hôpital du Saint-Esprit, le 5 juillet, à sept heures du matin. Il avait eu une pleurésie, m'a-t-on dit, l'hiver passé, il lui restait encore de la toux, de la dyspnée. Depuis cinq jours, la fièvre lui est venue tous les matins : elle commence par des frissons et se termine par la sueur ; il éprouve une douleur sus-orbitaire ; le pouls est à peine fébrile, la respiration est difficile, il a une grande tendance au sommeil ; le ventre est douloureux sous la pression ; le poignet gauche est œdémateux (une once de quinquina).

____

(1) Historia medica biennalis morborum ruralium qui à verno tempore anni 1759, usque ad finem hyemis anni 1761. *Saxenburgi*, etc. *Lautter.* 1761.

La fièvre vient avant midi avec des frissons; pouls 120; augmentation de la douleur du ventre. Le malade, tiré de son assoupissement, répond à tout, mais retombe. Augmentation de la douleur de tête; la vue est obscurcie comme par un voile, vertiges quand il se met sur son séant; bras gauche moins mobile que le droit.

6 juillet, matin. Décubitus sur le côté droit, somnolence, intégrité de l'intelligence, diminution de la douleur du ventre, pouls plus élevé, 100; il présente quelques intermissions; légère douleur de tête; il a eu deux selles (quinquina).

Soir. Meilleur aspect, disparition de l'assoupissement et de l'obscurcissement de la vue, qui revient cependant de temps en temps; douleur de ventre très-forte; langue rouge, sèche; pouls, 98, irrégulier; douleur de tête disparue (une once de quinquina).

7 juillet. Retour de la fièvre, précédée de frissons; pouls irrégulier, bas et petit (une once de quinquina).

Soir. Douleur de tête augmentée; agitations, plaintes, crachats purulens très-abondans; râle; mort à huit heures et demie.

Ouverture. Arachnitis ancienne, adhérences à la dure-mère; injection récente très-prononcée; ventricules pleins d'eau; poumons adhérens aux plèvres, le droit est rempli de cavités capables de contenir chacune une amende, le gauche présente à son sommet une cavité capable de contenir le poing de l'homme le plus gros; légère phlegmasie, à peine sensible, de l'estomac. Tout le reste des intestins est parfaitement blanc, transparent et rempli de gaz; vessie contenant plus de deux livres d'urine.

XLV⁽ᵉ⁾. OBSERVATION.

Fièvre intermittente pernicieuse, pleurétique.

Séjour à l'hôpital. — Du 29 août au 7 septembre.
Guérison.

Dominique Taloni, âgé de vingt-deux ans, d'une bonne constitution, fut affecté de fièvres intermittentes en 1821, et, par suite, d'engorgement de la rate. Le 29 août 1822, il fut atteint, à la suite d'un refroidissement subit, d'une fièvre qui commença par un froid intense suivi de chaleur, de douleurs lancinantes au côté droit de la poitrine, sous la mamelle; toux, respiration laborieuse (une saignée de huit onces, boissons tièdes, fomentations).

Soir. Augmentation de tous les symptômes (autre saignée). Dans la nuit, sueur générale (quelques doses de quinquina).

3o, matin. Sans fièvre, mais douleur de poitrine persistante ; toux et crachats sanguinolens.

A huit heures, retour de la fièvre avec de forts frissons, augmentation de la douleur, toux ; crachats sanguins (autre saignée, sang couenneux comme dans les précédentes saignées).

Dans la nuit, sueur générale : la douleur a persisté, mais il y avait diminution de toux et de la dyspnée.

31, matin. Sans fièvre. A huit heures, retour de la fièvre et des symptômes précédens.

Soir. Continuation de la fièvre, augmentation des symptômes pleurétiques (autre saignée, sang couenneux) ; sueur générale (quinquina pour le lendemain matin.)

1er septembre. Sans fièvre : continuation des symptômes pleurétiques, retour de la fièvre à huit heures. .

Soir. Exacerbation de tous les symptômes fébriles et pleurétiques (autre saignée, sang couenneux). Vers neuf heures, sueur générale ; douleur de côté persistante ; décubitus facile sur les deux côtés ; crachats sanguins ; toux ; pouls, 75 ; intermission parfaite dans la nuit.

2 septembre, matin. Douleur de côté qui se réveille par les efforts de la toux, expectoration sanguine ; dyspnée ; chaleur brûlante à la peau ; langue humide et naturelle ; soif ; ventre sans douleur sous la pression ; pouls, 97.

A onze heures, nouvel accès de fièvre qui débute par un froid qui dure une heure ; augmentation de la douleur, dyspnée, toux, douleur dans la région de la rate (saignée de huit onces, boissons nitrées).

A neuf heures du soir, sueur générale ; pouls, 12 ; douleur de poitrine, toux, douleur de la rate cessée (tisane).

3 septembre. La sueur a duré jusqu'au jour ; la nuit a été sans sommeil. Le matin, pouls, 106 ; langue humide, blanche ; décubitus facile sur tous les côtés ; la douleur du côté droit s'est portée vers le sternum. Vers neuf heures, retour de l'accès ; mais le froid est moins intense ; retour de la douleur, de la toux ; pouls fort, dur (saignée, sang non couenneux, mais dense).

Soir, vers neuf heures. Douleur de poitrine presque nulle ; mais la toux persiste ; pouls, 75.

4 septembre, matin. Retour de la fièvre ; pouls filiforme ; douleur moindre ; toux persistante ; crachats muqueux.

Soir. Augmentation de tous les symptômes par l'accroissement du paroxysme fébrile (saignée, sang couenneux), sueur générale ; symptômes pleurétiques persistans.

5 septembre matin. Retour de la fièvre ; vers huit heures, augmentation des symptômes.

Soir. Toujours fièvre ; dyspnée ; douleur derrière le sternum ; crachats faciles, muqueux et cuits ; langue naturelle ; ventre ouvert (looch).

6, matin. Pouls, 74, douleur évanouie ; quelques excitations de toux
(demi-onces de quinquina). Il continue le quinquina, et part gueri
le 7 septembre 1822.

Ainsi, nous voyons dans la première observation une
fièvre intermittente qui survient chez un phthisique déjà
parvenu au troisième degré de sa maladie. D'après ce que
j'ai reconnu à l'ouverture du cadavre, et malgré cette maladie continue, la fièvre n'en est pas moins intermittente,
comme cela a eu lieu chez l'enfant dont les reins étaient
remplis de calculs, et qui a été guéri avec succès par le
quinquina. Je ne parle point dans ce moment de ce traitement pour le critiquer ou pour le recommander ; je
désire seulement fixer l'attention sur la possibilité d'établir une distinction entre le mouvement nerveux de la
fièvre et les altérations continues qui coexistent avec
elle.

Dans l'observation du pleurétique nous voyons une véritable inflammation de la plèvre, présentant bien manifestement des exacerbations ; lorsque l'accès fébrile revient ; on peut considérer celui-ci comme la cause d'une
augmentation d'injection des vaisseaux du thorax, et par
conséquent comme la cause excitatrice de l'augmentation d'intensité de l'inflammation pulmonaire. Cette inflammation est augmentée par la fièvre, comme la coloration pudique du visage l'est par l'idée de honte qui la
précède.

XLVIᵉ. OBSERVATION.

Torti (1) rapporte l'exemple d'un homme toujours malade, disposé à la
phthisie, et depuis long-temps affecté d'une fièvre quarte, jointe à une
diarrhée et à un vomissement continuels, et dont le quinquina parvint

---

(1) Therapeutice specialis ad febres quasdam perniciosas, etc. Mutinæ,
1712, p. 577.

à suspendre des accès qui, chaque fois qu'ils revenaient, le mettaient dans un état d'épuisement tel, qu'on craignait toujours de le voir expirer pendant leur durée, et cependant, je le répète, le vomissement et la diarrhée étaient continus.

Plus loin (1), le même auteur donne l'observation d'une femme atteinte d'une fièvre intermittente soporeuse, qu'il traita avec succès par le quinquina; mais ce qu'il y a de remarquable, c'est que l'accès ne se manifesta plus avec les caractères généraux qui l'accompagnaient ordinairement. Le coma seul revint tous les trois jours, c'est-à-dire comme la fièvre, dont le type était tierce.

XLVIIe. Observation.

P. 476 du même ouvrage, est l'observation d'un malade qui, guéri d'une fièvre intermittente accompagnée de soubresauts des tendons, conserva encore pendant long-temps ces mêmes mouvemens convulsifs des bras, bien que la fièvre ne soit plus revenue.

XLVIIIe. Observation.

P. 595 et 596. On voit le cas d'un blessé chez qui il survient une fièvre intermittente, qui fut guérie par le quinquina, et dont la blessure n'en continua pas moins sa marche ordinaire.

XLIXe. Observation.

Hippocrate (2) nous a laissé des faits analogues. Un de ses malades avait une fièvre accompagnée de symptômes cérébraux. La fièvre disparut; mais les symptômes cérébraux, tels que le délire, l'insomnie, persistèrent, enfin une hémorrhagie en délivra le malade.

Mais le plus bel exemple d'indépendance des altérations locales et du mouvement fébrile se trouve dans l'importante observation rapportée par Morgagni (3).

L^e. Observation.

Un malade fut d'abord atteint d'une dysenterie sans fièvre, puis celle-

---

(1) Op. cit., p. 490.
(2) De Morbis popul. hist. 7.
(3) Lettre 31, §. 3.

ci se déclara et adopta le type tierce, bien que la dysenterie suivît toujours une marche continue. Cette fièvre intermittente disparut, sans que
la dysenterie en éprouvât la moindre diminution. Enfin, survint une
fièvre continue, puis de la stupeur, de la surdité et la mort. A l'ouverture
on trouva des ulcérations des intestins. Or, ces érosions, qui indiquaient
une profonde altération des intestins, ont cependant existé dans le moment où la fièvre parut et disparut. Je noterai ici, pour confirmer ce que
j'ai avancé déjà sur le manque de phénomènes généraux, dans certains
cas d'altérations organiques, lorsque les forces nerveuses sont déjà employées ailleurs, je noterai, dis-je, qu'on trouva sur le cadavre un épanchement considérable d'une lymphe albumineuse dans le péricarde, bien
qu'aucun symptôme de péricardite n'ait été aperçu pendant la maladie.

LIe. Observation.

Fièvre intermittente pernicieuse, délirante.

Séjour à l'hôpital. — Du 24 juin au 10 juillet.
Guérison.

Joseph Persia de Civitella, âgé de cinquante-quatre ans, d'une forte
constitution, cultivateur, demeurant hors de la porte Portèse, fut pris,
le 22 juin 1822, d'une fièvre simple avec douleur de tête, disposition
au vomissement, stupidité. On lui fit une saignée.
Le 24, il entra à l'hôpital. Le soir, pouls presque naturel; céphalalgie,
langue blanche, nausée, soif (crême de tartre, une once).
Le 25 matin. Sans fièvre, douleur générale par tout le corps.
Soir. La fièvre revint avec un léger frisson; céphalalgie, soif, anxiété
(limonade végétale, sulfate de quinine deux grains et demi; lavement).
Le 26, fièvre modérée, soif, céphalalgie, un peu de toux (même trai-
tement).
Soir. Sans fièvre; abattement, anxiété, sueur froides, particulièrement
aux parties supérieures (quinquina, une once, deux vésicatoires aux
cuisses).
Le 27, sixième jour de la maladie, matin : sans fièvre; abattement,
un peu de soif (quinquina, deux onces).
Soir. Fièvre avec inquiétude, agitation, soif (limonade, lavement).
Dans la nuit, agitation continuelle, délire loquace continuel.
Septième jour. La fièvre dure encore; agitation, délire loquace; il
chante, se lève, veut sortir de son lit. Il essuie ses lèvres avec sa langue,
qu'il tourne dans tous les coins de la bouche, comme s'il voulait ramasser
le résidu d'alimens qu'il aurait mâchés; il fait des mouvemens de lèvres
analogues à ceux, tantôt de la succion, tantôt de la mastication. Peau
brûlante; pouls 86. Quand on lui dit de montrer sa langue, il répond : si

signor, et ne la montre pas. Cependant, dans les mouvemens qu'il lui fait faire, on peut voir qu'elle est rosée, sans enduit, au moins à la pointe. Quand on le fait boire, il garde l'eau quelque temps dans sa bouche et finit par la lancer sur les spectateurs. Il n'avale rien. Constipation. Il cherche à ôter les appareils qui maintiennent les vésicatoires. Le ventre est assez souple. Il urine involontairement.

Soir. Même état. On attend une rémission pour donner le quinquina.

Huitième jour, matin. Sueur générale ; rémission ; recouvrement de la connaissance ; fatigue générale extrême ; tendance continuelle au sommeil. Quand il montre la langue, il reste la bouche ouverte ; et la langue sur les lèvres, il oublie de la rentrer ; elle est chargée d'un enduit brunâtre probablement dû au quinquina ; elle est humide ; les bords et la pointe ne sont point sensiblement plus rouges qu'à l'ordinaire ; air hébété (demi-once de quinquina, limonade végétale).

Soir, même état (deux gros de quinquina de deux en deux heures).

Neuvième jour, matin. Il a pris quatre onces et demie de kina, dont il a vomi la dernière prise. Toujours même abattement, même air hébété. Il garde toujours la bouche ouverte lorsqu'on lui demande à voir sa langue. Tendance au sommeil.

Soir. Sans fièvre ; pouls lent ; toujours même faiblesse. Il ne peut pas se tenir debout. Légère épistaxis.

Dixième jour, sans fièvre, même faiblesse (décoction de quinquina). Il a pris cinq onces de poudre.

Soir. Sans fièvre. Il demande à s'en aller, mais ne peut se tenir sur ses jambes. La peau est toujours sèche et chaude.

Les onzième, douzième et treizième jours, même état ; toujours décoction de quinquina. Il désire beaucoup s'en aller, mais il est incapable de se tenir sur les jambes, quoique toutes les fonctions paraissent rétablies.

Les quatorzième et quinzième jours, continuation de l'accroissement des forces (même régime).

Enfin, il part, le 10 juillet, parfaitement guéri, le dix-neuvième jour de sa maladie, et le dix-septième de son entrée à l'hôpital.

Qu'on se figure les symptômes présentés par les malades atteints de fièvres ataxiques ou malignes des auteurs, et on aura une idée assez nette de l'état apparent du sujet de cette dernière observation. De quelque manière ensuite qu'on s'explique la cause des phénomènes présentés par ce malade, il faudra toujours en revenir à une lésion du système nerveux ou de ses enveloppes, comme cause de la céphalalgie, de l'agitation continuelle du malade, de son délire, des chants qu'il faisait entendre dans le fort de la fièvre, de l'impossibilité d'avaler de l'eau, de ses mouvemens particuliers de lèvres et de langue, de ses efforts pour s'échapper du lit, enfin de l'état d'anxiété et de stupeur qu'il présenta, surtout vers la fin. Et je ne doute point que s'il eût succombé, on eût trouvé une injection plus ou moins vive de l'arachnoïde des hémisphères. Or, on lui administre le quinquina dans l'intervalle des accès, et la fièvre finit par disparaître et avec elle le délire, la céphalalgie, etc. Mais ce qu'il y a de bien remarquable, c'est la faiblesse extrême qui subsista pendant les huit ou dix jours qui suivirent la disparition de la fièvre. Rien n'était singulier comme l'aspect de cet homme, qui, à cette époque, ne respirait que la force et la santé, n'ayant plus de fièvre et dont le pouls était plein et lent, et qui, depuis le matin jusqu'au soir, restait dans son lit, couché sur le dos, par impossibilité de se tenir sur ses jambes. En France, où on ne croirait que difficilement à ce phénomène, on supposerait que le malade voudrait rester quelques jours de plus ; mais ici cette supposition n'était plus possible, car dès que la fièvre ne revint plus, cet homme, très-actif, et ayant une nombreuse famille à nourrir, regrettant le temps qu'il passait à l'hôpital, demanda de suite à s'en aller, et quand il voulut se lever, il fut tout étonné de ne pouvoir se tenir sur ses jambes. Une telle faiblesse n'est point à comparer à celles qui s'observent après de longues maladies dans le traitement desquelles la sévérité du régime et l'altération des forces par la maladie même rendent la convalescence longue et pénible, car, dans ces cas, il y a en même-temps altération de la physionomie et amaigrissement général, tandis que chez Joseph Persia sa figure et ses membres avaient leur embonpoint et leur coloration habituels ; en un mot, il y avait un contraste frappant entre l'apparence de la force et de la vigueur, siégeant sur toute sa personne, et le fait même de sa faiblesse. D'ailleurs,

17.

cette faiblesse n'est point un fait nouveau dans les fièvres intermittentes, je l'ai observée dans beaucoup de cas, où l'état général des malades était si satisfaisant, qu'ils pouvaient sortir, vaquer à leurs occupations, et que chez eux cette faiblesse des jambes était le seul symptôme prédominant et qui ne se liait ni avec le bon état des autres fonctions, ni avec tous les autres caractères extérieurs d'une bonne santé. J'en ai déjà fait mention quand j'ai donné la description de l'influence de la constitution sur moi-même, et je citai qu'il fut une époque où véritablement il m'eût été difficile d'accuser d'autres sentimens pénibles chez moi que cette faiblesse, dont aucune lésion sensible pour moi ne pouvait être la cause, au moins d'une manière évidente, car je ne me trouvais rien, dans le moral comme dans le physique, qui m'annonçât que ce symptôme fût dû à la concentration trop active des forces sur une partie qui entravait ainsi l'ordre habituel des choses; et une telle observation, faite par un médecin qui s'observe lui-même, me paraît mériter une toute autre confiance que lorsqu'elle vient des malades, qui, le plus souvent, ne sont pas en état d'apprécier les changemens qui se sont passés en eux, ou qui au moins sont incapables d'en rendre compte.

Les conséquences qui me paraissent devoir résulter de cette observation et de celles qui lui ressemblent, sont celles ci : Dans les maladies qui surviennent dans les pays tempérés, tous les symptômes d'une maladie donnée sont tellement liés à cette affection, qu'ils se reproduisent tous en même temps avec celle-ci, et tous ont à peu près la même force, la même intensité; en un mot, il y a entre eux une espèce d'équilibre, parce que le système nerveux étant peu actif, n'est pas susceptible de s'exalter ainsi isolément et indépendamment de la cause qui le trouble. Ainsi, par exemple, lorsqu'une congestion se fait sur les poumons ou sur le ventre, elle détermine en même-temps une fièvre modérée, une toux modérée, des douleurs locales modérées ; et une faiblesse générale à peu près en rapport avec les phénomènes ci-dessus indiqués. Tout s'élève et marche en même temps, à peu près avec la même activité; mais dans les pays chauds, cette harmonie entre les lésions locales et les phénomènes nerveux n'existe plus : chaque fonction nerveuse étant susceptible de s'exalter isolément, acquiert dans quelques cas une intensité qui peut n'être pas partagée par les autres. Ainsi, dans une pleurésie ordinaire, la toux, l'oppression, la douleur, se développeront d'une manière terrible; dans une inflammation du ventre, les douleurs locales, ou les vomissemens, ou les évacuations, se manifesteront avec une énergie inconnue dans les pays froids. Ce fait, qui confirme si évidemment la théorie que nous avons exposée sur les élémens qui entrent comme composans dans l'inflammation, paraît n'avoir point été remarqué par les nosologistes, qui ont pris leur point de départ dans les maladies des pays tempérés : pour eux, il y a presque nécessité qu'une pleurésie soit accompagnée d'un peu de toux, de douleurs, de dyspnée, de fièvre, d'un peu de faiblesse, d'agitation, parce que telle est la nature même des fonctions dans ces climats : pour eux, la douleur, la toux, sont entièrement subordonnées aux lésions locales, aussi en font-ils peu de cas, puisque l'expérience leur montre que le plus souvent, en traitant cette première, tout disparaît avec elle; mais dans les climats chauds, chaque phénomène nerveux peut, quoiqu'éveillé occasionellement par une lésion locale, s'en montrer indépendant, quant à l'énergie avec laquelle il se manifeste, parce que déjà avant la formation de cette maladie locale le système nerveux était exalté par le climat lui-même, et que la lésion locale a été plutôt l'occasion de l'explosion que sa cause.

Dans presque toutes les phlegmasies il y a en même temps faiblesse des jambes ; mais cette faiblesse est en rapport avec l'énergie de la phlegmasie, au moins dans les climats tempérés. Peu de malades ayant la fièvre pourront aller, venir, marcher enfin, comme s'ils ne l'avaient pas; mais la production de cette faiblesse n'est que le résultat accidentel d'une lésion locale sur l'ensemble des forces. Quelle nécessité y a-t-il qu'une injection vasculaire des intestins ou des poumons affaiblisse la puissance nerveuse qui excite la contraction musculaire? Cette injection est un phénomène local qui agit sur un ensemble des forces, plutôt, je le répète, par influence que par un rapport nécessaire entre la création des forces nerveuses et l'activité de la circulation dans les vaisseaux des intestins ou des poumons. Dans la pleurésie, il y a également injection de la plèvre et douleur; mais cette douleur est un phénomène nerveux, qui tient aux fonctions d'un système séparé des vaisseaux injectés. Ceux-ci peuvent agir sur ce système; mais dans d'autres cas, cette fonction peut ne pas être éveillée par une telle activité de la circulation capillaire, et l'expérience nous prouve que dans plusieurs cas, il y a des pleurésies avec épanchement, avec formation de fausses membranes sans douleur. Or, puisqu'il n'y a qu'une simple coïncidence accidentelle entre un phénomène inflammatoire et un phénomène nerveux éveillé par lui, accoutumons-nous donc à ne pas considérer toute maladie comme la réunion nécessaire et des lésions locales et de leur action sur les nerfs : de cette manière, nous nous mettrons en état de concevoir ce qui est inexplicable quand on fait de l'inflammation un être toujours composé et d'altérations locales et de phénomènes de réaction. Nous pourrons concevoir des lésions locales sans symptômes nerveux, et des phénomènes nerveux sans lésions locales, au moins sans lésions locales qui leur répondent par leur intensité. Enfin nous concevrons que dans les pays dont l'effet sur l'organisation est de développer les fonctions nerveuses, nous aurons des accidens généraux à l'occasion des plus légères lésions, et qu'il faudra calmer par des spécifiques particu-

liers, qui agiront non pas sur des lésions souvent indifférentes et d'un intérêt secondaire, mais sur des fonctions
qu'il faut calmer, puisque le climat les a exaltées.

La faiblesse dont je viens de parler, et qui, dans les climats modérés, est le plus souvent en harmonie avec les
maladies avec lesquelles elle paraît, peut donc, comme
la douleur, comme les convulsions, se manifester isolément
et acquérir un développement qui n'est point en rapport
avec la cause occasionelle; elle sera dans ce cas une faiblesse nerveuse, c'est-à-dire qu'elle sera presque une
affection essentielle dont la gravité, comme celle des douleurs et des convulsions, n'indiquera pas toujours une
inflammation très-vive qui en serait la cause productrice.

Je me servirai d'une comparaison pour indiquer l'état
de l'économie dans ce cas de faiblesse essentielle.

On sait qu'il y a dans certains cas de pleurésie légère
un douleur vive, égale en intensité aux douleurs qui accompagnent une pleurésie très-intense, c'est-à-dire que
deux individus peuvent sentir la même douleur, et chez
l'un il y a une inflammation légère, chez l'autre elle est
aussi violente qu'elle peut l'être. Nous en concevons facilement la raison, puisque nous avons vu que la douleur
est indépendante, quant à sa cause organique, de la lésion
qui l'éveille. Dans le premier cas, il suffit d'agir sur le
système nerveux pour le calmer; dans le second, il faut de
toute nécessité dompter l'inflammation qui le provoque:
or, il en est de même de la faiblesse, qui, comme dépendant du système nerveux, peut, ou non, être unie à une
inflammation de manière à lui être soumise ou à en être
indépendante.

C'est surtout dans les fièvres intermittentes que cette
espèce de séparation entre les phénomènes nerveux et les
lésions locales est observée, et c'est cette séparation qui,
mal comprise par ceux qui l'ont observée, a fait naître
les conseils les plus dangereux dans le traitement de ces

affections. Ainsi, on a dit qu'il fallait distinguer les inflammations qui accompagnent les fièvres intermittentes, de
celles qui existent avec les fièvres continues, parce que le
traitement des premières n'était point celui des secondes.
On a dit que les pleurésies intermittentes étaient de fausses
pleurésies, qui disparaissaient lorsqu'on avait fait disparaître
la fièvre qui les produisait; or, voici ce qui a donné lieu
à cette opinion. L'accès fébrile a en effet la propriété de
produire des congestions vasculaires ou des irritations
nerveuses quand déjà le sujet y est disposé par des circonstances antérieures : ainsi lorsque l'accès est développé,
si un organe quelconque est légèrement irrité ou enflammé,
cet état augmente par l'action même de la fièvre comme une
digestion assez active pousse le sang dans les capillaires de
la face, de la peau, du cerveau, du cœur, etc. Si c'est un
système nerveux qui est plus disposé à recevoir cette activité qu'un organe parenchymateux, ses fonctions s'exaltent, comme cette même digestion peut activer les fonctions du cerveau, etc. Alors on voit se développer, ou bien
tous les symptômes d'une congestion vasculaire, qui, dans
le moment même où elle a lieu, est une vraie inflammation; ou bien des symptômes nerveux, qui, comme la
douleur, les convulsions, dépendent en partie de la lésion
locale et en partie de l'action directe de la fièvre sur les
nerfs, qui auparavant étaient tout prêts à être mis en jeu par
la plus légère cause : c'est dans ces cas que le malade
éprouve de la toux, de l'oppression, de la douleur, des
convulsions. Tous ces symptômes sont plutôt le résultat
d'une excitation directe portée sur le système nerveux par
l'accès fébrile, que par la lésion locale, qui augmente en
même temps qu'eux par la même cause. Ce qui prouve
que ce n'est point en augmentant la lésion locale que l'accès
fébrile augmente les symptômes nerveux, c'est que si on
guérit cette lésion, le phénomène nerveux persiste, parce
qu'il dépend sur-tout de l'influence que le système ner-

veux reçoit de l'état général qui constitue un accès de
fièvre.

Mais de ce qu'on ait vu disparaître des accidens nerveux
qui tenaient essentiellement à un accès fébrile, il s'en
faut de beaucoup qu'une véritable inflammation ne puisse
pas exister avec une fièvre intermittente ; et de ce que des
symptômes qui sembleront indiquer une lésion locale,
paraîtront et disparaîtront avec l'accès, on aura grand tort
de les croire purement essentiels. Les faits que nous avons
rapportés jusqu'à présent, ne pouvant laisser aucun doute
sur la co-existence d'une inflammation avec les fièvres intermittentes, il faut toujours supposer le fait le plus dangereux, c'est-à-dire existence des lésions locales avec une
fièvre intermittente ; et au lieu de s'occuper exclusivement
de l'un et de l'autre, s'occuper continuellement des deux ;
car dans toute fièvre intermittente il y a toujours, et
c'est sans exception, il y a toujours une inflammation
quelconque ou plutôt une lésion locale, et toute fièvre intermittente est une combinaison et des phénomènes nerveux qui constituent l'accès fébrile proprement dit, et
de certains phénomènes locaux, qui, suivant leur plus ou
moins grande activité, exigent un traitement spécial plus
ou moins actif. Quand des pleurésies intermittentes ont
été guéries par le quinquina, c'est qu'elles ne consistaient
que dans une légère injection et que la toux et la douleur
étaient spécifiquement éveillées par la fièvre ; mais comme
on passe, par des nuances insensibles, de la plus légère injection à la plus grave, et comme, au moment où une
fièvre intermittente excite les symptômes nerveux qui accompagnent ordinairement cette injection, il est impossible
de savoir jusqu'à quel point ces symptômes sont produits
par la fièvre ou par l'injection locale de la plèvre, il faut,
si le danger est pressant, administrer le quinquina contre
l'accès, mais saigner copieusement pour diminuer le
mal local exaspéré par la fièvre. Ici, la pleurésie est aug-

mentée par la fièvre, comme certaines ophthalmies prétendues intermittentes sont éveillées par un accès fébrile, comme le coma, comme l'apoplexie, comme les convulsions sont augmentés quand l'accès se développe. Ce n'est pas l'affection du cerveau, qui, en agissant sur l'estomac, produit la fièvre ; c'est celle-ci qui, comme fonction exaltée, excite les organes malades ou disposés à l'être, et c'est de cette manière que j'explique le fait si curieux des fièvres locales, jusqu'à présent mal connues et mal appréciées dans les causes qui les éveillent.

Torti, Morgagni et Morton ont rapporté des observations d'arachnitis, d'hémiplégie, de convulsions, d'apoplexies intermittentes, guéries par le quinquina, et ces trois observateurs ont à plusieurs reprises été frappés de ce fait, et tous ont dit que ces maladies, qui tuent comme des apoplexies, devraient être considérées comme des apoplexies, si elles n'étaient pas guéries par le quinquina. On doit maintenant, d'après les faits d'anatomie pathologique que nous avons rapportés, et notre théorie de la fièvre, s'expliquer ces singuliers phénomènes que les auteurs que je viens de citer n'ont pu comprendre, premièrement faute d'idées précises sur la manière dont les fièvres pernicieuses tuent les malades, ensuite faute de connaissances physiologiques sur la nature de la fièvre. Or, aujourd'hui qu'il nous est démontré que ceux qui succombent à des arachnitis ou apoplexies intermittentes, présentent sur leur cadavre les marques non équivoques de lésions inflammatoires très-développées, nous pouvons nous rendre raison de ce qui nous eût embarrassé avant les recherches d'anatomie pathologique qui servent de base à cet ouvrage. Quelle différence y a-t-il entre une arachnitis ou une apoplexie intermittente susceptibles d'être guéries par le quinquina, et les mêmes affections se développant d'une manière continue ? la voici. Chez un individu non exposé aux fièvres intermittentes, une cause extérieure, un refroidissement subit, par exemple, détermine une congestion vers le cerveau et produit une arachnitis ou une apoplexie; mais pour rendre notre explication plus simple, ne supposons qu'une arachnitis. La tête était donc plus disposée que les autres cavités à être affectée; cette congestion finit par altérer le tissu de l'arachnoïde, il acquiert la modification particulière qui produit ce que nous appelons *une inflammation fixe*, les symptômes nerveux sont éveillés par cette modification de tissu, et ce sont de la douleur, du délire ou des mouvemens convulsifs. La maladie, subordonnée à l'uniformité de la nutrition qui résulte du contact continuel du sang dans nos tissus, diminue jusqu'à la guérison ou augmente jusqu'à la mort, sans changement dans sa marche, à-peu-près continue; mais lorsque le sang, au lieu d'être poussé vers la tête par une cause extérieure qui l'y fixe, comme dans le cas ci-dessus indiqué, est en quelque sorte lancé par une maladie dont la nature même est d'être intermittente, il est facile de concevoir que cette injection doit cesser d'exister quand sa cause disparaît : or, il est de la nature des mouvemens fébriles de se terminer au bout d'un certain nombre de mouvemens organiques. Voici alors ce qui arrive, suivant la force avec laquelle le sang est périodiquement lancé vers le cerveau : si cet organe est faiblement disposé par lui-même à s'enflammer, la congestion produite par la fièvre peut déterminer dans le moment les symptômes qui résultent d'une circulation trop active du sang, et ce seront les convulsions, le délire, le coma, etc. ; mais la fièvre cessant, la congestion cesse, et tout rentre dans l'ordre. Si dans ce moment vous pouvez couper la fièvre avec le quinquina, l'affection cérébrale ne revient plus : si, au contraire, cette congestion est vigoureusement poussée par la fièvre, si le cerveau se laisse altérer par ces congestions, alors il acquiert dans son tissu la modification qui constitue une inflammation fixe, et quand l'accès fébrile disparaît, l'activité de la congestion diminue ; mais il reste pendant l'apyrexie un commencement de lésion cérébrale qui se manifeste par l'air hébété, la douleur de tête, la somnolence, la stupeur : chaque nouvel accès ajoute quelque chose à l'inflammation produite par les accès précédens ; la fièvre n'en continue pas moins de paraître et de disparaître périodiquement, puisque telle est sa nature ; et lorsqu'elle a enfin déterminé dans le cerveau des lésions assez graves pour tuer le malade, on trouve, à l'ouverture du cadavre, ces injections de l'arachnoïde, ces épanchemens purulens, ces épanchemens de sang, ces fausses membranes, qui sont absolument des lésions de même nature que celles qui ont lieu dans la fièvre continue.

Si ces inflammations sont déjà plus que de simples congestions, on guérit tout-à-coup la fièvre intermittente avec le quinquina ; alors on voit persister pendant quelque temps les symptômes de l'affection cérébrale, comme nous en citerons des exemples plus bas. Or, les cas rapportés par Morgagni, par Torti et Morton, sont précisément de la nature de ceux dans lesquels l'accès fébrile ne détermine qu'une congestion cérébrale, qui ne reparaît plus, l'accès étant supprimé. Il en est de même de l'observation de l'oncle de Morton, qui fut atteint d'une intermittente apoplectique, que Morton ne voulut point considérer comme de la même nature qu'une apoplexie ; car, disait-il, mon oncle étant disposé à ces maladies par sa constitution, eût dû périr dans cet accès, s'il eût été véritablement semblable à une apoplexie. Mais voici de quelle manière Morton a tort et raison en même temps. Lorsqu'un homme est disposé, par sa constitution, à l'apoplexie, et qu'une cause souvent inaperçue la produit, le mal était déjà fait depuis long-temps, c'est à-dire que déjà le cerveau du malade était le siége d'une irritation qui a enfin amené une congestion, qui n'est qu'une terminaison de la maladie ; car la maladie n'est pas ce qu'on appelle le coup de sang, celui-ci n'est qu'un effet dont la cause, je le répète, consiste dans une affection inflammatoire existant depuis long-temps dans le cerveau. Mais lorsqu'un homme est atteint d'une fièvre intermittente, l'irritation ou l'inflammation qui la provoque ou l'accompagne, n'est pas nécessairement dans le cerveau, et cet organe peut être d'ailleurs dans un bon état, même chez un homme gros et replet, comme l'était l'oncle de Morton. La congestion cérébrale produite par la fièvre intermittente, ne devait donc pas de toute nécessité se terminer par une apoplexie ordinaire, puisque le cerveau manquait de la condition *sine quâ non* une augmentation de circulation amène des symptômes promptement funestes.

Si le hasard eût voulu que cet homme se fût trouvé disposé à l'apoplexie, non pas par sa constitution, mais par une série de circonstances qui auraient rendu son cerveau le siége d'une irritation qui n'attendait que des alimens pour se terminer d'une manière terrible, le premier accès d'une fièvre intermittente eût foudroyé ce malade. Morton et Morgagni auraient pu dire qu'il avait été tué *comme par une apoplexie*, et certes la comparaison eût été plus juste qu'ils ne l'auraient pensé.

Il en est de l'apoplexie comme de toutes les inflammations qui peuvent être symptomatiquement éveillées par un accès fébrile, et qui, quand elles ne sont que de simples congestions sans altération de tissu, peuvent disparaître entièrement avec les accès. Ainsi, tantôt on peut guérir ces congestions ou inflammations locales, et la fièvre persister, tantôt supprimer celle-ci, et la lésion locale persister ; ce qui prouve l'indépendance de toutes ces lésions de la fièvre, *et vice versâ*. La fièvre est une, c'est une même fonction qui excite spécialement tels ou tels phénomènes sympathiques ; quelquefois ceux-ci sont plus importans que la cause, et amènent la mort quand ils ont

leur siége sur des parties importantes : ainsi le coma est
toujours symptomatique dans les fièvres intermittentes,
et cependant il finit par tuer, par ses seuls effets sur le
cerveau, c'est-à-dire que la congestion secondaire qui le
produit, met le cerveau hors d'état de remplir ses fonctions d'influence sur toute l'économie. Nous allons appliquer
toutes ces considérations à la théorie des fièvres locales.

Des Fièvres intermittentes locales.

Depuis que l'irritation ou l'inflammation est la cause de
toutes nos maladies, les partisans trop exclusifs d'une
doctrine qui ne devient fausse que par les mauvaises applications qu'ils en font, ont dû supposer qu'il y avait des
irritations intermittentes primitives, afin d'en conclure
que les fièvres intermittentes n'étaient que le symptôme
de ces irritations qui, disait-on, n'en sont pas moins des
irritations pour avoir un type intermittent; et ce fait est
tellement constaté par l'observation, a-t-on ajouté, que
vous les voyez et que vous les touchez, puisque plusieurs
d'elles sont extérieures, puisqu'il y a des ophthalmies intermittentes, des érysipèles intermittens : or ce qui est à
l'extérieur peut être à l'intérieur; donc ce sont ces irritations intermittentes internes qui éveillent les fièvres intermittentes; donc toute fièvre continue ou intermittente
est le symptôme d'une inflammation. Examinons un peu
ce que sont ces irritations intermittentes, et si elles sont
causes ou effets, quoique le lecteur sache déjà à quoi s'en
tenir, d'après les raisons et les faits que nous avons rapportés jusqu'à présent. Nous allons fixer notre attention
sur ce point important.

Toutes les fois qu'on veut établir des principes sur un
objet quelconque, il faut, autant qu'on le peut, considérer
cet objet dans ce qu'il a de plus général, de plus universel, et non pas dans ses exceptions. En un mot, si

c'est une maladie, il faut la prendre là où les circonstances qui la produisent sont telles, que ses caractères ne
puissent pas offrir la moindre incertitude sur sa nature.
En 1806, il régna une épidémie de fièvres intermittentes
dans le département de la Haute-Saône (1).

Cette épidémie se déclara après les pluies, les orages du
mois de juin et les débordemens fréquens de la rivière de
Mause. Un grand nombre d'individus de tout sexe, de
tout âge, furent atteints de fièvres intermittentes de tous les
types. Les animaux éprouvèrent la même influence délétère de cette constitution : les bœufs, les chevaux, présentèrent des symptômes assez graves et à la suite desquels
plusieurs succombèrent.

Nous avons vu que toutes ces circonstances appartiennent aux pays qui sont annuellement ravagés par les fièvres
intermittentes, et que tous les individus qui y sont exposés
contractent des maladies qui, variables quant à leurs
formes secondaires, se ressemblent quant au fond, qui,
dans ce cas, est l'intermittence. Voici un des cas qui fit
partie de ceux qui composèrent cette épidémie.

LIIe. Observation.

Le curé de Vernois, le sieur Verdel, d'une constitution forte et robuste, âgé d'environ quarante ans, n'ayant jamais eu de maladies,
éprouva, dans le commencement du mois d'août, une fièvre dont la
marche obscure et irrégulière empêcha de déterminer l'espèce. Chaque
paroxysme était remarquable par l'inflammation des conjonctives et de
l'extrémité des cartilages du nez. Cette ophthalmie et la rougeur du nez
augmentaient et diminuaient avec la fièvre, sans disparaître totalement.
Les accès, très-inégaux quant à leur force et à leur durée, se faisaient
sentir tous les jours à des heures variables; souvent ils commençaient le
soir et duraient une grande partie de la nuit, ils ne se dissipaient qu'après

----

Mémoire sur l'épidémie des fièvres intermittentes adynamiques-ataxiques,
qui a régné dans les villages de Vernois, Rozières, Saint-Mériel et Mon-
tigny, etc., vers la fin de l'été de 1806; par P. C. Colombot, de Besançon.
Paris, 1809.

des sueurs plus ou moins abondantes. Cet état fébrile était compliqué
d'embarras dans les premières voies; l'amertume de la bouche, la couleur
jaune de la langue et son épaisseur, semblaient indiquer le besoin des
évacuans. On donna le tartrite antimonié de potasse en grand lavage,
qui, à la dose de six grains, ne put procurer aucune évacuation. Vu ce
peu de succès, on fit prendre une potion avec forte dose de jalap, séné,
sulfate de magnésie et manne, qui ne produisit pas meilleur effet. Enfin,
ayant reconnu que les purgatifs actifs, en irritant la surface interne du
tube intestinal, occasionaient un spasme du canal, qui s'opposait aux
évacuations, on décida d'administrer à ce malade une potion minorative
simplement composée de trois onces de manne, demi-once de sulfate de
magnésie, en dissolution dans suffisante quantité d'eau; il s'ensuivit des
évacuations copieuses. Le jour suivant, des sangsues furent appliquées
autour des orbites; ensuite des vésicatoires, placés derrière la nuque,
furent entretenus et renouvelés plusieurs fois dans l'espace d'un mois.
Pendant ce traitement le malade fut mis au régime et à l'usage de différens collyres anodyns, rendus successivement résolutifs, puis toniques.
Mais voyant l'insuccès de ces moyens pour détruire la fièvre, dont les mouvemens vicieux se dirigeaient toujours vers le nez, et l'organe visuel,
nous ordonnâmes une once et demie de quinquina en substance à
prendre en vingt-quatre heures. Nous obtînmes le résultat heureux de
voir disparaître la fièvre et l'inflammation, sauf une petite rougeur à
l'œil droit. Après quelques jours de convalescence, le curé, forcé de reprendre ses fonctions, ayant quitté toute espèce de régime, la fièvre,
l'ophthalmie et la rougeur nasale reparurent plus fortement. Consulté
sur les moyens à employer dans cette rechute, nous avons indiqué encore
une fois le quinquina et un régime convenable : la guérison a été complète
à l'aide de ce fébrifuge.

Dans cette observation, l'injection de la face s'est reproduite d'une manière intermittente, il est vrai; mais qui sera
assez peu réfléchie pour appeler cette affection une irritation intermittente, au moins comme on l'entend quand
on suppose qu'il y a des irritations essentielles intermittentes? Cette injection n'est pas plus essentielle que la chaleur de la fièvre ou que le coma, les convulsions, les soubresauts des tendons, périodiquement reproduits par un
accès fébrile. La maladie du curé était une fièvre intermittente, comme toutes celles de la saison; au lieu de réagir également sur toute l'économie, au lieu d'exalter d'une
manière générale tous les systèmes sanguin et nerveux,

elle a plus particulièrement excité le système vasculaire
du nez et des yeux ; voilà toute la différence ; mais dans
ce cas , comme dans tous ceux où il y a un symptôme prédominant quelconque , ce symptôme est un effet de la fièvre favorisé par une disposition particulière de l'organe
qui en devient le siége. Ce symptôme peut varier comme
les individus, et la fièvre est cependant de la même nature
dans tous ces cas.

Dans les *Ephémérides des Curieux de la Nature*, Joseph Lanzoni, de Ferrare (année 1704), rapporte l'histoire
d'un jeune homme qui fut pris d'une fièvre tierce au mois
de juin. Avec le froid vinrent le vomissement et la surdité ;
elle augmenta avec l'accès ; il n'entendit plus ni le son des
cloches ni le bruit des tambours ou des trompettes. La fièvre
déclinant, la surdité diminua avec elle ; la fièvre étant
guérie, la surdité disparut entièrement.

On ne peut point encore supposer que cette affection
est simplement locale, puisqu'il est fait mention de vomissemens, qui supposent que la tête n'est pas seule affectée.

Dans le même ouvrage, année 1694, est l'observation
d'une fièvre tierce, convulsive, avec cécité pendant l'accès
seulement.

Année 1684, un autre fiévreux parlait périodiquement
à midi seulement, et se taisait ensuite. Un autre malade ne parlait qu'une heure avant midi, année 1679.
Année 1683, est le cas d'un malade qui, atteint d'une fièvre intermittente quotidienne, rendait, pendant l'accès,
une quantité considérable de crachats et d'urine.

Année 1672, se trouve l'observation d'un éternuement
périodique, qui revint trois fois de suite chaque soir, et se
composa de trois cents éternuemens chaque fois. Il fut remplacé par une paralysie de tout le côté gauche, qui céda
après l'arrivée des menstrues.

Même année, observation d'une fièvre du bras droit,
mais accompagnée de vomissemens.

Année 1671, observation de fièvre tierce, accompagnée d'une série continuelle d'éructations pendant toute la durée de l'accès ; leur fréquence était de trois cents par heure ; il y avait, outre cela, délire, mouvemens convulsifs de la tête et des pieds, des bras, des mâchoires ; tension de l'abdomen ; lipothymie ; le paroxysme durait 8, 9, 12 heures.

Une autre femme avait à chaque accès, un écoulement de fleurs blanches avec lipothymie ; convulsions, mutisme.

Il est sans doute étonnant qu'un accès de fièvre détermine une excitation locale capable d'éveiller exclusivement, ou des éternuemens continuels, ou un écoulement de salive, de fleurs blanches, d'urines, ou de rendre muet, aveugle. Mais dans l'état sain nous avons les mêmes genres de phénomènes : pourquoi une idée de honte fait-elle injecter seulement les vaisseaux de la face ? Pourquoi la colère précipite-t-elle les mouvemens du cœur ? Pourquoi la peur relâche-t-elle tous les sphincters chez quelques individus ?

Mais continuons l'examen de ce qu'on appelle fièvres locales ou irritations intermittentes externes.

Iʳᵉ. Obs. (1) Ophthalmie intermittente quotidienne qui revenait tous les jours, le matin, avec rougeur des yeux ; écoulement de sérosité âcre ou salée ; mais *elle était précédée de frissons et suivie de la fréquence du pouls ;... le malade ne pouvait prendre des alimens sans qu'il lui survînt, immédiatement après, des rapports.*

IVᵉ. Obs. Ophthalmies quotidiennes. Il n'y avait aucun vestige de fièvre ; *mais la langue était couverte d'une matière jaunâtre, et la face présentait une teinte de même couleur.* On lui donna de l'émétique, qui lui fit rendre de la bile jaune et *tenace.* La persistance des symptômes bi-

---

Essai sur les Irritations intermittentes, etc., par **P. J. Mongellaz,** Paris 1821.

lieux fit réitérer l'administration de l'émétique, qui excita une abondante évacuation de bile; il n'y eut aucune exacerbation ce jour là et les jours suivans. Un vésicatoire à la nuque acheva la guérison.

Vᵉ. Obs. C'est celle du curé de Vérnois, le sieur Verdel. déjà rapportée plus haut, et que M. Mongellaz met au rang de celles qui, suivant lui, prouvent la localisation des phlegmasies intermittentes.

Xᵉ. Obs. Coryza quotidien durànt depuis quatre jours, à son entrée à l'hôpital, pouls vif, langue blanche, tout le visage très-rouge; chaque jour la douleur des narines était *précédée par un frisson*, et *des symptômes bilieux s'étant manifestés*, on donna l'émétique, qui lui fit rendre beaucoup de matières jaunes et vertes. De ce moment les redoublemens du corysa et de la fièvre n'eurent plus lieu.

Je cite textuellement M. Mongellaz : ainsi, voilà déjà quatre observations de phlegmasies accompagnées de symptômes gastriques, et dont plusieurs ont été guéries par des évacuans.

XIᵉ. Obs. Gonflement quotidien de la tête; pendant l'accès *le pouls devenait lent*, puis il revenait à son ryhtme habituel après l'accès.

Ce gonflement n'était donc pas seulement local, puisqu'il s'accompagnait de lenteur du pouls : le changement périodique des battemens du pouls est tout ce qu'il importe pour prouver que l'ensemble participe à cette maladie locale. Alors il reste toujours à démontrer si cette phlegmasie est primitive ou consécutive; car ce fait ne diffère d'aucune manière des autres cas de fièvres intermittentes qui provoquent une congestion locale.

XIIᵉ. Obs. Coryza quotidien avec pesanteur et douleur dans les sinus frontaux, léger sentiment de froid dans toute l'habitude du corps, *suivi de chaleur et de la fré quence du pouls.*

18.

XIIIe. Obs. Coryza et céphalalgie, commençant chaque jour à quatre heures du matin et se terminant après midi. *Comme la langue était sale, et qu'il y avait eu inappétence et quelques envies de vomir,* on donna l'émétique, puis l'opium et le quinquina.

XIVe. Obs. Otite intermittente double tierce; *le pouls était fréquent, la peau brûlante.* Le quinquina amena la guérison.

XVIe. Obs. Éruption urticaire avec type biquotidien. Cinq à six jours avant l'éruption, le malade *s'aperçut que son appétit diminuait.* La sortie de cette éruption était précédée d'accablement du corps et de faiblesse d'estomac. Les symptômes précurseurs du troisième accès furent si considérables, que le malade tomba dans une lipothymie qui dura un quart-d'heure, et au bout de laquelle l'éruption se déclara. Après l'emploi des évacuans, l'éruption ne reparut plus; *mais le malade a eu à se plaindre d'une douleur d'estomac qui a duré quelques jours.*

XVIIe. Obs. Scarlatine avec type quotidien. Un homme ayant été saisi par le froid, était un peu indisposé depuis huit ou quinze jours, *lorsqu'il lui survint des nausées, des vomissemens,* de la tristesse et une éruption tout à-fait semblable à la sensation qui se répandit sur toute la peau.

XVIIIe. Obs. Storck dit avoir vu plusieurs malades à qui il survenait tous les jours des taches livides par tout le corps; leur développement était *précédé d'horripilations, de fréquence du pouls et d'une grande soif.* Plus bas il ajoute : la fièvre ne cédant pas à l'emploi de ces moyens (les boissons délayantes), on eut recours au quinquina : ce qui ôte tout doute sur l'existence de la fièvre.

XIXe. Obs. Éruption ortiée avec type quotidien. *Le sujet habitait un endroit marécageux. Il lui survient diminution d'appétit, saleté de la langue, altération du goût, et des éructations.* Il est exposé à un violent orage qui lui produit une légère affection catarrhale ; au bout de quelques jours il va à pied à Montpellier pour consulter un médecin ; en route il éprouve des frissons vagues et de la céphalalgie. A son arrivée, la langueur et l'abattement l'obligent de se mettre au lit, où, peu de temps après, il est pris d'un grand froid qui dure environ deux heures. Une chaleur interne succède, et avec elle paraît une éruption considérable.

La couleur de la face, *l'état de la langue, le dégoût, les rapports, les fréquentes envies de vomir, un sentiment de pesanteur à l'épigastre*, font administrer l'émétique.

Un autre accès revient, avec frissons irréguliers, céphalalgie intense, vomissemens bilieux, froid universel, violent et durant trois heures, puis chaleur et éruption ortiée, etc. Le quinquina amena la guérison.

XX⁰. Obs. Éruption urticaire avec type tierce. Elle vient avec un accès de fièvre. Le lendemain, il y eut, en outre, mal-aise inexprimable, anxiétés, *terrible envie de vomir;* plus bas, il avait le pouls plein, tendu, et les autres symptômes de la fièvre avec des signes manifestes d'une saburre des premières voies. L'éruption revint plusieurs fois avec la fièvre. Les évacuans et le quinquina amenèrent la guérison.

XXI⁰. Obs. Erysipèle avec type tierce. Il y avait *langue chargée*, insomnie, dégoût, mal-aise, et anxiété très-grande, yeux vifs et saillans, *pouls fort et fréquent*, face gonflée. Le lendemain, disparition à la suite de l'emploi des évacuans. Le jour suivant, retour de l'érysipèle; *le malade vomit les alimens qu'il avait pris dans la journée.* Le soir, insomnie, agitation et délire. Le lendemain matin, l'état du pouls fit pratiquer une saignée, et vers la fin de la maladie nouvelle, le retour de l'érysipèle était précédé d'un peu de dégoût, de mal-aise et de lassitude.

XXXIV⁰ Obs. Rhumatisme quotidien. La malade habitait un canton marécageux, elle était sujette depuis long-temps à des fièvres intermittentes; elle fut enfin prise de douleurs dans l'ischion, qui revenaient tous les jours à la même heure; elles étaient accompagnées *d'une chaleur fébrile* et se terminaient par des sueurs.

XXXVIIe. Obs. Rhumatisme tierce. Le malade, exposé au froid, est pris d'une douleur du côté droit du corps; *la langue est sèche et aride, la soif violente, le pouls fréquent*, et l'insomnie opiniâtre.

XXXVIIe. Obs. Rhumatisme articulaire tierce. Une femme, âgée de soixante-dix ans, éprouve un frisson fébrile. Le lendemain, rien de particulier. Le troisième jour, fièvre commençant par un frisson suivi de chaleur et de douleurs très-vives à l'épaule et au bras gauche. Le lendemain, disparition presque entière des douleurs; seulement, il reste du gonflement à la main gauche. Le jour suivant, retour de la fièvre et des douleurs, etc.

XLe. Obs. Rhumatisme articulaire quarte. Le malade est exposé à la pluie, il conserve tout un jour ses habits mouillés; il en résulte frissons, lassitude, mal-aise général, *dégoût général*, douleurs vives dans le genou gauche, qui est gonflé et rouge; pouls fébrile, appétit nul, *soif vive*. Le lendemain, disparition de la douleur. Le jour suivant, *idem*. Ensuite, retour des douleurs; cessation pendant deux autres jours; puis retour, avec pouls dur, fréquent, dégoût, inappétence et plusieurs phénomènes sympathiques. Ces douleurs se portaient du genou gauche sur le droit, etc. Les sangsues et le quinquina amenèrent la guérison.

XLIe. Obs. Affection goutteuse avec le type d'abord quotidien, puis double quarte. La malade éprouvait, depuis huit ans, presque tous les matins, *inappétence, envie de vomir ou vomissemens bilieux* et douleurs articulaires; elle avait été guérie, depuis trois ans, d'une fièvre tierce assez intense. En dernier lieu, elle fut affectée d'une fièvre continue avec une goutte erratique, qui devint double quarte, et qui céda au quinquina.

XLIII°. Obs. Épistaxis quotidienne ; elle revenait toutes les nuits quand ce malade dormait profondément.

Mais cet écoulement était donc subordonné à l'état particulier de l'économie livrée au sommeil ; or, quel que soit cet état, il est donc la cause déterminante de l'hémorrhagie ; il est donc sous sa dépendance, comme dans toutes les observations que nous venons de citer, il y a dépendance d'un état local de l'état général, ou au moins de l'état de l'abdomen.

LXV°. Obs. Céphalalgie intermittente quotidienne. Le malade éprouve d'abord, pendant vingt jours, perte d'appétit ; frissons alternant avec de la chaleur ; puis douleur de tête, *envie de vomir, bouche amère, rapports amers.* Elle revint plusieurs jours, et céda aux évacuans et au quinquina.

LXX°. Obs. Odontalgie quotidienne. Elle débute, chaque matin, par un froid léger et des douleurs contusives dans tous les membres. Pendant toute la durée de l'accès, *peau brûlante et soif.*

LXXI°. Obs. Céphalalgie double tierce. Comme la bouche *était amère* et la *langue chargée* on administra l'émétique.

LXXII°. Obs. Odontalgie double tierce. Elle survenait avec un sentiment de froid et de lassitude générale. Le pouls était fébrile pendant tout le cours de l'accès.

LXXVII° Obs. Odontalgie intermittente tierce qui récidive avec le type quarte. Un enfant de quatre ans eut un premier accès de fièvre, pendant lequel il se plaignit beaucoup d'une douleur fixée sur les dents. Un deuxième accès revint le troisième jour ; il y eut dents noires sans enduit, comme si elles eussent été plombées ; *langue rouge, soif vive* ; respiration haute, fréquente ; *pouls fort, roide* ; odontalgie générale, arrachant des cris aigus à l'enfant, quoique sa denture parût saine. Le quinquina fit disparaître cette maladie.

Je pourrais augmenter indéfiniment des citations de ce
genre; mais je crois que ces résumés d'observations suffisent pour donner une idée de ce que les auteurs appellent des irritations intermittentes locales. Mais, dira-t-on,
vos exemples sont mal choisis : ceux qui admettent des irritations intermittentes purement locales, ne considéreront peut-être pas celles-ci comme telles : je réponds en
citant mes autorités. Ces observations sont extraites de l'ouvrage de M. Mongellaz (1) qui, après les avoir rapportées, dit
expressément : *Nous avons prouvé par le simple exposé
des faits, que les irritations intermittentes externes,
fièvres larvées, fièvres topiques, étaient, le plus souvent,
des affections purement locales ou bornées à des symptômes locaux.*

Or, parmi les faits qu'il a exposés, sont ceux que je viens
de citer, et ce sont de telles observations que l'on cite
comme des irritations locales ! Je sais que, vaincu par l'é-
vidence, il admet que plusieurs d'entre elles reconnais-
sent pour cause excitatrice une inflammation interne ; mais
est-ce donc une chose indifférente que de confondre ce qui
est primitif de ce qui est symptomatique ? et que signifie un
tel aveu quand vous écrivez précisément pour prouver
qu'il y a des irritations intermittentes externes, purement locales, et que vous voulez vous servir de ce point
pour conclure à la possibilité de l'existence de semblables
irritations intermittentes internes ? Toutes les fois que
les faits rapportés par M. Mongellaz le sont avec quelques
détails, il n'y a pas le moindre doute sur la co-existence
d'une affection interne qui a excité la lésion locale,
comme nous avons vu, les fièvres intermittentes de Rome
déterminer des congestions dans la tête, dans la poitrine,
et, comme nous en avons cité, d'après les auteurs, où cette

____

(1) *Essai sur les Irritations intermittentes*, par M. Mongellaz, 2 vol.
1821.

excitation a été exclusivement portée sur les glandes salivaires, sur la langue, sur la matrice, sur les yeux, sur les
oreilles, etc.; quant à ceux où on ne fait que citer la
lésion locale, ils se ressentent, ou de l'amour du merveilleux, qui a rendu seulement le symptôme dominant, ou
de la légéreté de l'observateur, qui s'est peu inquiété de
l'état général, ayant pour point de ralliement un phénomène assez frappant pour le détourner de l'intention d'aller chercher plus profondément à quoi ce phénomène est
lié. La co-existence de symptômes gastriques ou de symptômes généraux quelconques avec des lésions locales, est
ce que l'étude des fièvres intermittentes sur un grand nombre de malades, nous démontre comme loi générale. C'est
donc de ce fait bien constaté qu'il faut partir pour être conséquent avec l'état même des choses. Quelques faits incom-
plets, et manquant de détails suffisans, ne peuvent rien
prouver contre la généralité. Or, la manière dont on les raconte, indique parfaitement le genre de croyance qu'on doit
leur accorder : la plupart, en effet, sont extraits de ces anciens ouvrages encore empreints de l'incrédulité de leurs
auteurs, et ceux qui sont plus modernes, ont été publiés
par des observateurs encore imbus de ce préjugé qui leur
masquait tout ce qui accompagnait le symptôme local.

En examinant toutes ces fièvres locales sur un grand
nombre de malades, on passe, par des nuances insensibles,
des cas où les symptômes généraux sont très-marqués, à
ceux où ils ne peuvent être aperçus qu'avec beaucoup d'attention, et enfin à ceux où ils sont latens, comme dans l'é-
tat de santé; mais ces derniers cas sont plus rares; et je
le répète, si on n'en a pas fait mention, c'est par cette tendance de notre esprit à présenter les objets par le côté qui
prête au merveilleux. Cependant je ne nie point la possibilité de tels faits : j'ai donné la solution de ce problème
au commencement de cet ouvrage, et je rappellerai seulement l'explication qui me paraît la plus convenable, et

qui se lie si facilement avec les détails que nous offrent les observations bien faites. J'ai distingué deux influences du système nerveux abdominal épanoui dans les intestins, sur l'économie; l'une a lieu par le moyen du cœur, dont une irritation de l'estomac, par exemple, augmente les battemens, et qui fait ainsi partager à toute l'économie l'excitation locale d'une partie; l'autre est une influence nerveuse, spéciale, sans que le cœur en soit l'intermède: ainsi, un dérangement d'estomac détermine des douleurs de tête ou de l'oppression sans que le pouls soit modifié. Le vin, en contact avec l'estomac, détermine une excitation particulière du cerveau, qui ne tient pas seulement à l'augmentation de la circulation, puisque si on accélérait la circulation par toute autre cause, par des mouvemens violens, le cerveau ne serait point dans l'état que le vin détermine en lui. En un mot, la correspondance directe de l'estomac avec le cerveau ou avec tout autre organe, est une fonction spéciale, particulière, qui diffère des influences secondaires que l'estomac exerce sur toutes nos parties par le moyen du cœur. Or, toutes les fièvres intermittentes se ressemblent, en ce que toutes sont l'altération de la grande modification nycthémérale de la circulation, en ce que dans toutes cette modification de la circulation qui, dans l'état de santé est latente, tacite, inaperçue, comme toutes les autres actions organiques, cette modification, dis-je, devient sensible, apparente, comme la plupart des actes qui constituent nos maladies; alors si la fièvre est simplement intermittente, si aucun rapport sympathique n'est mis en jeu, on a seulement les symptômes généraux d'une fièvre intermittente.

Mais si les rapports sympathiques ordinaires qui lient l'estomac à la tête, par exemple, sont excités, on a une fièvre intermittente, plus une céphalalgie, ou le coma, ou des convulsions, etc. Si c'est un autre rapport sympathique, on a un autre symptôme; de là, fièvres intermittentes

pleurétiques, ophthalmiques, paralytiques, exanthématiques, otalgiques, etc.

Maintenant, si l'estomac, quoique excité chaque matin
par la congestion dont il est le siége, ne nous avertit pas
de son mode d'action sur la circulation générale, si son
influence reste latente, nous sommes dans l'état de santé.
Si cette influence se manifeste, devient sensible, nous
avons l'état de maladie; mais on trouve dans la nature
tous les cas qui font le passage entre ces deux états, c'est-à-
dire que nous pouvons concevoir mille degrés différens
qui nous conduiront de la maladie à la santé. Nous passe-
rons successivement en revue des cas où cette influence,
de moins en moins apparente, n'aura plus que le degré
d'activité qui appartient naturellement à l'état de santé,
c'est-à-dire que l'estomac, peu dérangé, quant aux rapports
qu'il a avec le cœur et l'ensemble des mouvemens circulatoires, ne présentera de maladie que dans ceux qui le lient
à telle ou telle partie; alors, avec des symptômes peu ou
point marqués d'une fièvre intermittente générale, on aura
des symptômes intermittens locaux qui dépendront toujours primitivement du changement qui s'est opéré dans les
fonctions de l'estomac influencé par la modification de la
circulation; car, de ce que l'estomac, ou plutôt de ce que
le système nerveux abdominal peut, par la maladie, rendre
ses fonctions apparentes, il ne s'ensuit pas que toutes doivent
être rendues sensibles au même degré. Tantôt, il peut y
avoir seulement lésion des rapports qui le lient avec la
circulation générale, et tantôt il ne sera lésé que dans
l'influence spéciale qu'il exerce sur telle ou telle partie;
tantôt, enfin, ces deux genres de lésions pourront exister
en même-temps. Dans le premier cas, on a une fièvre intermittente sans symptômes prédominans; dans le second
cas, c'est une fièvre intermittente caractérisée par un ou
plusieurs symptômes; dans le troisième cas, les symptômes
généraux manquant, on n'a plus qu'un symptôme inter-

mittent local. Mais toutes ces maladies sont les enfans d'une même mère ; toutes sont le résultat des excitations périodiques que le système nerveux éprouve chaque matin par suite de la modification de la circulation. Dans toutes, cette excitation , qui est d'abord nerveuse , est bientôt accompagnée d'une injection vasculaire qui, si on la laisse se répéter , finit par déterminer la véritable modification de structure , que nous avons vue constituer l'inflammation. Dans toutes , il y a donc prédominance des symptômes nerveux , ou des symptômes de phlegmasies , suivant l'époque à laquelle on les examine. Dans toutes, les soustractions sanguines peuvent être insuffisantes pour guérir les maladies , puisque l'injection vasculaire n'est qu'un résultat secondaire de l'excitation nerveuse qui a déterminé cet afflux de liquide ; dans toutes , le quinquina ou les autres anti-périodiques peuvent être indispensables , si l'excitation nerveuse est portée à un haut degré d'intensité. Qu'on examine les cas déjà cités de fièvres locales et ceux rapportés par les auteurs , et on verra, que dans le plus grand nombre, le symptôme a paru dans la matinée, circonstance qui appartient également aux fièvres intermittentes générales, et dont nous avons exposé la raison physiologique. Dans un grand nombre de fièvres locales, les urines sont rouges et briquetées , et déposent un sédiment propre aux fièvres intermittentes générales.

J'en conclus donc que toutes fièvres intermittentes locales sont secondaires ; que comme les fièvres intermittentes générales, elles dépendent d'une seule et même fonction ; que cette fonction est l'influence habituelle que le système nerveux abdominal exerce sur toute l'économie, et qui suivant les cas, est lésée dans tout son ensemble, ou seulement dans quelques parties ; que la cause occasionelle qui rend cette lésion sensible, se trouve toujours dans la congestion périodique qui résulte de la grande modification nycthémérale de la circulation ; que le quinquina et les autres remèdes anti-périodiques guérissent en rendant le système nerveux insensible à cette excitation périodique, ou en l'exposant aux irradiations morbides qui vont vicieusement exalter l'ensemble des mouvemens circulatoires ou déterminer une congestion locale d'une partie limitée.

Toute maladie intermittente locale est donc entièrement subordonnée à l'état du système nerveux abdominal, et c'est cette grande vérité qui, sentie et exprimée par Médicus, Torti, et tous ceux qui ont pu étudier les fièvres intermittentes en grand, a pu être méconnue par ceux qui ont cru pouvoir raisonner avant d'observer.

Tous les faits rapportés par M. Mongellaz sont comparables à la rougeur de la face que certaines personnes éprouvent en mangeant. Or, de même que l'estomac, ou tout le système digestif, excité par les alimens, peut réagir sur tout l'ensemble de l'économie, ou seulement sur quelques organes particuliers, de même il peut, quand il est excité par la congestion matutinale dont il est périodiquement le siége, déterminer des mouvemens généraux de réaction, ou seulement des excitations partielles, vasculaires ou nerveuses. Dans le premier cas, ce sont les alimens qui sont la première cause excitante; dans le second, c'est le changement de position du corps, ou l'habitude, qui lui envoie une augmentation de liquides vitaux.

Objection.

On a observé des cas de douleurs locales intermittentes disparaissant par l'arrivée d'un accès complet de fièvre. Or, si celle-ci était la cause déterminante des congestions vasculaires ou nerveuses qui les accompagnent ou les précèdent, loin de diminuer dans ces cas, elles devraient augmenter; donc, il est des symptômes locaux intermittens qui peuvent être essentiels, c'est-à-dire qui peu-

vent ne point dépendre de l'état du système nerveux abdominal.

Réponse.

L'observation qui me fait poser cette objection est tirée
par M. Mongellaz du *Journal général de Médecine,*
tom. LXVI. Le sujet est un homme qui éprouve de violentes douleurs dans l'oreille. Le pouls est fréquent, la
peau brûlante, la figure animée, les yeux brillans, les
muscles de la face du côté malade visiblement rétractés;
et, ce qu'il ne faut pas passer sous, silence, c'est que cet
homme avait eu des hémorrhoïdes qui avaient cessé de fluer.
Des saignées, des vésicatoires, la jusquiasme, les bains
de pieds sinapisés, furent employés successivement et en
vain; enfin le quinquina fut administré, et les douleurs
diminuèrent; mais on fut obligé de suspendre l'usage du
quinquina, en raison de l'invasion d'un accès complet de
fièvre, qui débuta par un frisson marqué, *et pendant lequel les douleurs d'oreilles furent presque nulles.*

Or, il n'est rien de si facile que l'explication de cette
succession des phénomènes.

Un homme éprouve d'abord de vives douleurs d'oreille,
mais ce n'est pas le résultat d'une inflammation locale
franche, car il n'est point fait mention d'un gonflement
local. Il était habitué à un flux hémorrhoïdal qui depuis
quelque temps ne coulait plus : grande raison de soupçonner un dérangement quelconque dans les viscères abdominaux. Ces douleurs d'oreille finissent par être intermittentes, et résistent aux saignées ; elles cèdent au
quinquina : quelle est la pneumonie, la pleurésie franche,
qui, n'étant pas guérie par des évacuations sanguines,
sera guérie par le quinquina? Enfin, ces douleurs étant
presque nulles, il survient un accès complet de fièvre,
pendant lequel la douleur disparaît entièrement. On
n'accusera certainement pas cette douleur d'avoir pro-

voqué la fièvre, puisque c'est au moment où elle est presque nulle que la fièvre paraît. Cette observation est très-précieuse pour démontrer manifestement l'état du système abdominal dans tous les cas de fièvre locale; car, dans celle-ci la suppression du flux hémorrhoïdal nous donne une grande présomption sur l'état morbide des fonctions digestives, présomption qui se change presque en certitude, quand nous voyons que cet état d'abord latent, éclate enfin, et montre que notre proposition était fondée. La douleur locale disparaît pendant cette fièvre; mais on sait qu'un phénomène succédant à un autre, change l'état de l'économie qui les produit tous les deux.

Dans le premier cas, l'état de l'abdomen se manifestait seulement par une congestion nerveuse locale; c'est tout ce dont il était capable: le dérangement intérieur change, se modifie, il peut exciter toute l'économie; dès-lors disparition de toute exaltation partielle. La pratique nous offre mille faits de ce genre: un léger trouble de la digestion provoquera seulement des palpitations ou des douleurs vagues des membres; un plus haut degré d'excitation ne les produira plus, mais il déterminera une violente fièvre.

Les forces nerveuses n'ont fait que changer de direction et d'activité; c'est toujours le même phénomène fondamental.

Quand on observera sans prévention et avec un esprit éclairé par la physiologie tous les cas de fièvres intermittentes dites locales, on verra que toujours elles seront accompagnées d'un dérangement plus ou moins évident des fonctions digestives, et qui, quoique difficile à apprécier dans certains cas, n'en existe pas moins.

Cette manière d'envisager la production des fièvres intermittentes locales, n'est pas d'accord, je le sais, avec l'opinion de quelques médecins, d'ailleurs de mérite, qui supposent qu'on peut fonder une bonne explication de ce fait sur la théorie de la spontanéité des fonctions. Voici leur raisonnement : L'économie est douée de facultés en vertu desquelles elle provoque spontanément tels ou tels actes vitaux; ainsi c'est par une loi de la spontanéité qu'elle lutte contre toutes les variations de la température extérieure, et qu'elle nous maintient au même degré. Quand nous sommes accidentellement débilités, elle développe spontanément une réaction, qui a pour but de lutter contre les agens débilitans; quand nous sommes trop excités, elle développe spontanément une faculté sédative qui neutralise l'excitation étrangère qui nous affectait. Or, ce qu'elle fait pour quelques fonctions, elle peut le faire pour toutes; elle peut développer spontanément une excitation nerveuse ou vasculaire, sans qu'on soit obligé d'en chercher la cause ailleurs que dans les lois fondamentales de sa spontanéité; une fièvre intermittente locale est donc un acte spontané comme tous ceux que nous venons de citer.

Cette manière d'exposer les faits va nous conduire à l'examen de cette question. Existe-t-il des fonctions spontanées? Que doit-on entendre par ces expressions?

Existe-t-il des fonctions spontanées?

L'expression *spontanéité*, empruntée au monde moral, a été appliquée à des faits avec lesquels on a cru entrevoir un certain rapprochement avec le premier. On a pensé que lorsque nous nous décidions à quelque chose, nous le faisions par un acte spontané de notre propre volonté. Il ne s'agit point ici d'examiner la justesse de cette manière de voir les choses, mais de signaler l'origine d'une expression sur laquelle on s'appuie aujourd'hui en physiologie comme sur une base solide, tandis qu'au fond ce n'est qu'un mot, qui indique notre ignorance sur la cause de certains phénomènes. Or, on a supposé que l'économie animale pouvait, en quelque sorte, être personnifiée, comme l'agent qui, en nous, veut et se détermine; et comme on ne connaissait pas les lois qui gouvernaient la volonté et les déterminations de cet agent, en disant qu'il voulait par un acte de sa spontanéité, on a simplement voulu faire concevoir l'inconcevable idée d'un effet sans cause : il en a été de même pour l'organisation ; pourquoi détermine-t-elle une réaction sous l'influence d'un agent débilitant ? parce que le veut ainsi la loi de sa spontanéité ; elle fait cela, parce que c'est ainsi ; ce fait est sa propre cause à lui-même. Que l'on se serve d'un mot quelconque pour rendre un fait inconnu, rien de mieux; mais que, parce que nous ne connaissons pas une cause, nous changions l'ordre naturel de nos idées, que nous mettions des mystères là où il n'y aurait que des phénomènes semblables à tous ceux qui nous sont connus, si nous étions plus avancés, voilà ce qui ne paraît pas très-conforme aux lois de la saine philosophie.

Tout acte prétendu spontané a sa cause dans certains mouvemens de l'économie, chacun de ces actes est donc un résultat, et non un fait primitif. Sans doute nous ne connaissons pas pourquoi une influence débilitante détermine une réaction ; mais celle-ci n'est qu'un résultat secondaire, tertiaire, de l'action de la cause débilitante sur l'économie. Il se passe entre ces deux faits mille faits intermédiaires qui nous sont inconnus; dans les sciences purement physiques, il se passe des phénomènes entièrement analogues. Par exemple, le compensateur d'une montre ou d'un pendule maintient la durée égale des vibrations au milieu des variations continuelles d'une température qui change cependant à chaque instant la longueur des leviers; or, celui qui ne comprendrait pas la théorie de cette composition, serait tout aussi en droit de dire qu'il y a dans la montre une spontanéité qui déploie du froid quand il fait chaud, *et vice versâ*, que les physiologistes le sont d'appeler ainsi les changemens que les agens extérieurs produisent en nous. La sortie des urines sera un acte spontané pour celui qui ne connaît pas l'anatomie, tandis que pour le médecin elle a sa cause dans les conditions physiques de la vessie distendue par un liquide. Quoiqu'on ne voie pas comment la faim et la soif sont éveillées, il faut pourtant en reconnaître la cause primitive dans les changemens particuliers produits dans l'économie par suite de l'épuisement des matériaux nutritifs déposés, par les sécrétions et par tous les actes de la vie. Ils ne sont donc pas plus spontanés que la chute de la pluie ou du tonnerre : quand les conditions nécessaires à leur naissance sont réunies, alors elles ont lieu. L'économie est une machine; seule, elle ne marcherait pas, ses agens excitans sont tous les corps extérieurs, ce sont eux qui donnent les mouvemens qui règlent sa marche. Les actes spontanés sont donc ceux dont nous ne voyons pas bien la liaison avec les agens qui les éveillent.

La découverte que j'ai faite de la véritable théorie des fièvres intermittentes nous apprend la liaison qu'il y a entre certaines conditions physiques et certains phénomènes morbides; elle doit donc diminuer le nombre des actes spontanés, c'est-à-dire des effets sans cause. Nous allons avoir, dans ce seul fait de la périodicité des congestions sur le ventre et dans la tête, la clef d'une foule de phénomènes physiologiques et pathologiques attribués jusqu'à présent à la spontanéité de l'économie, et qui vont se ranger naturellement parmi ceux dont la cause organique matérielle est évidente et parfaitement appréciée.

Il faut donc bannir les actes spontanés du langage de la médecine, il n'y a dans toute la nature que des causes et des effets; les causes primitives, c'est-à-dire celles au delà desquelles on ne peut plus remonter, comme l'attraction, l'impulsion des planètes, etc., qui pourraient être appelées spontanées, sont en très-petit nombre, et il est rare qu'on ait besoin de les mentionner dans l'explication des phénomènes secondaires et de détail qui composent

les sciences physiologiques. Dans ce genre de connaissances, tout effet a sa cause placée dans d'autres phénomènes matériels qu'il faut chercher à découvrir. C'est
ainsi qu'on parviendra peut-être plus tard à trouver la
cause qui préside à tout ce qui tient à l'habitude, dont
l'empire est si grand dans l'organisation, sans que nous
ayons de données pour l'expliquer. Tout ce que nous en
connaissons, c'est le fait; mais au-delà, nous n'avons pas
la plus légère notion de ce qui se passe dans l'économie
habituée à produire régulièrement certains actes. L'arrivée
du sommeil, du réveil, des différens appétits, de certaines
excrétions, de certains désirs, est plus souvent déterminée
par l'habitude que par les raisons finales pour lesquelles
tous ces phénomènes semblent avoir été créés. Ainsi, on ne
dort pas toujours parce qu'on est épuisé, mais parce qu'on
y est habitué. La faim n'est pas toujours le résultat d'un
manque de matériaux nutritifs, puisque, si on mange quelques heures avant le repas d'habitude, lorsque le corps
possède encore tous les résultats d'une digestion bien
complète, la faim se reproduit au moment où on avait
coutume chaque jour de manger. Si on est habitué à uriner à tel endroit déterminé devant lequel on passe chaque
jour, lors même qu'on n'a plus rien dans la vessie, elle se
contracte encore par l'influence de cette habitude, qu'on
serait presque pardonnable d'appeler un acte spontané,
si on pouvait permettre l'emploi d'expressions capables de
donner sur la nature des choses une idée tout-à-fait opposée à celle qui est dictée par la vraie philosophie.

Il est donc vrai que tout acte vital, d'abord déterminé
par des causes matérielles dont le but paraît utile à la
conservation de l'individu, peut se reproduire par le fait
même de l'habitude, lors même que ces causes n'existent
plus.

Ainsi la faim, primitivement excitée par l'épuisement
des molécules nutritives, et dont le but est de nous engager

à en approvisionner de nouveau l'économie, peut être éveillée lors même que l'économie en est surchargée.

Ainsi le sommeil, d'abord résultat de la fatigue de nos organes, arrive chaque jour, lors même que nous serions encore en état de veiller même assez long-temps.

Ainsi la vessie, dont les fonctions sont de se contracter sur l'urine qui la remplit, peut offrir les mêmes contractions lorsqu'elle est presque vide.

Lorsque j'exposai ma théorie de l'intermittence et que je la fondai sur l'activité nouvelle que le système abdominal reçoit chaque matin par le retour subit à la position verticale, on crut me faire une objection insurmontable en me citant le retour d'accès de fièvres chez des malades qui étaient restés au lit et chez qui cette congestion n'avait pu s'effectuer. On ne m'aurait point opposé un tel fait, si on avait eu présens à l'esprit tous les phénomènes que je viens de signaler. On aurait dû sentir que cette excitation matutinale des organes abdominaux a commencé avec la naissance; qu'aucune série des mouvemens organiques n'a pu se naturaliser par une répétition plus fréquente et plus régulière des mêmes actes; et que si quelques jours d'habitude suffisent pour faire contracter une vessie vide, on doit compter pour quelque chose une fonction qui est l'histoire de toute la vie.

Il s'établit donc chaque matin des courans d'irritation qui, étant de fondation, n'attendent pas toujours que leur cause physique primitive ait agi, pour se mettre en mouvement, et je le repète, nous avons mille faits analogues dont nous sommes témoins chaque jour.

Il est donc vrai qu'il y a dans la physiologie humaine une cause d'intermittence qui n'existe point chez les animaux, dont les principaux organes n'éprouvent point journellement les mêmes variations de position que l'homme; il doit donc y avoir entre leurs maladies certaines différences fondamentales, et, sous ce rapport, l'observation est parfaitement d'accord avec la théorie.

Je répondrai d'avance à une objection bien autrement sérieuse que celle qu'on m'a faite, et à laquelle cependant personne ne semble avoir songé. J'ai dit au commencement de mon ouvrage que quelques auteurs avaient parlé de fièvres intermittentes observées chez les animaux; mais j'ai aussi rapporté l'opinion du professeur Métaxa, de Rome, qui suppose tellement peu leur existence, qu'il cherche à expliquer pourquoi ils n'en ont pas; mais enfin admettons le fait, admettons des observations de fièvres intermittentes sur quelques animaux, comment concilier ce fait avec la théorie que j'ai exposée.

La congestion périodique qui s'établit chaque matin sur les viscères abdominaux, est bien une cause d'intermittence, puisque la vitalité de ces organes est intermittente comme cette cause; mais cette congestion n'est qu'une cause puissante, elle n'est pas la cause unique dans l'économie. Les alimens excitent aussi le canal digestif d'une manière intermittente; la chaleur du jour, le froid de la nuit, sont encore autant de causes agissant d'une manière périodique; il y a donc dans l'économie, outre la modification intermittente de la circulation, des causes d'intermittence; mais il paraît que ces dernières sont tellement peu actives, qu'elles sont rarement susceptibles de déterminer des actes morbides. Cependant je ne serais point étonné d'apprendre que ces causes ont produit, chez les animaux, en raison de quelque disposition particulière, des accès de fièvres intermittentes qui seraient aussi rares chez eux que l'affection la plus rare pour l'espèce humaine. Il n'en restera pas moins vrai que partout où l'homme est exposé à des émanations marécageuses, il contractera des fièvres intermittentes d'une manière endémiques, tandis qu'il n'y a pas un seul exemple d'épizootie de fièvres intermittentes, chez les animaux, dans les mêmes circonstances;

que, par conséquent, la différence physiologique de la circulation de l'homme et des animaux est absolument la même que celle qui a lieu entre les maladies qui sont influencées par cette disposition; que si l'intermittence des excitations que les animaux reçoivent de la lumière, des alimens, du sommeil, etc., détermine un cas de fièvre intermittente sur un million de bêtes, l'intermittence de l'excitation, bien plus active que l'homme, reçoit, produit une fièvre intermittente ou des accidens intermittens, peut-être une fois sur trois. Je n'ai pas l'intention d'exposer ici un rapport exact, celui-ci suffit pour indiquer la différence énorme qui se trouve dans la susceptibilité comparée de l'homme et des animaux à contracter des fièvres intermittentes.

Les auteurs qui ont parlé de la périodicité d'action des agens physiques sur nous, ont donc eu tort d'attribuer à cette périodicité la cause de l'intermittence chez l'homme, puisque, comme nous le voyons, cette périodicité est si peu de chose qu'elle ne peut éveiller que les fièvres intermittentes des animaux, si toutefois ils en ont; et en admettant qu'elle ait quelqu'influence même sur l'homme, cette influence, comparée à celle du changement de la position horizontale en verticale, sera dans le rapport de trois à un million, en un mot, dans le rapport de la proportion des fièvres intermittentes chez les animaux comparées à celles de l'homme.

Ainsi, quelques résultats qu'on obtienne relativement à ce point de pathologie comparée, ma théorie restera toujours vraie comme les faits sur lesquels elle est fondée.

Il est donc vrai qu'il n'y a point de fonctions spontanées, que toutes ont leur cause matérielle connue ou inconnue; que le retour des fièvres d'accès coïncide généralement avec un phénomène physiologique propre à l'homme comparé aux animaux, et que la rareté des fièvres intermittentes, chez ces derniers, est en rapport avec le peu d'é-

nergie d'une série d'excitations qui, chez l'homme, composent une fonction fondamentale qui lui appartient
exclusivement.

Conséquences physiologiques et pathologiques qui résultent
de la connaissance de l'heure à laquelle reviennent les
accès de fièvres intermittentes : théorie du delirium
tremens.

Un fait qui résulte de l'observation de plusieurs centaines
de malades, et que nous avons déjà consigné au commencement de cet ouvrage, est celui qui nous apprend que
les fièvres intermittentes reviennent en général le matin.
A l'hôpital du Saint-Esprit, de Rome, et à celui de Saint
Jean-de-Latran, qui reçoivent les femmes atteintes de
fièvres intermittentes, l'administration du quinquina se fait
à des heures déterminées comme celle des alimens, ce
qui suppose l'observation du fait général que je viens de
signaler. Nous avons vu que ce fait, inexplicable jusqu'aujourd'hui, est la conséquence nécessaire de notre théorie
de l'intermittence, et que, puisque le système abdominal
était excité le matin, il était naturel de voir à cette époque
débuter les accidens qui dépendent de ses excitations. Si
on examine l'heure à laquelle reviennent la plupart des
symptômes locaux qui caractérisent les fièvres intermittentes locales des auteurs, elle est également celle qui
appartient au retour des fièvres intermittentes générales;
et cela devait être ainsi puisque c'est le résultat de la même
fonction altérée.

Nous avons, dans cette circonstance remarquable, un
moyen de nous éclairer sur le véritable état des choses
dans certains cas de fièvres pernicieuses accompagnées
de symptômes graves et dont le traitement doit être basé
sur l'idée qu'on s'en fait. En général, les maladies sont
d'autant plus graves, qu'elles ont lieu dans le moment où

tout favorise leur développement. Ainsi les affections cérébrales idiopathiques auront plutôt leur redoublement pendant la nuit, époque à laquelle la position horizontale détermine l'abord d'une plus grande quantité de sang vers le cerveau, que pendant que le corps est situé verticalement. Si donc nous voyons des symptômes nerveux débuter le matin ou dans le milieu du jour, nous aurons de grands motifs de supposer qu'ils viennent de l'excitation du système digestif; et ce point est très-important dans la pratique, puisque, si une arachnitis ou des convulsions sont symptomatiques d'une fièvre intermittente, la marche à suivre n'est point la même dans le cas où elle dépendrait entièrement de l'affection du cerveau. Il est donc certain que toute arachnitis, tout délire, toutes convulsions, en général tout symptôme produit par l'action du cerveau, ayant ses retours ou ses redoublemens dans le jour, est symptomatique d'une affection abdominale. Cela ne veut pas dire qu'il n'y a pas en même temps inflammation du cerveau, et qu'il faut seulement s'occuper de la fièvre; cela ne veut pas dire que des affections de l'abdomen ne puissent pas provoquer de symptômes nerveux dont les redoublemens auront lieu la nuit. Je désire qu'on n'aille pas plus vite que moi dans la conséquence que je tire de ces faits. Il est évident que personne n'avait établi la distinction que je viens de faire, et que déjà nous avons une base de plus pour apprécier les symptômes qui ont leur redoublement dans le jour. Voilà tout ce qu'il faut conclure jusqu'à présent. Quand on expose les influences les plus générales qui entrent comme élémens dans la production d'un fait quelconque, on a toujours le droit de se réserver d'expliquer les contradictions apparentes que toute vérité nouvelle est susceptible d'offrir à l'esprit de ceux qui, comme l'auteur, n'ont pas encore examiné tout ce qui entre dans ce fait.

Ainsi donc, nous avons comme loi générale que les

symptômes déterminés par les affections nerveuses de l'abdomen, ou plutôt que les irradiations qui partent des viscères abdominaux, excités par la grande modification de la circulation, ont leurs accès ou leurs redoublemens dans le jour. Voilà ce que l'observation de la généralité des malades nous présente.

Venons-en maintenant aux exceptions.

Que devons-nous voir dans l'action de la congestion matérielle qui a lieu chaque matin sur le système abdominal? Nous y trouvons un moyen d'activer la vitalité particulière des organes nerveux ou parenchymateux qui reçoivent cette augmentation d'excitans.

Toutes les observations consignées dans cet ouvrage nous prouvent l'existence d'inflammations bien fixes, bien continues, dans ces organes, qui, néanmoins, dans la plupart des cas, n'ont provoqué que des symptômes intermittens. Que conclure de ces deux faits bien constatés? Qu'une altération du tissu ne provoque des symptômes, qu'autant qu'elle peut mettre en jeu une certaine quantité de forces nerveuses, ou, si on veut, qu'autant qu'elle agit sur un système nerveux impressionable et qui a une certaine quantité de forces à sa disposition. Nous avons déjà émis cette proposition en établissant la différence des élémens qui composent ce qu'on appelle inflammation, et nous avons cité des cas où des altérations de tissu très-prononcées n'avaient point éveillé de symptômes nerveux, faute de forces susceptibles d'être excitées par ces lésions locales. En quoi consistent donc les fièvres intermittentes en général, à en juger par les observations d'anatomie pathologique que nous avons recueillies? Elles consistent dans une altération de tissu du système abdominal réagissant sur l'économie quand cette lésion possède tous les matériaux accessoires : or, ces matériaux, sans lesquels nul effet sympathique ou symptomatique n'a lieu, ces matériaux lui sont fournis périodiquement chaque matin; et

dans le plus grand nombre des cas , c'est aussi chaque ma
tin que débute l'accès ou le mouvement nerveux mis en
jeu par cette lésion locale. Mais de ce que la généralité
des hommes est organisée de manière à ce que quelques
instans de la congestion matutinale de l'abdomen suffisent
pour donner aux viscères abdominaux la force nécessaire
pour agir sur toute l'économie, il ne s'ensuit pas que tous
doivent présenter cette disposition. Mille changemens apportés dans l'économie peuvent faire varier cette distribution
générale des forces ; des circonstances particulières , des
modifications dans l'exercice habituel des fonctions , produites par des causes relatives à chaque constitution, à chaque
tempérament, à chaque âge , à chaque individu, peuven'|
faire varier les heures auxquelles s'exécutent tels ou tels
actes vitaux chez la masse. Une maladie antérieure , des
habitudes particulières , une combinaison de lésions organiques, peuvent amener du retard ou de l'avance dans
l'exécution des phénomènes appartenant à l'ensemble de
l'organisation humaine. Alors les viscères abdominaux,
au lieu d'être mis en état de réagir le matin , pourront, en
raison de toutes ces variations individuelles , ne le faire que
le soir ou dans la nuit , et ce qui arrivera dans le cas de
maladie , ne sera pas plus extraordinaire que ce qui arrive
dans le cas de santé, car, en général , tout le monde dort
la nuit , et tout le monde veille et mange le jour ; mais
cette généralité n'exclut pas la possibilité de dormir le
jour et de veiller la nuit, puisqu'en effet la chose est ainsi
pour un certain nombre d'individus.

Ainsi , nous serons donc , par cette manière d'expliquer
les choses , en état de concevoir comment, dans une épidémie de fièvres intermittentes, les accès , quoique revenant chaque matin chez le plus grand nombre, peuvent,
cependant, chez quelques malades, revenir la nuit et paraître , d'après un examen superficiel , ne plus tenir à la
congestion matutinale que nous leur avons assignée pour

cause déterminante. Le fait principal, dans cette série de mouvemens organiques, consiste dans la distribution intermittente des forces qui reviennent exciter périodiquement les intestins; et c'est ce fait général qui, dans la maladie, est exprimé par l'intermission des accès ou des redoublemens. Si on ne spécifie point l'heure à laquelle cette distribution a lieu, on aura son représentant dans les fièvres intermittentes, dont on ne fixera point l'heure des accès; si, au contraire, on examine la loi générale qui détermine le moment où elle se fait chez la plupart des hommes, ce moment sera le matin, et il coïncidera en effet avec le retour des accès, également, chez le plus grand nombre.

Le retour des accès chaque matin n'est donc que le résultat d'une fonction qui s'exécute ordinairement à cette époque, et que des circonstances particulières peuvent retarder ou avancer; mais ce qui n'est plus accidentel, c'est le rapport qu'il y a entre les moyens de guérison et la fonction à laquelle on adresse ces moyens; je veux dire qu'il est important, pour le traitement, que l'excitation vasculaire de l'abdomen ait lieu le matin ou le soir, si la réaction qu'elle occasione est celle contre laquelle on peut opposer le quinquina avec succès, et par conséquent si c'est la même qui habituellement est liée à la congestion matutinale. Ainsi, il est des symptômes inflammatoires qui redoublent dans la nuit et qui ne seront point susceptibles de se terminer par une sueur générale annonçant la fin d'un accès; ce seront la plupart des symptômes qui existent dans les véritables inflammations continues; tandis que d'autres symptômes, peu ou point différens de ces premiers par l'apparence, au moment où ils ont lieu, devront nécessairement se terminer, et se termineront en effet par une crise quelconque annonçant la fin d'un accès. Or, ce que j'ai voulu prouver par tout ce qui précède cette comparaison, c'est que ce qu'il y a d'accidentel dans le dernier de ces deux faits, c'est son apparition la nuit plutôt que le jour ; tandis que ce qui n'est plus accidentel, c'est la nécessité, pour ce dernier cas seulement, d'administrer le quinquina, puisqu'il y a un rapport indiqué par l'expérience entre ce médicament et la fonction qui est lésée dans ce cas, et qui ne l'est pas dans le premier.

En faisant cette recommandation d'administrer le quinquina, je ne prétends point en faire la règle du traitement qui convient à ces maladies, je cherche seulement à faire concevoir comment, chez deux malades, des affections accompagnées des mêmes phénomènes apparens, et du même degré d'activité de la circulation et de tous les autres symptômes généraux, peuvent cependant, si on les abandonne à elles-mêmes, se terminer l'une d'une manière continue, par la mort, et l'autre d'une manière intermittente, également par la mort, ou, si l'on veut par la santé dans ces deux cas ; mais dans l'un, les anti-périodiques seront au moins inutiles, jamais ils ne seront avantageux, et dans l'autre, ils seront nécessaires, et quelquefois indispensables ; et cette différence tient à ce que dans un cas, la maladie sera du nombre de celles qui résultent de la distribution intermittente des forces aux organes abdominaux, fonction susceptible d'être influencée par le quinquina, l'opium ou les autres remèdes qui guérissent les fièvres intermittentes ; tandis que dans l'autre cas ces derniers médicamens seront plutôt nuisibles qu'utiles, puisque ce ne sera plus la même fonction mise en jeu contre laquelle il faudra agir.

Il existe donc des cas où le praticien doit être extrêmement embarrassé, puisqu'il ignore à quel genre de fonction il doit s'adresser.

Quand nous parlerons du traitement nous donnerons le moyen de reconnaître cette différence essentielle qui peut exister entre la nature de maladies qui se ressemblent tellement par les symptômes apparens.

Mais s'il peut exister de l'incertitude sur la nature d'affections ayant leur plus haut degré d'intensité pendant la nuit, si parmi celles qui sont dans ce cas il en est qui sont entièrement de la classe des fièvres intermittentes, c'est-à-dire qui consistent dans l'altération de la fonction nerveuse, dont nous avons exposé la théorie physiologique, cette incertitude doit être moins grande, lorsque cette intensité a lieu dans le jour, et cela parce que cette circonstance nous prouve que c'est alors que le système abdominal, plus excité, a acquis le pouvoir de développer des accidens sympathiques locaux ou généraux par l'exaltation d'une fonction nerveuse qui s'exerce habituellement à cette époque dans l'état de santé. L'observation suivante de delirium tremens, confirme cette manière de voir, et va nous donner l'occasion de discuter le véritable siége de cette affection qui, jusqu'aujourd'hui, est encore un problème.

LIIIe. Observation.

M. G. . ., Anglais, âgé de vingt-huit ans, d'un tempéramant nerveux, marié depuis dix ans, monta au Vésuve le 7 septembre 1822; il se fatigua beaucoup pendant la route. Il se plaignit d'un mal de gorge quand il fut de retour.

Le lendemain 8, il prit quatre grains de calomel et une once de sulfate de magnésie. Il fut assez bien le 9. Il partit pour Rome le 10 au matin. A deux heures et demie après midi, il éprouva du froid et eut un accès de fièvre qui fut accompagné de mouvemens convulsifs, de tremblemens des doigts, qui se remuaient (surtout le pouce et l'index) comme lorsque l'on compte de l'argent. Le 11 et le 12, la fièvre revint avec les mêmes symptômes. Enfin, le 13, étant arrivé à Velletzi, il pria son ami de lui ôter ses couteaux et ses rasoirs, car il voulait absolument tuer sa femme, qu'il aimait cependant beaucoup avant sa maladie, et contre laquelle il n'avait aucun motif de colère. Cet état de délire raisonné cessa le soir. Il arriva le 14 à Rome. Le soir même de son arrivée, mon ami, le docteur Clarck, lui appliqua seize sangsues aux tempes. Le sang coula en abondance; sa figure devint pâle : il se sentit soulagé d'une douleur de tête qu'il éprouvait; en même temps il se coucha et dormit bien pendant une heure, puis il s'agita et délira de nouveau. Le dimanche, 15, son délire devient furieux dans la matinée; il veut encore tuer sa femme, il recon-

naît parfaitement les personnes qui l'entourent. Sa bouche est humide;
le pouls bat plus de 120. On lui tire deux livres de sang du bras; il a des
mouvemens convulsifs pendant et après la saignée. Je fus alors appelé
par le docteur Clarck; le soir nous lui fîmes pratiquer une saignée de
pied, il ne sortit que six onces de sang. Il reprit un peu de tranquillité;
mais le lendemain, 16, vers midi, retour du délire furieux; il s'agite, se
lève, pousse des cris violens, parle de l'enfer; ses bras, ses jambes sont
dans une agitation continuelle. Il est impossible de lui tâter le pouls à
cause des mouvemens convulsifs des tendons; lors même que le bras est
immobile dans sa totalité, lorsqu'on le touche aux poignets, on sent une
continuité de soubresauts des tendons, qui sont agités sans le plus léger
relâche. Quand on ne le tient pas, il porte quelquefois ses mains à sa tête.

A deux heures après midi, trente sangsues aux jambes. Les piqûres des
sangsues ayant été mal soignées, le sang coula pendant trois heures dans
le lit sans qu'on s'en aperçût. Il éprouva une sueur abondante. Le délire
cessa d'activité; mais il y avait dans son esprit ce cachet qui appartient au
délire et qui indique encore un homme qui n'est pas maître de sa volonté
et de ses idées; il y avait encore des tremblemens dans les mains. La
face était d'un froid glacial, tout le reste était chaud. Dans la nuit il
prend, en plusieurs doses, trente grains de sulfate de quinine. Il en a
vomi six ou huit grains.

Le 17, continuation du délire et des tremblemens tendineux; exacerbation du délire et des mouvemens convulsifs. Vers dix heures, les convulsions sont moins fortes que la veille, mais il pousse encore des cris et
s'agite. Le soir il est plus calme, sans qu'il y ait absence de délire ou des
mouvemens convulsifs, qui n'ont jamais cessé un seul instant d'exister.
Dans la nuit, trente grains de sulfate de quinine et trente grains d'extrait
de jusquiame en trois lavemens.

Le 18, redoublement des symptômes nerveux, le matin (vingt
sangsues à l'épigastre pendant l'accès). Calme le soir.

Pendant toute la durée de cette maladie, la diète a été très-sévère, sa
nourriture n'a consisté qu'en boissons gommeuses ou en sirops étendus d'eau,
de manière que pendant neuf jours il n'a pas pris un atôme de nourriture
solide, et pendant les huit derniers il n'a dormi qu'une heure; car, s'il était
tranquille pendant la nuit, il n'en dormait pas pour cela, et ne manifesta
même jamais de la tendance à s'assoupir. Enfin, on lui a appliqué soixante-
six sangsues, et tiré deux livres six onces de sang, et à la seconde application des sangsues, il perdit une telle quantité de sang par la négligence
du chirurgien qui le pansa, que nous eûmes quelque inquiétude sur
l'espèce d'anéantissement qui en résulta. Eh bien! malgré tout ce traitement, aussi anti-phlogistique qu'on peut le rendre sans tuer le malade,
nous n'avons pas obtenu le plus léger changement favorable; car si le
délire était moins fort et les convulsions moins violentes, c'était un résultat
nécessaire de la diminution des forces et non de celle de la maladie; le
faciès était toujours le même, et le délire, pour être moins actif, n'en
existait pas moins. Or, nous pensâmes que si ces accidens étaient la con-

séquence d'une arachnitis qui fût la maladie contre laquelle nous crûmes
d'abord avoir à combattre, il devait s'être déjà développé une lésion
locale qui aurait dû être bientôt suivie d'accidens irrémédiables, et
puisque rien dans les phénomènes provenant du cerveau n'annonçait un
tel changement, il fallut donc renoncer à l'idée d'une arachnitis qui,
existant depuis plus de huit jours, n'avait ni augmenté ni diminué, à en
juger par les symptômes ; car, s'il n'y avait pas de mieux, il n'y avait
rien qui annonçât du pire. Une injection vasculaire de cette membrane
persistant aussi longtemps, ou un épanchement quelconque, ne pouvaient point offrir cette espèce de permanence dans les symptômes; une véritable arachnitis devait se terminer ou par la santé ou par la mort, et rien
n'annonçait encore un changement dans un sens ou dans un autre. La perte
des forces par les saignées, par la diète, par l'absence du sommeil, et le
tout inutilement, nous fit enfin supposer que cette maladie n'était point
une arachnitis, et l'inutilité du quinquina que ce n'était point une des
fièvres intermittentes arachnitiques que j'avais observées pendant toute
cette constitution ; car cette idée nous vint également à l'époque où nous
donnâmes le sulfate de quinine. Du reste, la sobriété du malade avait
jusqu'alors éloigné de notre esprit la possibilité du delirium tremens,
qui, le plus souvent, est le résultat de l'usage continuel de liqueurs alcooliques; cependant l'inutilité de tous les moyens nous porte à considérer cette
maladie comme telle, et le succès du traitement que nous adoptâmes confirme cette opinion. A dix heures du soir je lui frictionnai à la partie interne du bras gauche, deux grains et demi d'opium préparés dans une
pommade. A minuit le pouls battait 126; ses membres étaient dans une
agitation convulsive. A deux heures et demie du matin, je lui fis donner
quatre grains d'opium en lavement. Il commença à être un peu assoupi ;
mais ses bras présentaient des mouvemens convulsifs semblables à ceux
qui résulteraient des décharges électriques ; les yeux roulaient dans leurs
orbites. A trois heures et demie, on lui donna deux grains d'opium en lavement avec vingt gouttes d'une dissolution d'opium (black drop), ce qui
fait quatre grains d'opium pour les vingt gouttes. Le pouls battait toujours 126; mais au lieu d'être faible et petit, comme il était auparavant,
il devint plein et très-développé ; les mouvemens convulsifs augmentèrent
dans le bras, la respiration devint lente, sonore; il eut des visions si-
nistres, il croyait voir trois hommes noirs auprès de son lit. Enfin, il s'en-
dormit d'un sommeil profond, qui dura tout le jour suivant, et pendant
lequel il ne respirait que huit à dix fois par minutes. Comme la face était
rouge et animée, craignant une congestion trop forte vers la tête, on lui
appliqua six sangsues aux jambes et un peu de glace sur la tête. Le soir
il respirait douze fois par minute; le pouls devint de 118 à 120, et,
quand il ouvrit les yeux, son regard eut pour la première fois, depuis l'invasion de sa maladie, cet aspect calme qui indique la conscience de son
propre individu, et qui n'existe point dans le délire. Pour la première fois
les tendons ne présentèrent plus ces soubresauts continuels qui ont duré
toute la maladie. Dès ce moment il eut toute sa connaissance et en

quelques jours il marcha à grands pas vers la guérison. Les urines devinrent lactescentes et troubles ; cependant, de temps en temps, il éprouva un peu le retour de quelques idées délirantes, mais elles finirent par disparaître. Quelques jours après, il se promenait dans les rues de Rome, à pied, et avec une figure dont l'embonpoint, presque naturel, supposait une parfaite guérison.

Un changement aussi brusque, et par suite de l'administration d'un remède à aussi forte dose, dans une maladie telle que celle que je viens de décrire, ne peut point être considéré comme accidentel ; et si cette affection eût consisté dans une inflammation idiopathique des membranes du cerveau, elle n'eût certainement fait qu'augmenter sous l'influence d'environ douze grains d'opium administrés dans l'espace de cinq heures : or, la disparition des accidens a été si subite, en quelques heures, qu'il faut bien avouer que ce médicament était le seul capable de les combattre, ou au moins qu'il était parfaitement indiqué.

Maintenant, si nous faisons un rapprochement entre cette affection et la fièvre intermittente, nous avons les plus fortes raisons pour les considérer comme le résultat de la même fonction lésée. En effet, les fièvres intermittentes ont leur redoublement dans le jour : ceux de notre malade ont eu lieu tous les jours de dix à midi : il était toujours assez calme la nuit. Or, s'il y eût eu arachnitis, les convulsions et le délire auraient été plus forts la nuit que le jour. Les fièvres intermittentes, caractérisées par des symptômes nerveux très-prononcés, ne guérissent point, tant qu'on n'adresse pas des spécifiques à ces symptômes.

Chez notre malade les saignées étaient si peu indiquées qu'il a été réduit à un état de faiblesse extrême, par la négligence du chirurgien, sans que la maladie ait montré un changement favorable. Si on lui eût encore ôté du sang il serait mort avec le délire et les tremblemens convulsifs, comme le premier jour de sa maladie. Enfin, le quinquina ou l'opium sont indispensables dans les fièvres intermittentes, caractérisées par des symptômes nerveux, qui résistent aux déplétions sanguines. Chez notre malade, le sulfate de quinine a été inutile ; mais l'opium, en quelques instans, l'a ramené tout-à-coup à un état que nous étions bien loin d'espérer.

J'en conclus donc que le delirium tremens a son siége exclusif dans le système nerveux abdominal ; qu'il est sous l'influence de la grande modification nycthémérale de la circulation, puisqu'il a ses redoublemens précisément à l'époque où le système abdominal reçoit un surcroît d'activité ; je conclus qu'il consiste dans une espèce d'irradiation nerveuse qui part de l'abdomen et qui se rend au cerveau, mais sans y déterminer une congestion vasculaire comme cela a lieu dans la plupart des fièvres intermittentes, et qui, chez notre malade, n'aurait pu durer aussi long-temps que son délire et les convulsions sans amener une lésion locale, que son prompt retour à la santé rend impossible ; je conclus que c'est une affection entièrement nerveuse, et que c'est comme agissant exclusivement sur les forces nerveuses que l'opium la guérit ; que par conséquent, si l'arachnoïde est affectée, elle ne l'est point de la même manière que lorsqu'elle est le siége d'un surcroît de vitalité qui, en se communiquant au cerveau, produit le délire ou les convulsions ; car, dans ce dernier cas, il y a injection, exhalation séreuse, purulente, et la maladie, parvenue à ce point, n'est jamais susceptible d'un changement favorable aussi prompt.

Enfin je conclus que le delirium tremens n'est point une affection primitive ou idiopathique du cerveau, mais que c'est une maladie symptomatique d'une lésion des forces nerveuses abdominales. Nous trouverons plus tard de nouveaux faits à l'appui de cette opinion, quand nous parlerons du traitement de certaines fièvres comateuses qui, ainsi que le delirium tremens, guérissent par des remèdes qui devraient amener la mort, si le coma était toujours le résultat d'une maladie idiopathique du cerveau.

LIVRE CINQUIÈME.

ARGUMENT.

Théorie de la mort par les fièvres intermittentes pernicieuses : 1°. mort
par le cerveau; 2°. par l'inflammation des organes parenchymateux;
3°. par l'inflammation des membranes muqueuses; 4°. par l'excitation
des organes exhalans et sécrétoires ; 5°. par les symptômes nerveux. —
Théorie de la guérison des fièvres intermittentes simples ou pernicieuses. — Théorie physiologique de la durée nécessaire des fièvres intermittentes. — Théorie physiologique du passage des maladies aiguës
aux maladies chroniques. — Doit-on toujours chercher à supprimer ou
à guérir une fièvre intermittente? — Comment doit-on considérer les
fièvres qui ont l'apparence de continuité, et qui existent pendant une
constitution de fièvres intermittentes?

Théorie de la mort par les fièvres intermittentes pernicieuses.

Chaque fièvre intermittente tuant à sa manière , il faut
nécessairement une explication pour chacune d'elles.

Dans toutes les fièvres intermittentes , il y a, avons-
nous vu , une lésion première du système abdominal : cette
lésion dispose les mouvemens nerveux qui en partent habituellement dans l'état de santé, mais d'une manière latente , à devenir sensibles et apparens lorsqu'une cause
quelconque vient en exagérer l'activité. Les miasmes marécageux agissent spécifiquement sur ces mouvemens d'irradiation , et les disposent à une exaltation qui , suivant les
cas , se borne à quelques branches nerveuses, ce qui constitue les fièvres locales, ou s'étend à toute l'économie,
mais en se concentrant plus sur quelques points que sur
d'autres; ce qui produit les fièvres pernicieuses arachni-

tiques, pleurétiques, etc. Enfin, cette disposition morbide est périodiquement mise en jeu par la congestion matutinale des viscères abdominaux. Telle est toute l'histoire des fièvres intermittentes; mais l'influence de chacun des actes qui les composent n'est pas la même dans toutes les espèces de ces maladies. Quelle est la première cause excitante d'un accès fébrile, ou plutôt quelle est la condition qui provoque ainsi le système nerveux abdominal à réagir sur l'économie d'une manière aussi active qu'il le fait dans la fièvre? L'expérience nous prouve qu'il y a toujours coïncidence d'une affection des viscères abdominaux et des phénomènes nerveux qui constituent la fièvre. Sans doute le système nerveux lui-même peut se trouver disposé à offrir des dérangemens par l'action de la cause la plus légère, et nous avons vu que les climats chauds produisaient en lui cette prédisposition, qu'une circonstance, d'ailleurs légère, pouvait faire éclater; mais enfin il faut toujours cette circonstance, et elle consiste dans une lésion plus ou moins intense des viscères abdominaux; cette lésion étant une altération, dérange nécessairement les fonctions de relation qui lient ces centres nerveux avec toute l'économie; et la congestion matutinale, en donnant plus d'activité et au système nerveux et à la lésion locale, produit le développement complet de toutes les conséquences de cet ordre de choses. La lésion locale est donc la première cause de toute cette série d'accidens. Mais voici comment il faut entendre la chose, car je suis loin de considérer comme primitives les altérations que j'ai rencontrées dans les viscères abdominaux, et auxquelles j'ai rapporté les symptômes observés pendant la maladie.

On se rappellera peut-être que pendant tout le courant de cet ouvrage, toutes les fois qu'il a été question des effets de la grande modification nycthémérale de la circulation, j'ai tour-à-tour employé les expressions de système abdominal, système digestif, organes abdominaux, sys-

tème nerveux abdominal , estomac , intestins , etc. , sans
jamais préciser quelle partie je supposais spécialement affectée. Il était inutile de faire connaître mon opinion à
cet égard ; il me suffisait qu'on regardât l'abdomen comme
le centre qui , excité chaque matin , réagissait ensuite sur
toute l'économie ; je m'étais réservé d'expliquer ce que
j'en pensais quand cela serait enfin nécessaire. Voici donc
comment j'envisage la chose. Je suis persuadé que c'est le
système nerveux abdominal qui a l'initiative dans cette
classe de maladies ; c'est lui qui , déjà malade , soit par
une lésion primitive , mais lente , de l'estomac ou des intestins , ou par l'action des miasmes marécageux , n'attend
plus, pour agir, que l'excès de forces qu'il doit recevoir au
moment où la congestion matutinale lui fournit un surcroît d'excitans.

Alors cette excitation exclusive détermine un afflux
intérieur de liquides vivifians qui amène le froid de la
circonférence et la pâleur des tégumens. Lorsque la réaction s'établit , le système nerveux devient alors un violent
agent d'impulsion , qui pousse le sang avec force dans les
organes les plus disposés à le recevoir ; et dès-lors augmentation des symptômes de la fièvre. Si la mort arrive,
on trouve une congestion vasculaire qui est donc l'effet,
et non la cause de la fièvre.

Mais ceci a encore besoin d'explication, car il faut bien
démêler ce qui tient à la fièvre de ce qui vient de ses effets.

Quand on ouvre le cadavre d'un homme qui a succombé
à une fièvre intermittente pernicieuse, si on rencontre
l'estomac enflammé ou la rate crevée, doit-on dire que
ces lésions sont la cause de la maladie qui a tué l'individu?
On pourra avoir également tort et raison en disant oui et
non. Quand la fièvre a commencé, les douleurs d'estomac, d'abord faibles, ont acquis une intensité qui a toujours été en augmentant à mesure que l'accès s'est développé ; mais une inflammation qui augmente avec la fièvre,

ne peut pas être la cause de cette fièvre; car celle-ci est le résultat d'une force d'expansion qui porte dans tous les tissus un excès de liquides vivifians. Quelle raison y a-t-il donc pour que, pendant cette espèce de mouvement centrifuge des forces, le mal de l'estomac puisse ainsi augmenter? c'est supposer un effet sans cause. Tandis qu'en admettant que c'est le système nerveux qui est affecté, il porte sur toutes nos parties l'influence que chaque jour il exerce en état de santé; seulement, dans le cas de maladie, cette influence devient apparente : c'est la réaction fébrile. Il pousse donc le sang dans toutes les directions, il le pousse dans l'estomac comme vers la peau, dans la rate comme dans les poumons, comme dans le cerveau. Si c'est l'estomac qui est le plus disposé à recevoir cette congestion, on a alors une fièvre pernicieuse épigastralgique ou émétique, etc., enfin, une maladie dont les symptômes iront en augmentant, à mesure que le sang, s'y accumulant davantage, altérera plus longuement les propriétés vitales. Voici la première explication de l'augmentation des symptômes gastriques, coïncidant avec celle de l'accès; puis l'estomac ainsi violemment maltraité, réagit à son tour sur toute l'économie, et détermine secondairement des phénomènes sympathiques qui compliquent la maladie, mais qui, analysés ainsi physiologiquement, n'en sont pas moins bien distincts des premiers, et par leur cause excitante, et par leurs effets subséquens.

Si, au lieu de pousser le sang dans l'estomac, l'affection nerveuse le pousse dans la rate, on a d'abord les symptômes généraux de la fièvre; puis ceux qui dépendent de cette congestion d'un organe mal-à-propos considéré comme insensible ou de peu d'importance dans l'économie; enfin, si c'est le cerveau, de nouveaux phénomènes terminent la scène, qui, comme on le voit, a toujours le même principe constitutif, c'est-à-dire l'affection nerveuse qui produit ces différentes congestions. Or, une

fièvre intermittente , simple et bénigne , ne diffère d'une
fièvre pernicieuse que par l'activité plus grande, dans ce
dernier cas, des congestions qu'elle détermine , et qui peuvent plus ou moins rapidement amener une désorganisation mortelle. Il est donc facile de prévoir que dans une
même épidémie de fièvres intermittentes , la même maladie
fondamentale produira cependant des accidens mortels
qui varieront suivant les individus ; bien différente en cela
de la plupart des affections épidémiques , qui tuent ordinairement en agissant seulement sur un seul organe altéré, à-peu-près de la même manière chez tout le monde.

Nous avons donc un moyen de reconnaître si les phénomènes qui accompagnent une fièvre intermittente sont
la cause de la fièvre, ou s'ils sont ses effets. C'est d'examiner s'ils vont en augmentant, comme l'accès ; car,
dans ce cas, nous serons sûrs qu'ils ne seront pas primitifs. Nous avons déjà cette conviction pour les fièvres
pernicieuses , comateuses , pleurétiques , arachnitiques,
convulsives, délirantes, etc. ; nous sommes encore persuadés
que toutes les injections vasculaires intermittentes tiennent primitivement à l'action d'un organe interne qui est
affecté ; nous avons vu que le système nerveux pouvait
exciter des ophthalmies intermittentes, comme le cerveau
produit l'injection de la face. Nous devons maintenant
faire la même application à ces injections , à ces inflammations de l'estomac , du foie , de la rate , du péritoine,
que nous avons trouvées à l'ouverture des cadavres de ceux
qui ont succombé aux fièvres pernicieuses que nous avons
observées. Tous ces organes ont été injectés par suite
d'une excitation nerveuse , comme le cerveau ou l'arachnoïde sont injectés dans l'épilepsie , par suite de cette
excitation particulière qui monte d'un ganglion nerveux
situé au bras ou à la jambe. Une fois l'injection produite,
elle détermine alors les accidens qui résultent de la lésion
de l'organe qui en est le siège ; il y a par conséquent com-

plication et réunion de deux ordres de phénomènes, dont les uns, nerveux, appartiennent au système nerveux primitivement affecté, et dont les autres viennent de l'organe sur lequel ce système vient de déterminer une congestion plus ou moins désorganisatrice.

Si les inflammations dont nous avons rapporté tant d'exemples, étaient la cause même de la fièvre intermittente, comment concevrait-on la possibilité de leur guérison par le quinquina, par l'opium ou autres médicamens de cette nature ? tandis qu'en admettant que ces remèdes agissent d'une manière spéciale sur le système nerveux, qui n'est plus alors en état d'exciter une augmentation de la circulation, on conçoit facilement la suppression de la fièvre, puisque les forces nerveuses ne peuvent plus agir sur le système vasculaire. Mais, objectera-t-on, vous avez prouvé l'existence d'inflammations continues dans les fièvres intermittentes : or, la suppression des accès est tout aussi inconcevable dans la supposition où ces inflammations persistent, que dans le cas où on serait obligé de croire que le quinquina est un anti-phlogistique qui fait disparaître l'inflammation locale. Nous répondrons à cette objection dans la section où nous exposerons la théorie physiologique de la guérison des fièvres intermittentes pernicieuses. Nous pouvons toujours partir de cette donnée, c'est qu'une fois la cause d'impulsion trouvée pour le système vasculaire, c'est la disposition particulière du malade qui en détermine la direction : ainsi, tantôt ce sera sur la tête, tantôt sur la poitrine, tantôt sur la peau (et dans ce dernier cas, on aura ou des sueurs excessives ou des exanthèmes, ou des phlegmasies plus ou moins locales), tantôt dans le ventre, enfin tantôt sur toutes ces parties à la fois ; et c'est au moins ce que nous avons le plus souvent rencontré pendant la constitution que nous avons décrite.

Il est maintenant facile d'expliquer comment il peut y avoir autant de genres de mort que d'organes affectés par la fièvre, puisque chacun de ces organes n'a point sur l'économie la même influence.

Mort par la tête. Commençons par la tête. Une injection violente de l'arachnoïde tuera de la même manière que si cette injection était le résultat d'une véritable inflammation; car, dans le moment même où elle a lieu, il n'y a aucune différence entre elles : que le sang y soit poussé par l'estomac agissant sur le système nerveux , ou qu'il y soit porté par toute autre cause, il en résulte toujours une série de phénomènes semblables dans ces deux cas. Il n'y a de différence que dans la possibilité d'une terminaison qui ne sera pas la même pour l'une et pour l'autre; par exemple, l'injection de l'arachnoïde, dans une fièvre intermittente, peut, si elle n'est pas portée au point de produire des altérations permanentes dans la tête , se dissiper avec l'accès, et ne plus reparaître , si on s'oppose au retour de celui-ci; tandis que cette disparition subite n'est jamais possible dans une arachnitis idiopathique , à moins qu'on ne fasse usage de moyens puissans, mais qui ne seront pas les mêmes que ceux qu'on emploie dans les fièvres intermittentes, dans lesquelles, d'ailleurs, on peut supposer la cessation spontanée de l'accès. Or, cette disparition spontanée serait une chose rare dans les inflammations franches de cette membrane.

Lors donc qu'une fièvre intermittente pernicieuse est seulement arachnitique, elle tue comme les inflammations franches de l'arachnoïde, soit en amenant le coma à sa suite, soit en usant les forces nerveuses par le délire , la douleur, par les convulsions, soit en amenant une véritable phlegmasie du cerveau , soit par les épanchemens qu'elle peut produire dans les différentes régions de l'intérieur du crâne, et qui mêleront leurs symptômes mécaniques à ceux de la lésion vitale même de l'arachnoïde , soit enfin en troublant les fonctions d'influence que les nerfs qu'elle revêt exercent sur les principaux viscères de la digestion, de la respiration, de la nutrition ; car tous les nerfs cérébrorachidiens, avant de sortir du crâne, peuvent être affectés par la phegmasie de l'arachnoïde qui les revêt, comme le cerveau devient malade par l'arachnitis des hémisphères, ou de sa base ou de ses ventricules ; et je suis persuadé que l'altération de cette influence des nerfs, par la lésion du cerveau ou de ses membranes, est une des principales causes de la mort.

La mort par l'arachnoïde arrive toujours vers la fin de l'accès, c'est-à-dire au moment où cette membrane a reçu une plus grande quantité de sang, car c'est nécessairement à cette époque que la congestion a duré le plus long-temps.

La terminaison spontanée de l'accès n'est plus possible en raison de la profonde altération que cette congestion a déterminée. Ici, comme dans beaucoup de cas analogues, dans les fièvres intermittentes, par opposition aux fièvres continues ; peu de chose décide de la vie du malade. Un degré de moins d'intensité, en permettant le retour de l'apyrexie, pourrait donner lieu à une guérison subite. Circonstance qui n'a jamais lieu dans les maladies continues, où on passe ordinairement de la vie à la mort, ou du plus grand danger à la convalescence et à la santé par des degrés insensibles.

Mort par le cerveau. Tout organe, avons-nous déjà dit, exerce deux genres de fonctions ; une fonction spéciale et une fonction d'influence. La fonction spéciale du cerveau est celle par laquelle il nous donne la conscience de nos penchans, de nos idées, de nos instincts, en un mot, c'est la condition matérielle de notre intelligence. La fonction d'influence est celle qu'il exerce habituellement sur le cœur, sur les poumons, sur l'estomac, enfin sur toute l'économie. Quoique cette dernière ne soit, en quelque sorte, qu'accessoire, elle est cependant la plus facile à déranger, et ses dérangemens sont suivis de désordres bien plus grands que lorsque le trouble porte sur la fonction spéciale. En un mot, dans les maladies du cerveau, c'est la fonction d'influence, qui est toujours en première ligne; sous le rapport de son importance sur la vie, c'est presque toujours par elle, et même c'est toujours par elle, que la mort est amenée : le dérangement de nos idées, la folie, la manie, toutes les aliénations mentales peuvent être portées au plus haut degré, et l'économie n'en éprouver aucun dérangement bien sensible, tandis que lorsque la respiration ou la circulation est troublée la mort en est le résultat immédiat. L'importance de la fonction d'influence sur l'économie n'est point exclusive à cet organe : presque tous sont dans ce cas ; ce n'est pas parce que la digestion est troublée qu'une gastrite ou une entérite est mortelle; ce n'est pas le manque de respiration qui tue dans une pleurésie ou dans la plupart des pneumonies : c'est la fonction d'influence de ces organes, qui, ne s'exerçant plus ou s'exerçant mal, amène la cessation de tous les actes vitaux. Le cœur est peut-être le seul dont la suspension de la fonction spéciale puisse tuer subitement par le besoin indispensable des actes qu'il exécute; et encore la mort produite par sa lésion, est-elle souvent autant le résultat de la lésion de ses rapports sympathiques avec les autres parties, que le résultat de la lésion des mouvemens circulatoires proprement dits. Une blessure de ses parois pourrait être telle qu'elle ne changerait rien à la circulation, si elle ne déterminait pas un trouble qui suspend ses contractions, moins par un dérangement matériel de sa structure que par les accidens nerveux qui en sont la suite.

C'est donc par sa fonction d'influence que le cerveau est principalement affecté dans les fièvres intermitentes pernicieuses. En effet, la congestion dont il est le siége, en gonflant tous les vaisseaux, produit une espèce de compression subite qui, bien qu'en s'opposant à la création des idées et de la volonté, détruit également, ou au moins affaiblit l'action de ses viscères sur les phénomènes de la vie organique.

En parlant des affections comateuses nous avons indiqué deux espèces de coma : l'une est le résultat de la cessation des fonctions cérébrales, par la compression produite
par l'injection sanguine qui gonfle les vaisseaux ; l'autre
est entièrement due à une distribution particulière des forces nerveuses analogue à celle qui a lieu dans le sommeil,
ou sans altération de structure du cerveau , il y a cependant
cessation de ses fonctions spéciales, c'est-à-dire des phénomènes de l'intelligence. La permanence de cette aber-
ration des forces nerveuses peut amener la mort sans qu'on
puisse savoir quel changement matériel s'est opéré ; cependant il est à croire , et c'est au moins l'opinion que
l'étude de ces maladies m'a suggérée , il est à croire que
tout coma commence par cette perturbation des forces
nerveuses et finit par une véritable congestion , qui tue
alors par compression , et dont les altérations visibles sont
celles que j'ai décrites dans le cours de cet ouvrage. Il en
est de ce coma comme de presque toutes les affections
nerveuses, qui se terminent par des lésions plus ou moins
évidentes. Ainsi donc, en supposant la mort impossible ,
par suite du coma de la première espèce , elle sera due à
la compression de la substance cérébrale , et par conséquent à l'asphyxie par manque d'influence du cerveau sur
la cause de la respiration et de la circulation. Les comateux meurent toujours comme ceux qui présentent des
symptômes d'arachnitis , à la fin de l'accès, lorsque la sueur
inonde le corps du malade , et que la congestion est aussi
forte qu'elle peut l'être. Un degré d'intensité de moins ,
l'accès fébrile se terminerait , le cerveau se dégagerait, et
des moyens convenables , en empêchant le retour d'une
nouvelle injection vasculaire, feraient passer tout-à-coup le
malade d'un danger si grand à un état de santé presque
semblable à celui qui a précédé cette affection.

Mort par l'inflammation des organes parenchyma-
teux. Nous avons vu des cas de désorganisation complète

du foie, de la rate , des lésions du cœur : les inflammations des poumons ne sont pas rares dans les épidémies de fièvres intermittentes ; or, dans ces cas , il n'y a aucune différence dans la manière dont la mort survient, et dans celle où elle est produite par les inflammations franches et continues des mêmes parties ; car, comme je l'ai déjà dit, la différence ne consiste que dans la possibilité d'une terminaison subite , dans les fièvres intermittentes; mais lorsque le malade succombe , l'économie est affectée absolument comme si ces organes étaient violemment attaqués par une inflammation subite. Si cette inflammation est légère, elle peut ne consister que dans une simple congestion; si elle est plus active , et si elle persiste , cette congestion détermine une altération de tissu : l'accès se terminant, les symptômes diminuent d'intensité ; mais il en reste assez pour indiquer une lésion locale. Lorsque l'autre accès revient, l'injection qu'il determine de nouveau ajoute au mal déja fait par la première ; enfin les symptômes de l'organe malade se réunissent aux mouvemens nerveux généraux qui constituent l'accès, et le malade meurt dans un état qui tient à la fois et d'une lésion locale et d'une affection générale; chaque organe ajoute nécessairement à l'ensemble des symptômes , ce qui dépend de ses fonctions particulières. Ainsi , l'inflammation des poumons influera d'une manière spéciale sur le pouls , sur la respiration; celle de la rate sera annoncée par des douleurs dont le siége sera dans la région qu'elle occupe; celle du foie pourra être accompagnée de jaunisse , etc.

Mort par l'inflammation des membranes muqueuses et séreuses. Il en est des membranes muqueuses comme des membranes séreuses : c'est moins par la cessation de leurs fonctions spéciales que leurs maladies sont dangereuses, que par la lésion de leurs fonctions d'influence, qui sont extrêmement étendues en raison des nerfs nombreux qu'elles reçoivent, ou des organes importans qu'elles recouvrent; ces lésions sont d'autant plus dangereuses, qu'elles arrivent plus subitement, plus brusquement; c'est ce qui explique l'inégalité des altérations que l'on rencontre chez ceux qui ont succombé à des symptômes à-peu-près égaux en intensité. En effet, une injection vasculaire des intestins qui s'opérerait assez lentement pour ne pas irriter leurs nerfs, produirait à peine des effets sensibles : elle pourrait même arriver au point de désorganiser le tissu sans éveiller des symptômes bien marqués; tandis que si elle survient tout-à-coup, elle bouleverse les forces nerveuses et bien avant que la structure de l'organe en soit altérée.

Mort par l'excitation des organes exhalans et sécré-toires. Les forces nerveuses ne se portent pas seulement sur les vaisseaux qui composent la trame de nos parties, elles excitent quelquefois d'une manière exclusive les organes sécrétoires, tels que les follicules muqueux des intestins, les exhalans de la peau, et, dans quelques cas, les glandes salivaires ou des reins; il en résulte alors ou des diarrhées colliquatives ou des flux dysentériques, ou des sueurs extrêmement abondantes, ou des écoulemens de salive qui paraissent et disparaissent avec l'accès. Souvent l'injection sanguine accompagne cette excitation particulière; mais dans d'autres cas cette injection n'a point lieu, et cette augmentation de sécrétion ou d'exhalation ne peut point être attribuée à une inflammation, d'autant plus que l'on sait qu'une véritable phlegmasie du canal intestinal, par exemple, n'est pas essentiellement caractérisée par une diarrhée telle que celle dont je parle. Or, la mort ne peut être ici le résultat que de l'épuisement amené par une déperdition si considérable de matériaux nutritifs. Il y a rarement des symptômes de réaction de la part de l'organe qui est le siége de ces flux colliquatifs. Toutes les forces sont portées là, elles ne servent qu'à convertir tous les liquides de l'économie dans la matière de ces évacuations.

Mort par les symptômes nerveux. J'entends ici par symptômes nerveux ceux qui tuent en usant les forces disponibles de l'économie ; par conséquent il ne peut être question des forces visibles, sensibles ou des stimulans matériels qui résultent du travail de la digestion et de la respiration. Ces forces visibles sont épuisées par les circonstances qui sont décrites dans la section précédente. Je parle seulement des forces nerveuses qui sont employées dans la production des phénomènes de l'intelligence, de la sensibilité, de la contractilité musculaire, et de ces influences tacites et insensibles que les organes exercent mutuellement les uns sur les autres. Ces forces sont employées pour produire la douleur, le délire, les convulsions ; et lorsque des phénomènes semblables sont éveillés dans les fièvres intermittentes, il est possible que l'économie périsse d'épuisement lorsque leur continuité a employé tout ce qu'il y a de disponible, et qu'aucune circonstance n'a pu en réparer les pertes ; car ces forces sont le complément indispensable sans lequel rien ne s'exécute. Qu'un cerveau soit bien nourri et contienne tout le sang qu'il lui est nécessaire de posséder pour agir, si une cause quelconque dérange subitement la distribution des forces nerveuses, comme le ferait un choc électrique, une vive frayeur, un accès de colère ou de joie, etc., les fonctions cessent tout-à-coup, et la mort peut en être subitement le résultat.

Or, une fièvre intermittente peut mettre en jeu de tels phénomènes d'une manière tout aussi désordonnée qu'elle le fait relativement à la circulation capillaire ou à l'excitation des sécrétions. C'est ce qui a lieu dans les fièvres accompagnées de vives douleurs d'estomac, des intestins, de poitrine, de tête, des articulations, et qui ne paraissent pas tenir exclusivement à l'inflammation de ces parties ; il en est de même des contractions tétaniques, des vomissemens, des coliques, par augmentation d'action des

muscles des intestins, il en est ainsi du hoquet, des convulsions partielles ou générales.

Enfin, j'ai vu des cas où, supposant que la maladie
principale était une inflammation de l'estomac, je faisais
cesser les symptômes locaux par l'application d'un grand
nombre de sangsues et même par des saignées générales :
en effet, toute douleur locale disparaissait; mais l'accès
suivant, qui n'était nullement dérangé par ce genre de
traitement, revenait comme à l'ordinaire, et s'il n'éveillait
plus de symptômes locaux, il déterminait un état de
mal-aise, d'agitation générale, de trouble des idées, et
de désordre de toutes les fonctions, formant un ensemble
encore plus effrayant que le mal local qu'on avait enlevé
et auquel il fallait s'opposer par des anti-périodiques, sans
lesquels la mort serait inévitablement arrivée. Or, dans de
tels cas, je suppose que ce désordre général est entièrement dû à l'affection nerveuse, qui, ne se portant plus sur
aucun point déterminé, peut cependant amener la cessation de la vie par la consommation qui s'en fait pendant la
durée de l'accès. La dépense ne peut point être attribuée à
telle partie plutôt qu'à telle autre, elle est générale dans
tous les canaux ou conducteurs qui en sont chargés. Cette
dépense n'est point un nouveau phénomène, elle n'est
que l'exaltation de celle qui a lieu chaque nycthéméron
en nous; ce n'est que l'exercice habituel de la plupart
des fonctions, porté à un plus haut degré d'activité : si
cette activité ne porte pas généralement sur toutes les fonctions, elle porte au moins sur celles qui sont spécialement
influencées par le système nerveux abdominal.

On sait que le système nerveux ganglionaire de l'abdomen diffère essentiellement de la plupart des nerfs cérébrorachidiens, en ce que ceux-ci se perdent exclusivement
dans les muscles, dans les organes de la sensibilité et de
la nutrition, tandis que les nerfs ganglionaires, embras-
sant tous les troncs artériels, vont en général s'épanouir,

avec les dernières ramifications vasculaires, dans le tissu capillaire de nos organes. Il est probable qu'ils exercent dans ce tissu une influence qui, combinée avec les propriétés du sang, donne lieu à cet ensemble d'actes organiques qui constituent la vie proprement dite.

Or, toute action nerveuse, quelle qu'elle soit, est susceptible de s'user comme tout ce qui est un produit de l'organisation; elle s'use comme la propriété qui éveille la douleur sous l'action de corps irritans, comme s'use la faculté de penser, de sentir; et en un mot lorsque des causes particulières en exagèrent l'emploi, l'économie n'ayant pas le temps de la réparer par la respiration, par la nutrition, sa trop grande déperdition amène subitement la cessation de la vie. C'est précisément ce qui arrive dans la plupart des cas de fièvres intermittentes pernicieuses, dans lesquelles il y a, non-seulement une lésion locale qui peut réagir plus ou moins douloureusement sur toute l'économie, mais encore dans lesquelles le système nerveux exerce certaines fonctions d'une manière trop active en raison des dépenses qu'il lui est accordé de faire dans un temps donné. Nous reviendrons sur ce point quand nous en serons au traitement. Il suffit que l'on connaisse la manière dont la mort peut survenir dans certains cas où il peut y avoir ou non une lésion locale à laquelle on aurait tort, quand elle existe, d'attribuer tout le danger dans lequel se trouve le malade.

Les fièvres algides tuent également en partie par la lésion profonde des forces particulières qui produisent la chaleur. Je sais que les violentes phlegmasies que nous avons rencontrées dans ces malades peuvent paraître des raisons suffisantes de mort; mais je crois avoir également prouvé qu'en admettant qu'on puisse être tué par des lésions locales bien moindres que celles que nous avons décrites, cependant il était démontré par nos observations, qu'il y avait également lésion des propriétés produisant la

chaleur, et que pour être influencée plus ou moins profondément par la phlegmasie intestinale, cette lésion n'en
existait pas moins par elle-même et n'en devait pas moins
réclamer des soins particuliers.

Quoique le froid mortel des fièvres quartes paraisse dû
à la lésion de la distribution normale des forces nerveuses,
et qu'on puisse ranger la mort, qui en est le résultat, avec
celle qui appartient à la section que nous traitons, il y a
cependant de grandes différences physiologiques entre ce
phénomène et celui des fièvres algides. Dans le frisson
mortel des fièvres intermittentes, la réaction n'a pas eu
le temps de s'établir, et c'est la concentration de toutes
ces puissances nerveuses qui amène la destruction de la
vie, tandis que dans les fièvres algides le froid n'est pas
le résultat de la concentration intérieure des forces, et ceci
est très-important à remarquer, c'est-à-dire que l'accès
commence, atteint son plus haut degré, et se termine sans
que le froid soit dissipé par la réaction. On ne peut pas
dire que c'est la permanence du stade du froid, car on
peut observer toutes les périodes de l'accès, et pendant
l'apyrexie même le malade a recouvré sa connaissance,
s'il l'avait perdue ; enfin, il est tel, qu'en l'observant
on voit évidemment que l'accès s'est terminé, et plus tard
on le voit revenir, parcourir ses périodes, et se terminer de
la même manière, sans que la chaleur revienne à son état
normal, car il y a souvent de petites variations, chez le
malade considéré pendant l'apyrexie, au commencement
de l'accès, au milieu, ou à la fin.

Or, ces variations sont telles, qu'elles prouvent manifestement que l'opinion générale qu'on a eue sur ces affections n'est point conforme à ce que l'on observe au lit
même des malades. Si le froid de ces fièvres était dû à une
concentration des forces vers l'intérieur, il devrait être
d'abord plus fort au commencement, puis diminuer quand
la réaction s'établit, quand l'accès est arrivé au point où

il n'a plus qu'à aller vers sa terminaison : hé bien, le contraire a lieu ; car, plus l'accès avance, plus le froid augmente d'intensité ; et, ce qui répond dans les autres cas des fièvres intermittentes, au plus fort de l'accès et qui devrait présenter au moins une petite diminution de ce froid, en supposant que ce plus fort soit le résultat de la réaction, est précisément le moment où le froid est le plus intense, et c'est alors que le malade meurt si l'accès doit être le dernier. Il arrive ici ce qui est arrivé dans tous les cas de fièvres comateuses ou arachnitiques, c'est à-dire que les convulsions ou le coma sont d'autant plus forts que l'accès avance davantage; enfin la mort arrive, lorsque l'injection du cerveau ou de l'arachnoïde a duré le plus long-temps, par conséquent au moment le plus éloigné de l'arrivée de l'accès; c'est absolument la même chose dans les fièvres algides, il paraît que l'accès fébrile agit sur les propriétés calorifiques comme il agit sur le cerveau, et en général sur tous les organes qui fournissent les symptômes prédominans et qui sont excités par la fièvre; tandis que dans le frisson de la fièvre quarte, c'est l'accès lui-même qui, en débutant, concentre les forces à l'intérieur.

On me fera probablement des objections relativement à la distinction que j'établis ici entre ces deux espèces de froid. Elle peut être faiblement décrite dans un ouvrage; on peut supposer qu'il est beaucoup plus facile d'expliquer ces deux faits par les principes de notre physiologie, que d'admettre des phénomènes inexplicables d'après nos connaissances actuelles. Je renverrai ceux qui en douteront au lit des malades, et s'ils n'ont pas la même opinion que moi, quand ils auront vu les mêmes cas, alors je croirai plus facilement à la possibilité d'une erreur de ma part.

Quand je vois le froid des fièvres algides aller en augmentant avec l'accès, comme le coma, comme les convulsions, comme le délire des fièvres pernicieuses, il me semble qu'il est permis de leur attribuer une cause analogue à celle qui éveille ces symptômes, et différente de celle qui produit le froid des fièvres quartes, qui, au contraire, va en diminuant à mesure qu'on approche du plus fort de l'accès.

Résumé.

En résumant tout ce que nous venons de dire sur la théorie de la mort, dans les fièvres intermittentes pernicieuses, il suit que ces maladies peuvent tuer de plusieurs manières :

1°. *Par la concentration des forces dans l'intérieur;* froid mortel des fièvres tierces et surtout des fièvres quartes;

2°. *Par la réaction* qui, en injectant fortement des organes importans, altère leurs fonctions d'influence sur l'économie et détermine l'explosion d'accidens qui varieront comme les organes. Cette injection tue de la même manière que celle qui existe dans les inflammations franches de ces mêmes organes.

Ainsi, une arachnitis tue en troublant les fonctions des nerfs qu'elle revêt; dès-lors altération des mouvemens du cœur ou des muscles de la respiration; ou bien en agissant sur le cerveau, soit par les vaisseaux qui leur sont communs, soit par la compression produite par les exhalations séreuses ou purulentes qu'elle peut déterminer à sa surface ou dans les ventricules, soit par l'extension de l'inflammation qui va de l'une à l'autre.

L'inflammation du cerveau amène la mort par la cessation de l'influence nécessaire que cet organe exerce sur la circulation et la respiration. Les comateux meurent véritablement asphyxiés, le pouls se ralentit de plus en plus, et les mouvemens de la respiration deviennent de plus en plus rares.

L'inflammation des autres viscères, tels que les poumons, l'estomac, les intestins, est également suivie de la

mort, par le trouble que leur maladie apporte dans toute
la machine. Il en est de même des autres membranes séreuses, muqueuses, etc.

3°. *Par des déperditions excessives de liquides*, lorsque
l'accès fébrile excite d'une manière spéciale la propriété
sécrétoire d'un ou de plusieurs organes; tels sont les cas
de fièvres pernicieuses, diaphorétiques, diarrhéiques, dysentériques, salivaires, urinaires, cholériques, émétiques, etc.

4°. *Par une consommation trop rapide des forces nerveuses;* tels sont les cas où de vives douleurs existent sans
être entièrement sous la dépendance d'une inflammation
locale, qui en serait la cause; et lors même que cette
dernière circonstance aurait lieu, la douleur n'en serait
pas moins un effet, qui peut, plus que l'inflammation elle-
même, concourir à l'anéantissement de la vie.

De vives douleurs de tête, de poitrine, d'estomac, des
intestins, des articulations des membres, sont souvent
d'une telle violence, que l'économie est épuisée avant que
l'accès soit terminé.

Les convulsions, le délire, la veille prolongée, comme
dans le delirium tremens, qui a tant de rapport avec les
fièvres intermittentes; enfin, l'accès fébrile lui-même, ne
manifestant plus de symptômes locaux, mais ayant lieu
chez un individu trop affaibli par un traitement antiphlogistique opposé à une lésion inflammatoire locale, peuvent
amener la mort par la simple consommation des forces
nerveuses.

5°. *Par une altération spéciale des forces nerveuses.*
Si la chaleur est le résultat de l'action nerveuse, les fièvres
algides appartiendront à cette section.

Tels sont les principaux chefs auxquels on peut rapporter
les différentes terminaisons funestes des fièvres intermittentes pernicieuses. Mais je ne prétends pas qu'ils puissent
exister isolément, et que chacun d'eux puisse être à lui seul

une cause de mort; ces cas doivent être très-rares. Le plus grand nombre des fièvres intermittentes présentent une combinaison quelconque de toutes ces causes de mort : tantôt il y a prédominance des unes, tantôt ce sont les autres qui l'emportent; tantôt, enfin, il y a presque égalité entre le développement et l'activité de chacun de ces élémens de destruction. C'est précisément dans l'art d'apprécier exactement l'état actuel du malade qu'on a sous les yeux, que consiste tout le mérite du praticien; les succès qu'il obtiendra seront en raison de la justesse avec laquelle il déterminera, par l'analyse physiologique, les symptômes qui, dans une complication donnée, devront être spécialement arrêtés.

Les fièvres intermittentes pernicieuses amènent la mort, par suite des altérations qu'elles occasionent ou dont elles sont suivies : telles sont l'hydropisie, l'inflammation chronique du foie, de la rate, en un mot, des viscères des trois cavités. Mais cette mort n'appartient pas essentiellement aux fièvres intermittentes pernicieuses : si elle vient au bout d'un très-long temps, et par degrés insensibles, elle rentre dans le cas de celles dues aux affections idiopatiques de ces organes. Nous en parlerons, quand nous en serons au traitement.

Théorie de la guérison des fièvres intermittentes simples ou pernicieuses.

Jusqu'à présent, les considérations que nous avons exposées ont été basées sur des observations; nous suivrons toujours la même marche, afin de ne point nous exposer à errer dans le champ des hypothèses.

Voyons d'abord comment les fièvres intermittentes simples peuvent être traitées : les conclusions s'appliqueront facilement aux fièvres pernicieuses.

LIVe. Observation.

Le portier de Saint-Pierre, âgé de soixante-cinq ans environ, fut atteint de fièvres intermittentes vers le milieu de septembre. Il prit cent grains de sulfate de quinine en quatre ou cinq jours, ainsi que plusieurs purgatifs : elles ne durèrent que dix jours. Trois semaines après, elles revinrent ; il prit de nouveau quatre onces de quinquina en poudre et quarante grains de sulfate de quinine, qui les firent disparaître au bout de dix jours. Vers la fin d'octobre elles reparurent de nouveau, et furent combattues avec succès par le sulfate de quinine. Il en fut encore atteint le 8 novembre, et c'est alors que je fus consulté pour la première fois : il avait déjà pris vingt grains de sulfate de quinine sans effet. Après avoir appris tout ce que je viens de rapporter, et convaincu qu'il y avait une inflammation interne qui entravait ainsi l'action des fébrifuges, je lui conseillai de se faire saigner. La nouveauté de ce remède le frappa vivement : il me demanda du temps pour s'y décider et se consulter avec sa famille, qui, pour la première fois, entendait parler de saignée pour une *fièvre à quinquina* (c'est ainsi qu'on appelle ces maladies en Italie, au moins à Rome). Enfin, l'inutilité des remèdes pris jusqu'alors contre une maladie qui ne faisait que disparaître momentanément et revenait toujours, et l'assurance que je lui donnai de le guérir s'il voulait suivre ce traitement, le décidèrent à se laisser saigner. La nuit qui suivit cette saignée fut extrêmement agitée ; il éprouva de vives douleurs dans les genoux ; le sang était couvert d'une couche d'albumine transparente et gélatiniforme : le caillot était si résistant, qu'on ne pouvait le pénétrer avec le manche d'une fourchette. Le lendemain il fut de nouveau saigné ; je lui fis appliquer des ligatures aux membres, une demi-heure avant l'heure habituelle du retour des accès (midi), et cette seconde saignée compléta entièrement la guérison ; car, non-seulement la fièvre ne reparut plus le lendemain, mais encore pendant tout le reste de la saison : chose si rare dans ce pays! Presque tous ceux dont la fièvre n'est pas guérie, ou paraît pour la première fois en automne, la conservent une partie de l'hiver. J'ai revu cet homme plusieurs fois, et toujours parfaitement bien portant.

Il y a deux choses bien importantes à considérer chez ce malade : 1°. les accès fébriles, et 2°. l'affection interne, qui coexistait avec la maladie nerveuse constituant le mouvement fébrile. Il y avait, dans ce cas, complication, et cependant elle n'était pas telle, que chaque ordre de symptômes ne fût pas susceptible d'être observé séparément. Car les accès se répètent à quatre reprises différentes, et quatre fois le quinquina combat avec succès le mouvement nerveux; mais le quinquina n'a de vertu que contre ce mouvement, il n'a point enlevé l'affection inflammatoire de l'abdomen : aussi cette affection agissant de nouveau sur le système nerveux, le rend de nouveau susceptible d'agir d'une manière désordonnée, et la fièvre reparaît. De nouvelles doses de quinquina auraient pu couper la fièvre de nouveau ; peut-être aussi auraient-elles été sans effet; mais une saignée détruit la lésion inflammatoire interne; le système nerveux n'étant plus enflammé par elle, ne reproduit plus d'accès, et s'ils eussent continué à les ramener, les antipériodiques eussent alors complété la guérison.

On remarquera que la nuit qui suivit la saignée fut extrêmement agitée; que le malade éprouva de violentes douleurs dans les genoux. Tels sont les effets des évacuations sanguines chez les individus chez lesquels il existe une affection nerveuse plus ou moins vive : j'ai déjà parlé de ce fait, qui n'est important que lorsque le malade est en danger. Si, par exemple, au lieu d'exciter des douleurs articulaires, cette espèce d'exaltation nerveuse se fût portée à la tête, et sur un sujet déjà profondément affecté, elle eût pu amener subitement la mort, sans avoir d'autre caractère que celui qui existe dans le cas actuel ; et cependant j'y fis à peine attention, étant bien sûr que le malade ayant la force de les supporter, ne les éprouverait que pendant un temps assez court.

Ce sont des accidens analogues qui ont tant discrédité la saignée dans les pays chauds et dans les maladies accompagnées d'une exaltation des forces nerveuses : car il a dû arriver souvent que le désordre de la circulation, à la suite de cette opération, a excité des phénomènes subits qui auront effrayé ceux qui en attendaient du calme; et lorsque la mort en aura été le résultat instantané, on en aura conclu que la maladie était due à la faiblesse, puisque la saignée, en l'augmentant, venait de tuer subitement. Enfin, on aura conclu, du petit nombre des cas où il faut être réservé sur la saignée, à leur généralité, et ce puissant moyen de guérison aura été entièrement proscrit du traitement de ces affections. C'est ainsi que, pour ne pas savoir apprécier les effets d'un moyen, on a adopté une méthode qui n'est que le résultat et de l'ignorance de certains faits physiologiques et de fausses conclusions tirées de faits mal interprétés. Morgagni avait déjà remarqué que, chez une femme atteinte d'une fièvre intermittente, la saignée augmenta l'activité de l'accès qui suivit, et qui fut le dernier; car une sueur abondante amena la guérison. Il est donc nécessaire, dans le traitement des fièvres intermittentes, de toujours compter, soit sur une augmentation de vitesse du pouls, soit sur une plus grande agitation, soit sur l'arrivée des douleurs articulaires ou attaquant d'autres parties; enfin, sur une augmentation de symptômes quelconques. Il faut, par conséquent, prévenir au moins ceux qui entourent le malade. Si celui-ci n'a point d'organe essentiel attaqué, tout disparaîtra au bout de quelques heures; mais si le mal était déjà tel, que la plus légère augmentation suffît pour anéantir la vie, alors on serait sûr que l'on hâterait la mort du malade, et une inflammation deviendrait mortelle par les seuls effets de la saignée; car, dans ce cas, ce serait le mouvement nerveux qui exalterait la circulation capillaire, et celle-ci serait portée au point où elle ne permet plus l'exercice des actes nécessaires à la vie. Je suppose qu'une inflammation de poitrine soit sur le point de tuer un individu, mais n'ait pas précisément atteint ce dernier degré : si une vive émotion de l'âme précipite les mouvemens du cœur, la circulation recevra, par cette influence nerveuse, le degré d'activité qui lui était nécessaire pour désorganiser les poumons, et la mort arrivera de suite.

Tel est le cas des fièvres dans lesquelles une saignée peut être subitement suivie de la mort; mais ce cas, possible pour quelques fièvres pernicieuses, est rarement applicable aux fièvres intermittentes ordinaires, dans lesquelles les malades ont toujours assez de force pour soutenir cette exaltation momentanée de la circulation ou des symptômes nerveux : lorsque cette exaltation est passée, le malade marche promptement vers la guérison.

Nous avons vu que l'accès, bien que déterminé, à la longue cu subitement, par l'influence d'une lésion abdominale sur le système nerveux, avait ensuite l'initiative sur les phénomènes prédominans pendant le fort de la fièvre, c'est-à-dire que c'était le mouvement nerveux qui poussait le sang dans l'estomac, comme dans la rate, comme dans le poumon*: c'est donc contre ce mouvement nerveux qu'il faut agir vigoureusement dans les fièvres pernicieuses; car, en supposant qu'on saignât sans inconvénient, relativement aux accidens secondaires dont je viens de parler, on ressemblerait à ceux qui, pour empêcher une fontaine de les inonder, repousseraient l'eau à mesure qu'elle viendrait, au lieu de s'adresser directement à la source qui la fournit. C'est moins à l'injection locale qu'il faut s'opposer, qu'à la force d'impulsion qui la détermine : or, cette force d'impulsion est toute entière la production du système nerveux.

Si je voulais donner, pour appuyer cette opinion, autant d'observations que j'en ai rapportées sur l'anatomie pathologique de ces maladies, je n'ajouterais pas une grande valeur à ce qui est déjà connu dans ce genre, dans les ouvrages de Torti, de Rivière, de Morton, de Werlhof; mais ces observations étaient inexplicables, d'après les idées actuelles sur ces maladies : elles se rangent maintenant d'elles-mêmes comme autant de conséquences des principes que j'ai établis dans cet ouvrage. Je ne puis donc rien faire de mieux que d'y renvoyer, me contentant

de citer seulement les suivantes, dont toutes les autres ne
sont que la répétition.

LVe. Observation.

M. **, prêtre irlandais, fut affecté, sur la fin du mois d'août 1822, à
Rome, d'une fièvre intermittente pernicieuse, dont les accès étaient caractérisés par une douleur de tête tellement vive, qu'il lui semblait qu'on
lui traversait le cerveau avec une lame de fer rouge. Je le vis le lendemain
de cet accès, qui commença le soir et dura une partie de la nuit : il
n'avait plus ni fièvre, ni douleur de tête, et s'était levé comme à son
ordinaire ; je me contentai de lui faire tirer une livre de sang. Le soir, à
la même heure que la veille, l'accès revint avec une violence telle, qu'il
me dit, le jour suivant, qu'il ne concevait pas comment il avait pu supporter un sentiment de combustion dans le cerveau, aussi intense que celui
qu'il avait éprouvé une partie de la nuit pendant le fort de l'accès ; il me
pria en grâces de lui éviter un pareil accès, tant il était convaincu qu'il
ne pourrait y résister. Je lui fis tirer une autre livre de sang. Après la
saignée, il prit un mélange, composé de vingt grains de calomel et de
dix grains de sulfate de quinine, en deux fois, dans l'espace de deux
heures, et tout le reste du jour, de deux en deux heures, des paquets de
cinq grains de sulfate de quinine. Il eut six évacuations alvines, et le soir
l'accès ne reparut plus. Sa guérison fut instantanée.

On me demandera probablement pourquoi, supposant
une inflammation dans la plupart des fièvres intermittentes, j'ai pu donner vingt grains de calomel à un homme
qui avait eu un accès aussi violent : je répondrai à cette
objection, dictée par une idée purement théorique, ce
que l'expérience a depuis long-temps démontré dans les
maladies fébriles des pays chauds, c'est qu'en général ces
médicamens agissent assez efficacement sur cette activité
nerveuse qui existe dans presque toutes ces maladies. Avant
même que les selles en soient le résultat, les symptômes
sont déjà en partie diminués ; elles m'ont toujours paru
utiles surtout, quand je les faisais succéder à la saignée.
On supposera peut-être qu'elles déterminent l'affaiblissement, par l'épuisement occasioné par les évacuations al-

vines : que cette raison soit bonne ou mauvaise, peu importe ; pour le moment, il suffit que le fait soit constaté.

LVIe. Observation.

Un Irlandais, âgé de vingt-deux ans, et demeurant à Rome, au couvent de Saint-Isidore, fut atteint, dans le mois d'août 1822, d'un accès de fièvre avec des douleurs atroces dans le ventre. Quand j'arrivai près de lui, c'était le matin, je le trouvai dans un état d'agitation difficile à décrire ; il était couché, se pressait le ventre avec les mains, se roulait dans son lit, et poussait des cris que lui arrachait la violence du mal ; sa langue était un peu blanche et sans rougeur ni sécheresse, la soif était nulle, au moins le malade ne s'en plaignait pas ; le pouls était fort, plein et très-développé. Je lui fis tirer une livre de sang du bras, et appliquer vingt sangsues sur le ventre ; le soir, l'accès se calma et la nuit fut tranquille. Le lendemain, rien de nouveau ; point de fièvre ni de douleurs. Le troisième jour, nouvel accès le matin, précédé d'abord de frissons, suivis de chaleur et des mêmes douleurs locales que le premier jour. Appelé de nouveau, je fis encore appliquer vingt sangsues sur le ventre et tirer une livre de sang du bras ; du reste, diète et boissons adoucissantes ; comme le premier jour, l'accès se termina également le soir, et la nuit aussi calme que si aucun symptôme ne se fût développé. Le quatrième jour, apyrexie complète comme le second jour. Le cinquième jour, retour de l'accès le matin ; mais voici la différence qu'il présenta avec ceux qui le précédèrent : le malade était dans une agitation tout aussi forte que pendant les premiers accès ; même espèce de désespoir dans ses plaintes, même inquiétude, même bouleversement de tout son individu ; enfin, tout annonçait que cet accès l'affectait aussi péniblement que les autres ; seulement, en lui demandant qu'est-ce qui le fatiguait autant, il ne pouvait désigner aucun endroit particulier qui fût le siége des douleurs : comme il avait toute son intelligence, j'insistai plusieurs fois pour qu'il me dît si les douleurs de ventre étaient la cause de son mal ; il m'assura également à plusieurs reprises qu'il n'y éprouvait rien ; mais il ne put jamais me dire autre chose, quand je lui demandai de quoi il avait à se plaindre, qu'est-ce qui lui faisait du mal, sinon qu'il n'en savait rien, et que c'était son état général qu'il ne pouvait définir. Je ne fis rien pendant cet accès, ne jugeant point de danger imminent, et il se termina le soir absolument à la même heure que les autres, et fut suivi d'un repos qui contrastait singulièrement avec l'état d'angoisse et de souffrance dans lequel il avait été. Je prescrivis alors du sulfate de quinine à prendre pendant l'apyrexie du lendemain, par paquets de cinq grains, trois fois par jour. Le septième jour, qui devait être celui de l'accès, il éprouva un

état général de mal-aise, mais qui n'était plus à comparer aux accès précédens; il continua le sulfate quelques jours et sa guérison se consolida de
plus en plus.

On ne doutera pas du caractère de cette maladie, qui
était une fièvre tierce, dont le symptôme prédominant fut
les douleurs abdominales qui le tourmentèrent. S'il était
mort au milieu des douleurs, je ne doute pas qu'on eût trouvé
une injection récente plus ou moins vive du tube intestinal. Les saignées locales et générales détruisirent la disposition particulière de ces organes à recevoir l'injection
sanguine que la fièvre tend toujours à pousser dans nos
tissus; et nous voyons, en effet, tout symptôme local disparaître. Mais la localisation est ici un effet, la fièvre n'en
revient pas moins; et comme les évacuations sanguines
ne permettent plus au tube intestinal d'être le siége de la
congestion fébrile plutôt que toute autre partie, l'accès
nerveux n'en recommence pas moins son explosion et
trouble toute l'économie, faute de trouver une partie disposée à s'exalter plus facilement qu'une autre. Bien convaincu, après avoir attendu le dernier accès, que je n'a-
vais plus affaire qu'au mouvement nerveux, je donnai le
quinquina, qui produisit l'effet que j'en attendais.

Voilà le cas le plus simple des fièvres auxquelles on
peut donner le nom de fièvres pernicieuses. Voyons de
quelles manières guérissent celles qui sont accompagnées d'une plus forte exaltation des symptômes nerveux.

LVIIe. Observation.

Une femme est affectée d'une fièvre intermittente simple, accompagnée
de douleurs de ventre, de vomissemens, de selles nombreuses, et se
succédant sans relâche : elle en était au troisième paroxysme, quand
Torti (1) est appelé. On n'avait point remarqué la marche intermittente

---

(1) Therapeutices speciales, lib. IV, cap. 1, p. 402.

de cette affection ; on ne lui parla que des symptômes locaux. Il la trouva
froide, sans pouls, le visage couvert d'une pâleur mortelle, les yeux
caves, le nez effilé, les tempes creuses : elle ne répond plus quand on
l'appelle ; on la croit tuée par les douleurs.

Cependant, à force de questions, Torti soupçonne, d'après les rapports
qu'on lui fait, qu'il s'agit d'une fièvre intermittente pernicieuse, larvée de
Morton.

Il prescrit le quinquina le lendemain. Le pouls se relève, la chaleur
revient un peu à la peau ; enfin tout diminue de gravité. L'accès revient
dans la nuit, et avec lui nouvelles douleurs de ventre, nouveaux vomissemens, nouvelles évacuations alvines. Alors, éclairé sur la nature de la
maladie, il donna le quinquina à haute dose ; tous les symptômes furent
calmés, et la guérison eut lieu.

La plupart des observations de Torti sont analogues
à celles-ci ; dans toutes, le danger est extrême, la fièvre est
à son plus haut degré d'intensité, les accès vont en se
succédant les uns et les autres sans présenter d'intervalles
entre eux, et l'administration du quinquina arrête le mal
et sauve le malade d'une manière presque subite.

C'est que, comme je l'ai déjà fait pressentir, un accès
fébrile ne change pas de nature, pour être promptement
suivi d'un autre, c'est toujours le même phénomène vital ;
et comme l'expérience prouve que le quinquina agit spécifiquement sur ce genre de phénomènes, il est toujours
nécessaire de combattre ces symptômes par les moyens
avoués par l'expérience.

Mais, dira-t on, que deviennent les inflammations qu'on
rencontre chez ceux qui succombent par suite d'un traitement peu méthodique ? la guérison d'une fièvre pernicieuse est quelque sorte instantanée, et la disparition
d'une inflammation ne peut être subite. Non, certes : la
disparition d'une inflammation ne peut être subite puisque
nous savons qu'elle consiste dans une modification de tissu ;
mais il n'est pas bien avéré que la disparition d'une fièvre
soit suivie de celle des altérations locales qui coexistent
avec elle.

Je suppose que les choses se passent de cette manière.

Une lésion locale ne produit pas toujours nécessairement des effets semblables. Ainsi, de deux gastrites qui, à
l'ouverture des cadavres, présenteront absolument les
mêmes conditions physiques sensibles, l'une aura appartenu à un homme qui sera mort à la suite d'une fièvre pernicieuse accompagnée de douleurs d'estomac, de vomissemens, etc.; l'autre, au contraire, aura existé chez un individu qui aura succombé à une maladie continue sans
symptômes bien marqués. Une arachnitis produit des convulsions, le délire, de la céphalalgie, quand elle vient tout à
coup ; dans d'autres circonstances, elle existe sans affecter l'individu d'une manière bien sensible, ce n'est qu'à
l'ouverture qu'on aperçoit des adhérences, des granulations,
des épanchemens, qui attestent un travail local dont rien,
pendant la vie, n'a fait soupçonner l'existence. Un enfant mourant d'une gastro-entérite accompagnée des accidens les plus graves, pourra ne présenter à l'ouverture que
les mêmes lésions locales qu'un autre enfant dont le rectum sera engorgé par la compression qu'il aura éprouvée
par son étranglement dans l'anus, et cependant chez ce
dernier les symptômes seront à peine sensibles. Un homme
qui supporte l'opération de la hernie étranglée, et chez
qui on ouvre le canal intestinal, a bien certainement une
inflammation de ces organes ; chaque jour il sort du mucus, on voit les parties rouges et engorgées, on touche
en quelque sorte l'inflammation de l'œil et du doigt, et
cependant il y a à peine un léger mouvement fébrile.

Que veut dire cette inégalité de symptômes coexistant
avec des lésions organiques identiques? Pourquoi la même
altération locale produit-elle des phénomènes tantôt nuls
ou presque nuls, et tantôt si terribles? Parce que, comme
je l'ai dit au commencement de cet ouvrage, tant que l'inflammation ne consiste que dans un travail organique local, ou dans l'injection des vaisseaux, ou dans une activité
inusitée des sécrétions, nous n'en sommes point avertis. Nous

n'avons la conscience de tous ces changemens que lorsqu'ils agissent sur un système nerveux dont les fonctions en seront troublées. Une inflammation n'est donc rien sans système nerveux, elle n'est quelque chose que par lui. Il n'est peut-être pas un individu qui, quoique bien portant d'ailleurs, n'ait en lui une lésion locale quelconque, qu'il ne connaît pas, et aussi intense que celle qui, dans d'autres cas, ont provoqué des accidens funestes. Combien d'hommes portent des arachnitis chroniques, des pleurésies, des gastrites, des entérites, et qui, cependant, ne s'en doutent pas!

L'épilepsie tient souvent à une lésion fixe du cerveau, car on l'a vue être le résultat d'esquilles, d'inflammations locales, et cependant l'épilepsie n'est pas permanente comme sa cause, comment donc revient-elle périodiquement, tandis que sa cause est toujours là? C'est qu'une lésion organique ne suffit jamais seule pour développer une maladie, il faut une organisation qui soit en état de répondre à ses provocations, il faut une certaine dose de forces susceptibles d'être mises en jeu; alors la maladie fait explosion. Qu'arrive-t-il dans les fièvres pernicieuses qu'on fait disparaître tout-à-coup? De deux choses l'une, ou bien on paralyse les forces nerveuses qui déterminent la congestion, et celle-ci n'a plus lieu, ou bien, cette congestion, ayant des effets très-violens sur le système nerveux, on rend celui-ci insensible à de telles provocations; par exemple, une fièvre tierce est accompagnée, à chaque accès, d'un coma, qui résulte de la compression du cerveau, si on guérit l'accès en donnant le quinquina, on évite une mort certaine par la cessation d'une congestion qui s'oppose aux fonctions du cerveau.

Le cerveau peut être, d'ailleurs, en très-bon état avant la maladie, et c'est la violence des mouvemens nerveux qui y poussent le sang qui faisait tout le danger dans ce cas.

Mais si cet accès, quoique modéré et peu actif, pousse le

sang dans le tissu de l'arachnoïde chez un individu très-
irritable, alors la mort arrivera, non pas par l'action de la
fièvre sur l'arachnoïde, mais par l'influence que cette membrane exerce sur le sytème nerveux. Dans ce dernier cas,
la mort sera véritablement le résultat d'une arachnitis dont
la fièvre a été en quelque sorte la cause innocente, tandis
que, dans le premier cas, c'est la fièvre même dont l'énergie est telle, qu'un cerveau, d'ailleurs bien portant en est
troublé, qui cause la mort. Ainsi, il y a donc deux genres
de mort dans les fièvres pernicieuses; dans un genre c'est
la fièvre qui tue, dans l'autre, la lésion locale qu'elle a
éveillée accidentellement.

Dans les pays où règnent les fièvres intermittentes, c'est
ordinairement la fièvre qui tue par sa trop grande activité.
Si on la supprime tout-à-coup, la guérison est presque instantanée. Mais si, cependant, il y avait une véritable inflammation, elle persiste après la fièvre, et n'est plus sensible que par quelques symptômes locaux dont nous avons
rapporté des exemples en parlant de la séparation qui
existe entre les phénomènes généraux et les lésions locales,
ce sont alors de véritables maladies locales, mais sans
fièvre.

J'ai mentionné chez certains malades la permanence des
symptômes qui, comme une extrême lassitude ou des
douleurs locales, persistèrent pendant un certain temps
après la guérison. Si ces maladies ne sont pas simplement
nerveuses, ce qui doit être rare, elles indiquent la lésion
inflammatoire locale qui coexistait avec la fièvre.

M. Itard a rapporté dernièrement quelques observations
de fièvres intermittentes pernicieuses tenant à l'inflammation de l'arachnoïde, et cependant guéries tout-à-coup
par le quinquina. Bien certainement la lésion locale n'a
pas disparu comme la fièvre; mais ce qui a disparu, c'est
la possibilité d'agir sur l'arachnoïde, que le mouvement
nerveux qui constituait l'accès, a perdu; c'est encore la

possibilité d'agir sur le système cérébral que l'injection de l'arachnoïde a perdue par un traitement qui a en quelque sorte paralysé les forces nerveuses. Car, on peut parfaitement vivre avec une injection de l'arachnoïde, comme avec une injection de l'estomac, comme avec l'injection de tous nos organes. L'important est que cette injection n'agisse pas sur le système nerveux; enfin, qu'elle existe dans les conditions dans lesquelles nous nous trouvons habituellement et où nous avons quelques organes sourdement affectés de travaux inflammatoires latens. Le but qu'on doit essentiellement se proposer dans le traitement des fièvres intermittentes pernicieuses, c'est de séparer le système nerveux des lésions locales qui agissent sur lui ou qu'il provoque lui-même. Lorsqu'ils sont sans influence l'un sur l'autre, alors on peut s'occuper de la lésion locale, mais il faut toujours aller au plus pressé.

Plusieurs praticiens ne peuvent croire à l'existence de véritables inflammations dans les fièvres intermittentes, en raison du repos absolu de ces maladies pendant l'apyrexie. Ils seront donc forcés de changer d'opinion, puisque le fait est ainsi, quelle que soit l'explication qu'on en donne; ensuite il est conforme aux lois de la physiologie de n'admettre d'action que là où sont les causes capables de la produire. Quand un accès fébrile a usé les forces dont l'économie pouvait disposer pour ce genre de mouvement, il n'est reproduit par la lésion que lorsqu'il s'est fait une réparation suffisante de ces forces consommées. L'économie reste sans fièvres avec une violente lésion, comme elle est en repos chez un épileptique dont le système nerveux est cependant altéré d'une manière permanente. Un mouton qui porte des hydatides dans le cerveau ne tourne pas toujours.

Jamais il n'a été dit qu'une lésion quelconque devait toujours produire des symptômes permanens. Ceux-ci sont dus au système nerveux, ils sont donc subordonnés à la consommation limitée qu'il peut faire des forces qu'il retire des matériaux déterminés que lui apportent la nutrition, la respiration, la circulation.

Lorsque le système nerveux est stupéfié par les médicamens spécifiques qui, comme le quinquina, le tartre stibié, l'opium, agissent sur lui en guérissant les fièvres intermittentes, nous n'avons pas plus la conscience d'une violente injection de l'arachnoïde ou de l'estomac, que nous n'avons la conscience de la simple circulation dans ces tissus pendant la santé.

Théorie physiologique de la durée des fièvres intermittentes.

On se rappellera sans doute que nous avons établi, au commencement de cet ouvrage, que toute maladie inflammatoire avait une durée nécessaire, par cela seul qu'elle consistait dans une altération de tissu qui devait disparaître par suite des mouvemens nutritifs qui renouvellent la composition de nos organes. Or, dans toute fièvre intermittente, il y a d'abord le mouvement nerveux qui caractérise l'accès, puis une des nuances quelconques qui font le passage de la congestion la plus légère à l'injection la plus vive, à l'altération de tissu la plus prononcée et la plus permanente.

Si l'injection est légère, si surtout elle est le résultat de la fièvre elle-même, en supprimant celle-ci on termine toute la maladie, et deux accès seulement seront observés; quelquefois il n'y en aura qu'un seul : il pourra être mortel comme innocent; s'il est mortel, il tuera par la violence de l'excitation qu'il a portée sur le système nerveux au moyen de l'injection locale; mais il n'y aura pas lésion de tissu, elle n'a pu avoir le temps de s'établir. Si cette injection se répète pendant plusieurs accès, elle finit par amener cette modification de tissu qui constitue l'inflammation; alors, en supposant le traitement le plus convenable, l'observation montre que cette modification parcourt ordinairement toutes ses périodes en un ou deux septenaires, terme moyen de la durée des inflammations continues, analogues à celle des poumons, des intestins. Si la fièvre est tierce, elle durera quinze jours pour un septenaire, car l'inflammation ne fait réellement de progrès en avançant ou en revenant vers la guérison, que dans le moment des accès, époque où les mouvemens de la circulation et les actes de la décomposition et de la recomposition de nos organes ont leur plus grande activité, il est probable que tous ces travaux sont bien moins prononcés pendant l'apyrexie.

Je ne prétends point assigner des limites précises à la durée des fièvres intermittentes; mais je donne la loi de l'organisation en vertu de laquelle toute maladie doit nécessairement exister un certain temps, suivant l'état des parties qu'elle occupe. Il en est des fièvres intermittentes comme des pleurésies, on rencontre des cas de pleurésies qui ne durent que vingt-quatre heures, d'autres qui durent deux jours, trois jours, etc.

Si on faisait quelques recherches, il ne serait pas difficile de trouver des cas de pleurésies dont la durée aurait été depuis un jour jusqu'à vingt, trente, quatre-vingts jours si l'on veut, et de cette série de faits, on pourrait peut-être conclure que toutes les durées sont possibles. J'accorderai volontiers cette possibilité; mais elle n'est pas l'expression de ce qui existe généralement. Ce n'est pas par une suite d'exceptions qu'on peut prouver la règle générale: qu'on fasse un relevé exact de tous les pleurétiques qui, dans une constitution favorable à l'inflammation de la plèvre, entrent à l'hôpital; qu'on tire la moyenne durée du séjour de plusieurs centaines de malades, et on sera sûr alors d'avoir la véritable loi, et cette loi indiquera le temps que j'ai signalé pour la durée des inflammations

aiguës comme des fièvres intermittentes , c'est-à-dire une
suite d'un ou de deux septenaires , pendant lesquels l'activité de la circulation est telle , qu'elle porte une inflammation à son plus haut degré et à sa terminaison. Par
conséquent , pour les fièvres intermittentes , en ne
comptant que les jours des accès, on aura deux septenaires
au lieu d'un seul. C'est en effet ce qui a lieu dans les pays
où ces maladies existent sur une grande partie de la
population et permettent de constater le fait dont je
parle.

D'après un calcul fait sur plus de soixante-quatre mille
quatre cent quarante-trois malades reçus dans les hôpitaux du Saint-Esprit et de Saint-Jean-de-Latran , pendant
cinq ans, à Rome (1) , la durée moyenne du séjour de
chacun d'eux , dans cet établissement, est de 13, 6
jours. Si on calcule au moins un accès avant leur entrée à l'hôpital, on a une durée de quatorze à quinze jours,
ce qui constitue bien les deux septenaires que nous avons
assignés à ces maladies.

D'après le même calcul fait à Lyon sur un assez grand
nombre de fiévreux, la durée moyenne de leur séjour a
été de dix-neuf jours; mais voici la raison de cette différence : à Rome, dès que chez un fiévreux traité par le
quinquina un accès vient à manquer , il sort de suite de
l'hôpital et on le transporte à l'hospice de la Trinité, où
on ne reçoit que les convalescens , et là ils ne doivent
rester que trois jours, au bout desquels on suppose leur
convalescence assez consolidée.

Tandis qu'il n'y a point en France d'hôpitaux sem-

____

(1) Chaque année, l'administration générale des hôpitaux de Rome fait
imprimer les résultats généraux du mouvement des différents hospices de
cette ville. C'est d'après ces tableaux, que je me suis procuré pour les
années 1809, 1811, 1812, 1816, 1817, 1819, 1820, 1821, 1822, que j'ai
établi les bases de mes calculs.

blables à celui des convalescens de Rome, il est impossible de renvoyer un malade le lendemain dè la suspension de la fièvre, il faut au moins attendre que deux ou trois accès aient manqué pour être persuadé que la fièvre ne reviendra plus; et ce sont ces trois jours de plus qui font une partie de la différence de treize ou plutôt de quatorze à dix-neuf. Ensuite nous avons déjà vu qu'en France les malades avaient plus d'intérêt à rester dans les hôpitaux qu'ils n'en ont de séjourner dans ceux de Rome, et qu'ils exagéraient souvent leurs maux pour prolonger leur séjour dans ces établissemens; il est donc possible que cette tendance, examinée sur un grand nombre d'individus, contribue à augmenter d'une quantité donnée la différence qui existerait entre la durée de leur séjour et celle des Romains, si la maladie seule et la nécessité d'un temps quelconque pour le rétablissement de la convalescence entraient seuls comme élémens dans cette durée.

Pour prouver tout ce que j'avance par des faits irrévocables, je citerai encore un des résultats contenus dans le tableau que j'ai cité plus haut. J'ai dit que les malades des hôpitaux de Rome, au lieu de chercher à prolonger leur séjour dans ces établissemens, ne demandaient au contraire qu'à sortir promptement, puisqu'ils trouvaient dans la beauté du climat des avantages sanitaires qui ne peuvent exister dans des lieux contenant beaucoup de malades, et voici ce qui le prouve. L'hôpital de la Trinité ou des Convalescens est ouvert pendant trois jours à tous les fiévreux qui ont été guéris dans l'hôpital du Saint-Esprit, pour les hommes, et dans celui de Saint-Jean-de-Latran, pour les femmes, et là ils sont mieux couchés et mieux nourris: en France tous les convalescens ne manqueraient pas de rester les trois jours qui leur sont accordés. Or, la durée moyenne du séjour des Romains dans cet hôpital est de deux jours trois-quarts, c'est-à-dire qu'ils sortent avant le temps qu'il leur est permis de rester.

En retranchant des dix-neuf jours que les fiévreux de
Lyon passent dans l'hôpital, les trois jours de convalescence que ceux de Rome passent à l'hospice des convalescens, il reste seize jours pour la durée de la maladie
dans l'hôpital : en diminuant ensuite quelque chose pour
la tendance que les Français montrent pour rester dans les
hôpitaux, tendance qui, répétée un certain nombre de
fois, finit par produire un résultat quelconque, on arrive
bien près de 15, 6 ; il est difficile d'obtenir plus de
ressemblance entre des produits dont les élémens sont pris
dans des pays si éloignés.

On voit donc que si la durée des fièvres intermittentes,
examinée sur des individus isolés, présente des variations
considérables, ces variations cessent d'exister lorsque,
comme je viens de le faire voir, on agit sur de grandes quan-
tités, qui ne permettent plus de voir les exceptions, trop
peu nombreuses pour masquer le résultat général. Quant
à l'explication même des faits qui s'éloignent de la loi générale, elle doit être recherchée dans les différences individuelles et dans l'influence d'un traitement qui n'est
pas toujours bien concevable, soit par la faute du médecin, soit par celle du malade. Ce qu'il faut considérer
ici, est ce que m'a offert l'observation de ces maladies sur
plusieurs milliers d'individus affectés de fièvres intermittentes et devant offrir les mêmes conditions générales
d'organisation, et, par conséquent, les mêmes grands caractères de leurs maladies.

Il suffit que l'on conçoive que toute fièvre intermittente
est un composé de phénomènes nerveux et de lésions
locales, pour qu'en imaginant toutes les combinaisons de
ces deux causes de phénomènes, on puisse prévoir les
résultats d'un mélange qui variera suivant que les causes
exalteront plus spécialement les uns ou les autres. Ainsi,
tantôt ce seront les phénomènes nerveux qui prédomine-
ront, alors la durée de la maladie sera subordonnée à leur

activité; tantôt ce seront les altérations de tissu; alors,
si l'économie ne réagit pas d'une manière régulière contre
l'action des lésions locales, la fièvre qui en résultera
n'éveillera pas bien périodiquement les sécrétions qui
doivent éliminer les matériaux que la décomposition a
enlevés à nos parties malades, et alors elle pourra être
suivie d'une continuité de symptômes fébriles et de lésions
de tissus qui s'entretiendront mutuellement; car il faut
bien se persuader que, quoique la fièvre soit par elle-
même une cause de mal et un effet d'un dérangement,
cependant elle devient, en quelque sorte, un remède, en
excitant les forces sécrétoires de la circonférence, et en y
portant soit des forces inutiles, soit des matériaux superflus, résultant des mouvemens trop actifs de la nutrition.

Dans tout individu actuellement bien disposé, quant à
ses fonctions, une fièvre intermittente, comme une fièvre
inflammatoire, présente un équilibre parfait entre les
mouvemens d'ensemble et les lésions locales à faire disparaître, et chaque terminaison de l'accès, en excitant la
sécrétion de la peau, y porte des forces ou des matériaux
inutiles.

Mais quand, par exemple, le système nerveux se sépare
des autres, alors l'équilibre se rompt; ses fonctions, exaltées en même temps que troublées, peuvent provoquer
l'arrivée périodique d'accès qui n'ont presque plus de
liaison avec des maladies locales; et de là ces fièvres intermittentes éternelles, dont la durée n'est plus assujettie
à la marche régulière d'une inflammation aiguë, qui en
quelques jours va parcourir toutes ses périodes. Une comparaison fera comprendre cette espèce de séparation des
forces nerveuses et des organes qui habituellement mettent
ces forces en jeu. Dans une inflammation du cerveau, il
y a délire et création d'idées, de sentimens bizarres : ces
phénomènes dépendent évidemment d'une arachnitis, qui
commence, atteint son plus haut degré, et se termine par

la santé ou par la mort ; le délire, enfin, le dérangement des idées qui accompagne cette inflammation, en est, en quelque sorte, la représentation ; tandis que, sans inflammation aiguë de la même nature, au lieu du délire il peut y avoir un désordre des idées, une manie, une folie en un mot, seulement par une mauvaise distribution des forces, que peu de chose suffit souvent pour remettre dans l'ordre. Or, certaines fièvres intermittentes éternelles sont de vraies folies du système nerveux de la vie assimilatrice et sécrétoire ; elles semblent indépendantes des actes avec lesquels elles étaient habituellement en rapport.

On ne me supposera pas, sans doute, l'opinion que la folie est indépendante de la nutrition et du développement du cerveau ; je dis seulement que, dans plusieurs cas de manie, le cerveau, sans changer de manière d'être, n'a des idées maniaques qu'en raison d'un trouble subit des forces nerveuses, trouble qui, quelquefois, peut disparaître aussi promptement qu'il est survenu. Or, c'est absolument la même chose pour les fièvres intermittentes, qui, en tant qu'elles consistent dans un mouvement nerveux, peuvent arriver tout-à-coup et s'en aller de même. Dans ce cas, leur durée n'a rien de fixe, puisqu'elles ne dépendent point d'une lésion locale.

Dans les maladies aiguës du cerveau ou de ses enveloppes, le délire existe en même temps qu'un dérangement général de toutes les fonctions de l'économie ; ce délire s'accompagne, à mesure qu'il augmente, de symptômes qui annoncent de plus en plus l'arrivée prochaine de la cessation de la vie. Il en est absolument de même des fièvres intermittentes qui existent avec de violentes lésions des organes les plus importans, comme dans le premier cas : toutes les fonctions vont en se troublant, jusqu'à ce qu'on arrive aux derniers phénomènes précurseurs de la mort. Dans la folie, au contraire, qui n'est qu'une espèce de délire tranquille, comme dans les fièvres intermittentes,

qui n'empêchent point les malades de vaquer à leurs occupations, et qui peuvent être périodiquement affectés
d'accès réguliers sans que la nutrition et les autres fonctions en soient très-dérangées, il semble que la maladie
soit essentiellement due à une déviation des forces nerveuses, qu'un accident fortuit peut ramener à leur état
normal.

Je sais que beaucoup de folies, comme beaucoup de
fièvres intermittentes, exigent pour leur disparition un
traitement qui agisse spécialement sur des lésions organiques, qui, pour être peu apparentes, n'en existent pas
moins; mais il me suffit que certaines manies, comme certaines fièvres intermittentes, puissent disparaître par suite
d'une vive impression exercée sur les forces nerveuses,
pour que leur existence prouve la distinction que j'établis
ici entre ces maladies avec lésions locales importantes, et
les mêmes affections accompagnées de lésions locales, qui,
en admettant même qu'elles existent, méritent à peine de
fixer l'attention et sont d'un intérêt tout-à-fait secondaire.

Mais quelle devra être la raison de la durée d'une fièvre
intermittente, dans laquelle on ne pourra soupçonner
aucune lésion locale bien évidente ? Elle appartiendra à
toutes ces maladies dont la cause inconnue a été, faute
de mieux, placée dans l'influence d'une habitude qui, en
général, représente un fait bien positif, relatif aux fonctions du système nerveux, fait obscur quant à ses conditions productives, mais réel dans une foule de maladies.
Le système nerveux, influencé par la grande modification nychtémérale de la circulation, et, par un dérangement particulier du système digestif, reproduit périodiquement les accès, comme il donne lieu aux sensations
intermittentes de la faim, de la soif, du sommeil : alors,
la fièvre intermittente n'a plus ni marche progressive vers
la guérison ou vers la mort; elle consiste toujours dans le
même jeu de mouvemens nerveux, et cela, parce qu'elle n'est

point liée à l'existence d'une inflammation aiguë, qui devant nécessairement se terminer d'une manière ou d'une autre, par les effets mêmes des actes organiques qui coexistent avec elle, influencerait le système nerveux et lui ferait produire des accès qui marcheraient avec les phénomènes de l'inflammation : dès-lors, il y aurait début, état, déclin et disparition. Mais cette inflammation n'existant point, ou étant chronique et légère, la fièvre revient, d'après la loi périodique qui dirige tous les phénomènes nerveux : c'est une nouvelle fonction établie dans l'organisation, et qui n'a pas plus de raison pour disparaître que tous les phénomènes périodiques qui se reproduisent chaque jour en nous. Au reste, il en est ici des mouvemens nerveux comme des actes organiques qui constituent l'inflammation; une fois qu'ils ont dépassé un certain nombre de retours, et qu'ils ont cessé de faire partie du cercle dans lequel sont compris le commencement et la fin de la plupart des maladies inflammatoires, et en général de beaucoup des actes d'ensemble qui s'opèrent dans l'économie, ils se prolongent indéfiniment et n'ont plus de durée limitée : mais comme ce point n'a jamais été traité ni par les physiologistes, ni par les pathologistes, nous allons exposer rapidement la loi de l'organisation qui lui est relative.

Théorie physiologique du passage des maladies aiguës aux maladies chroniques.

Outre les actions locales de chacune de nos parties, il y a, comme nous l'avons déjà exposé, des actions d'ensemble qui résultent du concours de toute l'organisation, et dont la durée bien évidente, comme fait, n'est pas toujours explicable, quant aux causes qui la déterminent.

Nous avons vu que, dans l'espace de vingt-quatre heures, il se passait, dans toute l'économie, un mouvement qui portait successivement les forces de la vie aux organes des sens, de l'intelligence, des mouvemens volontaires , et que ces forces abandonnaient ces mêmes organes pendant une partie du nycthéméron. Nous avons vu que pendant un mois lunaire environ il s'établissait une espèce de pléthure qui, chez la femme , se terminait régulièrement au bout de ce temps, et que les hommes étaient souvent affectés de la même indisposition , qui se manifestait par des symptômes très-variés , quant à leur forme , mais tenant essentiellement à la même cause générale. J'ajouterai à ces faits que chaque saison est également caractérisée par une série de phénomènes organiques qui disposent à telles maladies plutôt qu'à telles autres ; que ces phénomènes mettent un temps donné pour s'accomplir , et que chacun d'eux consiste dans un certain nombre de révolutions organiques , ordinairement réglées sur l'influence que les agens extérieurs exercent sur nous ; ainsi par exemple , l'économie, examinée au commencement de l'hyver , n'est point dans le même état que celui qui existera au milieu et à la fin de cette saison ; elle ne sera plus en été ce qu'elle était au printemps , et l'automne y apportera encore des changemens qui se manifesteront en elle pour la première fois. Je ne fais point mention ici des modifications que chaque saison apporte en nous , non pas pendant le cours de cette saison , mais pendant la durée des saisons suivantes, parce qu'il me suffit d'indiquer seulement la nature du grand cercle parcouru par nos fonctions toutes les vingt-quatre heures , tous les mois et toutes les saisons. Or ce sont ces fonctions quotidiennes, mensuelles et annnuelles , qui sont souvent intéressées dans nos maladies. Si des observations, assez rares, il est vrai, mais pourtant réelles, nous prouvent la lésion des fonctions annuelles , nous sommes plus heureux pour les fonctions quotidiennes et mensuelles, et c'est d'elles seules que nous avons besoin de nous occuper pour l'examen du problème que nous nous proposons de résoudre.

Nous avons vu qu'un accès de fièvre était la représentation pathologique de la fonction quotidienne dont nous avons parlé plus haut.

La durée ordinaire des maladies aiguës est le représentant pathologique de la pléthore mensuelle ; seulement, au lieu de durer un mois et de se juger par une crise au bout de ce temps, ces maladies durent un ou deux septenaires, suivant le degré d'activité des actes organiques qui le composent. Mais ce qu'il y a de remarquable, c'est que cette durée est une fraction régulière de la période mensuelle. Toutes les fois donc qu'une lésion est accompagnée d'une congestion sanguine suivie d'une modification du tissu, les systèmes sanguin et nerveux font participer toute l'économie à ce changement, la lésion locale reçoit l'influence des mouvemens d'ensemble qui contribuent à le faire disparaître, et au bout d'un ou deux septenaires ces mêmes mouvemens d'ensemble déterminent l'apparition d'une crise qui juge la maladie en dernier ressort. Ces mouvemens d'ensemble déterminent une espèce de grand courant qui entraîne tout avec lui ; c'est par eux que toutes les actions différentes de chacune de nos parties sont réunies en une seule. C'est par eux seuls que chaque jour, chaque mois, chaque année, il s'établit des unités de fonctions qui ont un commencement et une fin, là où sans eux on n'aurait que des actions moléculaires se succédant uniformément pendant toute la durée de la vie, sans distinction de jour, de mois ni de saisons. Si notre existence est coupée ainsi en plusieurs séries de phénomènes, qui se répètent à des intervalles périodiques et qui se composent de toutes les actions moléculaires de nos tissus, qui se rangent dans les grandes divisions que les agens extérieurs déterminent dans nos fonctions, on doit observer la même chose dans les maladies qui ne sont que l'expression un peu exagérée de notre état physiologique, et c'est en effet ce qui a lieu. Une pleurésie, considérée dans le tissu de la plèvre, ne consisté que dans la modification que la nutrition a apportée dans ce tissu ; elle n'est donc qu'un changement de l'état moléculaire de cette membrane, mais cet état moléculaire est soumis aux mouvemens d'ensemble de l'économie ; mouvemens constituant une fonction qui, dans l'état ordinaire, commence et finit dans un mois ; dans l'état de maladie, en raison de l'excès d'énergie qui existe, cette durée devient moindre ; mais enfin c'est toujours le même phénomène fondamental, et quand elle va se terminer la plèvre a déjà repris sa texture antérieure, et la fonction mensuelle se charge d'en provoquer la crise, qui atteste le retour des choses à l'état naturel.

Tel est, dans le plus grand nombre des cas, la marche de toute maladie aiguë. Il y a harmonie entre les mouvemens d'ensemble et les modifications moléculaires de la partie malade, et c'est leur réunion qui forme un tout complet. Mais, si quelque cause accidentelle sépare les mouvemens généraux de la lésion locale, alors ils n'entraînent plus dans leur marche la recomposition de l'organe malade, et celui-ci conserve un état de composition malade qui constitue une véritable maladie chronique. Ce passage, des maladies aiguës aux maladies chroniques, est assez facile à effectuer au moyen d'un traitement peu méthodique. Il a lieu de cette manière quand le mouvement d'ensemble est près de se terminer s'il ne trouve pas l'organe malade rétabli dans ses fonctions premières, alors il le laisse tel qu'il est, et chacun d'eux, c'est-à-dire les mouvemens moléculaires locaux et les fonctions générales, se séparent les uns des autres et n'agissent plus que séparément.

Lorsque la menstruation est le résultat nécessaire d'une pléthore sanguine qui s'établit pendant un mois et qui se juge par une évacuation de matériaux inutiles, il y a équilibre entre ce mouvement d'ensemble et le besoin d'une élimination sans laquelle il y aurait maladie. Mais lorsqu'elle survient chez une femme déjà affaiblie par des saignées ou autres causes débilitantes antérieures, lorsque surtout elle a lieu avec une telle abondance qu'elle compromet fortement la santé, alors le mouvement d'ensemble l'emporte sur les travaux organiques avec lesquels il est habituellement lié; il y a rupture d'équilibre, et ce phénomène périodique est, en quelque sorte dû à la tendance de l'économie à produire chaque mois l'expulsion d'une certaine quantité de liquides, sans que cette tendance soit justifiée par une pléthore qui en serait la cause déterminante.

Ce qui a lieu dans cette dernière circonstance pour la menstruation, a également lieu dans certaines fièvres intermittentes, où c'est également le mouvement d'ensemble qui se reproduit pathologiquement, sans qu'on puisse en trouver la cause dans une maladie abdominale, qui, dans beaucoup de cas peut d'ailleurs lui être associée. D'un autre côté, lorsque cette maladie locale n'est pas terminée à l'époque où le mouvement nerveux d'une fièvre intermittente est supprimé, alors les grandes opérations d'ensemble, qui s'exécutaient par leur moyen, ne contribuent plus à remettre la partie malade dans l'état naturel; la modification de tissu reste d'une manière permanente, et ne trouble plus l'economie qu'autant qu'elle s'oppose à l'exécution des actes qui dépendent de l'organe malade lui-même. Ce n'est plus un trouble par sympathie, par lésion des forces nerveuses; ou, s'il existe, il est bien moins prononcé que dans le cas de réunion des phénomènes généraux avec le mal local.

La durée des maladies, suivant les tissus affectés, a été jusqu'aujourd'hui un des points les plus obscurs de la médecine. Personne que je sache n'a cherché à rattacher ce phénomène aux lois physiologiques de l'organisation, et cependant, ce n'est qu'autant qu'on établira des principes solides sur cet ordre de faits, que la pratique aura, dans le traitement des maladies, des bases qui lui manquent entièrement. Une inflammation aiguë d'une membrane mu-

queuse n'a point la même durée que celle du périoste ou
d'un os. Celle d'une glande n'est point de la même longueur
que celle de la peau ; ensuite, les mouvemens d'ensemble
de l'organisation n'ont point la même influence sur les maladies de chacun de nos organes.

Comment veut-on traiter convenablement une affection
aiguë, qui doit se terminer en sept ou quatorze jours, si on
ne connaît pas la tendance de l'économie à opérer cette
terminaison. Il en est d'une fièvre intermittente, considérée dans tout son ensemble, comme il en est d'un seul de
ces accès. Le médecin qui, appelé auprès d'un malade
au moment où l'accès est dans sa plus grande activité,
croit avoir à traiter une affection qui continuera toujours
avec la même force, s'il ne lui oppose pas des moyens convenables, et qui par conséquent ignore si cet accès, abandonné à lui-même, doit nécessairement se terminer, con-
seillera une méthode qui différera bien certainement de
celle qu'il aurait suivie, s'il eût été instruit de ce qu'il ne
sait pas ; car, dans le premier cas, s'il est question, par
exemple, d'une inflammation violente de la tête, il pourra
saigner au moment même du plus fort de l'accès, et hâter
la destruction de la vie comme nous l'avons vu en parlant
des fièvres comateuses, tandis que s'il eût su que l'organisation devait, par ses propres forces, amener une diminution d'activité des symptômes, il aurait attendu cette époque
pour employer des moyens qui alors eussent été sans inconvénient. Dans les fièvres intermittentes simples, la nature fait souvent elle-même ce qu'elle fait pour chacun des
accès qui les composent, c'est-à-dire qu'au bout du temps
fixé en général pour leur durée, elle les termine tout-à-coup.

Doit-on toujours chercher à supprimer ou à guérir une
fièvre intermittente ?

On ne peut jamais mettre en doute s'il faut guérir une

maladie ; mais on peut élever des difficultés sur la nécessité de faire disparaître un des symptômes qui la constituent, sans détruire la lésion qui provoque ce symptôme.
Si la fièvre intermittente ne consistait que dans une lésion
des forces nerveuses, qui se portent périodiquement de
l'extérieur vers l'intérieur, *et vice versâ* ; si le quinquina,
ayant l'inconcevable propriété de s'opposer à ces oscillations, faisait toujours cesser cette lésion ; si, après cette
disparition, tout revenait à l'état antérieur ; si la fièvre,
ne se reproduisant plus, était un signe assuré de l'intégrité de tous nos organes, il n'y aurait pas la moindre
incertitude dans toute cette affaire. Mais il s'en faut de
beaucoup que les choses en soient à ce point ; car, dans
le plus grand nombre des cas, une lésion des viscères abdominaux a tellement influencé les forces nerveuses du
système qui s'y distribue, qu'elles ont acquis une susceptibilité morbide, que d'autres actions ou influences secondaires ont montée au degré qui en fait une maladie ; de
manière que, non-seulement il y a la maladie du système
nerveux à combattre, mais encore soit la lésion primitive
qui l'a disposé à devenir malade, soit les lésions secondaires,
qu'il provoque, et qui, une fois établies, ont souvent le
même pouvoir sur lui que les lésions primitives : car si une
légère gastrite a la propriété de rendre le système nerveux
impressionnable aux émanations marécageuses, et, par
suite, très-sensible aux excitations qu'il reçoit chaque matin
par la congestion que la position verticale du corps produit
en lui ; si, par conséquent, cette gastrite est la première
cause occasionelle d'une fièvre intermittente, quand celle-
ci est pleinement déclarée, elle devient une nouvelle cause
de congestion, qui peut s'établir dans le système digestif
comme dans tous les autres ; et alors cette affection secondaire réagissant à son tour sur le système nerveux, pourra
tenir les phénomènes de réaction sous sa dépendance.
C'est ce qui arrive, en effet, dans le plus grand nombre

des cas, où le traitement, dirigé seulement contre la lésion locale, suffit pour faire disparaître le mouvement fébrile qui lui était attaché. C'est surtout dans les pays tempérés que la chose se passe ainsi; car, plus on va vers le Midi, plus les phénomènes nerveux sont exaltés; plus, par conséquent, ils exigent des moyens spéciaux dirigés contre eux-mêmes. Mais lorsque les circonstances sont modérées quant à leur action sur l'organisation, on peut guérir bien des fièvres intermittentes sans quinquina.

J'en donnerai pour preuve le relevé suivant (1) :

Les fièvres intermittentes étaient autrefois très-communes à Lyon; elles ont disparu en partie, d'après les travaux qui ont diminué l'étendue des eaux marécageuses. Or, sur 597 fièvres intermittentes de tous les types, 426 ont été guéries sans quinquina, et seulement par le traitement symptomatique. J'ajouterai que, sur ces 597, il y avait 69 fièvres quartes, dans lesquelles le quinquina est plus spécialement indiqué que dans celles qui ont un autre type. En outre, le traitement symptomatique suivi à cette époque, se compose de moyens dirigés contre les symptômes et non contre la lésion principale, qu'on ne connaissait pas alors; et je suis persuadé qu'aujourd'hui, sur la même quantité de fiévreux, un plus grand nombre serait guéri sans quinquina.

En Italie, et principalement à Rome, toutes les fièvres de l'été et de l'automne sont attaquées par le quinquina; et cependant, d'après les tableaux, la mortalité n'est que d'un dixième. Voici les corrections qu'il convient d'ajouter.

En 1812, par exemple, le nombre des malades admis à l'hôpital du Saint-Esprit a été de 9516, et celui des

---

(1) Rapport sur les fièvres rémittentes ou intermittentes observées à l'Hôtel-Dieu de Lyon, depuis le 1er juin 1806 jusqu'au 1er. octobre 1812; par M. A. de Laudun.

morts a été de 1135, ce qui fait plus d'un huitième pour
la mortalité; mais si nous consultons le détail des maladies auxquelles ont succombé ces 1133 malades, nous
avons les résultats suivans :

Fièvres intermittentes pernicieuses . . . . 136.
    — putrides nerveuses. . . . . 132.
    — — gastriques . . . . 5.
    — malignes. . . . . 22.
Hydropisies . . . . 29.
Ascites. 19.
Coliques . . . . 19.
Gangrènes . . . . 30.

Je donne cette liste telle qu'elle a été imprimée par
l'administration de l'hôpital de Rome. On y voit désignées
sous des noms de maladies différentes, des affections qui,
telles que les fièvres putrides nerveuses, malignes, et ensuite les hydropisies, les ascites, les coliques, etc., sont
évidemment des formes différentes d'affections inflammatoires des intestins; enfin, après l'énumération de quelques autres maladies en petit nombre, telles que épilepsie,
anthrax, marasme sénile, etc., cette liste se termine par un
bloc général de maladies non caractérisées et désignées
sous le nom d'*incertaines*; elles sont au nombre de 582.
On peut facilement conjecturer combien d'affections abdominales latentes sont enveloppées dans cette série des
incertaines. On peut donc, sans se tromper, conclure
que la plus grande partie des malades qui meurent à cet
hôpital, succombent à des inflammations de l'abdomen,
soit coexistant avec des fièvres pernicieuses, ou au moins
avec des fièvres aiguës, soit à l'état chronique.

Pour l'hôpital de Saint-Jean de Latran, qui ne reçoit que des femmes, nous avons le tableau suivant : Sur
404 mortes,

72 ont succombé à des fièvres intermittentes pernicieuses.
69 . . . . intermittentes simples.
34 . . . . putrides.

18 ont succombé à des hydropisies.
59 . . . . cronicismes.
52 . . . . phthisies.
25 . . . . dysenteries.

Le reste consiste dans l'énumération de quelques maladies peu fréquentes. On voit que les maladies abdominales l'emportent sur les autres.

J'aurais désiré avoir d'autres tableaux, pareillement détaillés; mais je n'ai pu m'en procurer : on ne m'accusera donc pas d'avoir cité l'année où la mortalité a été plus grande comparativement que les autres années, puisque je n'ai pu faire d'autres citations, et que, d'ailleurs, au commencement de cet ouvrage, j'ai donné les résultats généraux de plusieurs années ; mais toujours est-il que cette mortalité va au moins au dixième, si on compte le nombre des entrées. Mais on sera facilement persuadé qu'elle est plus considérable, si on fait attention aux circonstances suivantes : Les fièvres intermittentes de Rome récidivent très-souvent, de manière que, dans une année, par exemple, plusieurs individus rentrent plusieurs fois à l'hôpital ; et ces rechutes sont si fréquentes, que, pendant l'année 1822, j'ai, à différentes reprises, reconnu, au milieu des grandes salles de l'hôpital, contenant de trois à quatre cents malades, des individus dont j'avais suivi le traitement dans les salles de clinique qui ne contiennent qu'une douzaine de lits pour les hommes. Or, si, sur un si petit nombre de fiévreux, les rechutes sont sensibles, et me permettent d'en reconnaître les sujets au milieu d'une si grande quantité d'autres, que ne doit-il pas arriver sur trois ou quatre cents, qui, en raison du grand mouvement de l'hôpital, ne sont point susceptibles d'être reconnus aussi facilement que ceux qu'on a suivis dans les salles de clinique ? De plus, ces derniers, en raison de leur petit nombre, doivent être nécessairement mieux soignés que ceux des grandes salles, toutes raisons en faveur de la

23.

fréquence des récidives. Il est donc facile de concevoir
que si les registres des hôpitaux annoncent dix mille entrées, chaque entrée ne représentant point toujours un
individu différent, puisque plusieurs sont malades à diverses reprises, et chaque mort comptant toujours pour
un, on aura une mortalité absolue plus grande relativement au nombre réel des malades. On ne dira point que
la possibilité des rechutes existe également pour les hôpitaux des autres pays, et qu'alors la proportion est la même;
car cette facilité des récidives est propre aux fièvres intermittentes et existe à peine pour les autres maladies.
Enfin, nous ferons remarquer que, si plusieurs malades,
traités par le quinquina, s'en vont de l'hôpital sans fièvre,
nous avons sur le tableau des maladies mortelles un assez
grand nombre d'hydropisies, de chronicismes, *de maladies incertaines*, etc., résultats assez probables des lésions
abdominales qui ont existé comme causes plus ou moins
éloignées, ou comme effets des fièvres intermittentes. Et
si ces affections chroniques ne tuent pas la première année,
elles peuvent devenir funestes la seconde ou la troisième
année ; ce qui contribue beaucoup à diminuer le nombre
des malades entrés à l'hôpital, comparativement à la mortalité, qui reste toujours la même, au milieu des circonstances qui rendent moins grande la quantité d'individus
auxquels elle se rapporte.

Nous puiserons encore d'autres données dans l'État sta-
tistique de Rome, publié en 1822 (1). On y donne la
mortalité de Rome pendant vingt-deux ans : le total des
habitans y est de 2,939,095, celui des morts est de
112,999 ; ce qui fait un peu plus d'un mort sur vingt-six
habitans ; tandis qu'en général, dans les autres pays de
l'Europe, la mortalité n'est guère que d'un trentième ou

---

(1) Notizie per l'anno 1822, etc. Roma nolle stamperia Cracas.

d'un trente-deuxième. Je sais que peu de pays ont des causes aussi actives de maladies dangereuses; que, par conséquent, il ne faut point entièrement attribuer l'excès de la mortalité aux méthodes de traitement qui sont adoptées : cependant, comme nous avons vu ce qui existe chez ceux qui succombent; comme, en général, le traitement mis en usage n'est point basé sur cette connaissance des lésions internes, il est à croire que, lorsqu'on sera instruit du véritable état des choses, un traitement plus rationnel sera suivi des avantages que ne peut point avoir un traitement empirique, presque toujours dirigé par les idées systématiques de chaque médecin.

Les faits que nous venons d'exposer prouvent donc qu'il ne suffit pas d'interrompre une série d'accès, qui ne constituent pas à eux seuls toute la maladie, mais qu'il faut surtout s'occuper des lésions internes, dont les ravages sont si évidens, d'après les résultats ci-dessus énoncés.

Il faut donc examiner d'abord si la fièvre, soit par les symptômes qu'elle présente, soit par la nature des maladies régnantes, est de nature à mettre le malade en danger. Dans ce cas, il faut de suite aller au plus pressé, et interrompre une marche qui va droit à la mort.

S'il n'en est point ainsi; si les causes extérieures qui ont produit la fièvre sont éloignées, ou au moins si le malade est soustrait à leur action, il faut traiter le malade comme s'il n'avait que la lésion interne, et laisser subsister le mouvement fébrile, qui, dans ce cas, devient utile, en activant les actes organiques chargés d'enlever à l'organe sa condition morbide. Alors, si tout est simple et sans complication fâcheuse, la fièvre et la lésion interne se terminent spontanément.

Lorsqu'au contraire, dès le début d'une phlegmasie qui a provoqué l'arrivée d'une fièvre intermittente, on arrête tout-à-coup celle-ci, la phlegmasie, persistant toujours, porte sur un autre ordre de fonctions ses irradiations sym-

pathiques; ensuite, le mouvement excentrique, qui dans la
fièvre porte tous les liquides excitans vers la circonférence,
n'étant plus là pour éliminer les matériaux que l'absorption
a enlevés à l'organe malade, il s'ensuit une permanence
de la lésion qui, dès ce moment, devenant chronique en
perdant sa liaison avec les mouvemens d'ensemble, trouble
toute l'économie, d'une manière d'autant plus dange-
reuse qu'elle est plus obscure et moins apparente. Heureux
encore, quand ce trouble, devenant de plus en plus grand,
provoque de nouveau l'arrivée d'accès bien déterminés,
qui régulariseront enfin les mouvemens nutritifs qui sont
chargés de remettre l'organe malade dans son état naturel.

LVIIIe. Observation.

En 1822, je vis par hasard une femme du peuple, portant sur ses bras
un enfant, âgé de six mois et affecté d'une fièvre qui, d'abord tierce
simple, était devenue quotidienne ou plutôt double-tierce. Pendant
l'accès, il dormait profondément; ses joues étaient très-colorées, et son
corps couvert d'une éruption de gros boutons, légers, plats et blancs
comme ceux qui résultent de l'action des orties sur la peau; la peau en-
vironnante était rouge. C'était la fièvre exanthématique des auteurs.
J'engageai cette femme à appliquer quelques sangsues à l'anus de son
enfant, lorsque l'accès serait terminé.

Comme cette maladie avait jusqu'à présent marché avec beaucoup de
régularité, qu'aucun symptôme alarmant ne s'était déclaré, et que cette
femme comptait d'ailleurs sur une terminaison spontanée, l'insouciance
naturelle aux gens de ce pays, lui fit regarder ce moyen comme inutile; et,
redoutant l'embarras d'une telle application, elle s'y refusa. A cette époque, il existait beaucoup de fièvres intermittentes pernicieuses, arachnitiques ou cérébrales; craignant qu'à la fin, le cerveau de cet enfant
ne devînt le siége d'une congestion permanente, je lui conseillai, puisqu'elle ne voulait pas lui appliquer de sangsues, de lui administrer du
sulfate de quinine : elle le fit, et quelques prises arrêtèrent en effet les
accès. Mais l'enfant, qui avait conservé tout son embonpoint et toute sa
fraîcheur au milieu de cette fièvre, commença à maigrir d'une manière
très-rapide; ses traits se contractèrent; enfin, tout annonçait une mort
prochaine. La mère me fit appeler. Quelques heures avant ma visite, la
fièvre, qui n'était pas venue depuis huit jours, époque de l'administration
du quinquina, revint toute seule, et avec elle l'aspect de l'enfant s'amé-

liora. Je me gardai bien de proposer le quinquina, les sangsues étant
toujours rejetées ; je conseillai de l'eau d'orge pour toute nourriture, et la
fièvre disparut d'elle-même, après huit autres accès, pendant lesquels
j'étudiai attentivement si quelque organe important n'allait pas être in-
téressé.

C'est une des observations qui m'ont le plus clairement
démontré et le danger de supprimer trop rapidement une
fièvre intermittente, et la nécessité des mouvemens de réaction qui le constituent, pour amener la guérison des maladies locales qui provoquent ces accès.

Mais je suppose une simplicité qui bien souvent n'existe
pas ; et si je ne suis pas porté pour qu'on supprime tout-
à-coup la fièvre, je le suis pour qu'on combatte l'état des
viscères abdominaux par des moyens actifs. Car il est rare
que la maladie, une fois produite, puisse se terminer par
les propres forces de l'organisation : il y a toujours la présence des causes extérieures qui ont déterminé son arrivée,
et qui la fixent, en quelque sorte, plus profondément, une
fois qu'elle s'est déclarée. Si on la laisse à elle-même, elle
augmente les congestions locales qui existent déjà, et dès-
lors, l'altération des principaux viscères peut en être le
résultat incurable.

Il faut donc savoir apprécier les dangers d'une guérison
trop prompte de l'accès fébrile et ceux d'une expectation
qui laisse les organes les plus importans s'altérer sous son
influence, et se déterminer, non pas sur des règles générales, mais sur l'état actuel de l'individu qu'on a sous les
yeux.

Entre l'accès fébrile qu'on peut laisser impunément parcourir ses périodes accoutumées, et celui qu'il faut supprimer tout-à-coup, en raison du danger qu'il fait courir au
malade, il n'y a que des nuances insensibles que le praticien seul peut apprécier au lit du malade. Il est impossible de rien fixer à cet égard : c'est dans de tels cas que le
tact médical est de la plus haute importance ; rien ne

peut le remplacer chez celui qui ne le possède pas; on
ne peut point donner, dans un ouvrage, de distinction assez tranchée pour qu'on puisse reconnaître des degrés
que le sentiment perçoit et que les mots ne peuvent exprimer. Dans les premiers temps de l'emploi du quinquina,
des médecins, également célèbres, tels que Ramazzini et
Torti, se montrèrent, avec une égale ardeur, les partisans
enthousiastes et détracteurs véhémens de ce médicament;
ils n'ont eu tort que dans la manière exclusive dont ils ont
envisagé son emploi. Ramazzini a eu tort en le proscri-
vant dans le cas où Torti l'a employé avec tant de succès;
et ce dernier, s'il l'eût vanté dans tous les cas ordinaires
de fièvres intermittentes, aurait eu aussi peu raison que le
médecin de Modène. Les inconvéniens que le quinquina a
produits dans les cas rapportés par Ramazzini, sont aussi
réels que les succès qu'il a eus entre les mains de Torti; il
ne fallait, pour mettre ces deux praticiens d'accord, que
les faire opérer sur des individus placés dans les mêmes
circonstances et malades de la même manière.

*Comment doit-on considérer les fièvres qui ont l'appa-
rence de continuité et qui existent pendant une constitution de fièvres intermittentes?*

Soutenir que certaines fièvres continues sont de même
nature que les fièvres intermittentes, c'est avancer une
espèce de paradoxe, que la véritable acception des mots
semblerait devoir renverser; et cependant, tel n'est point
le cas des maladies dont je parle. Il est bien certain que
si on dit, d'après l'usage habituel, qu'une fièvre intermittente est celle qui présente des intervalles entre ses accès,
tandis qu'une fièvre continue n'en présente point, j'aurai
tort de ranger dans la même classe des maladies nommées
différemment; mais ce sera un tort d'expressions et non
de choses; voici ma justification : Quand on a imposé un

nom aux fièvres intermittentes , on n'a fait attention qu'à
leur caractère extérieur le plus tranché , mais on ne pouvait point chercher à caractériser par cette dénomination
l'essence de la maladie : comme ce n'est qu'aujourd'hui que
cette nature est connue, nous pouvons donc, tout en con-
servant le nom consacré par l'usage , ranger sous un
même titre des affections qui, différentes par la forme ,
sont semblables par le fond. Il est bien vrai que l'intermittence des accès est la circonstance la plus ordinaire
dans ces maladies ; mais elle n'est point une circonstance
nécessaire , au moins quant à l'apparence , car l'observation nous montre que, sous l'influence des causes qui déterminent l'arrivée des fièvres intermittentes , l'économie
acquiert un ensemble de modifications qui feront développer des maladies dont les accès ne seront pas toujours
le caractère particulier, et cependant, ces maladies seront
guéries par les mêmes moyens qui conviendront aux
fièvres intermittentes de cette époque. Il paraît que le
phénomène physiologique , altéré sous une telle constitution, est tel, que, quelle que soit la manière dont il se développe , il exige toujours les remèdes que l'expérience a
démontré agir spécialement sur lui. Ainsi, j'ai souvent
vu pendant l'été de 1822, époque à laquelle régnèrent
des fièvres intermittentes, des malades qui , examinés à
tous les momens du jour, ne présentaient aucune rémission bien sensible : il est probable qu'elle existait cependant; mais enfin elle était difficile à rencontrer en raison
de son peu de fixité.

Les circonstances antérieures et la constitution régnante
seules, me faisaient soupçonner la nature de cette fièvre,
et la guérison n'était complète qu'autant que les anti-périodiques terminaient le traitement. Je citerai l'observation
suivante en raison de sa simplicité.

LXIe. OBSERVATION.

Vincenaza San Patina, âgée de vingt et un ans, d'une constitution assez forte, éprouva une suppression de ses règles dans le mois d'août 1822. Elle eut en même temps, depuis cette époque, des accès de fièvre, qui se reproduisirent consécutivement pendant quatre mois : elle prit plusieurs onces de quinquina, et tout cela sans succès. Enfin, pendant le cinquième mois, sa fièvre devint absolument continue : elle l'avait à toutes les heures, ne pouvait jamais dire quand elle la prenait ou quand elle la quittait. Cependant il y avait des irrégularités d'intensité, mais point de redoublemens apparens ; et cependant, quoique avec une fièvre assez forte, elle était ordinairement levée pendant le jour, et allait et venait dans la ville. L'appétit était nul. Quand je la vis pour la première fois, la suppression de ses règles, la dureté du pouls, l'absence de toute intermittence, me firent supposer une inflammation interne, car j'ignorais alors que cette maladie avait commencé par des accès bien réguliers ; ce ne fut que plus tard que je l'appris. Cependant la circonstance d'être levée, avec une affection aussi prononcée, me frappa d'autant plus, que, bien que cette fièvre fût ainsi continue depuis un mois, les forces de la malade n'avaient pas sensiblement diminué, et dans les fièvres continues de la France il n'en eût certainement pas été ainsi. Je savais déjà que l'intégrité d'une partie des forces est un caractère assez particulier aux fièvres intermittentes, par opposition aux fièvres continues ; enfin, étant instruit des détails que j'ai rapportés plus haut, je ne doutai plus que la maladie n'appartînt à celles de la saison, qu'elle ne fût de la classe des intermittentes, et je promis une guérison, dont on désespérait, en raison des doses inutiles de quinquina qu'on avait prises.

Je commençai par pratiquer une forte saignée du bras. La nuit qui suivit cette saignée, il se développa un accès tellement violent, que la malade délira pour la première fois. Le lendemain, je trouvai le sang dense et gélatineux : il n'y avait pas de couenne, mais bien une couche de gélatine transparente et tremblante. Je fis une seconde saignée de suite, et comme la première, la nuit suivante, la malade fut encore extrêmement agitée par un violent accès de fièvre ; mais le délire fut à peine sensible. Ayant trouvé le sang avec la même qualité que la veille, je pratiquai le troisième jour une troisième saignée ; une sueur abondante termina le matin l'accès de la nuit. La journée fut assez calme ; mais le soir nouvel accès, et le lendemain matin nouvelle apparition de sueurs.

Considérant alors que la fièvre avait repris sa première force, et que si je la laissais à elle-même, elle pourrait bien continuer de se reproduire, la malade n'ayant d'ailleurs pas le temps de donner beaucoup de soins à sa santé, ce qui m'avait engagé à la traiter aussi activement, je lui prescrivis soixante grains de sulfate pour deux jours. Les premières doses arrêtèrent l'accès, et, dès-lors, commença une convalescence qui passa de suite à un tel état de santé, qu'elle engraissa en peu de jours, et reprit la fraîcheur et l'embonpoint qu'elle avait perdus depuis cinq mois de maladie : ses règles reparurent d'elles-mêmes au bout de huit jours. Je l'ai revue dans le mois de février, et toujours dans le même état de santé.

Le redoublement de la fièvre, après la saignée, n'étonnera pas ceux qui connaissent une observation analogue, rapportée par Morgagni, et dont le sujet était aussi une femme. Si on se rappelle l'observation du portier de Saint-Pierre, elle a offert la même circonstance, et elle se reproduit si souvent, qu'on y compte et qu'on en prévient même le malade ou ses parens.

Ceux qui admettent identité parfaite entre les fièvres intermittentes et toutes les fièvres continues, se saisiront probablement de cette observation pour appuyer leur opinion; mais, je le demande, combien de fois pourra-t-on en France, à Paris, par exemple, faire d'une fièvre continue une fièvre intermittente, en saignant le malade? Y a-t-il beaucoup d'exemples de pleurésies, de pneumonies, d'abord continues et ensuite rendues intermittentes par un traitement convenable?

Quant à moi, je n'en conclus pas moins, comme le feront probablement tous ceux qui verront les choses par eux-mêmes et non dans les livres, que parmi les fièvres continues, qui existent en même temps que les fièvres intermittentes, il en est un grand nombre dont la base physiologique est absolument la même que pour ces dernières; que l'organisation est pareillement affectée dans les deux cas; que les causes sont les mêmes, et que le traitement doit également offrir les mêmes conditions générales, c'est-à-dire, qu'il doit s'adresser et à des lésions locales et à un système nerveux, dont on a si rarement besoin de s'occuper quand la fièvre est véritablement de la nature des fièvres continues.

Ayant eu plusieurs fois à traiter des maladies ainsi dégénérées en fièvres nerveuses continues, j'ai été étonné moi-même du changement subit que je produisais par des saignées répétées ainsi coup sur coup , d'autant plus qu'elles étaient pratiquées sur des individus qui , très-souvent, avaient de grandes préventions contre leur usage. On ne saigne guère à Rome que pour les maladies décidément inflammatoires, telles que les pleurésies, les pneumonies; il est rare que dans les fièvres proprement dites, et surtout dans celles de l'été, on emploie ce moyen; il est même en quelque sorte proscrit de leur traitement. Saigner pendant une telle constitution est un véritable contre-sens, et cette manière de voir, qui existe chez la plupart des médecins , est aussi celle du peuple : il fallait qu'un malade eût essayé tous les remèdes avant de se décider à consentir à cette opération ; et cependant , je le répète , j'ai fait cesser presque subitement des fièvres qui avaient résisté à tous les autres traitemens : je ne dis point que j'employais seulement la saignée , puisque rarement j'ai manqué de lui faire succéder le quinquina; mais celui-ci ne réussissait que lorsque des évacuations sanguines avaient disposé l'économie à en recevoir l'action. Nous verrons quelle propriété j'attribue à la saignée et de quelle manière elle guérit. Il en est des fièvres continues simples , telles que celles dont je viens de rapporter l'observation, comme il en est des fièvres pernicieuses, semblables à la plupart de celles que Torti a décrites , c'est-à-dire que , quoique continues par l'apparence, elles n'en appartiennent pas moins entièrement aux fièvres intermittentes par leur nature. Les accès , au lieu d'être éloignés les uns des autres , se rapprochent en raison de l'énergie de la maladie ; aussi arrive-t-il que dans ces cas , lorsqu'on ne se hâte point d'arrêter tout-à-coup une telle dépense des forces, une mort prompte et certaine en est bientôt le résultat. Il est encore tout aussi difficile de donner des règles précises pour ces terribles maladies que pour celles qui sont plus simples. Le médecin a toujours à apprécier si le danger est produit par les mouvemens nerveux ou par la lésion locale. En général, cependant, il doit combattre les deux. Mais comme une lésion locale ne tue qu'en agissant sur le système nerveux, il est d'abord important de rendre celui-ci insensible aux provocations que les autres parties peuvent exercer sur lui, et cela est obtenu, soit par le quinquina, soit par l'opium, comme nous le verrons en parlant de ces substances.

LIVRE SIXIEME.

ARGUMENT.

Du traitement curatif des fièvres intermittentes.—De la saignée. —Théorie de l'action de la saignée. — Doit-on saigner au début des fièvres intermittentes? — Doit-on saigner au milieu des fièvres intermittentes? — Des émétiques et des purgatifs. — De l'emploi des émétiques et des purgatifs au début des fièvres intermittentes. — De l'emploi de l'émétique et des purgatifs pendant le cours des fièvres intermittentes. — De la différence qui existe entre les lésions locales produites par les purgatifs ou autres excitans spécifiques, et celles qui se développent spontanément. — Du quinquina. — Du quinquina au début des fièvres intermittentes. — Du quinquina au milieu des fièvres intermittentes. — Observations comparatives. — La permanence d'une lésion locale contre-indique-t-elle l'emploi du quinquina? — Du vin de quinquina. — De l'opium. — Potion stibio-opiacée. — Du pipérin. — De l'arsenic. — De l'écorce du marronier d'Inde, de l'écorce de lilas, etc. — De la ligature des membres. — De la position horizontale. — De la compression de l'abdomen. — Des ventouses sèches. — Des affusions froides. — Des lotions fraîches. — Des amers. — Des guérisons obtenues.

Du traitement curatif des fièvres intermittentes.

1°. De la Saignée.

Je commence par le moyen qui, sur un nombre considérable de malades, me paraîtrait le plus utile si on n'employait que lui seul. Je ne veux pas proscrire par là le quinquina , seulement je crois que la saignée pourrait dans beaucoup de cas, surtout dans nos climats , amener une guérison plus solide que le quinquina , si on ne voulait faire usage que de l'un ou de l'autre.

Quand on ouvre le cadavre d'un individu qui a succombé à une inflammation, on voit que le sang a pénétré outre mesure des vaisseaux dans lesquels il circulait bien plus tranquillement dans l'état de santé. On sait ensuite que le sang est le liquide le plus excitant de l'économie, que c'est surtout lui qui donne à tous nos organes les forces et la vie. Or, a-t-on dit, puisqu'il y a excès de sang et de vie dans les inflammations, puisque c'est leur concentration qui va causer la mort, diminuons la quantité de ce liquide vivifiant, et nous détruirons certainement l'effet en enlevant la cause. Ainsi , les saignées ont été considérées comme amenant la guérison en enlevant la cause ou au moins l'aliment de l'inflammation. Cette opinion est vraie en partie, et d'autant plus conforme à la physiologie, vue sous un certain rapport, qu'elle est confirmée par les belles expériences de M. Edwards sur l'influence des agens physiques sur la vie. Ce savant physiologiste a prouvé, de la manière la plus convainquante, que plus un mammifère était jeune, moins son sang était riche en globules rouges ; que, sous ce rapport, il ressemblait d'avantage aux animaux des classes inférieures qui, comparés à ceux des classes élevées, offrent également une moins grande proportion des globules sanguins rouges ; que les saignées pratiquées sur l'homme, par exemple, tendaient à ramener son organisation aux conditions de celle des animaux à sang froid, chez lesquels les phénomènes de la vie s'exécutaient avec bien plus de lenteur ; que le besoin d'avoir des rapports étendus avec l'air atmosphérique diminuant avec le nombre des globules rouges, il était important de diminuer ce besoin dans les cas d'inflammation des poumons, par exemple, en produisant artificiellement sur l'homme adulte l'état naturel à l'enfance.

Mais il y a dans toutes les maladies un autre élément, sur la puissance duquel la saignée agit secondairement et par des actions organiques différentes de celles que nous venons d'exposer.

Nous avons dit que toute affection inflammatoire consistait dans une modification de tissu, qui devait successivement disparaître par les mouvemens continuels de composition et de recomposition dont nos organes sont le siége. Nous avons démontré que l'absorption devait peu-à-peu enlever à un organe malade la texture morbide qu'il avait acquise sous des conditions trop excitantes, et que le traitement devait avoir pour but de produire des conditions opposées à celles qui ont amené la maladie.

Or, la saignée agit donc, comme nous l'avons dit, en diminuant d'abord le nombre des globules rouges qui arrosent les parties malades, ensuite en augmentant l'absorption des parties malades; car on sait que plus l'économie est privée de liquides, plus l'absorption est active; il s'établit dans tout le système absorbant une espèce de soif qui lui fait prendre des matériaux partout où il peut en trouver; c'est alors que l'on maigrit par l'absorption de la graisse. C'est dans des cas analogues qu'on a vu disparaître des collections aqueuses formées dans le péritoine ou dans la poitrine. Les purgatifs, en déterminant une grande perte de liquides, produisent les mêmes résultats. Or, s'il y a absorption de matières liquides, elle doit également avoir lieu pour les matières constituantes de nos tissus, car elles sont tour-à-tour liquides et solides; et d'ailleurs cette absorption n'est point accidentelle, puisque c'est elle qui, chaque jour, permet le renouvellement de nos parties.

Il est donc de toute nécessité, pour déterminer la disparition d'une inflammation, de produire dans l'éco-

nomie les circonstances les plus favorables pour que l'absorption s'exerce avec une grande énergie. Des expériences dues aux physiologistes modernes, prouvent qu'un
état de turgescence de l'économie est le moins propre à
favoriser ce genre de phénomène. Plus le système sanguin
est vide, et plus il absorbe avec activité; et nous distinguerons, sous ce rapport, deux genres d'absorption : celle
qui s'exerce dans l'intérieur même de nos tissus et qui
est liée aux actes de la nutrition; et celle qui s'exerce à la
surface même du tube intestinal ou de la peau, et qui
est, dans le cas de maladie, chargée de porter les médicamens dans toute l'économie. On voit pourquoi, lors
même que le quinquina est utile et indispensable pour
la guérison, il faut, pour qu'il soit absorbé, déterminer
une activité des vaisseaux absorbans, soit par la saignée,
soit par des purgatifs qui, privant tout-à-coup l'économie
d'une grande quantité de liquides, favoriseront sa prompte
introduction dans nos tissus.

La saignée est d'autant plus utile dans les pays chauds,
que l'effet même d'une température élevée est de produire
une espèce de turgescence vasculaire, qui tend plutôt à
favoriser les mouvemens d'exhalaison que ceux d'absorption. Cependant il ne faut rien porter à l'excès, et si des
saignées, convenablement répétées d'après l'état des
forces, peuvent accélérer la disparition des lésions locales, si on en faisait un abus, on produirait un état de
faiblesse qui suspendrait pendant un temps l'exécution des
mouvemens de composition et de recomposition de nos
tissus.

Ensuite, il faut toujours se guider dans l'emploi des
moyens thérapeutiques par les lois qui gouvernent tous
nos mouvemens organiques. Il faut se rappeler, qu'en
vertu d'une de ces lois, une altération organique, une fois
bien développée, doit nécessairement employer un temps
déterminé pour disparaître; que rien ne peut hâter cette

disparition au-delà d'un certain degré ; que la vitesse même des actes organiques qui doivent l'opérer, ne peut point être indéfiniment retardée ou accélérée ; en un mot, que tout est subordonné à l'activité de la vie, qu'on peut modifier, mais qu'on ne peut gouverner.

La saignée n'est pas seulement utile pour faire disparaître les lésions de tissu qui constituent les inflammations fixes ; elle peut encore servir à la guérison des maladies purement nerveuses, et voici de quelle manière on doit envisager ces dernières maladies.

Si un organe parenchymateux, ou une membrane muqueuse, par exemple, produit des phénomènes particuliers, lorsque sa composition habituelle est modifiée, et se trouve présenter les caractères matériels qui constituent une inflammation ; si le changement de ses fonctions habituelles est dû à un changement que la nutrition y a apporté, il doit en être de même dans le plus grand nombre des maladies dites nerveuses ; car le système nerveux ne s'acquitte de ses fonctions habituelles qu'en vertu de sa composition matérielle, et, si cette composition vient à changer, ses propriétés doivent changer comme elle. Un système nerveux, habituellement le siége ou des mouvemens généraux qui constituent la fièvre, ou de ceux qui provoquent la douleur, ne peut point être le même que celui qui agit pendant l'état de santé ; il doit y avoir une différence matérielle entre eux : comment croire qu'une branche nerveuse qui est pendant un mois, pendant un an et plus, le siége habituel de douleurs névralgiques, soit absolument dans les mêmes conditions organiques qu'une branche bien portante ?

Sans doute il est très-difficile de concevoir que des modifications matérielles soient la seule cause des phénomènes qui souvent paraissent et disparaissent tout-à-coup ; cependant la difficulté diminue en partie, quand on examine tous les élémens qui entrent dans leur production. Le système nerveux n'est pas actif seulement en vertu de sa structure actuelle, nous avons vu que cette structure ne changeant pas, ses actions changeaient comme les forces qui agissent sur lui, et qui, dans les différens états de veille, de sommeil, et dans ceux des différentes irritations, supposent des oscillations qui les portent rapidement sur tous les points de l'économie.

Il y a donc, dans toute fonction nerveuse, deux choses à considérer, et sa structure actuelle, et les excitans qui peuvent la mettre en exercice. Ainsi, une épingle, en agissant sur une extrémité nerveuse, y détermine de la douleur sans qu'il y ait un changement de structure, qui ne viendra que plus tard. Une gastrite peut irriter de la même manière le cerveau et la moelle épinière, et éveiller des symptômes nerveux qui, dans les premiers instans, seront de purs effets d'irritation. Mais dans plusieurs cas de névralgie, de folie, d'épilepsie, il doit y avoir, outre les causes d'irritation, que le système nerveux malade peut recevoir des autres parties, il doit y avoir dans le nerf lui-même une altération de tissu qui pourra reproduire soit la douleur, soit la folie, soit la convulsion, lors même que rien n'agira plus sympathiquement sur lui. Je suis persuadé que presque toutes les maladies nerveuses, au lieu d'être de simples effets dynamiques, sont accompagnées d'un semblable état du système nerveux, soit que cet état ait été amené par des altérations des viscères les plus importans, qui peuvent plus ou moins être encore permanentes, soit que la lésion seule du système nerveux ait survécu à sa cause productrice.

Je ne suppose pas pour cela une absence d'influence exercée par les forces mobiles de l'économie qui, en se portant périodiquement sur les nerfs, provoqueront des accidens, qui sans elles n'eussent pas été éveillés ; mais je suppose qu'une altération particulière du tissu nerveux est nécessaire pour que cette action ait lieu, quand cette influence éveille des phénomènes pathologiques. Il y a donc deux causes qui peuvent produire un phénomène nerveux : 1°. l'action d'une irritation exercée sur le nerf par un corps extérieur ou par un organe malade, sans altération de structure de ce nerf ; 2°. une altération du tissu nerveux lui-même, amenée soit par une série d'irritations plus ou moins répétées qu'il aura éprouvées, soit par tout ce qui aura pu altérer son mode de nutrition. Dans le premier cas, l'éloignement de la cause irritante ou la cessation de son action, font disparaître le phénomène nerveux. Dans le deuxième cas, ce phénomène étant dû à une modification permanente du tissu nerveux, il ne peut être détruit qu'autant qu'on reproduira l'ancien état de choses.

La permanence d'une modification du tissu nerveux n'est pas plus une cause de symptômes continus, que la permanence d'une inflammation des intestins n'entraîne des accidens non interrompus. Un cerveau enflammé, par exemple, d'une manière continue, ou, si on veut, modifié de telle manière, qu'il en résulte ou une épilepsie, ou des douleurs, ou la manie, ne sera pas continuellement le siége de douleurs ou d'idées maniaques ou de convulsions. Il en est de même de l'état de santé. Le cerveau ne change pas de structure le jour et la nuit, et cependant il agit le jour et se repose ensuite. Il faut donc tenir compte des forces excitantes de l'économie qui mettent en jeu des organes sains ou malades, d'après les lois de distribution qui régissent l'organisation. On ne devra donc pas se servir de l'intermittence des symptômes nerveux pour en conclure qu'ils ne sont dus qu'à la seule excitation périodique des nerfs, et qu'une altération de texture permanente n'est pas possible là où les symptômes sont intermittens. D'ailleurs, des faits bien positifs et connus depuis long-temps, parlent en faveur de mon opinion. On sait que par suite de douleurs sciatiques, prolongées pendant des années, on a trouvé les nerfs sciatiques enflammés ou atrophiés, et cependant les douleurs ont dû nécessairement présenter des intervalles de repos, sans cela elles n'eussent pu durer que quelques jours; car, jamais l'économie ne serait en état de supporter une continuité prolongée de douleurs, pas plus qu'elle ne pourrait résister à un mouvement fébrile violent ou à des convulsions de longue durée : elle n'a, pour produire tous ces phénomènes, qu'une certaine quantité de forces; quand des causes délétères les forcent d'être toujours en action, elle use tout ce qui lui est accordé, et la mort survient promptement par un véritable épuisement. Je n'entre ici dans tous ces détails que pour éviter l'objection qu'on pourrait élever contre l'altération permanente de tissu, que je suppose exister dans le système nerveux, lorsqu'il produit des phénomènes morbides. Je comparerais volontiers un phénomène nerveux, produit par la simple accumulation des forces sur un système nerveux, à la congestion vasculaire, ou à l'injection qui forme la première période des maladies inflammatoires des autres viscères. On sait que cette injection peut provoquer absolument les mêmes accidens qu'une inflammation bien établie et caractérisée par des phénomènes de suppuration, d'ulcération, etc.

Tandis que l'altération permanente des tissus nerveux, celle que je suppose exister dans beaucoup de cas de névralgies anciennes, d'épilepsies, de manies, etc. , répondront aux altérations permanentes qui caractérisent les inflammations fixes des organes. De même qu'il n'est pas toujours possible, dans une maladie des intestins, ou des poumons, par exemple, de dire là où l'injection simple finit, et où l'altération fixe commence, de même, dans les phénomènes nerveux, il n'est jamais possible de déterminer le phénomène de douleur ou de convulsion, qui tient à une simple irritation, à une simple concentration des forces, ou à une véritable altération de tissu.

Mais il nous suffit que nous soyons instruits de l'existence de ces deux causes de maladies, pour que nous cherchions à les combattre toutes deux.

En effet , dès qu'il y a irritation ou congestion vasculaire, la nutrition doit être modifiée dans la partie affectée; dès-lors réunion de l'irritation par cause externe , et des modifications de tissu qui mettent le système nerveux dans un état pathologique. Or, puisque, pour détruire cette modification de tissu, il faut que l'absorption reprenne aux parties malades ce qui les rend telles, la saignée , en activant cette fonction, sera donc un des principaux moyens de guérison ; car, non-seulement elle agira en diminuant le nombre des globules rouges qui nourrissent les nerfs , mais encore elle favorisera l'absorption des molécules qu'ils ont acquises dans des circonstances morbides , ainsi que celle des médicamens qu'on désire introduire dans l'économie , et qui , tels que le quinquina , l'opium, par exemple, peuvent agir d'une manière spéciale sur ses propriétés.

J'ai annoncé, au commencement de ce Traité, que j'avais été conduit à supposer que la saignée ne guérissait pas seulement en enlevant du sang , puisque dans beaucoup de cas , après de nombreuses saignées , l'économie avait bien moins de sang que dans l'état de santé , et cependant il restait encore une inflammation capable de tuer, si on ne rendait pas en quelque sorte le malade exsangue. Or, cette persistance de l'inflammation , chez des sujets privés peut être des deux tiers ou des trois quarts de la quantité de sang ordinaire à l'état de santé, ne pouvait s'expliquer que dans la supposition d'une altération permante du tissu , altération qui ne pouvait point disparaître facilement comme le sang.

Cependant il faut avouer que l'esprit d'antagonisme qui existe entre les systèmes sanguin et nerveux , s'oppose à ce que la saignée ait sur les affections nerveuses la même influence que sur les maladies des autres viscères. Il est certain que, dans beaucoup de fièvres intermittentes chroniques, on pourrait arriver à tuer le malade par des saignées sans avoir auparavant amené des changemens qui auraient annoncé leur utilité. Il est certain qu'on ne parviendrait pas, dans la majorité des folies ou des névralgies chroniques, à diminuer les accidens par des saignées répétées. Il est certain que, même dans plusieurs cas de fièvres intermittentes, des saignées pratiquées outre mesure, finiraient par produire un état nerveux général, qui serait l'indice du peu de réussite de l'emploi d'un tel moyen. Que ces effets tiennent à l'espèce de prédominance que le système nerveux obtient par l'appauvrissement du système sanguin ; qu'ils dépendent de la plus grande susceptibilité que le malade acquiert sous des influences aussi débilitantes, et à la nouvelle série d'actions et de réactions qui s'établissent en lui ; toujours est-il, qu'ils sont évidens et qu'ils doivent être soigneusement évités. Il semble, dans les cas où ils ont lieu, il semble que l'inflammation locale que l'on veut combattre, ne soit qu'un effet produit par un système nerveux qui pousse continuellement le sang dans un organe, de manière que plus on saigne, et plus l'affection nerveuse ramasse tout ce qu'il y a dans l'économie pour l'injecter de nouveau dans le tissu qui est devenu le siége de ses irruptions. On affaiblit l'économie dans tout son ensemble, il est vrai ; mais comme la maladie semble alors consister principalement dans la prédominance acquise par la partie lésée, la saignée ne détruisant point cette prédominance, la maladie persiste avec moins de force dans une organisation moins forte, par conséquent, consiste toujours dans le même degré d'altération proportionnelle. C'est dans de tels cas que des remèdes agissant spécialement sur le système nerveux sont utiles. Nous en parlerons plus bas.

Lorsqu'on se figurait que les fièvres intermittentes ne consistaient que dans une simple lésion des forces, on pou-

vait supposer *à priori* que la saignée était peu utile ; mais
cependant il a fallu, pour avancer une telle opinion, non-
seulement mettre de côté les faits bien constatés, dans
lesquels ce moyen a été employé avec succès, mais encore faire dire aux auteurs qui ont traité ces maladies par
eux-mêmes, des choses opposées à leur sentiment particulier. Ainsi, jusque dans ces derniers temps, on a supposé que c'était d'un consentement unanime que la saignée
avait été proscrite du traitement des fièvres intermittentes ;
et pourtant, si on consulte directement les ouvrages des
différens praticiens, on voit que, bien loin de proscrire
la saignée, ils en ont retiré souvent de grands avantages
dans tous les types des fièvres intermittentes. Lancisi,
Torti, Morton, ont saigné avec succès dans ces maladies.
Senac a également donné d'excellens conseils sur l'emploi
de ce moyen. Mercatus faisait tirer du sang même dans
les fièvres quartes.

Lorsqu'une fièvre intermittente commence, on est presque toujours sûr de la faire avorter par une forte saignée,
immédiatement suivie de l'administration de quelques grains
de calomel ou de tout autre laxatif, qui produira cette
espèce d'activité d'absorption dont nous avons démontré
la nécessité. Et cette cessation presque subite de la maladie est due, soit à la diminution d'activité que l'on a produite dans les fonctions circulatoires, soit à l'espèce de
trouble général que la saignée détermine, et qui change
ainsi tout-à-coup la tendance vicieuse des mouvemens nerveux.

La saignée a été proscrite du traitement des fièvres intermittentes qui ravagent les pays marécageux, et cette proscription a été due à une circonstance particulière aux habitans de ces lieux mal-sains. Presque tous ceux qui vivent
au milieu de ces émanations délétères le font par force,
ou plutôt par nécessité ; presque tous sont pauvres, et par
conséquent privés de moyens de vivre ailleurs ; le plus

grand nombre ne fait usage que d'une nourriture peu substantielle et incapable, dit-on, de soutenir des forces usées par un travail qui les épuise : alors l'influence des exhalaisons marécageuses se joignant à toutes ces causes de destruction, détermine des obstructions du foie, de la rate, du mésentère, obstructions dues à un état de faiblesse et de langueur qui réclamerait plutôt des moyens excitans qu'un traitement débilitant; de manière que presque tous les malheureux paysans qui, en France, dans la Sologne, par exemple, sont consumés par une fièvre lente, par des inflammations chroniques des viscères abdominaux, ou bien sont abandonnés par les médecins qui ne supposent de guérison possible qu'au moyen d'alimens ou de remèdes excitans que leurs malades ne peuvent se procurer, ou bien qui, quand ils en entreprennent le traitement, sont brûlés par des médicamens qui achèvent de désorganiser des viscères déjà si profondément altérés.

Sans doute il y a du vrai dans l'influence d'une mauvaise nourriture sur la constitution; il est bien certain que l'économie peut, quand elle est convenablement excitée, résister à des causes de maladies qui attaquent un individu faible et mal disposé ; il est bien certain que le froid, par exemple, à température égale, produira plutôt un rhume sur un individu soumis à des influences débililitantes que sur celui qui, bien nourri, présente une force de réaction qui luttera avec avantage contre ce qui tendrait à le rendre malade; mais toute vérité est susceptible de devenir une erreur, quand on exagère l'étendue de ses applications : on se fait souvent une illusion sur les qualités d'une nourriture qui, peu substantielle pour celui qui n'y est pas accoutumé, le devient pour celui qui n'en a jamais connu d'autres. Un paysan nourri avec du lait, du pain, des racines, des œufs, et quelquefois seulement de la viande, est sans doute mal traité pour celui dont la table abonde en viandes et en épices apprêtés de toutes les manières, et cependant la différence entre les résultats de la digestion chez lui et chez l'autre n'est pas autant à l'avantage de ce dernier qu'on semblerait le croire. Qu'on examine les vigoureux bergers des Alpes ou des Pyrénées, qui, pendant des mois entiers, ne vivent que de lait et de pain; que l'on fasse la comparaison entre les peuples frugivores et les carnivores, et l'on verra de quel côté sont la force et la santé, et de quel autre côté sont la faiblesse et les maladies de tout genre. Je sais qu'on m'objectera la pureté de l'air des montagnes comparée à l'insalubrité des exhalaisons marécageuses.

Mais quand on compare deux choses composées, il faut prendre séparément tous les élémens qui entrent dans leur composition. Il s'agit d'abord de déterminer si la nourriture des individus qui habitent les lieux bas et marécageux est suffisante pour entretenir leurs forces : or, en citant l'emploi de cette même nourriture dans des circonstances où l'air étant plus rare, présente déjà moins d'oxigène à chaque inspiration ; où la transpiration, extrêmement active, fait perdre une grande quantité de matériaux chaque jour ; en citant la nourriture végétale de la plupart des peuples du midi, et leur énergie, incomparablement plus grande que celle des peuples du nord, qui font un plus grand usage de viande et de liqueurs, il me semble que je fournis toutes les données capables de résoudre ce problème, et d'établir que la nourriture peu substantielle, comme on le croit, des habitans des pays marécageux, n'est point ni une cause de maladie, ni une prédisposition à en contracter une.

Si l'opinion, qui fait considérer ces alimens comme insuffisans pour lutter contre les miasmes marécageux, était fondée, si, en un mot, la faiblesse était le plus grand mal à combattre, il faudrait que ceux qui pourraient se procurer des alimens plus excitans en éprouvassent une amélioration au moins sensible. Consultons l'expérience.

Les environs de Sienne, infectés de miasmes marécageux, sont peut-être, encore plus que ceux de Rome,
habités par une population qui, chaque année, est mois-
sonnée par des fièvres intermittentes ou par les inflammations abdominales qui existent avec elles. La mortalité,
au lieu d'être de 1/26, comme à Rome, est de 1/10. Je
parle ici non pas du rapport des morts avec les malades,
mais avec la population entière. On voit que cette proportion est énorme, puisque déjà elle est plus du double
de celle qui s'observe à Rome, et trois fois plus considérable que celle des autres pays. On n'accusera pas les
légumes de produire cette disposition, à se laisser impressionner par les miasmes, puisqu'ils n'en cultivent point;
on n'accusera point le manque de moyens excitans capables de les faire lutter contre les influences délétères
au milieu desquelles ils vivent, puisque chaque matin
ils avalent à jeun une assez grande quantité de vin et
d'eau-de-vie, qu'ils supposent nécessaires pour combattre
les effets des émanations marécageuses ; et cependant,
plus que partout ailleurs, ils ont la fièvre, et sont porteurs d'engorgemens énormes du foie, de la rate, en
un mot de maladies chroniques et lentes du bas-ventre.

Le docteur G. Palmi (1), qui a donné des détails très-
précieux sur les maremmes de Sienne, convaincu comme
nous de la nature sthénique de ces maladies, a employé la
saignée avec succès, et en a tiré la conséquence si vraie,
que des maladies par excès de stimulus peuvent se développer dans les circonstances qui déterminent dans l'organisation une apparence d'affaiblissement et de langueur. Si jusqu'à présent on a supposé qu'il y avait une
liaison entre la nourriture des habitans des pays marécageux et leur facilité à contracter la fièvre, on a raisonné

____

(1) *Anthologie*, n°. 31, juillet 1825, et *Bulletin des Sciences médicales*,
etc., mars 1824, pag. 224.

comme il arrive si souvent quand on attribue un fait à une circonstance coexistante avec lui. Mais l'exemple des Siennois, placés dans des circonstances opposées pour la nourriture à celles dans lesquelles se trouvent les habitans de la Sologne, par exemple, est trop concluant pour qu'il ne serve pas à rectifier sur ce point des idées trop légèrement conçues.

J'ajouterai à ces faits, ceux qui sont consignés dans un excellent mémoire du docteur R. M. Causland, sur les fièvres intermittentes du Canada. (1) Cet observateur, entraîné par l'opinion générale, qui fait attacher trop d'importance à une nourriture substantielle pour la guérison des fièvres intermittentes dues aux émanations marécageuses, avait d'abord accusé une mauvaise nourriture d'être la cause, et de la difficulté qu'il éprouvait pour guérir ces maladies, et des rechutes si fréquentes dont elles sont susceptibles. Mais enfin, éclairé par l'expérience directe, voici de quelle manière il s'exprime à la fin de son mémoire : « Quelques observations »plus récentes m'ont prouvé qu'un régime nourrissant ne »favorise pas autant la cure des fièvres intermittentes par »l'émétique, et ne concourt pas autant à écarter les re- »chutes que je l'avais d'abord présumé. Les simples soldats »étaient guéris aussi promptement par cette méthode »que les officiers et d'autres personnes aisées, à même »de choisir leurs alimens et de faire usage du vin. Ce qui »me fait penser qu'une nourriture restaurante n'est abso- »lument nécessaire que dans les cas où la fièvre a déjà

______

(1) *Observations sur l'usage de l'émétique, de l'opium et de quelques autres substances dans le traitement des fièvres intermittentes*, par R. M. Causland, chirurgien militaire, extraites du *Medical Commentaries*, tom. 8, part. 2, pag. 247, et traduites de l'anglais avec des remarques par M. Martin, membre du Collége royal de Médecine de Nancy, et médecin des hôpitaux militaires à Saint-Avold. *Journal de médecine, chirurgie, pharmacie, etc.*, tom. 84, pag. 18.

» duré long-temps ; peut-être même que le régime délayant
» est nécessaire pendant les premiers jour des fièvres inter-
» mittentes, etc. »

Un autre point à examiner, après la nourriture, est
l'action des miasmes marécageux sur l'économie? Cette
action est-elle débilitante, est-elle stimulante? Sans nous
engager dans des discussions trop pénibles sur le mode
d'action des agens extérieurs sur nous, répondons en présentant l'effet même de cette action. Qu'avons-nous
trouvé dans tous les cadavres de ceux qui ont succombé à
des fièvres intermittentes? Épanchement d'eau, de sang
ou de pus dans le crâne; dans la peitrine ou dans l'abdomen, injection de l'arachnoïde et du cerveau, inflammation de ces organes, ainsi que des poumons, du cœur, de
l'estomac et de tout le tube intestinal; congestion de la
rate, portée au point, dans quelques cas, d'amener la rupture de sa membrane extérieure et l'épanchement du sang
dans la cavité du péritoine; dans presque tous les cas,
désorganisation plus ou moins complète de ce viscère. Or, si
c'est là ce qu'on trouve dans les cas mortels de ces maladies, diminuons l'intensité de ces phénomènes pour les
cas où ils ne sont pas assez prononcés pour amener la
mort; tenons compte du succès des saignées, il me semble
qu'il en restera encore bien assez pour croire que, dans
toutes ces maladies, ce n'est point la faiblesse qu'il faut
combattre, mais bien un excès de forces mal dirigées.

Ce n'est point avec quelques faits exceptionnels ou mal
observés qu'on détruira l'ensemble que je présente ici. Je
sais qu'on peut rencontrer des cadavres où des traces d'inflammation seront à peine visibles, et qui appartiendront à
des individus qui auront succombé à des fièvres intermittentes; mais en conclure qu'il n'y a pas eu de lésion pendant la vie, c'est comme si on supposait une amaurose
sans lésion matérielle du nerf optique, parce qu'on ne la
verrait pas. D'ailleurs, en admettant même qu'il n'y ait de

lésion que là où on en voit, j'aurai toujours raison quatre-vingt-dix-neuf fois sur cent : j'abandonne volontiers l'autre centième pour servir de base aux théories qu'on pourra fonder sur lui.

Doit-on saigner au début des fièvres intermittentes?

Lorsqu'un individu, d'ailleurs bien constitué, est exposé accidentellement à des émanations marécageuses ou à des causes qui agissent spécialement sur le système nerveux abdominal, soit directement ou secondairement, en troublant les fonctions du système digestif, on a deux ordres de phénomènes à combattre, et la lésion du système nerveux, et celle du système digestif. Si on laisse le système nerveux reproduire plusieurs fois le mouvement fébrile, il peut s'ensuivre, et même il s'ensuivra certainement une augmentation de l'affection abdominale; la circulation devenant plus active dans la partie malade, lui donnera ce qui lui manquait pour atteindre son plus haut degré de maladie. En un mot, il s'en suivra une série de mouvemens organiques, qui produiront cette modification de tissu que nous avons vue constituer une inflammation fixe, dont la durée sera inévitablement celle assignée à toutes les maladies parvenues à ce degré. Ainsi, en supposant toutes les conditions les plus favorables à la guérison de cette fièvre, elle devra au moins durer deux septenaires. Mais, si connaissant d'avance ce que la fièvre va opérer, on s'y oppose par une saignée qui, en dérangeant la tendance des mouvemens fébriles, empêche la partie malade de se modifier davantage d'une manière pathologique; et si on favorise par cette saignée, l'absorption des molécules morbides (qu'on me passe cette expression) que le tissu affecté a déjà reçues sous l'influence de quelques instans d'une circulation vicieusement exaltée, on peut terminer subitement une maladie en dérangeant l'ordre pathologique qui allait achever sa formation.

Il faut bien remarquer que cette suppression subite n'a rien de commun avec celle que le quinquina opère. Dans le premier cas, vous arrêtez la fièvre en détruisant sa cause, et en s'opposant à des effets qui deviennent causes eux-mêmes; tandis que le quinquina ne détruit que le symptôme sans agir contre la cause, ou au moins sans diminuer une lésion qui, par son influence sur toute l'économie, peut éveiller un tout autre ordre de mouvemens sympathiques fâcheux, si on ne lui permet plus d'éveiller le mouvement fébrile.

Une saignée abondante, pratiquée au commencement d'une fièvre intermittente, favorise l'absorption des altérations de tissu qui peuvent exister, soit dans un système nerveux, peut-être malade par lui-même, soit dans les intestins, qui le sont par eux-mêmes, et qui le sont par l'action de la fièvre. Elle trouble la distribution des forces nerveuses qui, si on les laisse à elles-mêmes, vont, par l'influence même de l'habitude, se régulariser en mouvemens fébriles, qui injecteront les viscères les plus irritables. Elle ne peut donc qu'améliorer l'état général des choses; et en supposant même qu'elle ne suffise pas pour guérir, elle mettra l'économie dans la condition la plus favorable pour l'administration des médicamens qui seront nécessaires pour compléter la guérison.

Si la crainte de la faiblesse pouvait arrêter le praticien, il faudrait lui rappeler tous les cas où des fiévreux chez lesquels on n'a point pratiqué de saignées pendant le cours de la maladie, ont conservé pendant leur convalescence une faiblesse bien probablement due à la continuation d'une phlegmasie qui, ne pouvant plus se manifester par le mouvement fébrile, agit sur la distribution des forces qui, par une espèce de dérivation, sont éloignées des

muscles, pour se rendre vers le point le plus irrité. Il faudra
lui rappeler l'exemple de Torti lui-même, qui, ayant
tout-à-coup arrêté l'accès de fièvre diaphorétique, qui fut
sur le point de le tuer, conserva pendant très-long-temps
une extrême faiblesse dans les jambes ; et cependant il ne
fut point saigné dans cette maladie. Presque tous les fiévreux que j'ai vus à Rome, et qui n'ont été traités que
par le quinquina, ont plus ou moins été dans le cas de
Torti ; tandis que ceux que j'ai saignés abondamment et
à des intervalles très-rapprochés, non-seulement n'ont
point été fatigués par cette faiblesse, mais encore ont repris en peu de jours un état de force et de santé qu'ils
ne connaissaient pas depuis long-temps.

Le quinquina aura encore long-temps, dans les pays
chauds, et en général dans les pays ravagés par les
fièvres intermittentes, la préférence sur la saignée, car
la suppression de l'accès fébrile est bien plus évidente,
aux yeux de la multitude, que la destruction par
la saignée d'altérations internes dont on ne soupçonne
pas toujours l'existence, d'autant plus que cette saignée n'exclut pas pour cela l'emploi du quinquina, et
qu'il faut souvent revenir à son usage. Alors les malades et
les médecins voyant produire au quinquina un effet qu'on
n'avait point obtenu par la saignée seule, concluront
l'inutilité de celle-ci, sans songer que sans elle, le quinquina n'aurait pas toujours réussi, et se borneront à l'emploi
de ce dernier qui, vrai charlatan parmi les médicamens,
guérit l'apparence et non le fond de la maladie, au moins
dans la plus grande partie des cas. Car j'en excepte toujours
les fièvres intermittentes pernicieuses, dans lesquelles on
n'aurait pas le temps d'employer la saignée, si on ne se
rendait pas maître du mouvement nerveux par ce précieux
anti-périodique.

Doit-on saigner au milieu des fièvres intermittentes?

Lorsque la fièvre a déjà eu plusieurs accès , lorsqu'elle ne paraît pas d'une nature bien grave, lorsqu'il n'existe aucun organe trop profondément altéré, lorsque , par conséquent , il n'y a pas de localisation bien prononcée dans les symptômes, lorsque rien ne peut faire soupçonner que cette maladie doive se prolonger au-delà du terme ordinaire assigné à ces affections , on peut éviter une soustraction de sang qui , si elle n'avait pas de grands inconvéniens , offrirait peu d'avantages en raison de la durée nécessaire d'une maladie déjà entièrement établie.

Mais , si on soupçonne que des engorgemens existent dans les viscères abdominaux, si des douleurs locales annoncent que des organes sont plus ou moins compromis; si la maladie , ayant dépassé le terme ordinaire, semble vouloir continuer en raison de l'excitation permanente que le système nerveux reçoit des lésions organiques qui n'ont point disparu dans le temps assigné en général aux maladies aiguës; si, par conséquent, on se trouve dans le cas de cette fixation d'altération qui, séparée , en quelque sorte, des mouvemens d'ensemble, appartient aux maladies chroniques, alors les saignées deviennent nécessaires, non-seulement pour diminuer la quantité relative des globules rouges , qui doivent circuler dans les organes malades, mais encore pour amener cette soif des vaisseaux absorbans qui , en déterminant en eux une plus grande activité de l'absorption, enleveront à la partie altérée les conditions organiques qui la maintiennent dans cet état de maladie.

Dans cette circonstance, ce n'est plus d'un trouble général , d'un mouvement de perturbation , qu'on attend la guérison, c'est d'une continuité d'effets d'absorption qu'elle dépend. Une forte saignée , une saignée générale , si utile dans le début des fièvres intermittentes, serait de trop dans le cas dont nous parlons; et cela, parce que l'absorption ne peut pas aller plus vite que les actes organiques qui se passent journellement en nous, et qui sont chargés de nourrir nos tissus et de renouveler leur composition actuelle. Lorsque l'économie a été affaiblie par une ancienne phlegmasie, dont l'existence même a été un obstacle à la perfection de toutes nos fonctions, elle n'a plus les mêmes ressources que dans le cas de santé parfaite, et son affaiblissement est alors un fait réel auquel il faut avoir égard. Si donc on lui enlevait trop de sang dans le même moment, comme on ne diminuerait pas la maladie dans la même proportion, on affaiblirait l'activité des mouvemens organiques qui doivent la faire disparaître peu-à-peu, et on retarderait d'autant la guérison.

De petites saignées, pratiquées surtout aux environs de la partie malade, et répétées aussi souvent que le malade pourra les supporter, sans l'affaiblir, finiront par donner lieu aux résultats que trop d'impatience pourrait retarder.

La fréquence des engorgemens du foie et de la rate, dans les fièvres intermittentes, devra faire donner la préférence à l'application des sangsues à l'anus; et dans le cas où des circonstances indépendantes de la volonté du médecin, s'opposeraient à cette application, qui, en général, est désagréable à beaucoup de malades, on choisirait la région de l'abdomen qui répond aux parties affectées.

Le nombre des piqûres devra rarement être inférieur à vingt. Il est peu de malades, quelque faibles qu'ils soient, qui ne puissent supporter, tous les cinq à six jours, l'application d'une vingtaine de sangsues sur l'abdomen, et la diminution graduelle de la maladie locale compense bien, et au-delà, la dépense des forces qui se fait par ce moyen.

L'application des ventouses scarifiées peut remplacer celle des sangsues; on a de plus, dans l'emploi de cet instrument, un avantage qui n'existe point dans la saignée produite par les sangsues : c'est l'espèce de fluxion que la ventouse détermine dans la partie sur laquelle on l'applique, et qui peut, tout en déplaçant celle qui a lieu sur la partie malade, agir également en troublant la direction vicieuse que les forces nerveuses tendent à suivre.

Des Emétiques et des Purgatifs.

S'il est bien prouvé qu'il existe une inflammation du tube intestinal dans les fièvres intermittentes comme dans toutes les autres maladies ; s'il est également prouvé que les purgatifs sont des stimulans spéciaux du canal alimentaire, il n'est pas difficile de conclure de suite la proscription absolue de ce genre de médicamens. J'admets entièrement la première de ces deux propositions, mais je ne crois pas la seconde aussi bien prouvée. En Italie, on a une opinion diamétralement opposée à celle qui existe en France sur l'action des purgatifs. Comparons les deux manières de raisonner. Depuis que Biohat a introduit dans la physiologie un langage digne de cette science ; depuis que des explications, en rapport avec nos connaissances actuelles, ont remplacé celles qui étaient fondées sur des théories abandonnées depuis quelques années, nous raisonnons ainsi : La composition matérielle de nos organes donne naissance à un ensemble de forces particulières qui rendent ces organes susceptibles de produire tels ou tels phénomènes ; ces forces, appelées *propriétés vitales*, varient comme la composition de chaque partie ; leurs effets doivent donc varier comme leurs causes ; chaque acte organique différent suppose donc des propriétés vitales différentes, soit par leur intensité, soit par les modifications qu'elles peuvent présenter, soit enfin par leur nature particulière.

La nature des propriétés vitales des membranes muqueuses, par exemple, est de leur faire sécréter du mucus ; celle des reins est de leur faire sécréter de l'urine, etc.

Tout acte vital suppose l'action de la vie ; tout phénomène organique augmenté suppose donc augmentation des propriétés vitales qui l'ont produit ; tout corps extérieur agissant sur nos organes, et qui est suivi d'une augmentation d'activité d'une fonction, est donc un stimulant pour l'organe qu'il a excité. Les purgatifs, en exagérant le mode d'action habituelle aux intestins, et en augmentant les sécrétions dont ils sont le siége, sont donc des stimulans du canal intestinal ; puisqu'ils ils y appellent et plus de sang et plus de forces nerveuses, les deux grandes sources de la vie de chacune de nos parties. Or, comme presque tous les corps de la nature agissent sur nos organes en éveillant leurs fonctions d'une manière plus énergique que d'habitude, presque tous ces corps sont donc des stimulans, parmi lesquels on en distingue de spécifiques, qui exciteront telles fonctions plutôt que telles autres.

Les contro-stimulistes raisonnent ainsi. La vie est le résultat de deux forces qui, dans l'état de santé, sont parfaitement en équilibre ; ces forces sont les stimulans et les contro-stimulans. Les stimulans généraux sont les alimens, la chaleur, etc. ; les stimulans particuliers ou spécifiques, qui peuvent agir accidentellement sur l'économie, sont les différens virus syphilitique, pétéchial, variolique ; enfin, la plupart des miasmes ou virus contagieux, l'alcohol, l'opium, etc.

Les contro-stimulans généraux, moins bien caractérisés par les Italiens eux-mêmes, quant à ceux qu'on pourrait opposer aux stimulans généraux, sont moins nombreux que les contro-stimulans particuliers ou spécifiques. Cependant, parmi les premiers, nous citerons le froid ; parmi les seconds, sont le café, le thé, tous les sels alcalins ou métalliques, tous les extraits végétaux, les narcotiques froids des anciens auteurs, tels que la ciguë, la belladone, l'aconit, la jusquiame, le tabac, etc.; enfin, la plus grande partie des médicamens.

Tout stimulant agissant sur l'économie, y produit un état général, appelé diathèse de stimulus, opposé à la diathèse de contro-stimulus produite par les contro-stimulans. Ces deux ordres d'agens ont la propriété de se neutraliser réciproquement; ainsi, sans avoir maintenant égard à leur action relativement à l'économie, si nous désignons le stimulus par A, le contro-stimulus par B, nous aurons deux forces susceptibles de se détruire mutuellement. Toutes les fois qne l'économie aura un excès de la force A, on détruira cet excès en y introduisant une quantité donnée de la force B, et réciproquement. Ces deux forces ne sont jamais susceptibles de trahir leur présence par les actes organiques qu'elles éveillent, puisque toutes deux peuvent exciter les mêmes phénomènes vitaux, les mêmes symptômes; c'est là le point important de cette doctrine, et c'est en effet ce qui est déjà d'accord avec une expérience qui nous a appris depuis long-temps que si une inflammation de l'arachnoïde produit des convulsions, il y a également des convulsions par faiblesse, par soustraction d'une trop grande quantité de sang. S'il y a des nausées, des vomissemens par excès d'alimens, par l'inflammation d'estomac, il y a aussi des vomissemens par des causes opposées à ces premières. En un mot, tout symptôme peut toujours être produit par les stimulans ou par les contro-stimulans, c'est-à-dire par A comme par B. Nos propriétés vitales sont donc susceptibles d'être exaltées par deux stimulans d'une nature opposée. Nous changeons ici l'acception du mot *stimulant*, pour mieux faire comprendre l'idée des Italiens, qui se sont toujours plaint, avec raison, qu'on ne les comprenait pas quand on leur faisait dire qu'un contro-stimulant était un agent passif, et qu'il ne pouvait pas y avoir passivité là où il y avait augmentation d'action, comme dans le cas des purgatifs, qui augmentent les sécrétions muqueuses. Un contro-stimulant est donc un agent tout aussi actif sur l'économie qu'un stimulant; il peut donc, comme lui, produire les mêmes symptômes, les mêmes phénomènes apparens; mais il y a dans ces symptômes, semblables par la forme, une différence de fonds, et c'est cette différence qui devient manifeste par la diminution des mêmes phénomènes apparens, sous l'influence d'agens administrés à des individus placés dans des circonstances opposées. Ainsi, des convulsions par faiblesse seront diminuées par des stimulans, et par des contro-stimulans quand elles seront le résultat d'une inflammation. Comme nous avons déjà exposé une partie de ces idées au commencement de cet ouvrage, nous allons en faire l'application aux purgatifs qui font l'objet de ce chapitre. Depuis long-temps les purgatifs sont employés dans les maladies fébriles, et lorsqu'ils sont administrés chez des individus bien portans, et dans cet état moyen de santé désigné sous le nom de *physiologique*, ils déterminent un sentiment de frisson, de nausée, de mal-aise, de révolte intérieure, de répugnance, de faiblesse, entièrement opposé aux effets du vin ou de l'opium. C'est cette différence des résultats qui déjà sert aux contro-stimulistes pour établir la différence de nature; car, disent-ils, jamais une potion saline n'éveille ce sentiment de bien-aise, de force, de chaleur, cette plénitude du pouls, cette accélération de la circulation, qui s'observent toujours après l'administration du vin ou de l'opium dans l'état physiologique; et à cette occasion ils réfutent assez bien les objections tirées de l'abaissement du pouls, de l'arrivée des frissons, de la faiblesse générale que les maladies inflammatoires déterminent. Il n'en reste pas moins, à l'appui de leur opinion, cette différence constante entre les effets des stimulans et

des contro-stimulans sur des constitutions dans l'état physiologique.

En France, on a cru pouvoir expliquer les succès ou au
moins l'innocuité des purgatifs dans les cas d'inflammation, par la théorie des dérivations. Excitez, a-t-on dit,
une phlegmasie sur un point éloigné de la maladie que
vous voulez guérir, et vous détournerez la congestion qui
constitue cette maladie. Mais les contro-stimulistes, en
portant sur l'organe enflammé lui-même le médicament
prétendu dérivatif, ont détruit cette opinion par un fait
incontestable. Quoi qu'il en soit de toutes ces explications, dont aucune ne me paraît seulement et entièrement
conforme à la vérité, il n'en reste pas moins vrai que si
les purgatifs sont des stimulans, il s'en faut de beaucoup
qu'ils le soient à la manière de l'alcohol ou de l'opium;
que la seule circonstance de provoquer au dehors la sortie
d'une grande quantité de matériaux liquides suffirait pour
leur attribuer des propriétés bien différentes des stimulans,
dans le cas où ils auraient une autre action générale analogue à la leur. Je sais que les évacuations muqueuses ou
séreuses comptent pour peu de chose dans la doctrine
italienne, et qu'ils admettent qu'il peut y avoir action de
contro-stimulus suffisante sans évacuation. Je leur accorderai volontiers l'espèce de sédation générale qui suit l'introduction du tartre stibié ou d'un purgatif, avant que des
vomissemens ou des selles en soient le résultat; mais j'accorderai aux évacuations muqueuses un effet d'une importance sinon plus grande, au moins égale à celle de
l'action générale de ce médicament sur toute l'économie.
Lorsqu'une maladie va se développer, c'est en raison de
l'exaltation particulière qui existe dans les forces nerveuses,
c'est par suite d'une lésion locale qui, en troublant toutes
les fonctions, a déterminé une espèce de pléthore, qui
n'attend que les ordres du système nerveux pour se porter
sur un point ou sur un autre. En un mot, il y a le plus

souvent pléthore nerveuse, pléthore sanguine, pléthore
alimentaire; or, le travail d'une sécrétion use et des
forces nerveuses et une quantité quelconque des matériaux
excitans qui remplissent tous les canaux sanguins. De manière que ce travail étant achevé, les forces nerveuses
sont moins en état de répondre aux provocations d'une lésion locale, celle-ci est moins susceptible d'augmenter,
faute de matériaux excédens; enfin, la soif que cette dépense de liquides occasione dans le système absorbant,
peut déjà contribuer à faire absorber ce qu'il y a de vicieux
dans les organes dont quelques actes de la nutrition ont
pu altérer la structure.

C'est donc comme activant la force d'absorption que je
crois à l'utilité des purgatifs dans les cas de fièvres intermittentes; mais tout dépend de la méthode que l'on suit
dans leur emploi. Je ne crois pas qu'il puisse y avoir un
seul cas où je commencerais le traitement de ces maladies
par un émétique ou par un purgatif; je suis persuadé que
là où il est nécessaire d'administrer quelque chose, il faut
le plus souvent débuter par une saignée, qui est le meilleur
évacuant qu'on puisse rencontrer, et qui dispose l'économie à recevoir l'action de tous les autres; car, sans cette
précaution, il faut, pour produire des évacuations données,
une bien plus grande quantité d'un même médicament;
et cela se conçoit facilement, d'après ce que nous avons
dit plus haut sur l'absorption des médicamens rendue
facile par les évacuations sanguines. Ce principe est applicable à toutes les maladies : plus l'économie est dans
un état prononcé de pléthore, plus elle refuse tout ce qui
lui vient du dehors; de sorte que pour faire agir un remède sur elle, il faut le donner à des doses capables de
lutter contre le peu de besoin qu'elle a d'absorber ce
qu'on lui présente.

Nous avons dit que la saignée était souvent utile au
début des maladies, en produisant une espèce de boule-

versement général qui pouvait détruire la tendance vicieuse que les forces de la vie semblent montrer à se fixer sur les organes ou sur un système d'organes; mais, dans plusieurs cas elle est insuffisante contre cette tendance; elle diminue également la vitalité de tout l'ensemble, de manière que la partie malade conserve toujours sa prédominance sur les autres, et redevient de nouveau le siége des mêmes symptômes, à mesure que l'économie répare les pertes que la saignée lui a occasionées. Ce que cette évacuation n'a pu opérer, l'émétique ou les purgatifs l'opèrent plus efficacement, en décidant d'une manière plus active les forces générales de l'économie à produire des travaux organiques qui remplaceront les travaux vicieux qui allaient s'établir.

Dans les fièvres intermittentes violentes, ce sont surtout les mouvemens de réaction qui sont à craindre; le système nerveux, qui déjà est exalté par les circonstances antérieures, excite des mouvemens d'expansion qui, lorsqu'ils se réunissent sur une partie importante, peut la désorganiser rapidement : il est donc urgent de s'opposer à cette énergie vicieuse; et ce que la saignée a commencé, les évacuans l'achèvent dans le plus grand nombre des cas. Sans doute on ne détruit pas une lésion fixe en vingt-quatre heures, au moyen d'une saignée ou d'un purgatif, mais on détruit la force de réaction, et l'individu se retrouve à peu près dans les mêmes conditions qui existaient avant l'explosion de cette maladie, c'est-à-dire avec une affection légère qui n'a plus la force de provoquer des accidens mortels : il continue à porter une gastrite ou une arachnitis, ou toute autre maladie qui, simplement locale, a perdu son droit d'influence sur le système nerveux; et, c'est cette maladie locale qui persistant pendant la convalescence, est la cause de cette lenteur avec laquelle s'opère le retour complet de la santé. Comme on ne suppose qu'une perte directe de forces par l'effet même de la fièvre, on ordonne des restaurans, et on éternise ainsi une lésion qu'on ne soupçonnait pas.

Cette nécessité d'un régime fortifiant pour prévenir la récidive des fièvres intermittentes, est généralement adoptée en Italie, surtout depuis la publication d'un Mémoire (1) du docteur Rubini, qui a été couronné par la Société italienne des Sciences. Nous y reviendrons en parlant du régime à suivre dans les pays où on est exposé aux émanations marécageuses.

De l'emploi des émétiques et des purgatifs au début des fièvres intermittentes.

Il faut faire une distinction parmi les fièvres intermittentes, entre celles des pays chauds et celles des climats tempérés. Dans ces premiers climats, une lésion légère fait développer tout-à-coup des accidens effrayans; dans nos pays, au contraire, la même lésion ne provoque que des symptômes de réaction en rapport avec son intensité. Il s'en suit que c'est moins la lésion qui est à craindre que les phénomènes qu'elle excite. Le danger vient moins de l'injection vasculaire gastro-intestinale que de l'espèce de désordre qu'elle porte sur un système nerveux tout prêt à bouleverser l'économie. Or, en admettant que l'émétique soit un stimulant de l'estomac; en supposant qu'il augmente l'injection vasculaire de ce viscère, et par conséquent la maladie déjà existante, cette augmentation d'une lésion locale est bien plus que compensée par la direction nouvelle qu'il imprime aux fièvres nerveuses qui, consumées par la diaphorèse et par l'excitation particulière des

---

(1) Sopra la maniera meglio atta ad impedire la recidiva delle febbri periodiche gia troncate cel mezzo delle chinachina, dissertazione di Pietro Rubini di Parma, coronata dalla Societa italiana delle Scienze. Firenze, 1808.

intestins, ne sont plus susceptibles d'éveiller des accès dangereux. Car, je le répète, lorsqu'une fièvre pernicieuse tue un malade, c'est moins la lésion locale, que son influence, qui a amené la destruction de la vie. Or, dans les pays chauds, l'énergie naturelle du système nerveux est telle, que c'est presque toujours elle qui fait le danger: si on la diminue, même en augmentant le mal local, c'est un grand avantage que l'on obtient. Des débilitans généraux, tels que des boissons adoucissantes, une diète suivie, seraient bien loin de suffire; il faut déranger ce nouvel ordre de choses, il faut troubler les congestions nerveuses et vasculaires qui s'établissent; en un mot, il faut une perturbation de toute l'économie, et les secousses produites par les vomissemens sont extrêmement propres à amener ce résultat. La facilité avec laquelle le système nerveux obéit à toutes les impressions qu'il reçoit, explique la promptitude avec laquelle une maladie violente débute et se laisse arrêter.

C'est donc comme pertubateur que l'émétique agit d'abord, c'est donc comme usant les forces nerveuses qu'il s'oppose à la répétition d'accès fébriles dont il ne permet point l'établissement.

En Italie, on le donne assez souvent dans ces circonstances; mais les motifs de sa prescription sont puisés dans des idées d'humorisme qui font regarder la maladie comme le résultat des matières saburrales évacuées. Je crois bien que, dans quelques cas, un foie malade peut sécréter de la bile douée de qualités aussi irritantes que le sont quelquefois les larmes et autres liquides sécrétés; mais cette possibilité, prise pour un fait constant, ne pouvant jamais être démontrée comme réalité dans tous les cas où on conseille l'émétique, il s'en suit qu'une mauvaise idée systématique fait suivre une méthode assez convenable. Cependant il y a cette grande différence entre leur manière de le prescrire et la mienne, que jamais, suivant moi, on ne doit faire vomir sans avoir fait pratiquer auparavant une forte saignée, tandis que les Italiens sont extrêmement avares de saignées dans ces maladies, au moins à Rome, où je les ai étudiées plus que partout ailleurs.

S'il existait des symptômes non équivoques d'une inflammation de l'estomac, il faudrait s'en tenir aux saignées générales, aux sangsues à l'anus, aux ventouses scarifiées.

L'émétique convient surtout dans le cas de symptôme prédominant, situé ailleurs que dans l'abdomen, et seulement dans le début de la maladie.

L'emploi de l'émétique a quelquefois composé, à lui seul, une méthode de traitement contre les fièvres intermittentes, comme on peut le voir dans le Mémoire du docteur Causland.

Ce Mémoire est très-intéressant pour le but que nous proposons, c'est-à-dire pour l'examen des raisons sur lesquelles sont fondées les prétentions de ceux qui préconisent tels ou tels médicamens, telles ou telles méthodes curatives. Nous allons montrer, par l'analyse raisonnée des faits rapportés dans ce Mémoire, jusqu'à quel point on doit compter sur l'efficacité de l'émétique, employé seul dans le traitement des fièvres intermittentes. Je releverai d'abord l'inexactitude des calculs faits par le docteur Causland, car ils changent beaucoup la nature des résultats, et je me sers des propres citations qui sont dans ce Mémoire. Le tableau suivant est entièrement d'après le rapport de l'auteur, il contient le nombre des fiévreux guéris avec des doses différentes d'émétique en pilules ou en dissolution, et pendant les années 1780 et 1781.

Total des fiévreux 228
Total des guérisons 167
Total des jours de traitement . . . 1329

Ce qui donne pour les malades guéris un terme moyen de près de huit jours, ou plus exactement de sept jours et de 160/167es de jours. Supposons maintenant au moins un accès avant l'arrivée du malade dans l'hôpital, et nous avons une durée moyenne de la maladie entre huit et neuf jours, et cela seulement pour ceux qui ont été guéris, c'est-à-dire pour 167 sur 228 malades; il en reste donc 61 sur lesquels l'émétique n'a eu aucune action utile, si toutefois cette action a existé pour ceux même dont la fièvre a disparu après son administration. Il est donc inexact d'avancer que, pour beaucoup de malades, la durée moyenne du traitement a été de cinq jours et demi, car on peut reprendre les calculs, et s'assurer qu'en totalité cette durée est celle que j'ai établie.

Cependant, en examinant quelques cas particuliers, on voit que la fièvre a eu une durée moindre de la durée moyenne, et ces observations prouvent ce que nous avons dit sur les propriétés perturbatrices de l'émétique, qui, dans quelques circonstances, peut faire avorter la maladie en provoquant un changement dans la direction des mouvemens organiques.

L'émétique peut donc convenir dans le traitement des fièvres intermittenttes comme auxiliaire, mais ne peut point constituer à lui seul le but d'une méthode de traitement.

Le docteur Causland a observé que les fièvreux traités par l'émétique étaient moins exposés aux récidives que ceux traités par le quinquina. La chose me paraît assez probable; car une fièvre intermittente, qui disparaît après l'administration du tartre stibié, cesse en quelque sorte spontanément, et parce qu'elle a suivi toutes ses périodes; ensuite, si ce médicament a eu quelque action sur le canal intestinal, il a déterminé des évacuations qui ont encore favorisé l'absorption dans les parties malades, et en cela, il a agi un peu dans le sens de la saignée; tandis que le quinquina, en supprimant brusquement les mouvemens sympathiques, ne fait rien contre la lésion qui se jugeait un peu chaque jour à l'aide de ce mouvement d'ensemble.

On pourra révoquer en doute l'activité de l'émétique à la dose d'un grain ou d'un demi-grain dans vingt-quatre heures. Il est permis de ne point avoir, sur l'action de ce médicament à une aussi faible dose, la confiance que le docteur Causland a paru avoir. Je crois bien que, dans de telles circonstances, la fièvre aura disparu comme elle l'a fait dans beaucoup de cas où elle a été abandonnée à elle-même, et que cette disparition aura été attribuée au remède. Cependant, la possibilité de cette hypothèse n'est pas un motif bien fondé de sa réalité; nous savons qu'à des doses extrêmement légères, les médicamens produisent souvent des résultats que des doses plus élevées ne provoquent point. Un demi-grain d'émétique peut, en déterminant une tendance aux nausées, ou des contractions inaperçues de l'estomac, amener des phénomènes physio · logiques, qui ne seront point éveillés par une dose plus considérable. Mais si enfin, on voulait refuser au tartre stibié une action quelconque, donné en si petite quantité, on ne ferait que confirmer l'opinion que nous exposerons plus bas sur la durée physiologique des maladies qui parcourent nécessairement un certain nombre de périodes, malgré toutes les causes actives qu'on introduit dans l'économie; mais, je le repète, il est facile d'admettre une action utile, même de la part d'un médicament donné à des doses si petites, quand on le juge par comparaison avec les autres substances dont la plus faible quantité produit des effets si marqués.

Les purgatifs, tels que le calomel, les sels neutres, m'ont si souvent réussi, au début d'une maladie, pour faire avorter une violente fièvre intermittente pernicieuse, que je ne connais rien de si convenable, lorsque toutefois le malade a été en quelque sorte saigné jusqu'à syncope. La congestion qui s'établissait est dérangée; elle se porte et s'use sur les intestins. En quelques heures la maladie s'est

déclarée avec force, et en quelques instans l'individu en
est débarrassé comme par enchantement. On ne saurait
croire combien on épargne les forces du malade en lui
enlevant de suite (si c'est un homme adulte ordinaire)
quinze, vingt, trente livres de sang; et dès que le sang
est arrêté, en lui donnant quinze à vingt grains de calomel, qui vont lui procurer six, huit, dix selles, après
lesquelles, si la fièvre revient, un peu de sulfate de quinine en fera justice. Lorsqu'on est trop timide, si la saignée
est trop faible, si le purgatif irrite sans évacuer, la diète
que le malade est obligé d'observer, l'établissement de la
maladie, diminuent bien autrement les forces qu'un traitement actif, qui remet de suite l'économie dans son état
naturel. Une saignée qui arrête une maladie au commencement, en épargne bien d'autres, qui, en faisant perdre
bien plus de sang, sont cependant moins efficaces : il en
est de même des purgatifs.

Ce genre de médication par les émétiques et les purgatifs, détermine une espèce de paralysie des forces nerveuses; il semble qu'elles n'aient plus la force de produire
un accès de fièvre. Depuis long-temps, les praticiens ont
observé que le calomel, par exemple, administré chez les
enfans affectés de fièvres rémittentes, fait tomber tout-à-
coup la chaleur brûlante de la peau et tout l'ensemble des
accidens, avant même que les évacuations en aient été le
résultat. Je sais qu'on pourrait répondre que les sécrétions
n'ont pas lieu dans les intestins seulement au moment où
elles sont rendues au-dehors; que, par conséquent, on
peut rattacher cette diminution de la fièvre au travail local
des intestins : quelle que soit l'explication du fait, il nous
suffit de signaler celui-ci, et de le donner comme sujet de
méditation à ceux qui, trop exclusivement nourris des idées
de la physiologie française, confondent trop facilement
dans la même catégorie les stimulans généraux et les purgatifs, qui peuvent bien plus souvent être des irritans

locaux que des stimulans; ce qui suppose une grande différence dans les résultats de l'action des uns et des autres. Ainsi, déprimer les forces de réaction, changer la tendance actuelle des mouvemens organiques, favoriser l'absorption dans les organes qui peuvent déjà avoir acquis quelque modification de tissu, tels sont les effets qu'on se propose d'obtenir, par le moyen des émétiques et des purgatifs, au début des fièvres intermittentes : ils sont nécessairement contre-indiqués, lorsqu'il y a inflammation locale bien évidente dans le tube intestinal.

On me répondra peut-être que toute fièvre supposant une gastro-entérite, il y aura toujours contre-indication. En admettant que toute fièvre ait son point de départ dans l'abdomen, je n'admets pas précisément le même mode de lésion pour cause; je fais une différence entre le système nerveux et le système muqueux. Toute fièvre a son siège dans le système nerveux; toute sécrétion muqueuse a son siége dans la membrane muqueuse même; et les purgatifs, quand ils produisent des selles, ne paraissent point porter leur action excitante sur le système nerveux, au moins dans le cas dont je parle; et quand ils agissent sur les forces générales, bien loin de les exalter, ils les dépriment; tandis qu'une lésion de la membrane muqueuse, qui, quand elle est simple, se borne également à produire des mucosités, peut, quand elle se complique, agir sur le système nerveux; et lorsque enfin tout se prend, il y a lésion des follicules muqueux, injection des capillaires sanguins de l'organe et irritation du système nerveux : dès-lors, on peut avoir tous les symptômes d'une gastrite apparente, au lieu d'avoir seulement un simple mouvement fébrile. Or, dans ces cas, pour l'estomac, et dans ceux qui sont analogues, pour les intestins, l'émétique et les purgatifs conviendraient aussi peu l'un que l'autre.

De l'Émétique et des Purgatifs pendant le cours des fièvres intermittentes.

Dès qu'une fièvre intermittente est établie, dès qu'il y a lésion locale fixe, l'émétique et les purgatifs ne peuvent rien contre elle; il faut qu'elle suive sa marche progressive, si les mouvemens fébriles ont déterminé des congestions dans les intestins, si ces congestions ont été suivies de modifications de tissu, qui doivent disparaître sous l'influence des saignées et d'un régime convenable; ou bien, il faut suivre la méthode de Guy-Patin, qui saignait et purgeait alternativement vingt et trente fois dans le cours de la même maladie; ou bien il faut la laisser se terminer d'elle-même, en écartant tout ce qui peut troubler sa marche. Dès qu'on sait l'effet que produisent ces médicamens, c'est au praticien à examiner jusqu'à quel point il doit se servir d'eux, ou pour déranger la tendance des mouvemens, ou pour favoriser l'action du système absorbant, ou pour déprimer les forces nerveuses, ou pour les user dans un travail sécrétoire : l'important était de déterminer la nature des élémens qu'il doit combattre. Les considérations suivantes vont nous servir à éclairer les effets des purgatifs.

De la Différence qui existe entre les lésions locales produites par les purgatifs ou autres excitans spécifiques, et celles qui existent dans les maladies qui se développent spontanément.

Chaque jour les purgatifs sont administrés par plusieurs centaines de médecins, qui, ne partageant point les opinions de M. Broussais sur le danger de ce genre de médication, croient trouver, dans l'absence des accidens qu'ils devraient développer, si ces opinions étaient entièrement fondées, des raisons propres à les raffermir dans leur manière de voir. Admettons qu'un purgatif détermine une injection du tube intestinal, et qu'enfin la sécrétion plus abondante du mucus annonce une véritable phlegmasie de cet organe, toujours est-il vrai que ceux qui se purgent, n'en contractent pas de fièvres continues ou intermittentes, et que 99 malades sur cent peuvent sortir et vaquer à leurs occupations, le jour ou le lendemain de leur purgation, si celle-ci n'a été donnée que pour obvier à un léger dérangement de santé. C'est donc un fait d'observation, que l'effet d'un purgatif est presque nul sur l'ensemble de l'organisation, au moins quant à ses effets apparens, et que dans la pluralité des cas il n'en résulte ni fièvre, ni convulsions, ni accidens prononcés. Je suis loin de nier les effets délétères d'un purgatif mal indiqué dans un cas de maladie; je ne parle que des effets innocens des purgatifs sur une organisation placée à-peu-près dans l'état physiologique.

Je suppose maintenant qu'un accident imprévu fasse subitement mourir un homme le jour ou le lendemain de l'administration d'un purgatif, ou bien, que répétant cette expérience sur des animaux, on les ouvre après leur avoir fait prendre un tel remède; on leur trouvera probablement une injection des intestins, enfin des indices d'une inflammation plus ou moins vive, et cependant, ni l'homme ni l'animal n'auront été tourmentés par aucuns symptômes graves.

Comparons alors l'état des intestins d'un individu succombant à une fièvre continue ou intermittente, mais spontanément développée sans cause irritante introduite dans l'économie, à l'état des intestins de l'homme ou de l'animal soumis à l'action d'un purgatif, nous pourrons trouver absolument le même degré de lésion locale; et cependant dans un cas la fièvre aura été très-vive, puisqu'elle aura pu tuer le malade, tandis que dans l'autre cas la même inflammation locale aura permis à l'individu de remplir toutes ses fonctions, de vaquer à toutes ses occupations comme en pleine santé.

D'où vient cette différence d'effets provenant de causes semblables, au moins en apparence? Elle vient de ce que dans les maladies spontanées, les altérations visibles des organes ne sont pas toute la maladie; ces altérations sont souvent le résultat de causes morbides, qui, existant depuis long-temps dans l'économie, finissent par se porter sur une partie limitée à laquelle on attribue un désordre, qui depuis long-temps était préparé dans l'organisation; et c'est précisément parce que celle-ci est déjà mal disposée, que cette lésion locale a sur elle un effet qu'une lésion artificielle ne peut point développer. Toute maladie qui se développe spontanément est donc bien loin de dater de l'époque à laquelle paraissent les symptômes de réaction et de lésion locale; ses commencemens sont aussi obscurs que le travail mensuel qui s'établit chez les femmes, et qui, pendant un mois, dispose toute l'organisation à déterminer une évacuation qui, en général, emprunte le ministère de l'utérus. Ce serait voir les choses bien légèrement que de ne considérer le travail de la menstruation que dans le moment où l'écoulement a lieu. Il en est de toutes les maladies comme des menstrues; elles mettent un certain temps à se développer en nous, et ce n'est que lorsqu'elles se sont bien établies, que lorsque tout est préparé, que la plus faible cause extérieure finit par en déterminer la formation sur une partie locale, qu'on aurait tort de considérer comme offrant tout le mal à combattre. Lors donc qu'une gastro-entérite est le résultat d'un état antérieur de l'économie, elle peut déterminer des phénomènes plus ou moins graves, en raison de ce mauvais état antérieur, tandis qu'une lésion artificielle, ne trouvant point ce même état, sera à-peu-près sans effets consécutifs.

Ce que je dis des intestins est applicable à toutes les

autres maladies locales. On sait que la phthisie consiste dans une inflammation érosive, ulcéreuse, des poumons ; quand la phthisie vient spontanément, cette désorganisation marche d'elle-même vers la destruction du malade, car l'économie est toute prête à exciter cette ulcération et à en ressentir les effets. Mais si, chez un individu bien portant, une blessure entame les poumons, elle pourra se terminer par la santé, si elle ne trouve pas ces organes disposés à se désorganiser, et si l'économie toute entière n'est pas de nature à favoriser cet ordre d'actes organiques.

Quoique la phthisie soit essentiellement une maladie des poumons, elle tient encore à l'état général de toute l'économie, et cet état est si important, que lui seul décide, dans la majorité des cas, de la vie ou de la mort des individus affectés de la même lésion locale.

Une ulcération de la peau nous offrira les mêmes considérations que les affections précédentes. Si elle est faite par une cause extérieure, sans aucune disposition générale, elle sera sans effet fâcheux sur tout l'ensemble et se guérira promptement. Si, au contraire, elle se fait spontanément, ou même si l'économie étant mal disposée, elle est due à une cause artificielle, elle pourra, quoique offrant les mêmes phénomènes locaux que dans le premier cas, non-seulement exciter des désordres plus ou moins fâcheux, mais encore présenter de grandes difficultés pour sa guérison.

Il faut s'entendre ici sur les expressions *d'organisation mal disposée* : je ne parle pas d'une mauvaise disposition quelconque ; je ne crois pas que la nature de cette indisposition soit indifférente relativement aux effets d'une lésion locale.

Je m'explique : je crois qu'un état général qui finit par produire une gastrite par lui-même, ou enfin qui se termine par cette phlegmasie, est tellement liée à cette gastrite , en raison des dispositions actuelles de l'économie, qu'il en résulte une maladie générale , consistant et dans l'état de l'ensemble de l'économie et dans les rapports qui existent entre cet état général et la gastrite. Ces rapports me paraissent tellement constituer le caractère de la maladie totale, que si on produisait artificiellement une phlegmasie locale avant l'invasion de la gastrite, on agirait bien, il est vrai , sur une économie mal disposée , mais comme il n'y aurait pas de liaison entre cette lésion accidentelle et l'état de l'économie, l'affection locale pourrait se terminer comme si cet état général n'existait pas. Ainsi, la mauvaise disposition de l'économie n'est donc ici que celle qui est liée à la maladie locale qui lui succède ou qui se développe en raison de cette disposition.

Un exemple me fera mieux concevoir encore. Il existe chez certains individus un état, que les anciens médecins désignaient sous le nom d'*état humoral*, et qui , en se portant sur les yeux , sur les glandes , etc. , déterminait spontanément des maladies locales, influencées par cet état général. Si on applique un vésicatoire sur des corps aussi mal disposés , comme la tendance de l'état général n'était pas l'ulcération de la peau , actuellement recouverte de l'emplâtre vésicant , on obtiendra une ulcération cutanée , qui n'étant qu'artificielle , et n'étant qu'isolée de l'état général et sans liaison avec lui , pourra se guérir spontanément, bien que tout l'ensemble soit mal disposé; tandis que cet ensemble pourra déterminer sur une autre portion de la peau une ulcération qui , dépendant alors de l'état général , ne sera plus susceptible de disparaître aussi facilement.

Ainsi, quand je parle d'une lésion locale existant sur une organisation mal disposée, j'entends seulement désigner les cas dans lesquels il y a des rapports intimes , des rapports de causalité entre l'un et l'autre.

Cette manière de voir les choses est d'autant plus im

portante , qu'elle peut nous permettre de prouver ce que nous avons déjà avancé sur la cause des fièvres intermittentes, qui ne consistent pas dans une inflammation des intestins analogue à celles que peuvent produire ou des remèdes purgatifs ou des irritans locaux accidentels: car, s'il en était ainsi, toute fièvre devrait augmenter sous l'influence des excitans du tube intestinal , tandis que dans beaucoup de cas d'affections de ce canal, on les administre souvent sans effets généraux , même apparens.

Il en résulte donc , comme une autre conséquence , que l'inflammation n'est point un être identique, puisque chaque agent peut en quelque sorte en provoquer une , qui , semblable dans tous les cas par ses caractères extérieurs , différera cependant dans chacun d'eux par un fond essentiellement propre à la cause qui le déterminera.

Il s'ensuit que si l'injection vasculaire et l'augmentation des sécrétions et des mouvemens organiques d'une partie sont toujours les mêmes dans tous les cas d'inflammation, au moins quant à l'essentiel, c'est que, comme nous n'avons qu'une circulation et qu'une organisation , on ne peut voir qu'un même effet général apparent , par suite de l'action de tout ce qui agit sur nous; mais que chaque cause , outre cet effet général et commun , laisse encore dans nos parties une modification spécifique qui constitue ce qu'on appelle *le fond des maladies* , et qui exige également un traitement particulier, que le traitement général ne peut remplacer. Personne ne distinguera une ophthalmie vénérienne d'une inflammation produite par une cause extérieure; l'état de la circulation, des sécrétions, pourront être les mêmes dans ces deux cas , et cependant, il y a de plus une différence de fond que l'on ne voit pas directement , mais que le traitement nous force d'admettre.

Il n'est donc pas étonnant que dans des maladies accompagnées même d'une inflammation des intestins , on puisse avoir des succès en administrant des purgatifs , parce que ceux-ci ne produiront pas un effet local semblable par son fond à celui qui existe déjà. Ils agiront dans un sens différent , et dès-lors on n'aura pas à craindre l'addition d'un mal nouveau ; ce sera une nouvelle série d'actes organiques se faisant dans une autre direction.

Du Quinquina.

Avant l'analyse du quinquina , avant la découverte de la quinine , il était nécessaire, dans un Traité de fièvres intermittentes , d'entrer dans tous les détails propres à faire connaître les différentes espèces de quinquina et leurs propriétés relatives ; mais aujourd'hui qu'une substance identique remplace toutes ces variétés, nous renvoyons l'historique concernant cet arbre à la matière médicale. Quelle que soit son origine, la quinine sera considérée en elle-même , comme le sont tous les autres médicamens simples , tels que le mercure , la morphine , l'éther, etc.

Ce début ne paraît guère annoncer que nous hésitions entre le quinquina et la quinine : telle est, en effet , notre manière de voir , fondée sur plusieurs centaines d'observations de succès en Italie. La quinine convient toujours là où le quinquina est indiqué ; alors encore elle convient mieux que lui ; elle peut opérer des guérisons , qu'il serait incapable d'amener ; elle est exempte de la plupart des inconvéniens auxquels il donne si souvent lieu. En un mot , c'est une des plus belles acquisitions que la médecine médicale ait faites.

Le quinquina agit-il au point de contact avec l'estomac ou bien est-il nécessaire qu'il soit absorbé au moins en partie ; pour qu'il soit efficace ? Il semble que les succès obtenus par des frictions de quinquina , et en général la connaissance que nous avons que l'absorption de la plupart des médicamens , sinon de tous , est indispensable pour qu'ils produisent leur action habituelle , doit nous porter à admettre la même chose pour lui. Or, lorsque l'estomac est déjà si souvent troublé dans ses fonctions, comment veut-on qu'il ait la force de digérer une ou deux onces de poudre de bois pour en extraire la partie amère qui l'absorbera ensuite ? Tel est pourtant le travail qu'il est obligé de faire. Aussi arrive-t-il souvent qu'il est vomi, et alors on a fatigué le malade sans aucun résultat avantageux. Combien de fois, dans la grande salle de l'hôpital du Saint-Esprit, n'ai-je pas vu les draps ou le plancher couverts de quinquina rejeté. Sur cent lits il eût été difficile d'en trouver dix dont les draps n'en eussent pas été plus ou moins salis. Comment l'estomac ne rejeterait-il pas une dose aussi considérable de bois amer et nauséeux, lui qui, à l'époque où règnent les fièvres intermittentes, appelle si avidement les boissons fraîches et acidules. Le bois de quinquina, outre la partie ligneuse, contient des parties résineuses, extractives, qui, sans effet contre la fièvre, ne peuvent qu'ajouter de nouvelles matières irritantes qui nuiront aux bons effets qu'on doit espérer de la quinine que l'estomac extrait de ce végétal. Nous renvoyons aux tableaux de guérisons obtenues par le sulfate de quinine, qui, en raison de son petit volume, de sa facile digestion, de la facilité avec laquelle on peut le déguiser pour en masquer l'amertume, doit obtenir la préférence sur le bois de quinquina. Le prix assez élevé de la quinine n'est même pas un inconvénient dont le quinquina serait exempt ; car si quelques grains suffisent pour obtenir une guérison que plusieurs onces de bois ne pourraient procurer, à la fin de la maladie la dépense occasionée par l'achat de la quinine excède peu celle du quinquina. Cette considération de la dépense n'aura jamais d'importance pour les classes aisées de la société ; peu de malades balanceront entre l'agrément de guérir promptement à l'aide d'une substance prise en petite quantité, et la fatigue de se gorger d'une poudre, qu'on n'est pas toujours sûr de ne pas vomir ; mais dans la classe la moins aisée, cette considération est, de nécessité, une des plus importantes, puisque l'argent destiné à se procurer des alimens est employé à l'achat des remèdes qui vont représenter des semaines de travaux et de privations. Or, je le répète, la différence n'est point en raison de celle du prix, car si on prend dans un jour pour 3 fr. de sulfate, il aurait fallu, pour obtenir le même effet, prendre du quinquina pendant trois jours pour 1 fr. ; on a donc deux jours pendant lesquels la convalescence se consolide, et on peut plus tôt reprendre ses travaux accoutumés.

Je ne prétends point donner ce calcul comme rigoureux ; mais je crois, d'après ce que j'ai vu de l'emploi de ces médicamens, qu'un avantage analogue à celui que je signale, résulte de l'action du sulfate de quinine, comparée à celle du quinquina. Que cet avantage soit comme 3 à 1 ou 4 à 1, cela nous importe peu dans ce moment, il suffit qu'il existe.

On ne peut donc que faire des vœux pour que son usage soit généralement adopté dans les hôpitaux, en place du bois même de quinquina. Je puis assurer d'avance que, lorsque l'administration de ce précieux anti-périodique sera réglée d'après les principes que j'établis dans cet ouvrage, non-seulement la dépense qu'il occasionera ne dépassera pas celle qui a lieu chaque année, mais encore qu'elle lui sera inférieure.

En voici la preuve : D'après le total, en poids, du quinquina consommé dans l'hôpital du Saint-Esprit, il s'en suit que la quantité moyenne de cette poudre donnée à chaque malade est à-peu-près une demi-livre. D'un autre côté, nous avons vu que la durée moyenne du séjour des malades était environ deux septénaires, et que cette durée, calculée à Rome, où on donne toujours le quinquina, était la même, calculée à Lyon, où, sur un grand nombre de fiévreux, plus des deux tiers avaient guéri sans quinquina.

Il en résulte nécessairement, que le quinquina, administré à Rome, n'a pas empêché la maladie de poursuivre sa marche ordinaire ; et que plusieurs doses de cette substance ont été données à pure perte et sans aucun avantage pour le malade. Ensuite, nous avons dit qu'un grand nombre d'individus la vomissaient ; ce qui n'est pas en faveur des qualités utiles qu'on lui suppose : on n'admettra probablement pas un effet avantageux de la part d'un remède qui est repoussé par l'estomac, surtout quand son efficacité dépend de sa digestion complète. Il s'ensuit que, si on peut faire avorter une fièvre intermittente, prise à son début, par un traitement convenable; que si, une fois bien établie, elle doit nécessairement durer au moins deux septénaires, et que, traitée ou non avec le quinquina dans cette dernière circonstance, elle dure en effet pendant ce temps, ce que prouve l'observation directe de la chose; il en résulte, dis-je, ces deux conséquences : 1°. que l'on ne fait pas avorter les maladies dès leur début, ce qui diminuerait nécessairement la quantité de quinquina à donner; 2°. qu'une fois établies, on donne ce remède inutilement pendant quelques jours, puisque, plus tard, la maladie tendant à se terminer d'elle-même, il n'en faudrait qu'une quantité bien moindre pour aider cette terminaison spontanée, si on ne l'administrait qu'à cette époque et si seulement cela était nécessaire. Ainsi, au lieu de deux à trois mille livres, par exemple, de quinquina, que l'on emploie à Rome pour l'hôpital du Saint-Esprit dans la saison des fièvres, on pourrait n'en dépenser que la moitié ou le tiers avec des résultats au moins aussi avantageux. Remplaçons maintenant cette dépense par celle du sulfate, et en admettant qu'elle dût égaler celle de deux ou trois mille livres de quinquina, puisqu'on en fait le sacrifice pour un remède qui pourrait être mieux employé, on aurait toujours la certitude d'avoir rendu un grand service aux malades, déjà assez malheureux d'avoir à lutter contre les maladies, sans avoir encore à être tourmenté par le dégoût qu'inspire ce médicament.

Appliquons à nos hôpitaux ce que je viens de dire de ceux de Rome; car c'est le même mode de traitement, à quelque différence près, venant de l'attention plus grande que les Français font aux lésions abdominales, et nous obtiendrons les mêmes résultats en faveur de nos malades.

Pour donner une idée des propriétés du sulfate de quinine, nous ferons un résumé des observations consignées dans deux Tableaux publiés par les docteurs Tonelli, de Paliano, et Fr. Rossi, de Anagni; elles ont été faites pendant l'été de 1822. Le docteur Tonelli a traité soixante-cinq malades, pour la guérison desquels la dose moyenne de sulfate a été de quinze à vingt grains. L'âge moyen des malades a été trente et un ans; ce qui doit faire supposer que ce n'est pas précisément l'âge où il y a le plus de faiblesse qui dispose aux fièvres intermittentes.

Le docteur Rossi a donné l'histoire de soixante-quatre malades. Les résultats ont été à-peu-près les mêmes; mais il nous manque beaucoup de choses dans ces tableaux : le nombre des accès qui ont paru avant l'entrée du malade à l'hôpital n'a pas été indiqué, et cela serait bien important pour faire connaître jusqu'à quel point le sulfate diminue la marche naturelle des fièvres intermittentes. Cependant, on peut dire que le sulfate convient là où le quinquina convient.

Du Quinquina au début des fièvres intermittentes.

L'ordre dans lequel j'ai parlé des moyens à employer dans le traitement des fièvres intermittentes, est précisément celui que j'ai suivi dans leur administration. Une forte évacuation sanguine, suivie d'une évacuation intestinale, quand je ne croyais pas cette première nécessaire, m'a toujours paru mettre l'économie dans les conditions

les plus convenables pour être affectée par le quinquina,
et les succès les plus complets ont toujours suivi cette
méthode : une seule saignée, un seul purgatif, une seule
administration de quinquina, terminaient de suite la maladie, puisque, par cette combinaison de moyens, j'a-
gissais contre tous les élémens de ces maladies ; je dimi-
nuais l'activité de l'injection vasculaire ; je dérangeais les
mouvemens qui allaient s'établir ; je favorisais l'absorption
de ce qu'il pouvait y avoir de vicieux dans quelques parties
d'un organe ou d'un système d'organes ; enfin, par le
quinquina, je stupéfiais la propriété périodique du système nerveux. Car le quinquina ne me paraît point jouir
des propriétés toniques ou stimulantes qu'on lui accorde :
ce n'est point en enflammant l'estomac qu'il guérit les
fièvres intermittentes ; ce n'est pas par dérivation qu'il
s'oppose au retour des accès. Le succès qu'on obtient de
son usage dans les fièvres pernicieuses subcontinues , dans
lesquelles les accès ne sont plus séparés les uns des autres
par des intervalles appréciables , et par conséquent dans
lesquelles il doit y avoir une lésion de l'estomac tout aussi
active que celle qu'on admet dans le fort de toutes les
fièvres ; toutes ces raisons prouvent évidemment qu'il peut
supprimer des accès, même administré dans le plus fort
de la fièvre. Qu'on examine avec soin les observations
rapportées par Torti et Morton, et l'on verra que la recommandation de n'administrer le quinquina que dans le
moment de l'apyrexie, peut être bornée dans les fièvres ordinaires ; mais que, dans les cas urgens, il faut le donner
de suite, lorsqu'on a à craindre que cet accès ne soit le
dernier. En voici la raison :

Un accès, avons-nous dit, est le représentant exagéré des
mouvemens de concentration et d'expansion qui ont lieu en
nous pendant le nycthémérou. Un accès ordinaire devra
donc durer à-peu-près le même temps. Mais si des causes
étrangères mettent toutes les forces en jeu d'une manière dé-

sordonnée ; si elles font produire à l'économie, en quelques heures, tous les actes organiques qu'il ne lui était accordé de produire qu'en vingt-quatre heures, alors plus d'intervalles entre les accès qui, sans changer de nature physiologique, changent seulement de mode, et sous l'apparence de continuité se succèdent avec une grande rapidité. En admettant même que le quinquina n'ait d'action que pour l'accès à venir, en le donnant au moment du danger s'il n'arrête pas l'accès au milieu duquel on le donne, il sera pour l'accès à venir ; car, je le répète, les pernicieuses subcontinues ne sont composées que d'accès qui se succèdent sans interruption.

Le quinquina ne doit être adressé qu'au système nerveux, par conséquent il faut mesurer la dose avec l'intensité des accidens : cette intensité, dans les pays chauds, n'est pas toujours la preuve d'une forte inflammation qui en serait la cause : elle tient essentiellement à l'énergie habituellement plus active de ce système dans de tels climats ; or, plus les symptômes sont violens, plus il faut employer du sédatif que l'observation nous a appris agir spécifiquement contre ce système.

Si quinze grains en trois eu quatre doses suffisent dans les cas ordinaires de fièvres intermittentes pendant le jour de l'apyrexie, il faut en donner vingt, trente, quarante grains et plus, en quelques heures, si on a à redouter les effets d'un accès dont le précédent a mis l'économie en danger.

Si on a besoin d'un effet prompt, la forme la plus convenable est le sulfate de quinique en poudre, délayé dans quelques cuillerées d'eau ; ou, si l'amertume est trop désagréable au malade, on l'enveloppe dans du pain à chanter, ou dans des pruneaux, etc. ; enfin on en fait des pilules de trois à cinq grains. On peut d'ailleurs être rassuré sur ses effets à haute dose ; je n'ai jamais vu d'exemple du mal qu'il peut faire, et je ne doute point que

si on a cité quelques accidens, ils tiennent plutôt à des cir-
[c]ances accidentelles qu'à ses qualités nuisibles. Il peut
exciter des vomissemens dans les cas de trop grande
susceptibilité de la part de l'estomac; mais alors ce viscère rejeterait tout corps étranger qu'on y introduirait;
cette action n'est point particulièrement excitée par le sulfate.

De l'administration du quinquina au milieu des fièvres intermittentes.

Par quinquina j'entends toujours le sulfate de quinine;
et si on ne pouvait pas administrer ce sel, tout ce que je
dis de lui, relativement à son emploi, serait applicable au
quinquina lui-même.

Nous venons de voir qu'un traitement actif, composé
d'évacuans et du quinquina, peut faire avorter des accès
qui sont à peine établis dans l'économie. Mais lorsque ces
accès, soit par l'insuffisance des moyens curatifs, soit enfin par quelque cause que ce soit, sont parvenus à se fixer
convient-il de chercher à supprimer ces accès?

Théoriquement et analytiquement considérée, une fièvre
intermittente consiste essentiellement dans une exaltation
des forces nerveuses, produite par une lésion locale plus ou
moins intense, et par toutes les influences externes ou internes que nous avons signalées. Cette exaltation a son spécifique dans le quinquina : on pourrait donc croire que la
principale indication serait de la comprimer; mais, considérée sous le rapport de la pratique, et même d'après
les lois d'une physiologie plus profonde, il y a rarement
fièvre sans lésion interne: quoique distinctes l'une de l'autre par les organes qui les produisent, la fièvre et la lésion
n'en sont pas moins liées par des rapports très-intimes, et
qui, dans un grand nombre de cas, sont si intimes, que la
cessation de la lésion amène celle de la fièvre, quoique le
fait ne soit pas toujours constant. Or, une lésion inflam-

matoire consiste, comme nous l'avons vu, dans une modification de tissu que chaque série de mouvemens circulatoires et nutritifs est chargé de faire disparaître, au moyen de
l'absorption qui renouvelle constamment nos tissus; le mouvement fébrile lui-même, en excitant toutes les sécrétions
de la circonférence, élimine, en quelque sorte, chaque
fois, une partie de cette décomposition de nos organes; ou
si cette élimination ne se fait précisément à la fin de chaque
accès, il dispose au moins les organes sécrétoires à se
charger de cette fonction, lorsque le temps de la crise
est arrivé. En un mot, l'excitation générale qui constitue
la fièvre, est nécessaire pour la disparition des altérations
de nutrition de la partie malade. C'est cet ensemble de
mouvemens d'expansion qui entretient, qui favorise la décomposition de la partie lesée, et qui en limite la durée,
en lui imprimant une marche régulière.

Par conséquent, si en administrant le quinquina vous
paralysez les forces nerveuses, si vous les rendez insensibles aux provocations de la lésion locale, vous n'avez plus
de fièvre, il est vrai, mais cette lésion éveille d'autres
sympathies moins apparentes, elle désorganise peu-à-peu
les parties qu'elle affecte, des phénomènes secondaires et
latens se produisent dans l'économie; la lésion locale,
dont la diminution n'est point aidée par l'excitation
périodique des actes nutritifs et circulatoires, devient
chronique; car c'est la liaison qui existe entre les maladies locales et les mouvemens d'ensemble, qui caractérise les maladies aiguës, dont la durée est de un ou de deux
septénaires. Lorsque cette liaison est rompue, alors la maladie locale rentre dans la classe des altérations chroniques, et rien ne peut plus en déterminer la durée. C'est un
tout autre ordre de choses à combattre.

J'ai cité une observation qui démontre l'inconvénient
de la suppression brusque d'une fièvre intermittente, les
auteurs en sont remplis; et lorsque Ramazzini s'est tant

déchaîné contre le quinquina, c'est qu'il avait eu de nombreux exemples de semblables fautes faites par ses confrères
qui, ne s'opposant qu'au symptôme le plus apparent,
croyaient avoir guéri le malade, quand ils n'avaient arrêté
que les accès de la fièvre. On a vu souvent la folie, l'apoplexie, la phthisie, ou toute autre espèce de consomption,
des exanthèmes rebelles, des engorgemens du foie, de la
rate, du mésentère, des hydropisies de ventre ou de poitrine, l'asthme, des maladies de cœur, et mille autres affections, suivre immédiatement la disparition brusque d'une
fièvre intermittente. Car toute lésion locale a une tendance à exciter sympathiquement tel ou tel organe ou
système d'organes, et, si vous vous opposez à son action
dans un sens, elle se reportera dans un autre. Le mouvement fébrile modéré est encore le symptôme le moins dangereux, quand il n'est pas assez violent pour déterminer de
vives injections dans des parties importantes ; car il sert
en quelque sorte, à ramener l'organe malade dans son état
primitif; il sert de complément à tous les travaux moléculaires qui doivent opérer ce renouvellement. Je pense donc
que lorsque les mouvemens de réaction ne sont pas assez
puissans pour être la cause d'une nouvelle injection vasculaire, lorsque au lieu de se porter spécialement sur un point
ils excitent également tout l'ensemble ; lorsque en un mot, il
n'y a pas de localisation bien marquée pendant l'accès, il
faut s'en tenir aux saignées modérées qui, tout en diminuant le pléthore, favoriseront l'absorption dans la partie
malade : alors, si la maladie est dans son état de simplicité, si
la lésion locale a toujours été liée aux mouvemens généraux, elle ne doit plus exister au bout de six à huit accès,
et la maladie peut se terminer spontanément.

La terminaison spontanée des fièvres intermittentes a
été reconnue dès la plus haute quantité, mais en France
on n'a jamais ajouté beaucoup de foi à cette espèce de
ressemblance que les anciens avaient trouvée entre les

fièvres continues aiguës et les fièvres d'accès. On a toujours supposé au moins dans ces derniers temps que le
traitement seul décidait de la longueur des maladies; j'ai
déjà dit ce que je pensais de la durée nécessaire de toutes
les maladies, j'ai donné les faits irrévocables sur lesquels
elle est établie, et je me fais gloire de concilier la physiologie, dont je fais ici de nombreuses applications avec les
observations si rarement inexactes des anciens. Je sais
que les maladies, en France, n'ont pas la même régularité
que dans les pays chauds; mais si on faisait, dans nos
hôpitaux, les mêmes relevés que j'ai fait pour ceux de
Rome, je suis persuadé qu'on n'aurait pas une grande
différence dans les résultats, et que la durée moyenne du
séjour des malades serait celle que la physiologie et l'antique observation ont assignée aux maladies,

J'ai rapporté plus haut que le séjour moyen des fièvreux
du Saint-Esprit étant égal à la durée physiologique des
maladies, je supposais que l'administration du quinquina
n'avait apporté aucun changement à leur marche naturelle,
ou bien que son efficacité s'était bornée à décider sa terminaison à l'époque où elle devait se faire d'elle-même, et
que peut-être un reste d'habitude aurait pu lui faire dépasser. Je rapporterai ici deux observations qui ont été
faites par l'auteur, précisément dans le but d'examiner si
la terminaison des maladies était bien due aux médicamens qu'on employait, et si on n'attribuait pas souvent à
des remèdes une vertu qu'ils ne devaient qu'à la légéreté
des conclusions que l'on tirait de la coïncidence d'une
guérison avec l'administration d'un médicament. Ces deux
observations, dont tant de semblables se répètent en
Italie, ont offert absolument la marche régulière des maladies aiguës, et se sont terminées après le septième accès:
l'auteur a cherché précisément deux sujets placés dans des
circonstances semblables, au moins autant qu'il a pu apprécier. C'est le docteur Tantini qui raconte.

LXe. Observation.

Fièvre continue rémittente, maligne ou nerveuse.

Le 20 août 1811, vint à l'hôpital un jeune homme, âgé de trente ans, agriculteur, et qui travaillait depuis quelques jours dans les marais. Sa constitution était robuste et saine. Il y avait six jours qu'il était affecté d'une fièvre continue rémittente, maligne ou nerveuse. Quand il fut arrivé, son état était le suivant : fièvre qui avait le matin une rémission, suivie d'un accès de chaleur, qui déclinait d'une manière bien marquée au commencement de la nuit ; angoisses, agitation notable au commencement du redoublement ; peau chaude jusque vers la déclinaison, qui s'annonçait par un peu de moiteur à la peau ; pouls faible, mou et fréquent, quelquefois un peu irrégulier ; abattement des forces ; idées confuses et incertaines ; léger délire les premiers jours de la fièvre ; yeux vifs, bouche sèche, langue aride et recouverte d'une ligne obscure au milieu ; lèvres sèches, dents arides ; la poitrine en bon état, ainsi que le bas-ventre : urines copieuses ; évacuations alvines régulières.

Je voulus essayer le camphre, proposé par Guarini, surtout dans le cas comme dans le nôtre, où le pouls était mou ; je l'unis à la gomme arabique, comme il suit : Prenez camphre râpé, un scrupule ; parcelles de gom. arab., un gros ; eau-de-vie de menthe, deux onces : une bouteille de limonade édulcorée et la demi-portion. Le jour suivant, c'est-à-dire après le septième accès, il eut une sueur copieuse et fut exempt de fièvre, qui ne reparut plus ; et après quelques jours de convalescence, il partit guéri.

LXIe. Observation.

Fièvre continue rémittente.

Le 26 août 1811, un jeune homme d'environ vingt-six ans, qui était d'une constitution un peu plus maigre que le précédent, avait travaillé plusieurs jours dans les marais. Il avait depuis quelque temps un léger engorgement du foie. Quand il vint à l'hôpital, il était affecté d'une fièvre continue rémittente, qui avait son redoublement vers les quatre heures après-midi, annoncé par la chaleur ; puis les symptômes étaient les suivans : prostration des forces ; pouls faible, mou et fréquent ; grande agitation au commencement, légère sueur vers la déclinaison. Tête et poitrine libres ; bas-ventre légèrement tendu. Les fonctions de l'estomac et des intestins étaient en bon état : urines un peu rares et blanchâtres ;

bouche sèche, langue pâteuse. Je me contentai de lui ordonner des fomentations émollientes au bas-ventre, un lavement émollient, l'eau d'orge pour boisson et la demi-portion. Après le septième accès il eut également une sueur copieuse, et la fièvre ne reparut plus.

Il serait à désirer qu'on fît ainsi, avec les médicamens les plus accrédités, de semblables expériences comparatives, et je suis persuadé qu'on finirait par être convaincu que, dans bien des cas, la maladie, si elle n'a point été augmentée par les remèdes, a suivi tranquillement sa marche, et qu'elle a accompli son existence physiologique et nécessaire.

Quand on réfléchit à l'immense variété des médicamens qu'on a dit avoir été efficaces dans les mêmes affections; quand, d'un autre côté, on pense à l'espèce de tolérance que l'économie présente pour une certaine quantité d'excitans qu'elle peut recevoir sans qu'il en résulte de grands changemens, on est obligé de convenir qu'il y a en elle une force de résistance qui lui permet de continuer ses fonctions, lors même qu'elle est en quelque sorte saturée des remèdes dont le médecin la fatigue si souvent.

Cependant les abus d'une chose utile ne peuvent jamais servir à la faire proscrire. Si je reconnais les inconvéniens ou l'inutilité des remèdes dans une foule de maladies, je ne les rejette point lorsqu'ils sont indiqués. Je sais que lorsque des fièvres intermittentes existent là où leurs causes existent, toujours elles tendent à se prolonger bien plus facilement que lorsqu'elles dépendent seulement de causes accidentelles, et que les anti-périodiques y sont plus nécessaires que dans ce dernier cas.

C'est donc entièrement au médecin à apprécier jusqu'à quel point le quinquina est indispensable pour compléter la guérison; il s'en assurera facilement, lorsque ayant détruit toutes les altérations locales qui pourraient exister, il voit l'accès se perpétuer par la seule activité du système nerveux. La facilité avec laquelle il arrêtera une maladie

déjà attaquée dans ses fondemens par les évacuans antérieurs, sera le signe le plus certain de la bonté de la
méthode qu'il aura employée.

*La permanence d'une lésion locale contre-indique-t-elle
l'emploi du quinquina?*

Cette question nécessite l'examen d'un point très-important relatif aux effets du quinquina. Beaucoup de médecins pensent que, lorsque le quinquina n'est pas administré
convenablement, il doit être accusé des obstructions, des
inflammations chroniques, des engorgemens, que l'on
rencontre chez les fiévreux : l'observation des faits se prononce entièrement contre cette assertion. Les habitans
des pays situés près des marais Pontins, et en général
près des lieux exposés aux émanations marécageuses dans
l'Italie, et qui, en raison de leur éloignement des grandes
villes, ou de leur pauvreté, ne peuvent point se procurer
de quinquina, et qui par conséquent conservent des fièvres
intermittentes pendant des mois, des années entières, sont
ceux qui portent des rates plus volumineuses; il en est dont
cet organe envahit la presque totalité de l'abdomen. Cette
affection est la plus commune; chez d'autres, l'engorgement existe dans le foie, dans les glandes mésentériques :
ceux qui, au contraire, convenablement traités par les
évacuans et ensuite par le quinquina, se font guérir promptement, ne présentent point d'obstructions. Ces faits irrévocables nous prouvent donc ce que nous avons déjà
avancé, c'est que les engorgemens de la rate sont des effets
de la congestion que le mouvement fébrile pousse dans ce
viscère à chaque accès, et que, plus on laisse cette maladie se reproduire chez un individu, plus elle augmente
l'altération de la rate. Nous avons dit dans la section précédente, que la suppression brusque de la fièvre pouvait
produire des inflammations sourdes, en raison de la néces-

sité qu'une lésion quelconque éprouve toujours à émettre
autour d'elle des irradiations phlegmasiques, et que des
obstructions abdominales pouvaient en être tout aussi bien
le résultat que des affections de la tête ou de la poitrine;
en un mot, que l'influence irritante qu'on empêchait de
se porter sur le système nerveux pour arrêter la fièvre,
en se concentrant ailleurs, pouvait éveiller des affections
lentes et chroniques. Mais il faut distinguer la suppression
brusque d'une fièvre dont on ne fait que guérir le symptôme apparent, et dont on laisse subsister la cause interne,
avec la guérison de cette même fièvre qui, convenablement
traitée, est définitivement supprimée par le quinquina,
quand elle ne consiste plus que dans une habitude nerveuse que l'on détruit au bout du terme à-peu-près fixe
où elle tend à cesser d'elle-même. Dans le premier cas,
vous comprimez une force expansive qui cherche à s'exercer ailleurs; dans le second, vous avez détruit tout ce qui
pouvait mettre cette force en jeu, elle ne consiste plus que
dans une propriété fugitive que vous anéantissez par son
spécifique.

Les habitans des lieux marécageux ont une santé dont le
type est propre à leur genre d'existence et aux circonstances dans lesquelles ils se trouvent. Comparé à celui des
autres hommes, ce type est pathologique, mais pour eux
il est physiologique. Il en est, en quelque sorte, des obstructionnaires comme des goîtreux : ils peuvent se porter bien comme on se porte bien dans les vallées et dans
les pays marécageux; et cependant avoir une rate du poids
de 10, 25, 30 livres, comme les goîtreux sont en bonne
santé avec une glande thyroïde grosse comme la tête d'un
enfant. Un obstructionnaire sera atteint d'une fièvre intermittente, cette fièvre pourra suivre sa marche ordinaire,
se terminer sans que la rate y soit pour quelque chose. Si
on voulait trouver un rapport entre l'obstruction de ce
viscère et la fièvre; si, croyant que celle-ci tient à cet en-

gorgement, on craignait de supprimer les accès avant d'avoir fait revenir la rate dans son état antérieur, on s'exposerait à voir la fièvre durer toute la vie du malade et finir par l'emporter.

L'expérience des maladies de ces lieux mal sains nous montre que l'habitude de porter un ventre rempli d'organes aussi profondément altérés, diminue l'influence de ces obstructions sur la santé générale. Tel malheureux qui toute sa vie a pu vaquer continuellement à ses occupations et faire les travaux les plus rudes et les plus fatigans, a pu n'éprouver qu'une seule fois une série d'accès auxquels il doit la désorganisation de ces viscères abdominaux; et lorsque de nouveaux accès reviennent chez de tels individus, ils peuvent être tellement séparés de toutes ces altérations locales, que la méthode applicable à des constitutions en meilleur état, leur conviendra en partie.

J'ai souvent vu des obstructionnaires arriver à l'hôpital du Saint-Esprit, ayant le ventre dur comme une pierre, la rate occupant toute la partie antérieure de cette cavité: quelques accès de fièvre étant la seule maladie pour laquelle ils venaient, on les traitait comme tous les autres, le quinquina en faisait justice, et ils repartaient au bout de deux, trois septenaires plus ou moins, leur ventre tout aussi dur qu'auparavant, et bien portans relativement à la fièvre qui les avait dérangés de leurs travaux. Ils peuvent être ensuite des années entières sans avoir la fièvre.

On voit donc quel temps on perdrait, si, croyant trouver un rapport entre les maladies du ventre et la fièvre, on agissait dans la supposition où l'une dépendrait de celle-là. En quelques jours on peut rendre ces malheureux à leurs occupations habituelles. Il faudrait des années pour faire disparaître leurs obstructions, lorsque toutefois il y a possibilité d'obtenir ce résultat : il ne faut donc guérir, avant les accès, que les affections récentes qui sont l'occasion de la fièvre, et dont la marche aiguë est liée à celle des mouvemens fébriles , et c'est en général le cas de quatre-vingt-dix fiévreux sur cent.

Cependant, lorsque les fièvres régnantes ont une marche rapide , lorsqu'elles sont accompagnées d'accidens qui augmentent avec les accès , au lieu de chercher à ne combattre que les lésions locales, se réservant plus tard d'employer le quinquina , il faut faire marcher en même temps ces deux ordres de moyens; il faut pratiquer attentivement des saignées, provoquer des évacuations alvines et administrer du quinquina , de cette manière on combat tout à la fois et on trouble la marche d'une maladie à laquelle on ne donne le temps de faire des progrès dans aucun sens. Mais il faut , en outre , ne pas perdre de vue que si l'efficacité du quinquina est telle, qu'elle suffise pour supprimer de suite les accès, le malade n'en conserve pas moins des lésions locales dont il peut n'être plus averti par des symptômes bien évidens, et qui plus tard lui causeraient des accidens , si on les négligeait.

La guérison d'une fièvre intermittente ne date pas de l'époque où les accès ne reviennent plus; elle n'est solide et réelle que lorsqu'elle coïncide avec l'absence de toute altération qui l'a accompagnée dès le principe.

Il serait beaucoup mieux pour un malade d'avoir des accès qui tiendraient seulement à l'habitude contractée par le système nerveux , habitude que l'émotion la plus légère, une course, un excès quelconque, un peu de quinquina , pourraient rompre; il serait mieux pour lui d'avoir cette fièvre que d'en être exempt, et de présenter cette espèce de langueur qui accompagne si souvent la convalescence des fièvres intermittentes, et qui n'est qu'une fièvre rongeante, produite par la phlegmasie cachée d'un organe qui semble se venger sourdement de ce qu'on l'a privé des moyens d'exprimer hautement ses souffrances.

Du Vin de quinquina.

Les propriétés des médicamens sont toujours établies par les médecins, d'après la nature présumée des maladies qu'ils guérissent. On a attribué à la faiblesse la plupart des affections internes auxquelles on a coutume d'opposer le quinquina, et on en a conclu qu'il était tonique. Les émanations marécageuses, le manque d'une nourriture substantielle, des travaux épuisans, sont nécessairement des causes qui affaiblissent l'économie; des fièvres intermittentes sont le résultat de cette faiblesse : le quinquina est le remède anti-fébrile par excellence, il est donc tonique au plus haut degré; mais puisque le quinquina est tonique, on peut donc lui adjoindre un véhicule de la même classe, ils s'entr'aideront réciproquement; et l'on a fait le vin de quinquina. Non content de nos vins, qui ne sont pas assez stimulans, on a été emprunter à l'Espagne ceux qui jouissent au plus haut degré de principes alcooliques : telle est la marche de notre esprit; un faux raisonnement conduit de suite aux conséquences les plus fâcheuses. Mais, dira-t-on, le vin de quinquina a guéri des fièvres intermittentes; il ne leur est donc pas contraire. Il faut distinguer dans cette préparation les deux principes opposés qui la composent, le vin et le quinquina : si le malade est plus susceptible d'être influencé par l'action du quinquina que par celle du vin, ce premier remède exercera sa vertu anti-périodique et les accès ne reparaîtront plus; si, au contraire, c'est le vin qui agit, la fièvre continuera; de plus, l'état général du malade empirera par l'augmentation de la lésion locale. Il peut même arriver qu'il y ait en même temps action du quinquina, qui supprimera la fièvre, et action du vin, qui irritera davantage les organes lésés : ainsi, tout dépend de l'état actuel de l'économie dans laquelle on introduit cette composition barbare; et si on citait des cas où il y a eu suppression de la fièvre sans manifestation de symptômes locaux, je pourrais les admettre, comme j'admets la possibilité de supporter, sans mourir, des stimulans reçus par un estomac enflammé : l'économie se prête heureusement à l'action de ce qui lui est le plus contraire. Quand un homme a mangé autant que cela est nécessaire pour la réparation des pertes qu'il a faites, il a tort de manger davantage, et on peut dire que ce qu'il prendra de plus, est défendu par les lois de l'hygiène ; cependant il arrivera souvent qu'il agira contre ces lois, sans en être immédiatement puni. On a tort, quand on se porte bien, d'avaler un médicament quelconque, et si on le fait, on peut ne pas en être incommodé. Ainsi, l'innocuité apparente du vin de quinquina dans les fièvres intermittentes, n'est point une preuve de son utilité.

Quand on aura prouvé que ceux qui succombent à des fièvres intermittentes, n'offrent pas de lésions inflammatoires dans leurs organes les plus importans ; lorsque des relevés exacts, pris dans les hôpitaux, prouveront que ceux, dont la fièvre a été guérie par le vin de quinquina, se portent mieux ensuite que les fiévreux traités par le quinquina à l'eau ; lorsque enfin on détruira tous les faits sur lesquels se fonde la proscription de ce mélange dangereux, alors j'adopterai une autre manière de voir, et le vin redeviendra, comme par le passé, le meilleur auxiliaire du quinquina.

Des Propriétés physiologiques du quinquina.

Ce n'est pas que je considère le quinquina comme un antiphlogistique ; mais je suis loin de le regarder comme un stimulant. J'ai pris cent grains de sulfate de quinine, en quelques jours, à Rome ; je me suis attentivement examiné, et je n'ai rien vu en moi qui ait pu m'annoncer une irritation, qu'une telle dose eût certainement produite, si telle eût été sa nature. Comme on ne l'a jamais proposé dans la gastrite, et que, même dans ces maladies, il n'est pas toujours supporté, on ne peut point le considérer comme jouissant d'une vertu opposée aux inflammations. Il ne doit donc point être rangé dans les médicamens qui agissent pour ou contre les maladies inflammatoires : c'est un spécifique *suî generis*, c'est un sédatif du système nerveux, et seulement de certaines fonctions périodiques et intermittentes de ce même système; car il n'a aucune action sur la sensibilité, ni sur la locomotion; il ne calme les douleurs et les convulsions qu'autant qu'elles sont liées à une excitation intermittente des mouvemens généraux de l'économie.

Comme il n'y a pas d'autre manière de connaître la nature d'un médicament, que d'analyser les fonctions auxquelles il s'adresse, voyons s'il ne nous serait pas possible de nous servir des principes physiologiques que nous avons établis sur la nature de la fièvre, pour déterminer la vertu spéciale du quinquina.

Nous avons dit que toute fièvre intermittente consistait dans l'augmentation d'influence que le système nerveux abdominal exerce habituellement sur l'économie, influence qui chaque jour éprouvait une variation d'intensité, en raison de la variation de la circulation produite par les différentes positions du corps; que cette influence, ordinairement latente et inaperçue, comme toutes celles qui s'exercent en nous, devenait sensible en s'exaltant; que la manifestation générale de cette influence constituait les fièvres intermittentes générales; que la manifestation pathologique de cette influence, bornée à une seule partie, à une seule division nerveuse, à un seul filet, constituait une fièvre intermittente locale larvée. Maintenant, l'expérience nous prouve que ce phénomène, qui, quoique lié à des lésions locales, en est cependant distinct, était susceptible d'être calmé par le quinquina : il s'ensuit donc naturelle-

ment que ce remède est le sédatif spécifique du système
nerveux abdominal, en tant que ce système, épanoui à la
surface de tous les viscères du ventre, y reçoit une excitation qu'il transmet à toute l'économie.

Ce système nerveux, ainsi modifié par le quinquina,
n'est plus susceptible d'être pathologiquement exalté par
la congestion qui s'établit périodiquement chaque matin
sur les viscères dans lesquels il se distribue; son inflammation redevient latente, comme le sont tous les courans
nerveux qui donnent la vie à nos organes. Si la fièvre intermittente est locale, ce qui ne suppose d'exaltation que
dans le courant nerveux d'une seule branche, la sédation
s'opère dans cette branche, comme cela aurait lieu si toutes
les autres eussent participé à la maladie. Lorsque, par
exemple, l'affection de la totalité du cerveau ou de la moelle
épinière produit des convulsions ou des douleurs étendues,
susceptibles d'être calmées par l'opium, ce médicament
pourra guérir ces mêmes accidens, si, au lieu d'être généraux, ils ne s'étendent qu'à une seule partie, qu'à une
seule ramification nerveuse. Il en est de même du quinquina pour la totalité des excitations nerveuses qui partent
des viscères abdominaux, comme de quelques-unes d'entre
elles. Qui peut plus, peut moins; et c'est ce que prouve
l'observation dans ce genre de phénomènes.

Le quinquina est donc *le sédatif spécifique du système
nerveux abdominal*. Pour que cette opinion fût fausse, il
faudrait que la théorie que nous venons d'exposer sur la
nature des fièvres intermittentes, fût elle-même inexacte.

De l'Opium.

La connaissance des propriétés physiologiques des médicamens est certainement la branche la moins avancée
des sciences médicales. Nous n'avons sur les substances
les mieux connues que des données de pratique, qui va-

rient suivant les pays, suivant les doctrines et même suivant chaque médecin. Avant Brown, l'opium était sédatif; ce célèbre réformateur en fit le plus énergique des stimulans, et maintenant il est administré comme tel par l'école italienne.

L'opium fait dormir dans le plus grand nombre des cas. Les expériences pratiquées sur les animaux, et les autopsies cadavériques de ceux qui sont morts empoisonnés par cette substance, semblent porter à croire que son action stupéfiante est due à l'engorgement du système sanguin cérébral; et cependant on l'a préconisé dans les inflammations du système nerveux de la tête et de la moelle épinière.

Les Italiens le mettent sur le même rang que l'alcool, comme tonique; et cependant il est, en quelque sorte, le meilleur spécifique que l'on connaisse dans le delirium tremens, produit par des excès de boissons spiritueuses.

Pour ces mêmes médecins, le sublimé corrosif est un contro-stimulant, l'opium est un stimulant, le virus syphilitique est un stimulant, et dans plusieurs cas de vérole invétérée, l'opium est le meilleur auxiliaire du sublimé.

Les fièvres intermittentes comateuses consistent, le plus souvent, comme les autopsies cadavériques le prouvent, dans une injection des vaisseaux du cerveau, et même dans une inflammation de cet organe; et cependant les contro-stimulistes guérissent des fièvres comateuses avec l'opium; et long-temps avant eux, on a consigné, dans les différens traités de médecine, des observations de semblables maladies, traitées et guéries par cette substance.

L'opium augmente la circulation capillaire; il rend le pouls plus fort et plus développé; il augmente la chaleur générale. La goutte consiste au moins, par ses symptômes apparens, dans l'augmentation de la vitalité d'une partie: elle semble produire les mêmes effets que l'opium; et cependant beaucoup de goutteux, en Italie surtout, n'obtiennent de soulagement que par des doses de plus en plus élevées de ce médicament, et cette maladie se termine à-peu-près à la même époque que chez ceux qui ont suivi une méthode différente : chez plusieurs même, qui ont mis successivement en usage tous les moyens connus, l'opium finit par obtenir la préférence.

Que de contradictions pour chaque doctrine, pour chaque manière de voir ! car il n'y en aurait pas pour celui qui aurait le secret de la nature.

Que prouvent tous ces faits ? Que si le tact médical nous a appris, par une espèce de sentiment instinctif, à distinguer au lit des malades les cas où l'opium convient et ceux où il serait nuisible, nous n'en sommes pas moins dans la plus profonde ignorance sur sa véritable manière d'agir sur l'économie. Je sais qu'on pourrait, avec la même raison, nous faire le même reproche pour la presque totalité des médicamens : j'accorderai bien volontiers cette permission ; mais je ne crois pas qu'aucun d'eux soit aussi contradictoirement employé et conseillé dans des maladies où notre manière actuelle de raisonner devrait le faire proscrire. Sans doute, nous ignorons comment le mercure agit contre le virus syphilitique ; mais enfin nous connaissons ce résultat. Nous ignorons comment agit l'alcool ; mais nous savons que c'est un stimulant, et on ne l'emploie guère que dans les cas d'inflammation où on veut jouer à quitte ou double ; et alors encore, on peut au moins se rendre compte de ses effets, et ainsi de suite des autres moyens thérapeutiques ; tandis que, quelque opinion qu'on émette sur les propriétés de l'opium, il sera toujours possible d'opposer des faits bien réels, qui démontreront manifestement le peu de fondement de cette opinion.

Nous avons vu quelle énergie présentaient les maladies des pays chauds, quelle activité vitale elles supposaient. Il semblerait que l'opium, en exaltant les forces de la

circulation, aurait dû être proscrit du traitement d'affections nées au milieu des circonstances les plus vivifiantes ;
et cependant, chose bien remarquable ! c'est précisément
par les médecins qui ont exercé dans les pays chauds, qu'il
a été le plus préconisé. On sait que Galien, Rivière, Lind,
Barthez, Berryat, Baumes, Frank, tous médecins qui
ont exercé dans les pays chauds, l'ont considéré comme
très-utile dans le traitement des fièvres intermittentes, et
en général dans beaucoup des affections des pays chauds :
aujourd'hui même encore, les médecins italiens s'en
servent assez souvent contre les fièvres intermittentes.

Comme nous désirons qu'on se fasse une opinion sur
des faits, et non pas sur des raisonnemens, qu'il est toujours si facile de rendre plus ou moins spécieux, nous
allons passer en revue les auteurs qui ont conseillé l'emploi
de ce moyen ; nous donnerons ensuite nos réflexions. Ces
détails sont empruntés de Schaertlich (1).

Galien (2) guérissait les fièvres quartes de cette manière :
il faisait d'abord vomir ; le lendemain, il donnait pour
boisson du suc d'absinthe et de la thériaque, deux heures
avant l'accès.

Alexandre de Tralles (3) traitait les fièvres intermittentes
quotidiennes avec des opiatiques donnés avant l'accès.

Ælius ne donnait la thériaque aux quartenaires, que
lorsqu'il voyait des signes de coction dans les urines.

Les médecins arabes donnèrent également l'opium dans
les fièvres intermittentes.

Plater (4), Rivière (5), ne le donnaient que lorsqu'il y
avait des signes de coction. Ce dernier employait la thériaque délayée dans du vin contre les fièvres quartes ;

---

(1) Dissertatio de usu opii in febribus intermittentibus. *Gœttingue*,
1783.

(2) De Theriacâ ad Pisonem, cap. 15.

(3) *Ibid.* l. 12, c. 7.

(4) Prax. Med. tom. II, p. m. 138.

(5) Prax. Med. l. 17, c. 3, de Tertianâ.

lorsque, d'ailleurs, il avait préliminairement saigné et purgé à plusieurs reprises : la dose de thériaque était d'un gros, chaque matin, pendant trois jours. Il rapporte, du reste, une observation de fièvre pernicieuse cholérique et de tierce doublée, guéries subitement, par le laudanum dans le premier cas, et par l'eau thériacale dans le second.

Enfin, il en est de même de Horst (1), de Heurnius (2), de Zacutus Lusitanus (3), de Sylvius (4), d'Ethmuller (5), de Wedel (6), de Picus (7), de Cole (8), de Blanchard (9), de Talbot (10), de Sydenham (11), de Hoffmann (12), de Friend (13), de Pitcarn (14), de Nigrisoli (15), de Van Swieten (16), de Fracastor (17), de Berryat (18), de Senac (19), de Guarini (20), de Grant (21), de Fordyx (22), de Zahn (23), de Duchanoy (24), d'Odier (25),

---

(1) Probl. Thérap., d. 1, qu. 9.

(2) Oper. omn., tom. II, c. 23 et 25.

(3) Oper. omn., tom. I, p. m. 612.

(4) Oper. omn., p. m. 783.

(5) Prax., l. 1, c. 2.

(6) Opiol., p. 95, 96.

(7) De Febribus in specie, p. 261, 274, 277.

(8) Mortno oper. med., t. II, p. 74.

(9) Oper., p. m. 71, 72, 74.

(10) Blegny, le remède anglais pour la guérison des Fièvres.

(11) Op. med., tom. I, p. 54.

(12) Med. Syst. rat., c. de Febre quartanâ.

(13) Emmen, c. 14.

(14) Elem. med., l. 2, c. 1, §47.

(15) Febris chinachin. expug., p. 44.

(16) Comment. tom. II, §761.

(17) Sect. 2, §4.

(18) Mémoire présenté à l'Acad. Roy. des Sciences, t. II, 1757, 31, l. 15, 260.

(19) De recond.

(20) De Febribus et infl.

(21) Beobacht uber die natur der fieber.

(22) Méd. com., *of Edimb.*, vol. VI.

(23) Adv. med.

(24) Mémoire sur l'usage des narcotiques dans les fièvres interm. Gazette salutaire de Bouillon, 1780. X. L.

(25) Med. com. *Edimb.*, vol. 6.

de Withers (1) , de Dahlberg (2) , de Gregory (3) , de Cullen de Desaive (4) , de Wirtensohn (5) , de Werlhof (6) , de Cleghorn (7) , de Tissot (8).

Je ne crois pas qu'on puisse réunir sur un même médicament un nombre aussi considérable de médecins célèbres, qui l'ont en quelque sorte conseillé dans la même maladie comme par un consentement unanime. Je ne prétends pas décider la question par cette liste imposante; mais comme il existe aujourd'hui une tendance à prononcer légèrement d'après des idées théoriques préconçues , je désirerais que l'autorité de ceux qui ont quelques droits à être considérés comme observateurs , servît , sinon de base d'une opinion arrêtée , au moins de motifs pour examiner avec impartialité , et pour ne pas rejeter avec dédain tout ce qui ne s'accorde pas avec le système que nous avons adopté. Cependant , il est juste de dire que la plupart des auteurs que nous venons de citer , n'ont point observé seulement des effets utiles de ce médicament dans le traitement des fièvres intermittentes ; dans plusieurs cas ils lui ont reconnu des inconvéniens assez graves ; et s'ils n'avaient point eu la franchise de le dire , les principes actuels de la physiologie nous auraient fait d'avance prédire la possibilité de son action délétère dans beaucoup de cas. Nous n'en sommes plus à cette époque où chaque maladie avait son remède exclusif : nous savons maintenant que toute maladie se compose d'un ensemble d'actes organiques ,

---

(1) Bemerk uber die feber in Gebrauch der Arzmymitted p. 295 , 296.

(2) Cl. Murray , l. c. vol., III , p. 321.

(3) Brandreth, diss. de Febribus inter. *Edimb.* , 1770.

(4) Gazette salutaire de Bouillon , 1777 , n°. 7.

(5) Diss. Opium vires cordis debilitans § 62 , 64.

(6) Oper. Med. , p. 133.

(7) Beobacht uber die épid. Kranck. in Minorke , p. 207.

(8) Avis au peuple , p. 339.

auxquels il faut quelquefois adresser un modificateur susceptible d'en modérer l'activité; en un mot, des idées d'ensemble ont remplacé des théories qui faisaient considérer les maladies presque comme des agens chimiques, susceptibles d'être neutralisés par certains réactifs.

L'importance des médicamens a donc diminué, comme nos connaissances sur la marche des maladies se sont perfectionnées, et aujourd'hui enfin, nous sommes convaincus que c'est malgré les remèdes que le plus grand nombre des affections ont été guéries pendant tout le temps qui s'est écoulé depuis Hippocrate jusqu'à nous, et que l'empirisme le plus aveugle a seul présidé à l'administration de cette foule de substances inconnues, réunies dans des mélanges monstrueux, et déposées sur des organes dont l'état était aussi problématique que les propriétés de leurs prétendus remèdes.

Cependant, comme l'inutilité d'une chose, dans plusieurs cas, n'est pas une raison pour que cette inutilité existe toujours, nous allons indiquer de quelle manière nous concevons l'efficacité de l'opium dans les fièvres intermittentes.

Si nous nous sommes bien fait comprendre au milieu de cette série de discussions différentes que nous avons été obligé d'aborder pour poser les principes de la physiologie des fièvres intermittentes, il y a deux choses dans ces maladies : 1°. une modification de tissu qui provoque une suite de mouvemens de réaction entièrement dus au système nerveux; 2°. les mouvemens de réaction eux-mêmes qui, quelle qu'en soit la cause provocatrice, sont dus au système nerveux. Or, l'indication de l'opium se trouve lorsque ces mouvemens sont exaltés, plutôt en raison d'une susceptibilité très-grande des nerfs, que d'une action trop vive exercée sur eux par une lésion locale; alors l'opium agit sur eux en les calmant, comme nous avons vu qu'il calmait le delirium tremens qui, sous plusieurs rapports, est si voisin des fièvres intermittentes. Ce sera le cas des fièvres intermittentes développées subitement sur des individus très-nerveux, à la suite d'une émotion vive, surtout quand des travaux d'esprit, des peines concentrées, des passions tristes, ont épuisé et énervé la constitution. On suppose que, dans ces circonstances, le système de réaction est si excitable, que la lésion locale la plus légère suffit pour le mettre en jeu. Tantôt, il en résulte une fièvre intermittente simple, sans symptômes prédominans, mais qui épuise le malade par la dépense des forces qu'elle excite à chaque accès; tantôt cet accès s'accompagne de phénomènes nerveux, qui sont plutôt l'indice d'une exaltation locale et propre aux nerfs, qu'une véritable inflammation qui la produirait. Il est des malades qui, dans la circonstance dont nous parlons, conservent pendant un temps considérable une suite d'accès, qui se reproduiraient indéfiniment par le seul état du système nerveux, si on ne les réprimait pas en détruisant cette vicieuse susceptibilité. M. Berryat, ancien médecin à Montpellier, est un des premiers qui l'ait conseillé dans ces affections; il se servait du sirop diacode ou du laudanum, qu'il administrait avant l'arrivée de l'accès.

Il existe, parmi ceux qui ont conseillé ce médicament, une espèce de contradiction qu'il importe de détruire ou plutôt d'expliquer.

Les uns ont conseillé l'opium avant l'arrivée de l'accès, les autres pendant l'accès, et chacun a décrit les avantages et les inconvéniens de chacune de ces méthodes Tout le monde a eu tort et raison, suivant qu'on examine le but dans lequel cette substance a été administrée. L'opium a pour effet immédiat le développement du pouls, l'injection des capillaires de la peau, et la production de la chaleur. Or, ceux qui avaient à craindre un frisson violent au commencement d'un accès, ont pu diminuer son intensité en produisant d'avance un mouvement d'expansion contraire à celui de concentration qui a lieu au début des accès de certaines fièvres intermittentes ; la période du froid a été raccourcie, et la période du chaud ayant été avancée, on a pu obtenir une diminution notable dans la durée totale de l'accès ; la diaphorèse qu'il détermine a pu ensuite servir de crise dans beaucoup de cas et terminer ainsi une maladie en accélérant les mouvemens d'ensemble qui la constituent. En supposant que la lésion interne qui accompagne toujours les fièvres intermittentes, soit de peu d'importance, on conçoit les bienfaits de l'opium dans une affection en quelque sorte toute nerveuse. Voilà pour la méthode qui le conseille avant l'accès. Dans d'autres circonstances, lorsque l'accès s'est établi, la susceptibilité du système nerveux est telle, qu'il se laisse trop vivement impressionner par la lésion locale ou par les effets secondaires du mouvement fébrile : il en résulte, ou des douleurs épuisantes, ou d'autres accidens nerveux qui, en bouleversant toute l'économie, vont amener sa destruction ; l'opium est administré, il calme le système nerveux, permet au mouvement de réaction de s'établir généralement et uniformément ; la concentration des forces nerveuses sur un seul point ne contrarie plus le développement de la fièvre, et tout poursuit sa marche accoutumée en se terminant par la santé, si toutefois la lésion locale est assez peu intense pour permettre au mouvement fébrile de se calmer sous l'influence de ce narcotique.

L'opium peut agir encore dans cette circonstance en produisant une congestion vasculaire, qui dérange les mouvemens vicieux dont la continuité allait amener de grands désordres. Quelques praticiens ont observé qu'administré même pendant la force de l'accès et de la chaleur fébrile, il diminuait l'ardeur générale et procurait du calme en déterminant une sueur plus ou moins abondante. Il est facile de se rendre compte de tous ses effets, sui-

vant l'état particulier des malades auxquels il a été administré. La chaleur et l'âpreté de la peau sont souvent le
résultat d'une vive irritation nerveuse qui s'oppose à l'accomplissement des sécrétions. Détruisez cette irritation par
un narcotique et tout rentre dans l'ordre. Mais toutes les
observations, d'après lesquelles on a reconnu de semblables
propriétés à l'opium, manquent des détails qui nous per-
mettraient d'expliquer toutes les différences d'action signalées par chaque praticien. Beaucoup d'observations
consignées dans les mêmes ouvrages de médecine ont été
choisies sur un grand nombre d'autres qui prouveraient que
leur auteur n'a point toujours été aussi heureux, et que
celle qu'il rapporte est une exception qui démontre plutôt son bonheur que la solidité des principes qui l'ont guidé.

Il nous suffit dans la circonstance présente de concevoir
que parmi un certain nombre de fièvres intermittentes, il
en est qui, réunissant les conditions dont nous venons de
parler, sont susceptibles d'être traitées avec succès par
l'opium à une certaine époque de leur durée.

Nous avons reconnu qu'il existait deux espèces de
comas, l'un résultant de l'inflammation compressive du
cerveau, l'autre qui, analogue à celui qui existe dans le
sommeil, était produit par un état particulier des forces
nerveuses, sans qu'on fût autorisé à admettre une maladie
locale, pas plus qu'il n'en existe dans le sommeil où le cerveau n'agit pas. Enfin, nous avons prouvé l'existence des
symptômes nerveux essentiels sans aucune désorganisation
particulière qui en serait la cause déterminante. Or, l'o-
pium agira efficacement dans cette classe d'affections,
puisqu'on ne l'opposera qu'à un dérangement des forces
nerveuses, et non à une modification permanente de tissus.
Nous donnerons l'observation suivante (1) comme un
exemple de semblables maladies.

____

(1) *Mémoires sur l'Opium, etc.*; par M. Wirtenson, trad. par M. Martin.

28.

XVIIe. Observation.

Une dame de distinction fut attaquée, à onze heures du soir, d'une fièvre, à laquelle se joignit, le lendemain, des dégoûts continuels : elle vomissait le peu d'alimens qu'elle prenait. Après lui avoir administré une légère dose d'émétique, on eut recours aux remèdes qui soulagent le vomissement ; elle s'en trouva assez bien : mais la seconde nuit, la fièvre revint à onze heures ; et à peine la malade se fût-elle plaint de son mal-être, qu'elle perdit la parole et le sentiment. Le docteur Hoffmann, de Munster, qui se trouvait par hasard dans l'endroit, fut appelé. Il la trouva sans parole, les yeux ouverts et fixes, les membres roides, comme dans la catalepsie, et dans une sorte d'assoupissement : le pouls était petit et avait de fréquentes intermittences, la respiration était pénible, enfin la malade avait une fièvre intermittente soporeuse bien caractérisée. Tous les assistans craignaient une mort prochaine. Dans ces circonstances, des médecins célèbres conseillent les vomitifs, les lavemens irritans, ou bien l'application des vésicatoires, enfin l'usage des remèdes stimulans; mais M. Hoffmann, qui n'avait aucune confiance dans ces moyens, dont il avait presque toujours reconnu l'insuffisance en pareil cas, suivit une méthode bien différente. Ce n'était pas le cas de temporiser, et pour sauver la malade, il était urgent de recourir à des secours efficaces. Que restait-il donc à faire ? tenter l'administration de l'opium. Mais comment oser opposer à un sommeil contre nature un médicament qui le provoque? Ces considérations n'arrêtèrent point ce médecin, que l'expérience avait instruit. Il versa dans la bouche de la malade quatre-vingt-quinze gouttes de laudanum liquide ; il s'aperçut qu'elle l'avalait. Après quelques minutes, le pouls était développé et la respiration plus libre, et en moins d'une demi-heure le danger était disparu et la léthargie dissipée. Le pouls était plein, les membres avaient repris leur souplesse ; la connaissance était revenue à la malade, qui commença à parler. La chaleur fébrile s'établit ensuite, et la sueur, qui parut quelques heures après, mit fin au paroxysme. Le lendemain, on ordonna le quinquina, qui devait être pris fort exactement pour prévenir le retour de l'accès; mais les dégoûts reparurent comme le jour précédent, et, quelques efforts que fît la malade pour avaler ce remède, elle le vomissait incontinent. On usa d'une décoction de quinquina dans le vin de Bourgogne, qui fut de même rejetée sur-le-champ; l'extrait de quinquina ne réussit pas mieux. On en vint aux lavemens de quinquina, espérant par ce moyen prévenir le paroxysme : toutes ces précautions furent inutiles; il revint dans la seconde nuit, et pareillement à onze heures ; il fut accompagné de symptômes aussi effrayans que l'avaient été ceux de la veille. Le laudanum liquide fut donné de rechef avec le même succès. Le lendemain matin et les jours suivans, les vomissemens et le mal-être de la malade s'opposèrent encore à l'usage interne du quinquina, que l'on ne put administrer qu'en lavement ; mais ces moyens n'ayant pas empêché le retour d'un accès, on craignait celui du troisième. L'époux de cette dame, qui avait été deux fois témoin de l'efficacité du laudanum, demanda s'il ne conviendrait pas de donner ce remède une heure avant le prochain accès, puisqu'il remédiait au sommeil contre nature et aux symptômes effrayans qui l'accompagnaient. Lorsqu'ils étaient déjà existans, il lui semblait qu'il pourrait encore plus facilement le prévenir. L'événement justifia cette conjecture. On donna le laudanum une heure avant le retour de l'accès : cet accès eut effectivement lieu, mais il ne fut accompagné d'aucun symptôme effrayant, ni du sommeil contre nature. Après qu'il fut passé, la malade put supporter l'infusion du quinquina dans le vin, et en peu de jours elle fut guérie.

On se rappellera que, dans l'observation du delirium tremens que nous avons rapportée, l'opium a amené une guérison dont l'inutilité de tous les autres remèdes nous avait fait désespérer.

La distinction que j'ai établie entre les différentes espèces de comas existe également pour la plus grande partie des autres symptômes, qui, tels que douleurs, vomissemens, convulsions, délire, soubresauts des tendons, paralysie, contractions permanentes, peuvent tenir ou à une inflammation locale avec modification de tissu, ou seulement à une simple affection des forces nerveuses sans désorganisation. Dans ce dernier cas l'opium sera utile, surtout s'il n'y a pas de complication. La difficulté consiste à préciser les cas où son administration convient, et c'est là ce que l'habitude de voir les malades apprend.

Cependant on peut donner, comme règle générale, que l'opium peut convenir toutes les fois que la violence des symptômes n'est pas justifiée par des signes de lésion locale. Lors donc qu'il y aura disproportion entre l'énergie des accidens et l'état général des fonctions, il y aura de grandes probabilités pour admettre que les symptômes sont purement nerveux et sans inflammation locale , qui les provoquerait exclusivement.

Voilà la règle théorique : mais, comme nous avons vu que dans la pratique la pluralité des observations indiquait une réunion de lésions inflammatoires et de symptômes nerveux , je crois qu'il faut presque toujours , si on en a le temps, commencer par un traitement antiphlogistique, soit pour détruire l'influence de la lésion locale sur le système nerveux , soit pour mettre l'économie dans les conditions les plus favorables pour absorber l'opium et en recevoir l'action.

Cette recommandation , qui nous paraît conforme à tous les faits physiologiques que nous avons rapportés , est également celle qui a été constatée utile par l'observation directe ; car les anciens médecins qui ont le plus préconisé l'emploi de cette substance , ont avancé qu'il était nécessaire , avant tout, de détruire tous les symptômes de saburre , de pituite , de bile , etc. , qui peuvent exister dans les premières voies. En traduisant ce précepte en langue moderne, nous concilions l'expérience avec la théorie.

Dans ces derniers temps on a cherché à combiner deux substances employées séparément dans le traitement des fièvres intermittentes, l'émétique et l'opium. Cependant nous avons vu que déjà le docteur Hufeland avait fait cette prescription ; mais comme le docteur Peysson a donné à ce mélange une importance qui lui a attiré l'attention des praticiens, nous allons en examiner les propriétés.

Potion stibio-opiacée du docteur Peysson (1).

La formule du docteur Peysson est celle-ci :

℞ tartre stibié. . . . . . ʒ   j

---

(1) *Journal général de Médecine*, tom. 84, pag. 305.

℞ eau. . . . . ℥ viij
   sirop diacode. . . . . ℥   j
   gomme adragante. . . ℈   j
   eau de fleur d'oranger. ℨ   ij

Il l'administre de deux manières.

1°. Si le malade est fort et ne peut se passer d'alimens solides, ce qui vaudrait mieux, il en fait prendre entre les accès, une cuillerée la première heure, deux la seconde, trois la troisième, et ainsi de suite jusqu'au repas; il le suspend alors pour le reprendre une heure et demie ou deux heures après le manger, en recommençant par deux cuillerées et augmentant de nouveau par degrés.

2°. Quand le malade est faible, délicat, et qu'il peut se passer d'alimens solides, il préfère la donner, comme les autres potions, par cuillerées; seulement, au lieu d'en augmenter graduellement les doses, il diminue insensiblement l'intervalle qu'il laisse entre chaque cuillerée, jusqu'à ce que le malade en prenne une tous les quarts-d'heure, ou au moins toutes les demi-heures.

Dans l'un et l'autre mode, il n'en cesse entièrement l'usage que pendant la violence des accès. Après leur suppression, il continue cette potion pendant quelque temps, pour prévenir la rechute.

Le docteur Jourdain, dans le mémoire duquel j'ai puisé ces renseignemens, rapporte une grande quantité d'observations dans lesquelles cette potion a été employée avec une apparence de succès.

Je dis exprès avec une apparence, car nous allons voir de quelle manière il faut envisager les résultats que ce médecin a obtenus au moyen de la potion du docteur Peysson.

Voici les relevés que j'ai faits d'après le mémoire cité.

76 malades atteints de fièvres intermittentes quotidiennes, doubles tierces ou tierces, et qui ont pris la potion stibio-

opiacée, ont eu en total 613 accès, ce qui fait pour chaque individu un terme moyen de 8 accès et 5/76 ; le terme moyen des accès avant l'administration de la potion a été de 6.58/76 ; celui des accès qui ont suivi l'injection de cette potion a été de 1,23/76.

Maintenant, admettons que ces accès soient venus en tierces, type le plus ordinaire des fièvres intermittentes, et nous aurons pour durée moyenne de la maladie chez tous ces individus, les deux septénaires que nous avons vus appartenir aux fiévreux de Lyon traités sans quinquina, et aux fiévreux de Rome traités par le quinquina, et aux fiévreux d'Amérique traités par le tartre stibié.

C'est-à-dire que dans ce cas, comme dans tous les autres, la maladie a suivi sa marche nécessaire, et qu'elle s'est terminée à l'époque à laquelle elle doit disparaître, en raison de la loi physiologique qui préside à la durée nécessaire des maladies.

Il serait à désirer que dans les observations qu'on recueillera pour indiquer les effets d'un médicament ou d'un méthode de traitement, on eût, comme le docteur Jourdain, le soin de donner tous les détails propres à faire connaître la durée totale de la maladie, sans cela, on est porté à attribuer aux remèdes ce qui tient à la marche naturelle des choses ; c'est comme si au milieu d'un accès de fièvre intermittente, un médicament étant administré, on lui attribuait la cessation de l'accès. On tombe moins souvent dans cette faute de raisonnement, parce qu'on connaît la terminaison spontanée d'un accès ; on y est tombé relativement à la terminaison de l'ensemble de la fièvre, parce qu'on ignorait les faits que je viens de faire connaître.

Ce n'est pas que je considère la potion stibio-opiacée, sans action : en étudiant chaque observation isolément, on voit qu'il est presque toujours arrivé que l'accès qui a suivi son introduction dans l'économie, a été plus modéré. Je crois donc que l'opium et l'émétique administrés à des doses aussi faibles, ont eu tout autant de vertu qu'il en fallait pour diminuer l'énergie des forces nerveuses, de ce qu'elles pouvaient avoir de trop pour la disparition spontanée de la maladie; mais j'insiste sur l'époque de cette disparition, parce qu'elle nous montre que la lésion inflammatoire locale qui coexistait avec la fièvre intermittente, a suivi la marche propre à toutes les maladies aiguës, et qu'elle s'est terminée au bout de sept à huit révolutions, qui ont eu lieu en huit jours, si la fièvre est revenue chaque jour, ou en deux septénaires, si la maladie a présenté le type tierce.

Cette terminaison nous prouve au moins que cette potion, en supposant qu'elle ne soit pas très-efficace, ne peut pas au moins apporter des changemens dangereux, et que, pendant son administration, les parties malades peuvent reprendre leur premier état, sous l'influence des mouvemens organiques qui sont chargés de renouveler leur tissu.

Cependant, comme on n'a pas toujours à traiter des fièvres intermittentes bénignes, et qu'il n'est jamais utile de laisser les médecins dans l'ignorance des propriétés d'un médicament, nous révoquerons en doute le pouvoir fébrifuge de cette potion, d'après les considérations suivantes.

Les 76 observations dont j'ai fait le relevé d'après le mémoire du docteur Jourdain, ne constituent pas la totalité des observations qui y sont consignées, puisqu'elles sont au nombre de 135. Voici le résumé des autres observations. La potion fut administrée dans douze cas de fièvre quarte et dans deux de fièvre double quarte. Sur ces quatorze cas il n'y a eu que trois succès complets. Dans huit cas de fièvre pernicieuse, elle n'a pu prévenir aucun accès. Elle a été administrée dans un cas de coliques périodiques, et les douleurs ont cessé après son emploi; mais nous ferons remarquer que ces coliques auxquelles la malade était sujette à l'approche des menstrues, avaient jusqu'à la dernière époque cédé aux bains et aux sangsues, et que l'administration de la potion a été précédée, dans cette dernière circonstance, de l'application à différentes reprises de cent cinq sangsues au siége ou sur le ventre, et de l'apparition de l'écoulement menstruel.

La deuxième observation de colique périodique, à-peu-près semblable à la précédente, est peut-être moins concluante, car la potion a été administrée après l'arrivée spontanée d'un calme, qui a persévéré, et qui, deux jours après, a été suivi d'un léger écoulement menstruel. D'ailleurs, quoique les douleurs abdominales ne soient plus revenues d'une manière périodique, elles n'en ont pas moins persisté, quoique avec plus de modération.

Les autres observations, qui prouveraient plutôt contre la potion qu'en sa faveur, se composent de rechutes ou de cas dans lesquels la fièvre a résisté opiniatrement, soit à la potion stibio-opiacée, soit au quinquina, etc.

Les soixante-seize observations sur lesquelles j'ai établi la base de mon opinion sur ce remède, sont celles qui parlent le plus en sa faveur, et nous avons vu de quelle manière on devait interpréter les résultats auxquels le relevé que j'en ai fait doit donner lieu.

Si cet ouvrage eût été fait pour le peuple, j'aurais volontiers laissé subsister la confiance que le mémoire de M. Jourdain peut inspirer dans la potion stibio-opiacée, car je suis persuadé qu'en n'administrant pas d'autres remèdes, une maladie peut suivre tranquillement sa marche, malgré l'introduction dans l'économie d'un grain d'émétique et d'opium pris à doses répétées pendant vingt-quatre heures; et s'il peut résulter quelques inconvéniens de l'action de médicamens qui sont au moins de trop, ces inconvéniens ne peuvent point être aussi grands que ceux qui résulteraient d'un traitement plus actif en mal, tel qu'en suivent habituellement les habitans des pays marécageux. Mais comme dans certains cas, où, en raison de l'activité de la fièvre, le malade court un danger pressant, si on ne s'y oppose pas efficacement et de suite, et que ce danger ne pourrait point être éloigné par une potion qui permettrait au mal de faire ses progrès naturels, j'ai cru devoir mettre sous les yeux des médecins toutes les données capables de leur faire apprécier le genre de confiance qu'ils peuvent accorder à cette méthode de traitement.

Le docteur Jourdain paraît croire avec quelque raison que l'opium est surtout utile pour prévenir les récidives : la chose est possible, cette opinion existe chez plusieurs médecins; mais jusqu'aujourd'hui il me semble qu'on a conclu si légèrement sur la propriété d'un médicament à l'occasion des faits qui ont suivi son administration, sans bien savoir s'il y avait seulement coïncidence fortuite ou rapport direct de causalité, que j'énoncerai cette opinion pour ce que je le peux, c'est-à-dire comme exigeant de nouvelles observations propres à la confirmer.

Du *Poivre noir*, du *Pipérin*, de l'*Huile* avec du poivre noir ou quinquina.

Parmi les succédanés au quinquina qui ont été proposés, le poivre noir paraît mériter de fixer l'attention des praticiens. Il y a déjà long-temps que cette substance fait partie de la matière médicale; mais ce n'est que dans ces derniers temps qu'on l'a spécialement introduite dans le traitement des fièvres intermittentes.

Le docteur Meli (1), qui exerce la médecine dans le Novarais, pays infecté de fièvres intermittentes, en raison des rizières dont il est couvert, est un des premiers qui ait eu l'idée d'étudier l'action de cette substance sur un grand

______

(1) *Annal. univers. de Méd.* Décembre 1823.

nombre d'individus. Il paraîtrait qu'administrée dans les circonstances favorables, la partie active de cette graine, le pipérin, serait préférable au quinquina, tant en raison de la modicité de son prix que par son efficacité plus tranchée. Cependant, il est loin d'en faire une panacée pour toutes les fièvres; il est le premier à recommander l'emploi des saignées dans le cas d'inflammation. La confiance avec laquelle il administre aujourd'hui cette substance après plusieurs années d'expérience, doit mériter la nôtre, et nous engager à vérifier ce point important de thérapeutique. La dose est à-peu-près celle du sulfate de quinine.

Les observations du docteur Méli sont tout aussi concluantes que celles qu'on a faites jusqu'aujourd'hui pour constater les effets des médicamens sur l'organisation; mais elles ne nous suffisent pas entièrement, car, d'après notre manière de penser, il faudrait connaître la durée totale de la maladie, et savoir si cette durée étant abrégée, il n'en résulterait pas d'inconvéniens pour l'individu. Mais en mettant tout au pire, il paraît certain que le pipérin peut convenir là où il est nécessaire de supprimer la fièvre, et cette nécessité existe quand on suppose la maladie sur le point de se terminer spontanément, et n'ayant plus besoin que d'un remède spécialement dirigé contre la périodicité des mouvemens.

Il serait surtout avantageux de s'en servir dans les pays qui, comme la Sologne, sont habités par de malheureux fiévreux ayant à peine de quoi se procurer le nécessaire.

De l'Arsenic, de l'Ecorce de Marronier d'Inde, de l'Ecorce du Lilas, etc.

Fowler a conseillé l'emploi de l'arsenic à doses très-petites, dans le traitement des fièvres intermittentes; les praticiens qui ont répété ses expériences, ont quelquefois eu des succès assez marqués. Cependant cette méthode de traitement est presque entièrement oubliée.

En 1777, le docteur Sabarot de la Vernière (1), exerçant à Nîmes, pays ravagé par les fièvres intermittentes, proposa l'écorce du marronier d'Inde, pulvérisée et administrée, comme le quinquina et à la même dose, contre ces affections ; il assure avoir obtenu des succès de son emploi, déjà préconisé dans les mêmes circonstances par Zamichelli. Mais il ajoute qu'il faisait précéder la saignée et la diète, chez les personnes pléthoriques, et l'émétique chez les personnes cacochymes ; de sorte que nous manquons d'observations telles que celles qui maintenant sont nécessaires pour savoir au juste à quoi nous en tenir sur l'efficacité de cette substance.

Il en est de même de l'écorce dure et ligneuse de l'amande, de la pêche, pulvérisée et donnée à la même dose et de la même manière que le quinquina ; mais, ajoute l'auteur (2), il faut d'abord *préparer convenablement le malade*. Enfin, l'aconit, la violette, le chêne et plusieurs autres substances, ont eu également des succès qui les ont fait proposer pour remplacer le quinquina ; mais les auteurs de telles propositions ont toujours manqué de nous donner les détails propres à nous faire juger de la maladie qu'ils ont combattue ; de sorte que nous en sommes toujours à admettre seulement la possibilité de la chose, et à attendre que des observations bien faites nous fassent prendre un parti décisif à leur égard.

Dans ces derniers temps, le docteur Cruveilhier a pro-

---

(1) *Journal de Médecine, Chirurgie, Pharmacie.* Année 1777, tom. 47, pag. 324.

(2) *Mémoire sur la question :* « Quels sont les végétaux indigènes que l'on pourrait substituer dans les Pays Bas, aux végétaux exotiques, relativement aux différens usages de la vie ? » qui a remporté en 1783 le prix de l'Académie impériale et royale de Bruxelles, par M. F. X. Burtin. In-4°. *Bruxelles*, 1784.

posé la matière qui se trouve entre l'écorce et le bois du
lilas; il rapporte quelques observations à l'appui de son
opinion, sur l'efficacité de cette substance contre les fièvres intermittentes, qu'il administre à la dose d'un et
deux gros, suivant le besoin.

Mais je m'arrête ici dans l'énumération inutile de tous
ces médicamens; ce n'est pas de fébrifuges qu'on manquait, mais de règles précises pour leur administration.

Il paraît donc évident que lorsque la maladie organique,
la lésion locale, l'inflammation, en un mot, qui coexiste
avec une fièvre intermittente, a parcouru entièrement ses
périodes, enfin, qu'elle a accompli sa durée nécessaire,
l'état du malade ne consiste plus que dans une simple
affection nerveuse, qui peut être combattue par une foule
de substances, mais dont les plus actives sont le sulfate
de quinine, le pipérin, les autres étant plus propres à
certaines circonstances particulières, à quelques idiosyncrasies constatées par l'observation, mais nullement appréciables *à priori*.

De la Ligature des Membres.

La ligature des membres a été quelquefois employée
avec succès pour prévenir un accès de fièvre intermittente; c'est encore un des faits que nous ajouterons à ceux
que nous avons déjà rapportés, pour démontrer l'influence
des circonstances physiques sur l'organisation. En effet,
de quelque manière qu'on explique cette action et la suppression de la fièvre qui en est le résultat, ou au moins
qui en est la conséquence directe ou indirecte, toujours
est-il que la compression circulaire du membre, compression toute mécanique, suffit dans quelques cas pour mettre
un obstacle à l'arrivée d'un phénomène aussi vital que la
fièvre; or, si cette compression, en s'opposant en partie
à la congestion qui résulte de la rentrée du sang dans l'in-

térieur, arrête la série des mouvemens organiques qui constituent les fièvres, il s'ensuit donc que la libre circulation du sang était la condition *sine quâ non* de la fièvre, ou au moins une des conditions importantes de cette maladie. Il n'est donc pas étonnant que la position verticale, en augmentant cette congestion dans l'abdomen, ne soit une des causes provocatrices des accès, puisqu'elle agit dans le sens opposé à la compression circulaire des membres.

Mais, dira-t on, la compression des membres ne diminue en rien la quantité de sang de l'abdomen, car, si vous comprimez les veines, vous opérez la même contraction sur les artères; le sang ne circule donc plus dans les membres? Il est vrai; mais, comme il conserve tout le sang qu'il contient, le rapport de cette quantité avec celle de l'abdomen ne change donc pas. Cette objection serait fondée, s'il était exact que les artères fussent comprimées avec la même force que les veines, et c'est le contraire que l'observation nous démontre. Il nous suffit, en effet, de citer le gonflement, la tuméfaction du membre, qui devient rouge-tendre au-dessous de la ligature, preuve irrécusable de l'abondance plus grande des liquides, qui y arrivent sans pouvoir en sortir dans la même proportion. Lors même que nous n'aurions point ces preuves, qui dispenseraient facilement de toutes les autres, nous aurions celle de la position différente des veines, comparée à celle des artères. En effet, la plus légère compression suffit pour effacer les cavités des veines cutanées superficielles; tandis qu'il est impossible, quelque forte que soit une ligature, telle que celle qu'on pratique dans le traitement des fièvres intermittentes, il est impossible, dis-je, que cette compression s'étende au travers d'une couche de muscles de plusieurs pouces d'épaisseur, pour effacer celle des artères. Si on ajoute à cela l'énergie plus grande de la circulation artérielle relativement à la circulation veineuse, on devra rester convaincu que tout obstacle apporté à la circulation du sang dans les membres, commencera avant tout par anéantir le cours de ce liquide dans les veines avant de le diminuer de la plus légère quantité dans les artères. Supposons maintenant même que je me trompe dans l'appréciation de la différence de compression entre les veines et les artères, et que cette différence ne soit pas aussi grande que je l'avance ici : il me suffit qu'elle existe d'une quantité quelconque, pour que les conséquences que j'en ai tirées soient les mêmes relativement à mon objet.

Cette compression s'exerce ordinairement avec un mouchoir ou une serviette, placé à la partie supérieure des bras et des cuisses : il faut que la constriction soit telle, qu'elle détermine le gonflement avec rougeur des membres, sans cependant qu'il en résulte de douleur. On devra placer ces ligatures une demi-heure au moins avant l'arrivée présumée de l'accès, afin de troubler la série particulière des actes organiques qui éveillent spontanément cet accès. On a recommandé de faire la ligature à la cuisse d'un côté, et au bras de l'autre, et de varier ainsi alternativement. Je ne sais pas sur quelle idée est fondée cette recommandation, elle a nécessairement pour but la théorie particulière des médecins qui ont employé ce moyen, et qui probablement n'envisageaient pas les choses de la même manière que nous. Comme nous ne voyons dans ce procédé qu'un obstacle à la circulation et une cause de trouble pour toute l'économie, au lieu de limiter la ligature à deux membres, nous la conseillerons volontiers aux quatre membres. On obtiendra ainsi un effet plus étendu, sauf ensuite à se relâcher de cette méthode, si le malade en éprouvait trop de gêne ; mais on peut être sûr d'avance qu'il n'en peut résulter aucun accident, et que si on ne réussit pas, on n'aura rien fait contre les intérêts du malade.

Nous avons reconnu, au commencement de ce traité, que le système nerveux avait l'initiative sur le système sanguin dans la production des accès, et dans cette section nous paraissons apporter un fait contradictoire à cette première opinion, en dirigeant nos moyens de guérison contre le cours du sang, que nous regardons comme l'excitateur de l'accès que nous cherchons à prévenir. Voici comment concilier notre théorie et nos conseils. Le système nerveux est toujours le principe excitant de toutes nos fonctions et de tous nos mouvemens d'ensemble, et c'est lui qui va exciter un accès fébrile, si nous ne lui en ôtons pas les moyens. Quelle différence y a-t-il entre la circulation abdominale de midi, heure à laquelle nous nous portons parfaitement, et celle de midi et demi, heure à laquelle l'accès commence? Si le sang était la cause première de l'accès, comment expliquerait-on qu'il ne le produit pas dans un moment du jour, et qu'il le produit à un autre moment? Quand tout est semblable dans les causes, il ne doit pas y avoir d'effets différens. Mais les mêmes questions ne sont plus applicables au système nerveux; il est précisément de la nature de ses fonctions d'éveiller successivement une foule de phénomènes, qui sont aussi fugitifs, aussi variables, aussi multipliés que les causes extérieures qui nous impressionnent. La faim, la soif, les veilles, le sommeil, les idées, les sensations, les désirs, nous assaillent rapidement, sans que l'état de la circulation nous explique ces différens phénomènes. Et tout cela se succède, soit que nous en placions la cause dans les circonstances extérieures, dont l'activité change et varie continuellement autour de nous; soit que, pour éviter toute explication, nous en établissions le principe dans la spontanéité de l'économie.

Il est donc probable qu'au moment de la formation d'un accès il se fait dans les parties malades, dans les viscères abdominaux, une congestion nerveuse, ou enfin un mouvement nerveux, qui va bientôt déterminer une congestion sanguine ; mais comme nous ne savons pas trop en quoi consiste ce mouvement nerveux, ou plutôt comme nous ignorons le moyen de nous y opposer, nous cherchons, par la ligature des membres, à lui enlever les moyens dont il se sert pour produire la fièvre ; car le système nerveux ne peut rien faire sans le sang, au moins dans la majorité des affections fébriles. Ainsi, la compression circulaire enlève au système nerveux l'arme dont il se sert pour nous bouleverser. C'est le mouvement nerveux qui est le stimulant en vertu duquel va se faire la fluxion intérieure ; faute de pouvoir détruire ce stimulus, nous cherchons à prévenir ses effets, en les attaquant dans les matériaux qui vont les produire. Il suffit d'indiquer de quelle manière agit la compression circulaire des membres, pour faire sentir quelles peuvent être les espérances qu'on doit fonder sur elle.

Cette compression peut diminuer l'intensité d'un accès ; elle peut abréger la durée de la période du froid ; et enfin, étant plusieurs fois répétée, elle peut détruire l'habitude vicieuse qui porte l'économie à reproduire ainsi périodiquement le mouvement concentrique et excentrique. On peut donc l'exercer toutes les fois qu'elle est supportée par le malade. Mais tout ce que nous venons de dire sur elle, prouve qu'elle ne peut être qu'auxiliaire d'un traitement spécialement dirigé contre des affections internes qu'elle seule ne détruirait jamais. Elle peut bien diminuer la congestion nouvelle qui va se former sur un organe enflammé, mais elle ne diminuera pas directement cette lésion ; il ne faut donc pas en attendre plus qu'elle nous promet, et si on ne réussissait pas à arrêter une fièvre subitement, il ne faudrait pas en être étonné, et la considérer comme un mauvais moyen, puisque nous avons appris à connaître la nature de ses prétentions. Elle produit momentanément l'effet d'une petite saignée, sans en avoir les inconvéniens. Je ne parle des inconvéniens de la saignée que dans les cas où elle ne peut pas être pratiquée, en raison de la faiblesse de l'individu, à qui, cependant, il serait utile de diminuer l'activité intérieure qui le ronge ; car on peut toujours supposer des cas où il n'est plus possible de pratiquer une saignée, quand ce ne serait que celui où déjà cette opération a été faite telle que le cas l'exigeait. Je dis qu'alors, comme dans ceux où il a été impossible d'ôter du sang, la compression peut être utile, et présenter une partie des avantages de cette soustraction, sans exposer aux accidens qui en résultent quelquefois.

La ligature sera surtout importante dans le cas où on a beaucoup à redouter le retour d'un accès ; car il ne faut pas croire que le danger soit toujours en rapport avec la gravité des lésions locales. Dans les fièvres pernicieuses, la vie et la mort dépendent souvent de circonstances qui seraient indifférentes dans d'autres maladies. Tous les auteurs qui ont eu occasion de traiter des fièvres intermittentes, ont observé des cas où les malades, étant bien portans pendant l'apyrexie, au moins en apparence, pouvaient vaquer à leurs occupations comme ils l'eussent fait en parfaite santé ; puis, l'accès accoutumé revenant à l'heure à laquelle il était attendu, parcourir sa période avec une activité inattendue, qui, en quelques instans, terminait la vie du malade, sans qu'il eût été possible et de s'y opposer, et de le prévoir d'avance. J'en ai observé moi-même des cas à Rome, j'en ai rapporté un autre d'après Werlhoff. Ces cas doivent donc nous engager à nous tenir sur nos gardes quand nous avons à traiter des fièvres intermittentes ; et si nous nous apercevons que la maladie ait une tendance à s'accompagner d'accidens insolites, il faut tout mettre en usage pour s'y opposer. Qu'on ait ou qu'on n'ait pas le temps d'employer d'autres moyens, la ligature circulaire des membres sera toujours une ressource qui, tantôt auxiliaire, tantôt moyen principal, ne devra pas être négligée.

On a conseillé d'ôter la ligature pendant l'accès : je n'en vois pas la nécessité; seulement, comme la circulation est plus active, il faut y avoir égard, afin de ne pas produire dans les membres une turgescence qui pourrait avoir quelques inconvéniens. L'avantage de sa conservation s'explique par la manière dont nous avons envisagé certains effets de la fièvre, qui, suivant la doctrine que nous avons exposée, pousse violemment du sang dans les organes les plus importans; ainsi, quoique j'admette que les symptômes prédominans d'une fièvre intermittente dépendent de l'organe le plus maltraité, cependant ce n'est, en quelque sorte, que par contre-coup et secondairement, que ces symptômes sont à craindre. Par exemple, j'ai, au commencement de ce traité, donné des observations d'affections de la rate; j'ai exprimé l'opinion que c'est bien cet organe qui est le point de départ des principaux phénomènes qui existent pendant l'accès fébrile; mais l'affection de la rate n'est pas pour moi la seule cause et la cause primitive de la fièvre; cette dernière maladie existe primitivement dans le système nerveux abdominal; ce système, ainsi affecté, appelle le sang vers l'intérieur; sa réaction, en s'établissant, injecte de nouveau ce liquide dans les capillaires de toute la machine, et chaque partie en reçoit plus ou moins, suivant qu'elle y est plus ou moins disposée. Or, la rate en reçoit comme la tête, comme la peau, comme la poitrine. Par conséquent, de nouveaux symptômes dus à ces congestions plus ou moins locales, plus ou moins vives, compliquent donc l'ensemble de la maladie; et, d'abord effets, ils deviennent ensuite causes d'accidens secondaires.

Or, puisque la ligature a pour effet de retenir hors de la circulation une certaine quantité de liquides, plus elle sera appliquée long-temps et sur un plus grand nombre

de parties, moins l'économie en aura à sa disposition pour
l'injecter dans les viscères.

De la position horizontale.

Tout ce que nous avons dit sur l'influence que la position du corps exerce sur la circulation, a dû faire pressentir depuis long-temps que nous conseillerions la position
horizontale, afin de diminuer la congestion que la position
verticale détermine sur les organes abdominaux. Je suis
persuadé que lorsque les praticiens, avertis maintenant
de l'action que peut exercer la position sur la production
d'un accès, tourneront leur attention sur ce point, ils lui
reconnaîtront une importance que la singularité de l'idée
ne permet peut-être pas encore de bien sentir.

M. Ségalas m'a déjà rapporté qu'un de ses malades,
atteint depuis quelque temps d'une fièvre intermittente
erratique, en était exempt quand il pouvait se décider à
rester couché dans son lit, et qu'aussitôt qu'il se levait
l'accès le prenait. Il répéta cette expérience plusieurs fois,
et s'est assuré par là qu'il y avait un rapport bien constant
entre le retour des accès et la position verticale. Mais il
ne faut pas attacher à cette influence une importance qui
n'existe pas, et faire comme ceux qui, n'ayant pas compris ce genre d'action, ont commencé par lui attribuer
des effets dont je n'ai jamais parlé, pour avoir ensuite le
plaisir de réfuter leurs propres suppositions.

L'influence de la position sur la circulation est contenue
entre des limites qu'il est le plus souvent difficile de déterminer pour chaque individu. Cette difficulté n'existe pas
seulement dans les cas de fièvres intermittentes; elle existe
encore dans beaucoup d'autres maladies, où on l'observe
sans pouvoir s'en rendre raison. Quel praticien pourra
jamais déterminer quel est le degré de maladie du cœur
ou des poumons, qui doit, de toute nécessité, forcer le ma-

lade à se tenir sur son séant? Qu'arrive-t-il chez un asthmatique, qui se réveille en sursaut et qui se croirait pris de suffocation s'il restait couché? Il en est de même des anévrysmatiques, de ceux qui portent des hydropisies du péricarde ou des plèvres, enfin d'une foule d'affections dans lesquelles il y a ou non possibilité de se tenir couché sans qu'on puisse apprécier cette possibilité.

On sait que la position horizontale, et surtout la position dans laquelle on maintiendrait la tête au-dessous des pieds, pourrait favoriser le développement de l'apoplexie. Mais, quel est le médecin qui pourrait prédire, à coup sûr, que sur un nombre donné d'individus, cette circonstance sera nécessairement sans effet fâcheux, tandis que d'autres en seront inévitablement mis en état de danger?

La succession des congestions qui s'établissent périodiquement sur les viscères abdominaux, dès le matin, et sur la tête et la poitrine le soir, est une cause générale, qui, même au milieu de tous les phénomènes vitaux, a une influence bien évidente; mais cette influence n'a point d'effets indépendans de l'état de toute l'organisation, c'est-à-dire que ses effets sont toujours subordonnés à certaines circonstances, qui tantôt font que les autres phénomènes vitaux l'emportent sur les forces physiques, et tantôt donnent la prédominance à ces dernières. Un individu exposé aux causes qui produisent les fièvres intermittentes, est, dans une telle condition d'organisation, que la modification physique apportée dans la circulation pour le changement de position du corps, devient sensible pour un système qui doit cette susceptibilité à des causes accidentelles qui ont agi sur lui. C'est ainsi que la chaleur du soleil, quoique toute physique, produira ou non une céphalalgie, suivant la disposition particulière du système nerveux. Nier que la position entre pour quelque chose dans l'arrivée des accès fébriles, parce qu'il ne se déclare point de fièvres intermittentes toutes les fois qu'on se

lève, ou bien quand on change successivement la position
des animaux, c'est nier l'influence de la chaleur solaire
dans la production de certaines affections cérébrales, parce
que dans d'autres circonstances cette même chaleur est
sans effet.

L'état particulier de l'organisation, soumis à des émanations marécageuses, est déjà une des conditions les
plus nécessaires pour rendre le système nerveux sensible
aux congestions matutinales. Cette sensibilité est mise
en jeu par la position, l'effet suit promptement l'action de
la cause. Si au lieu d'émanations marécageuses, d'autres
influences agissent sur nous en modifiant l'organisation de
la même manière, les résultats seront toujours à-peu-près
les mêmes : ainsi, l'expérience nous prouve qu'une émotion vive, qu'une irritation portée sur la vessie, au moyen
d'un corps étranger, tel qu'une sonde, en un mot, que de
profondes impressions exercées sur le sytème nerveux,
disposent aux fièvres intermittentes. Quand cette disposition existe, le changement de position la met en jeu, voilà
tout le mystère.

Nous avons indiqué que cette disposition était souvent
le résultat d'affections chroniques des viscères abdominaux,
qui, en agissant sur le système nerveux, lui donnaient
une telle susceptibilité. Or, comme nous ne savons jamais
exactement jusqu'à quel point l'habitude seule suffirait
pour ramener un accès, lors même que la position verticale n'ajouterait pas ses effets à ceux qui sont produits
par cette même habitude des mouvemens généraux de l'économie, il en résulte donc que c'est toujours un conseil
dicté par la sagesse que celui par lequel on est porté à éviter une des causes déterminantes des accès.

Si la position horizontale n'empêche pas un accès de
revenir, on est toujours sûr que cet accès est moins intense qu'il ne l'eût été dans une position qui aurait ajouté
quelque chose au mal que l'on veut guérir, si toutes les

fois l'influence que nous reconnaissons à la position, est telle qu'elle nous le paraît.

Supposer que cette influence est nulle, parce que dans beaucoup de cas elle est insuffisante pour la guérison des fièvres, c'est conclure d'après les principes que l'on imagine, et non d'après ceux que nous avons établis.

Une cause d'action qui a une certaine influence dans la production des phénomènes, n'est jamais la réunion de toutes les causes qui concourent à cette production.

Je considère donc la position horizontale plus ou moins prolongée, avant l'heure présumée de l'arrivée d'un accès, comme un moyen auxiliaire, qui, réuni à tous ceux indiqués par l'état actuel du malade, ne peut qu'avoir des effets avantageux, puisque dans tous les cas il doit ôter quelque chose à la gravité de la maladie, il agit comme la compression circulaire des membres, en diminuant la quantité de liquides que le système nerveux fait converger de toutes parts dans les organes sur lesquels il semble se concentrer lui même.

De la compression de l'abdomen.

S'il est certain que la quantité des liquides excitans qui animent nos organes, soit pour quelque chose dans le degré d'énergie de leurs fonctions, il s'ensuit tout naturellement que ce qui pourra en diminuer la quantité, contribuera à diminuer cette énergie. Si la compression circulaire des membres, si la position horizontale, peuvent avoir des résultats avantageux d'après cette manière de voir, pourquoi la compression de l'abdomen, qui agit dans le même sens, n'en aurait-elle pas d'analogues?

Cette idée ne m'étant venue que depuis que je n'ai plus l'occasion de vérifier l'utilité d'un semblable remède sur un grand nombre de fiévreux, je ne le propose que d'après la théorie que j'ai établie, et non d'après des faits directs qui en seraient la confirmation. C'est donc un procédé à essayer ; il est facile de s'assurer d'avance de son innocuité complète. Cependant il faut avoir égard à l'état de la tête et de la poitrine ; car il serait possible qu'en diminuant l'activité de la circulation abdominale par une compression qui s'opposerait en partie à l'abord du sang dans cette cavité, on déterminât dans la même proportion une congestion dans la poitrine ou dans la tête, et que le remède produisît des accidens pires que le mal qu'on voudrait éviter. Il faut donc ici, comme dans toutes les circonstances où on a plusieurs élémens différens à observer, tenir compte de tout ce qui peut avoir un effet quelconque sur l'économie.

Cette compression s'exercera soit avec une grosse pelote de charpie maintenue au moyen d'une serviette disposée en bandage de corps, soit au moyen d'une ceinture élastique analogue à celles que portent les femmes dont le ventre trop volumineux a besoin d'être soutenu.

Des Ventouses sèches.

Lorsqu'une fièvre intermittente traitée dans ce qu'il y a de lésions organiques chez l'individu qui en est affecté, en est réduite à ne plus consister que dans une disposition nerveuse, tous les moyens perturbateurs peuvent être employés avec succès, et il est toujours utile d'en indiquer un certain nombre, afin que, dans certains cas d'opiniâtreté extrême, on puisse successivement mettre en usage ceux qui, par leur mode d'action, sont susceptibles de combattre cette disposition nerveuse.

L'application des ventouses sèches me paraît devoir être utile : 1°. comme produisant des centres de fluxion qui s'opposeront à l'établissement de celui que doit provoquer la fièvre ; 2°. comme dérangeant simplement le cours vicieux des forces nerveuses chargées d'exciter cette concentration humorale. Il n'est pas nécessaire que cette application soit telle, qu'elle détermine de vives douleurs; car, si on devait en mettre plusieurs sur différentes parties, le malade ne pourrait les supporter.

On doit donc avoir soin, en les appliquant, de ne pas faire un vide trop exact, qui déterminerait une succion pénible sur la partie sur laquelle on les poserait. On pourra d'ailleurs en mettre non-seulement sur l'abdomen, mais encore sur les jambes, sur les omoplates, sur les bras, enfin, sur toutes les régions qui seront propres à cette opération. Il suffit de connaître le but qu'on se propose de remplir par leur moyen, pour en régler l'emploi suivant les cas. Il est inutile de faire remarquer qu'il faut les enlever quand l'accès est établi, car la gêne qu'elles produisent ne pourrait qu'augmenter le mal-aise que la fièvre occasione.

Des Affusions froides.

La première période des fièvres intermittentes, c'est-à-dire celle du froid ou du frisson, est souvent si incommode, qu'elle a, dans beaucoup de cas, fixé principalement l'attention des praticiens. La mort ayant même quelquefois été la suite de cette concentration des forces à l'intérieur, et les médecins ayant pensé qu'elle était due à une faiblesse de l'organisation, qui n'avait point assez d'énergie pour développer les mouvemens de réaction, ont cherché les moyens d'exciter ceux-ci, et par conséquent d'assurer la vie du malade, au moins pendant cette période. C'est dans cette intention qu'ils ont conseillé des affusions froides, faites avant l'heure présumée de l'accès, afin que l'époque de son arrivée coïncidât avec la réaction établie sur toute la surface du corps, et que cette fixation de la chaleur et de la vie sur la circonférence, fût un obstacle à leur concentration dans l'intérieur; c'est surtout dans les fièvres quartes, dont la période de froid est souvent si pénible, que les affusions ont été préconisées et employées avec succès : je crois leur emploi utile dans les cas où il n'existe pas de lésion interne bien grave, mais je crois aussi que comme il n'est pas souvent possible de déterminer avec exactitude l'état intérieur des viscères, on pourrait risquer beaucoup la vie du malade en produisant une congestion, qui, quoique passàgère, suffirait cependant pour amener une augmentation des maux, dont l'intensité n'est pas toujours bien connue. Il est rare que les fièvres quartes ne soient pas accompagnées de lésions plus ou moins profondes des organes digestifs; il faudrait donc bien étudier l'état particulier du malade avant d'entreprendre une méthode de traitement qu'on serait bientôt forcé d'abandonner; mais comme je crois qu'appliquée convenablement, cette méthode peut avoir quelque avantage pour la guérison des fièvres intermittentes rebelles, nous allons émettre quelques réflexions pour servir de guide dans leur administration.

Depuis long-temps les médecins ont observé que la fièvre avait la propriété de guérir certaines maladies : de-là, toutes les dissertations sur les propriétés médicatrices de la fièvre, sur les dangers de sa suppression, sur la prévoyante sagesse de la nature, qui, à l'occasion de l'introduction dans l'économie d'un principe morbide, suscitait une fièvre salutaire chargée d'élaborer et d'éliminer ensuite ce principe délétère. Enfin, en raisonnant d'après le principe des causes finales, le mouvement fébrile a été considéré comme une lutte des forces vitales contre les agens destructeurs de l'organisation.

De quelque manière que cette idée ait été exprimée, on voit que, suivant les théories de l'époque où elle fut émise, elle annonçait chéz tous les médecins un consentement presque unanime sur l'observation d'un même fait, à-peu-près également senti par les partisans de systèmes, plus ou moins différens les uns des autres.

Nous avons déjà rapporté une observation propre à confirmer la réalité de ce fait, et la liaison que nous avons démontré exister entre les lésions locales et les mouvemens d'ensemble, en rendront la conception plus facile.

Nous n'aurions que l'embarras du choix, si nous voulions citer toutes les observations qui démontrent d'une manière évidente, et les dangers de supprimer brusquement le mouvement fébrile, et les avantages qu'on retire souvent de l'excitation du système circulatoire pour la guérison de certaines affections nerveuses, ou même de véritables affections organiques locales.

On concevra d'autant plus facilement l'utilité de la fièvre dans ces différens cas, qu'on se rappellera mieux la liaison que nous avons prouvé exister entre les lésions locales et les mouvemens d'ensemble.

Nous avons vu que les affections inflammatoires aiguës, celles qui se jugent dans l'espace d'un ou deux septénaires, devaient leur peu de durée à leur dépendance intime des mouvemens d'ensemble, qui, activant tous les actes de décomposition et de recomposition chargés de renouveler le tissu de nos parties, hâtaient ainsi le retour des organes affectés à l'état sain ; en un mot, que l'excitation périodique de la circulation et des sécrétions de la circonférence entraînaient, comme dans une seule fonction, une infinité d'actions moléculaires qui, quoique produites d'une manière lentement successive, se trouvaient ainsi enchaînées à l'accomplissement d'un seul acte général.

Nous avons vu que les maladies aiguës qui devenaient chroniques, cessaient d'être sous la dépendance du mouvement fébrile, qui, ayant par sa nature une tendance à se terminer après un ou deux septénaires, ne

pouvait plus opérer l'évacuation critique de la lésion locale
d'une partie encore douée de la modification morbide que
la fièvre aurait dû voir disparaître pendant sa durée.

Enfin, nous avons vu, en parlant des purgatifs, que les
médicamens, en irritant spécialement telles ou telles parties, ne produisaient jamais le même degré des maladies qui
peuvent se développer spontanément sans elles. Mais ce qui
est applicable aux purgatifs l'est également aux affusions
froides ; la réaction qu'elles produisent n'est certainement
pas accompagnée des mêmes conditions générales de l'économie que la réaction qui vient spontanément de la
marche naturelle d'un accès, et cela, parce que les maladies
ne consistent pas dans les altérations visibles que nous
pouvons apercevoir ; les altérations matérielles sont le
plus souvent précédées d'un état général, d'une disposition des solides ou des liquides, qui, en se portant sur
tel ou tel organe, y déterminent une altération qui n'est
qu'un effet, et qui cependant devient ensuite cause des
symptômes qui s'y développent. Or, quand nous irritons
un organe par l'introduction d'un médicament, si cette
disposition générale dont nous parlons n'existe pas, nous
n'obtenons que l'effet de l'irritation locale que nous avons
produite. Alors, si nous avons administré un purgatif,
nous avons simplement quelques coliques, des évacuations
alvines, mais peu ou point de symptômes généraux. Il en
est de même des blessures qui peuvent accidentellement
intéresser nos viscères. Plusieurs individus morts de fièvres
pernicieuses, ou de ce qu'on appelle fièvres malignes
ataxiques, présenteront des inflammations des intestins,
du cerveau ou de ses méninges ; tandis qu'un intestin ouvert par suite d'une hernie étranglée, ou dans toute autre
circonstance, produira simplement une sécrétion plus
abondante de mucosités, sans symptômes généraux comparables à ceux des fièvres pernicieuses ou ataxiques. Il
en est de même des lésions mécaniques de l'arachnoïde :

quand elles sont simples et sans dispositions générales ,
elles n'éveillent que des phénomènes peu marqués.

La disposition générale de l'organisation est donc la
circonstance la plus importante dans la production des
maladies ; sans elle, les maladies artificielles se bornent
presque à des symptômes locaux ; avec elle, les mêmes
lésions locales deviennent des causes d'accidens terribles
et formidables.

Or, puisque dans une maladie déterminée il n'y a de
symptômes que ce que l'économie peut développer, et
puisqu'il n'est jamais, ou au moins rarement possible
qu'une cause extérieure agisse de la même manière qu'une
disposition générale de l'économie , il est donc probable
qu'en déterminant un mouvement de réaction dans les
fièvres intermittentes, au moyen des affusions froides,
on n'agira pas entièrement dans le même sens que l'économie, et qu'en dérangeant au contraire les mouvemens habituels, on pourra accélérer une guérison qu'on
attendrait vainement de la marche naturelle des choses.

Car dans toute fièvre quarte comme dans toute fièvre
intermittente il y a deux choses réunies, et une lésion locale, et les mouvemens nerveux qui constituent l'accès fébrile. La lésion locale n'est plus de celles qui , semblables
à celles des maladies aiguës , ont une marche déterminée
et associée aux mouvemens d'ensemble. Dans les fièvres
quartes cette lésion est arrêtée : si elle fait des progrès,
c'est lentement et obscurément ; mais elle n'est plus susceptible d'exciter les mouvemens généraux de l'économie
qui se terminent en un ou deux septénaires ; en un mot,
elle constitue un mode particulier de travaux organiques
locaux, qui, par leur peu d'influence sympathique, se
rapprochent de tous les travaux organiques qui s'exécutent
chaque jour en nous. Les troubles secondaires et éloignés
qu'elles déterminent, tiennent plutôt aux déformations
qu'elles amènent, aux obstacles qu'elles apportent dans

l'exercice de certaines fonctions, qu'aux irradiations sympathiques qu'elles envoient aux organes de la circulation ou des sensations. D'un autre côté, le mouvement fébrile lui-même, qui ne se trouve point lié à une altération locale susceptible de marcher spontanément vers une terminaison quelconque, se répète en quelque sorte par habitude sans qu'un accès diffère véritablement d'un autre. Dans les fièvres tierces ou quotidiennes les choses ne se passent point ainsi; l'ensemble des accès constituant une maladie qui présente un commencement et une fin, chaque accès ne ressemble point à celui qui le précède ou qui le suit; ceux du commencement n'ont pas lieu sur une organisation placée dans les mêmes conditions que ceux de la fin, et cela, parce que ces maladies offrent une marche progressive, et qu'elles constituent un tout; tandis que dans les fièvres quartes, l'absence d'une marche progressive rend chaque accès indépendant et isolé des autres. Quand un d'eux vient de finir, l'économie n'en est pas plus avancée, soit pour la fièvre elle-même, soit pour la lésion locale qui coexiste avec elle. Rien n'est donc plus défavorable que cette séparation des lésions locales et de mouvemens d'ensemble, et c'est pour rétablir cette union, que l'on cherche quelquefois à reproduire la fièvre, afin d'enchaîner les travaux organiques de la partie malade aux grands mouvemens généraux qui sont chargés d'entraîner dans une seule fonction les résultats de toutes les actions moléculaires qui s'exécutent en nous.

Un autre avantage de l'excitation produite par les affusions est celui-ci : dans la fièvre quarte, le mouvement de réaction semble porter spécialement sur le système nerveux; la fièvre, dans bien des circonstances, se rapproche de ces fièvres de consomption accompagnées d'un éréthisme général; la peau est pâle, sèche et brûlante, le pouls petit et concentré; c'est plutôt une fébricule qu'une véritable fièvre; enfin, elle ressemble plus à une fièvre d'irritation nerveuse qu'à une véritable augmentation d'action du système sanguin. Dans la réaction, qui est, au contraire, produite par les affusions froides, le pouls est fort et plein, il y a injection des capillaires de toute la surface. La chaleur de la peau s'accompagne de moiteur, et finit même par donner lieu à des sueurs abondantes, qui sont vraiment le résultat d'une activité circulatoire qui n'existe point dans le premier cas. Si on pouvait se servir de comparaison pour exprimer certaines choses de sentiment qu'on ne peut rendre par des moyens ordinaires, je dirais que dans la fièvre quarte il y a injection nerveuse des dernières ramifications des nerfs, tandis que dans la fièvre inflammatoire ou dans la réaction que font les affusions froides, il y a injection des capillaires sanguins. Il ne faut prendre cette manière de rendre compte de ce que je sens, que pour ce que je le donne, c'est-à-dire que comme une figure propre à faire concevoir l'espèce de différence que je crois exister entre la fièvre quarte et certaines fièvres nerveuses, et la fièvre inflammatoire proprement dite.

Les anciens observateurs ont depuis longtemps remarqué que, dans certaines affections chroniques, il était quelquefois utile d'augmenter cette affection au degré nécessaire pour en faire des maladies aiguës, afin de leur faire suivre ensuite la marche rapide naturelle à ces dernières. Je conçois tout le danger d'une telle méthode employée par des médecins peu expérimentés; mais je conçois également tous les avantages qu'on peut en retirer quand on sait à propos la mettre en usage; cependant, je crois qu'il ne faut pas suivre les Anciens dans leurs explications de ce phénomène. Je crois que les cas qu'ils ont cités prouvent une guérison produite plutôt par une fièvre nouvelle, excitée soit par des purgatifs, soit par des excitans quelconques agissant sur une partie éloignée de la partie malade, que par une véritable augmentation de la lésion

qu'ils ont voulu faire disparaître. Si on voulait faire disparaître un vieux rhume par des boissons stimulantes, et
que la fièvre s'ensuivît, je ne pense pas que la fièvre serait
due à l'augmentation du rhume, mais je suis persuadé
qu'elle serait le résultat d'une excitation directe portée
sur les systèmes nerveux et sanguin. Cependant ce n'est
qu'une présomption, et si je ne me décide pas absolument
pour une opinion ou pour une autre, c'est en raison de
notre ignorance sur les points les plus importans de la physiologie pathologique, c'est-à-dire sur la propriété fondamentale de nos tissus, sur ces propriétés désignées sous le
nom de contractilité, d'incitabilité, de vitalité, de propriétés vitales, de sensibilité organique, en un mot, sur
ces conditions des tissus qui, senties par tous les médecins et les physiologistes, et nommées par chacun d'eux
suivant leurs idées systématiques, président à l'établissement des maladies qui s'y localisent, et doivent nécessairement décider de l'action des remèdes qu'on leur
adresse. Par exemple, quand un catharre pulmonaire s'établit, les propriétés de tissu de la muqueuse pulmonaire sont
telles, qu'il y a injection vasculaire, augmentation de sécrétion et même de nutrition, puisqu'il peut y avoir épaississement de la membrane. Dans la première période, il faut
nécessairement saigner, la maladie étant inflammatoire ;
comment se fait-il que ces conditions locales ne changeant
pas et restant les mêmes, les moyens antiphlogistiques
soient inutiles et même nuisibles plus tard, et qu'il faille,
au contraire, administrer certains stimulans ou toniques ?
Je sais qu'aujourd'hui, plus qu'autrefois, on niera le besoin
de ces toniques vers la fin des maladies ; je serai moi-
même plus souvent du côté de ceux qui les proscriront
que de celui des partisans des anciennes méthodes de
traitement ; mais dès qu'on m'accordera un seul fait, dans
lequel, avec injection vasculaire et sécrétion muqueuse
plus abondante, il ne faudra pas saigner et tenir le ma-

lade à une diète trop sévère, je demanderai toujours quelle différence la longueur d'une maladie apporte-t-elle dans les propriétés vitales d'une partie pour que les mêmes conditions physiques s'y trouvant, ce qui convenait au commencement ne convient plus à la fin. La nécessité d'un changement de régime a été sentie depuis Hippocrate jusqu'à nous. Ce fait d'expérience a passé dans toutes les doctrines médicales. Les mécaniciens ont dit que la dilatation permanente des vaisseaux amenait l'amincissement de leurs parois et par conséquent leur faiblesse ; de là des toniques pour les remettre dans leur état naturel. Brown supposant que toute excitation épuisait l'irritabilité, plus une maladie inflammatoire se prolongeait sur une partie, plus elle devait en user cette irritabilité ; de là le conseil des stimulans pour redonner de nouvelles doses de cette propriété.

Les Italiens, basant leur doctrine du contro-stimulus sur l'anatomie pathologique, ont d'abord dit que toutes les fois qu'une affection par stimulus était fixée sur un organe, elle était toujours la même au commencement comme à la fin, et la proscription des toniques dans toutes les périodes des maladies inflammatoires a été le résultat de cette manière de voir. Cette idée systématique a produit des innovations heureuses dans le traitement de certaines affections inflammatoires. Autrefois, les typhus et toutes les fièvres qui s'accompagnent de violens symptômes cérébraux ou abdominaux, étaient d'abord traités par les adoucissans, lorsque les premiers phénomènes indiquaient un état de réaction et de force ; mais sitôt que le colapsus arrivait, soit par suite de la violence de l'inflammation, soit par l'arrivée de la gangrène ou autres terminaisons de cette même inflammation, alors, on supposait que c'était le moment où les stimulans devaient rétablir l'équilibre.

Tandis que d'après l'identité permanente de l'inflammation dans toutes les périodes, le contro-stimulisme, renversant toutes les anciennes idées, a fait insister sur l'emploi des débilitans , même lorsque la faiblesse apparente des malades semblait demander le contraire. Beaucoup d'individus auront certainement dû la vie à cette doctrine , surtout dans un pays, qui , comme l'Italie, est si souvent la victime de maladies épidémiques, qui , telles que la fièvre pétéchiale , le typhus de toutes les espèces , ne sont que des inflammations générales déterminées par des poisons absorbés.

Mais une pratique plus variée a forcé les bons observateurs à reconnaître des maladies qui , d'abord traitées avec succès par des saignées , et ne disparaissant point , ont dû leur guérison à des remèdes pris dans la classe opposée à celle dans laquelle on avait puisé ceux employés dans la première période du mal. Que devenait l'identité des maladies diathésiques pendant toute leur durée ? Le principe systématique avait été posé, il était difficile d'avouer sitôt son erreur ; un accommodement a été pris, et l'on a proclamé que dans certaines circonstances une diathèse pouvait succéder à une autre. Cette manière de voir, qui je crois n'a point encore été publiée, a été conçue par un des premiers auteurs de la doctrine du contro-stimulus. Je ne fais point ces citations dans une intention critique , il est toujours beau de vouloir réduire la science en principes capables de faire procéder d'après des règles certaines; et quand on se trompe, on est toujours sûr d'avancer la science en faisant penser les autres sur des points qui avaient échappé à l'attention générale; mais je cite toutes ces opinions pour indiquer que la différence qui existe dans une partie enflammée , au commencement ou à la fin , quoique la même , matériellement au moins , quant à ses qualités appréciables , a été généralement reconnue par les esprits de toutes les sectes.

Et c'est précisément l'ignorance de ces diverses condi

30.

tions qui nous empêche d'expliquer physiologiquement l'influence des moyens propres à guérir les affections chroniques. Heureusement que le fait nous suffit, et que dans l'emploi de cette méthode, c'est moins la théorie qui guide qu'un certain sentiment, qui, lorsqu'il n'existe point chez celui qui le met en usage, est difficilement remplacé par des moyens d'explication.

L'emploi des affusions froides peut ensuite être avantageux dans le cas où le retour de la fièvre quarte est plutôt une maladie d'habitude que la suite d'une lésion locale. Ce sont ces fièvres qu'une émotion profonde, une course, un exercice forcé, un excès passager de régime, peuvent faire disparaître ; elles agissent alors en dérangeant l'habitude de courans nerveux qui éveillaient périodiquement les accès.

On peut employer ce moyen dans les fièvres tierces ou même quotidiennes, lorsque la réaction s'établit vicieusement sur des parties dont le trouble momentané peut être porté au point de tuer les malades ; mais il faut qu'il y ait assez de force pour que la réaction s'établisse sur la peau, et que la concentration déterminée par la première impression du froid ne fixe pas les liquides ou les forces sur quelque point important. Il suffit, pour s'en assurer, d'examiner si pendant les accès antérieurs les accidens ont été plus violens pendant le période du froid que pendant la chaleur. S'il en était ainsi, c'est-à-dire si les plus grands accidens n'avaient lieu que par la congestion interne qui a lieu au début de chaque accès, il faudrait rompre cette tendance en faisant les affusions plusieurs heures avant l'arrivée présumée de l'accès, afin que la réaction fût établie à la circonférence, au moment du retour spontané de la fièvre, si toutefois cette fièvre artificielle ne dérangeait pas entièrement celle-là ; tandis que si les symptômes fâcheux avaient lieu pendant la réaction, il faudrait faire les affusions froides pendant le froid même de l'action, afin de déterminer la réaction à se faire sur la peau et non sur la tête ou sur le ventre : on aidera d'ailleurs leur action par des boissons appropriées, en tenant compte de l'état des viscères abdominaux. La manière d'employer les affusions est celle-ci : on met le malade dans une baignoire, et, suivant la force qu'on lui suppose, on lui verse sur la tête comme sur le corps plusieurs seaux remplis d'eau à 10, 15, 20°, plus ou moins, selon les cas. On pourrait encore, si on craignait qu'il ne pût les supporter pendant quelques minutes, le plonger simplement dans une baignoire remplie d'eau froide, deux hommes enlevant le malade, l'un sous le bras, l'autre par les pieds, et le déposant ainsi jusqu'au fond, sans le quitter, puis le retirant et le replaçant dans son lit, dans lequel on a préalablement mis plusieurs draps chauds en double, afin de lui sécher promptement le corps. Je préfère même cette dernière méthode à la première, qui est plus désagréable, en raison de sa plus grande longueur, tandis que celle-ci ne permet pas au malade d'avoir le temps de s'irriter contre elle ; et il est difficile, quelque faible qu'il soit, qu'il ne jouisse pas d'une force de réaction capable de lui faire reprendre promptement sa chaleur naturelle. La première méthode usant plus les forces, en raison de sa plus grande longueur, exige plus de vigueur ; la seconde n'a pas le temps d'en consumer ; car il faut bien se persuader que la réaction commence presque au moment où l'eau est en contact avec la peau ; et si de nouvelles aspersions emportent de nouveau la chaleur reproduite, l'économie s'affaiblit de manière à pouvoir ensuite difficilement réparer tant de pertes. J'ai plusieurs fois vu des malades qui ne se réchauffaient qu'avec la plus grande difficulté, et la réaction ne s'établissait jamais avec la même énergie qui se montre chez ceux qui ont éprouvé seulement l'immersion momentanée.

Des Lotions fraîches.

Lorsqu'un accès de fièvre intermittente est dans sa plus grande force ; lorsque le malade, dévoré par une chaleur brûlante générale, est dans un tel état de réaction qu'on doive craindre une affection brusque du cerveau, si on n'obtient pas une prompte détente, il est utile de laver par portions et successivement tout le corps du malade avec de l'eau, d'abord peu différente par sa température de celle du corps, afin d'éviter toute impression subite, et ensuite de moins en moins chaude. Ces lotions se pratiquent avec une éponge que l'on passe doucement sur les membres, sur le ventre, sur la poitrine, en l'exprimant légèrement, afin de ne pas trop mouiller le lit, qui, d'ailleurs, sera garni en conséquence. Quelques praticiens mettent un peu de vinaigre; on pourrait même, si on voulait, obtenir une évaporation plus rapide, et par suite un refroidissement plus intense, et ajouter de l'éther.

L'effet de ces lotions doit être de diminuer l'activité des forces nerveuses et circulatoires en leur enlevant directement une portion de la chaleur qui les met en jeu. Ce refroidissement graduel de la circonférence y détermine l'envoi de nouvelles doses de chaleur, qui, ainsi successivement consumées par l'évaporation, et même par sa transmission directe à l'éponge, qui est imprégnée d'eau, et qui, continuellement trempée dans ce liquide, toujours de plus en plus frais, jouit des propriétés d'un bon conducteur.

Il faut savoir mesurer la durée de ces lotions avec le besoin qu'en a le malade et le bien qu'il en retire. Il faut également, surtout dans les cas graves, procéder à cette opération avec beaucoup de circonspection et de ménagement; car la vie des malades dépend de si peu de chose dans les fièvres intermittentes, qu'un trouble accidentel, provoqué pendant leur durée, suffit pour décider d'une terminaison fâcheuse. Si, méconnaissant la susceptibilité d'un fiévreux, on lui appliquait subitement sur les membres ou sur le ventre une éponge imbibée d'une eau trop froide, il pourrait en résulter des accidens très-fâcheux ; il faut donc commencer par apprécier qu'elle est sa susceptibilité à supporter de telles applications, et ne les étendre qu'autant qu'il y trouve du soulagement et du plaisir. Mêmes précautions relativement à la diminution des températures de l'eau dont on se sert. L'emploi des lotions doit être exclusivement destiné au soulagement de la chaleur âcre et mordante qui a lieu dans le milieu de certaines fièvres. On ne pourrait guère concevoir leur utilité avant ou après l'accès ; c'est en quoi elles diffèrent des affusions ou de l'immersion, qui peuvent être employées avant l'arrivée de l'accès.

Des Amers.

L'emploi des amers dans les fièvres intermittentes est presque aussi ancien que la médecine, au moins que celle dont nous avons des traditions. L'expérience avait déjà démontré, bien long-temps avant la découverte du nouveau monde, et par conséquent avant l'importation du quinquina sur le continent, que les substances végétales amères convenaient dans ces maladies, et ce résultat de l'observation a été confirmé par l'effet presque miraculeux produit par l'écorce du Pérou, qui renferme les principes amers par excellence. Cette manière de procéder chez les peuples du nouveau monde, et chez ceux de l'ancien, si différens d'ailleurs par toutes les autres circonstances de civilisation, d'usages, de mœurs, prouve que l'homme, dans quelque lieu qu'il se trouve, arrive toujours au même but quand il applique ses facultés à la connaissance de la nature. Si nous jugeons de l'emploi des

amers d'après les idées physiologiques françaises, et d'après
les nouvelles recherches d'anatomie pathologique sur la
cause des fièvres en général, nous regarderons ces remèdes
comme nuisibles en France, car les amers sont réputés
toniques, et les affections auxquelles on les adresse sont,
dans la plus grande partie des cas, caractérisées par des inflammations abdominales plus ou moins intenses. Si, au
contraire, nous prononçons sur leurs propriétés, d'après
la nouvelle doctrine italienne, nous leur accorderons des
vertus utiles dans ces même affections, qui, pour les médecins ultramontains, sont inflammatoires. Cependant il
n'existe pas encore sur les fièvres intermittentes d'opinion
bien arrêtée, sinon dans la tête de chaque médecin, au
moins chez la majorité; car les uns ayant vu l'opium et
le vin réussir dans ces maladies, et, d'ailleurs, ne conce-
vant pas qu'une inflammation soit intermittente, ont admis que les fièvres intermittentes étaient souvent le résultat
d'une diathèse asténique; les autres, ayant vu des inflammations bien évidentes dans quelques cadavres, et cependant
sachant que le quinquina guérissait manifestement ces fièvres, en ont conclu que cette substance n'était point un stimulant, mais qu'elle était un contro-stimulant spécial. Or
les amers, qui, de tous temps, ont été reconnus utiles dans
le traitement des fièvres saburrales, bilieuses, muqueuses,
intermittentes, ont dû être dépouillés de leurs propriétés
toniques, qu'on leur accorde si facilement en France.
Nous ne ferons point la critique des opinions des médecins
italiens; nous avons, en exposant notre manière de voir
les choses, mis les pièces du procès sous les yeux des lec-
teurs, qui prononceront entre nous; mais comme la critique d'une doctrine n'est jamais une raison pour rejeter ce
qui peut s'y rencontrer de vrai, ou au moins de probable,
nous dirons que s'il fallait se décider sur les propriétés
des amers, nous nous rangerions plutôt du côté des Italiens
que des Français; nous pensons qu'ils jouissent plutôt

des qualités stupéfiantes du système abdominal que des propriétés excitantes, et que sous ce rapport ils peuvent être employés soit isolément, soit conjointement avec le quinquina dans le traitement des fièvres intermittentes. Mais comme nous n'avons rien de nouveau à ajouter à ce que l'antique routine nous a appris sur cette classe de médicamens, et que les observations dans lesquelles leur utilité est constatée manquent de ces détails que la marche actuelle des sciences exige nécessairement pour prononcer avec connaissance de cause, nous ne nous arrêterons pas plus long-temps sur cette matière.

Des Guérisons obtenues.

Les guérisons prouvent bien moins sur la nature des maladies que les ouvertures cadavériques; car il reste toujours à déterminer si elles ont été obtenues par suite de traitement, ou malgré le traitement, ou seulement si elles ont été opérées avec le traitement sans aucune influence fâcheuse ni utile de celui-ci. En supposant même que le traitement ait été utile, il peut avoir guéri une maladie différente de celle qu'on supposait exister. Je n'ai donc pas dû attacher à ce genre de preuves plus d'importance qu'il n'en mérite, d'autant plus qu'à l'hôpital du Saint-Esprit, je ne pouvais, sous le rapport du régime à suivre par les malades, que jouer le rôle d'observateur; et que ce que j'aurais cru convenable de prescrire aux fiévreux, d'après ce que j'avais trouvé dans les cadavres, n'était pas ce qui était prescrit dans cet établissement.

Cependant, ayant fait des recherches avec mon ami le docteur Viale, médecin assistant de cet hôpital, et ayant contribué à faire quelquefois mettre en usage la méthode qui découlait de nos observations, j'ai pu me convaincre directement que cette méthode était la seule efficace, et je donnerai seulement les observations suivantes comme témoignage de ce que j'ai avancé.

LXIIIe. Observation.

Fièvre pernicieuse, comateuse.

Séjour à l'hôpital. — Du 10 au 25 juillet.
Guérison.

Santé Baldoni entra le 10 juillet 1822. Il dit n'avoir éprouvé qu'un accès, le dimanche 7, qui dura jusqu'au mardi matin. Il avait pris un purgatif, des boissons adoucissantes et un peu de quinquina.

Le 10, à trois heures après midi, il fut pris d'un nouvel accès : il y avait stupidité, regards incertains, difficulté d'abaisser la mâchoire inférieure, flexion de l'avant-bras droit, pouls vibrant. (Saignée de huit onces à quatre heures, sinapismes aux pieds.) Après la saignée, pouls 120, rigidité de l'avant-bras presque nulle : il ouvre la bouche, se plaint de douleurs de tête; agitation du corps. Saignée à sept heures, de huit onces, et bain de pieds à 40°. A dix heures du soir, recouvrement de tout le sentiment; cessation des contractions des avant-bras. Le malade dit qu'il se porte très-bien, à l'exception d'une légère douleur à la région sus-orbitaire. Il eut quelques selles : pouls 100; soif vive. (Quinquina une once.)

Le 11 au matin, sans fièvre : pouls 90; calme parfait. (Quinquina trois onces.)

Il partit le 25, parfaitement guéri.

LXIVe. Observation.

Fièvre pernicieuse, gastro-céphalique.

Guérison.

Dominica Caglioni, âgée de treize ans, d'une assez bonne constitution, rubanière, non encore menstruée, demeurant à Monte san Spirito, tomba dans un escalier le 10 août 1822; elle en éprouva une frayeur assez forte, et fut, peu après, prise d'un accès de fièvre, précédé de frissons, avec douleur de tête, nausées, vomissement : elle prit un purgatif. Elle vint à l'hôpital du Saint-Esprit le 12. Elle était sans fièvre; mais avait une douleur de tête, la bouche amère, et soif. (Crême de tartre une once; sucre une once, eau quant. suffis.) Il en résulta plusieurs selles.

Vers midi, nouvel accès de fièvre, précédé de frissons et de vomissemens. A cinq heures du soir, fièvre violente, vertiges, tournoiement de tête, face enflammée, angoisses, anxiétés. (Potion saline, lavement de camomille avec une once de vinaigre ; huit sangsues aux tempes.) Dans la nuit, sueur légère, quelques selles.

Le 13, matin, pouls fréquent et petit ; douleur de tête diminuée, mais angoisses, visage abattu ; douleur d'estomac sous la pression ; langue humide, rouge sur les bords. (Émulsion de semences froides ; huit sangsues à l'épigastre, avec un cataplasme de mie de pain et de lait.) Il sortit beaucoup de sang des piqûres.

Soir, sans fièvre ; visage abattu, pâle ; angoisses, agitation. (Sulfate de quinine, quinze grains en trois doses ; lavement avec une once de quinquina : elle l'a gardé ; elle a vomi une dose de sulfate.) Vers les dix heures, extrémités froides, couvertes d'une sueur visqueuse : elle a vomi une autre dose de sulfate.

14, matin, pouls fréquent et petit ; angoisses, visage pâle ; douleur si forte à la région de l'estomac, qu'elle peut à peine supporter le plus léger attouchement ; langue sèche, jaune, et parsemée de papilles rouges plus développées ; soupirs continuels. Elle se plaint de la tête, dit qu'elle sent quelque chose dans son cerveau : gémissemens continuels, analogues à ceux des hydrocéphales. (Émulsion ; bain à 26°.) Elle est restée une demi-heure dans le bain et dit en avoir éprouvé du soulagement.

Soir, pouls plus élevé, douleur de tête, somnolence continuelle ; douleur d'estomac évanouie ; soif inextinguible, langue humide, continuation de l'anxiété. (Potion saline, pédiluves sinapisés et vinaigrés.) Nuit assez calme.

15, matin, sans fièvre ; visage abattu, agitation générale, inquiétude, anxiété, somnolence, disparition de la douleur de tête et de l'estomac ; point de selles depuis deux jours. (Sulfate de quinine, quinze grains en trois doses ; lavement.)

Soir, pouls petit, fréquent ; agitation continuelle, tête embarrassée, langue sèche ; peau brûlante, surtout au ventre. (Bain à 25°, lavement, sulfate de quinine en quatre doses.) Après le bain, mieux-être ; elle a vomi une dose de sulfate.

16, matin, pouls fréquent et faible, sentiment de langueur à l'estomac, pouls 107 ; douleur de tête évanouie ; gémissemens continuels, ainsi que l'agitation ; ventre serré, langue sèche. (Sulfate de quinine, quinze grains en trois doses ; limonade végétale, lavement.) Elle a vomi une dose.

Soir, sans fièvre, mais sentiment de mal-aise et de faiblesse générale ; ventre toujours constipé. (Lavement de camomille, qui fut sans effet ; lavement avec une once d'huile de ricin, qui produisit une selle.) Dans la nuit, sueurs partielles.

17, matin, sans fièvre ; faiblesse générale, mais la malade avoue d'elle-même qu'elle est bien. (Lavement.)

Soir, sans fièvre. Elle est sortie le 22 août, parfaitement bien.

LXVᵉ. Observation.

Fièvre pernicieuse, algide.

Séjour à l'hôpital. — Du 9 au 18 septembre.
Guérison.

Vincent Romagnoli, âgé de trente-six ans, militaire, d'une bonne constitution, fut affecté de fièvres intermittentes en 1821 ; elles étaient accompagnées de douleurs d'estomac. Le 6 septembre 1822, il fut de nouveau atteint d'une fièvre, qui commença par des frissons suivis de chaleur, et se termina la nuit par des sueurs. Le 7 septembre, ayant de nouveau la fièvre, qui revint vers les neuf heures, il lava son pantalon à une fontaine, et se refroidit les mains et les jambes ; il ne put parvenir à les réchauffer. Il éprouva en même temps un sentiment de chaleur intense dans le ventre, la poitrine et la tête ; chaque nuit il eut des sueurs partielles, au front seulement. Le lendemain, 8 septembre, il fut dans le même état, toujours dans l'impossibilité de se réchauffer ; il fut agité. Il entra à l'hôpital du Saint-Esprit le soir du 9 septembre, et fut placé au n°. 90. Son état était le suivant : froid glacial de tous les membres ; les mains, qui avaient leur couleur naturelle, étaient comme macérées dans de l'eau froide ; elles étaient plutôt violettes que pâles. Ventre douloureux, brûlant à l'intérieur ; soif, angoisses ; pouls insensible aux poignets, aux tempes, au cœur, et presque nul à l'artère crurale ; aspect stupide, mais sans décomposition de la figure, qui était peu différente de son état habituel : on n'eût jamais deviné par le faciès que le malade fût dans un tel état. Langue humide, naturelle. (Douze sangsues à l'anus.)

Vers neuf heures du soir, froid plus intense ; peau des membres, du ventre, de la poitrine, d'un froid glacial ; pouls imperceptible : mais il a toujours sa connaissance. Son aspect est celui d'un homme calme, tranquille : la couleur de sa figure est comme à l'ordinaire et assez vermeille. (Sinapisme sur le ventre.)

10 septembre, matin, pouls 108 à la crurale ; douleurs dans le ventre, qui augmentent sous la pression, et que le malade compare à un sentiment d'érosion ; respiration haute, langue humide, jaunâtre au milieu ; légère douleur de tête. (Un bain chaud à 25° ; une once de quinquina : il l'a vomi entièrement.)

Après le bain, pouls 120 ; figure toujours naturelle ; angoisses, qui contrastent singulièrement avec le calme de sa physionomie ; peau un peu moins glaciale, chaleur brûlante à l'intérieur, douleurs de ventre et vomissemens persistant. Avant le bain, un thermomètre tenu quelques secondes dans la main descendit promptement à 22°, l'air extérieur étant 26° au moins ; sous l'aisselle il remonta à 30°.

Vers cinq heures du soir, augmentation du froid ; l'épigastre reste un peu plus chaud ; le reste du corps est glacial : le malade sent très-bien que ses mains sont froides, quoiqu'il ne s'en plaigne pas. Pouls de nouveau imperceptible ; affaissement du ventre, qui est comme plaqué sur la colonne vertébrale ; les intestins tombent en paquet du côté sur lequel il se couche. (Bains sinapisés aux pieds , sinapismes aux jambes, vésicatoires aux bras.)

11 septembre, vomissemens dans la nuit ; extrémités toujours froides ; angoisses ; douleurs de ventre diminuées. (Douze grains de sulfate de quinine, bain chaud.) Après le bain , extrémités plus chaudes : il a sué au point de mouiller une chemise. La température s'abaissa ensuite ; le pouls redevint imperceptible, mais le malade se dit moins oppressé. Le vomissement persiste toujours.

Soir, même état.

12 septembre, matin, extrémités moins froides ; pouls sensible , 84 ; langue humide, jaune au milieu, naturelle pour la couleur ; ventre creux et moins douloureux ; soif.

Soir, chaleur augmentée, angoisses moindres, pouls dur. (Une livre de sang du bras.) Sang, peu de sérum , dense, un peu couenneux ; après la saignée , pouls 80 ; chaleur de la peau naturelle ; langue humide.

A dix heures du soir, même état ; hoquet de temps en temps. (Une autre livre de sang du bras.) Sang un peu couenneux, dense, résistant ; sueurs dans la nuit.

13 septembre, matin, léger vomissement ; angoisses persistantes ; hoquet de temps en temps ; chaleur naturelle aux extrémités ; langue naturelle ; soif ; sentiment d'ardeur évanoui ; ventre un peu douloureux ; tête dégagée, mais toujours l'air calme, étonné, stupide ; légère irritation à la gorge ; une selle.

Soir, extrémités chaudes, hoquet nul ; toujours irritation à la gorge : nulle douleur de ventre ; face naturelle. (Douze grains de sulfate de quinine.)

14, matin, peau chaude. Après s'être levé et être resté quelque temps en chemise sur la chaise percée, refroidissement des membres, qui fut quelque temps à disparaître ; irritation à la gorge ; langue naturelle.

Soir, peau chaude ; pouls fort, plein ; hoquet revenu ; langue sèche au centre. (Tisane ; une saignée du bras, d'une livre.) Sang un peu couenneux, dense.

Nuit tranquille ; sueur générale.

15, matin, pouls égal, naturel ; calme général ; peau chaude et humide. Aucune douleur de ventre ; plus de hoquet. (Douze grains de sulfate de quinine.)

Soir, même état.

16, matin, le malade se plaint de la diète à laquelle on le tient ; ventre rond. (Quinquina en décoction.)

17, il mange avec appétit.

18, mieux-être. Il part, parfaitement guéri.

LIVRE SEPTIÈME.

ARGUMENT.

Du diagnostic. — Signes tirés de la marche de la maladie. — Des signes tirés de l'habitude du corps. — De la langue. — De la douleur. — Des urines. — Des autres fonctions. — Du pronostic. — Du coma. — Des deux espèces de coma. — Des exanthèmes. — Des sueurs. — De l'heure des accès. — Du changement des types. — De la terminaison des fièvres intermittentes par une autre maladie. — Considérations générales sur les constitutions médicales.

Du Diagnostic des fièvres intermittentes.

1°. Signes tirés de la marche de la maladie.

Rien de plus facile que de reconnaître la plupart des fièvres intermittentes ; rien de plus difficile que de les reconnaître dans un cas où elles sont masquées par des symptômes indiquant une inflammation aiguë et continue, qui ayant réellement existé en premier lieu , et pouvant même exister encore, font supposer que c'est toujours la même maladie redoublant d'intensité, et dont la guérison semble exiger une administration plus active des moyens employés jusqu'alors. J'ai la conviction intime que peu de praticiens, mêmes des plus éclairés, ont sur le cas dont je parle , des notions justes en rapport avec l'expérience et avec la théorie physiologique qui en découle ; presque tous tombent dans un excès ou dans l'autre. Les uns n'admettant que des inflammations, négligent les symptômes nerveux ; les autres , plus en garde contre les phénomènes nerveux, ne voient que ceux-ci , et par conséquent, comme leurs adversaires, ne voient que la moitié du fait.

Si on se fait une idée juste de la nature intime des fièvres intermittentes, on concevra aisément la doctrine que nous allons expliquer sous ce nouveau rapport. La fréquence plus grande des fièvres intermittentes dans les pays marécageux, ne doit pas **pour cela** faire supposer que ces maladies soient un phénomène nouveau produit par l'introduction de miasmes marécageux dans l'économie. L'ensemble des mouvemens fébriles est l'exagération des fonctions habituelles chez nous; cette exaltation est excitée par les miasmes de marais, cela prouve leur influence sur cette fonction; mais ils n'en sont qu'une cause excitante, et le phénomène n'en peut pas moins être étudié comme pouvant être éveillé par des causes tantôt générales et extérieures, tantôt limitées et particulières. De ce que les exhalaisons marécageuses produisent ces maladies, il ne s'ensuit pas que d'autres influences ne puissent pas les provoquer; il ne faut donc pas trop s'habituer à toujours faire dépendre les fièvres intermittentes de causes extérieures, il faut au contraire les regarder comme analogues à toutes nos affections, qui peuvent reconnaître autant de causes occasionelles qu'il y a d'agens capables de nous impressionner.

Ainsi il est donc important d'être bien persuadé qu'indépendamment de toutes les influences extérieures, l'économie possède en elle-même une série de fonctions qui forment en quelque sorte la base des fièvres intermittentes: or, cette base est presque continuellement compromise dans les affections qui paraîtraient le moins appartenir aux fièvres intermittentes, et c'est parce qu'elle est méconnue, qu'on ne songe pas à employer des moyens spécialement dirigés contre elle.

Toutes les maladies agissent d'une manière quelconque sur le système nerveux: dans toutes les maladies inflammatoires il est plus ou moins mis en action; mais il s'en faut de beaucoup qu'il le soit de la même manière dans tous les cas, et cela parce que lui-même n'est point susceptible de donner lieu à une seule fonction, à un seul ordre de phénomènes. Il y a loin des symptômes nerveux constituant la fièvre qui accompagne une simple gastrite continue, des symptômes nerveux que cette même gastrite détermine pour produire une fièvre intermittente. Il semble que ce ne soit plus sur le même ensemble de forces que la même lésion locale agisse, et la différence des résultats et du traitement nous autorise à établir cette distinction. Si on supposait qu'il n'y a de différence que dans l'intensité plus grande dans le cas de fièvres continues, je renverrais aux principes que j'ai avancés au commencement de cet ouvrage, et par lesquels il me paraît démontré que la différence d'intensité ne peut point caractériser une fièvre continue qui peut durer plusieurs septénaires sans danger pour le malade, et une fièvre intermittente qui va tuer le malade en trois ou quatre accès, puisque d'ailleurs nous avons des fièvres continues légères ou intenses, de même que les fièvres intermittentes sont légères ou intenses, sans que le degré d'intensité de chacune d'elles puisse permettre jamais de les confondre les unes avec les autres.

Ainsi, quel que soit le siége des forces nerveuses spécialement affectées dans les fièvres continues et dans les fièvres intermittentes, il nous semble qu'on peut expliquer ce qui est constaté par l'observation, au moyen d'une hypothèse qui, jusqu'à présent, représente assez bien les faits, et cette hypothèse consiste à admettre qu'il y a au moins deux ordres de mouvemens nerveux : l'un est éveillé dans les fièvres continues, il produit la fièvre de toutes les maladies aiguës inflammatoires ; l'autre est mis en jeu dans les fièvres intermittentes ; il peut, ou se manifester avec des intermittences bien déterminées, ou se reproduire avec des retours si rapides, qu'il n'est plus possible d'en distinguer la périodicité. Cette difficulté est d'autant plus grande, que ce second mouvement existe avec celui des fièvres continues. Voilà ce que l'observation de ces maladies m'a suggéré. Admettons que ces suppositions soient des réalités ; et en étudiant les faits, nous verrons qu'ils se passent comme si ce que je viens de supposer était vrai ; car je le répète, je ne donne ici qu'un moyen d'explication ; on pourra le rejeter si on veut, mais il faudra toujours admettre ce que l'expérience nous démontre. Or, voici ce qu'elle nous apprend, et que j'indiquerai par la formule générale suivante : Lorsque les mouvemens d'ensemble nerveux qui appartiennent aux fièvres continues, ont été vivement excités, soit par une véritable inflammation locale, soit par des douleurs très-fortes et très-prolongées, ils ont une grande tendance à mettre en jeu les mouvemens d'ensemble nerveux des fièvres intermittentes, qui, dans un grand nombre de maladies mortelles, se joignent aux premiers, et contribuent par cette complication à accélérer la mort du malade. Telle est la généralisation des faits, que je vais maintenant mieux faire connaître en détail.

Après l'amputation d'une jambe, d'une cuisse ; après l'opération de la taille ; enfin, après toute grande opération qui a fortement ébranlé les forces nerveuses par la douleur qui l'a accompagnée, et par l'inflammation qui en est la suite, il se développe, surtout chez les sujets irritables, des symptômes nerveux qui, tels que de grandes douleurs, les convulsions, le délire, le coma, et tous les phénomènes des fièvres ataxiques, paraissent être le résultat d'une inflammation locale ou d'une phlegmasie qui se propage à l'estomac ou à la tête. Si la lésion locale est voisine du ventre, il est possible que les symptômes partent des viscères contenus dans cette cavité, et on suppose que l'inflammation s'est propagée par continuité ou par contiguïté jusqu'aux organes de la digestion. La fièvre et les douleurs vont en augmentant, on saigne pour calmer l'inflammation; les bains, les sangsues, sont prodigués: le malade meurt, on l'ouvre, et on trouve une véritable phlegmasie locale, et on regrette de n'avoir pas saigné davantage.

Une femme vient d'accoucher, elle a perdu beaucoup de sang après la sortie de l'enfant: des douleurs violentes se développent dans l'abdomen, celui-ci devient tendu et douloureux; on applique des sangsues, la douleur se calme; le lendemain, nouvelles douleurs, nouvelles saignées, nouveau soulagement; les jours suivans, retour des douleurs, altération des traits, pouls petit, concentré, fièvre continue. On saignera peut-être encore, dans l'espérance de dompter une maladie qu'on croit bien connaître, en raison des circonstances qu'on sait être favorables à une inflammation de la matrice ou du péritoine, et en raison des succès qui suivent immédiatement l'emploi de la saignée; celle-ci étant de nouveau pratiquée, les forces tombent, les syncopes ne permettent plus à la malade de faire le plus léger effort; les traits sont affaiblis, les yeux caves, le nez effilé, les tempes creuses: le pouls imperceptible en raison de sa fréquence et de sa faiblesse, il fourmille plutôt qu'il ne bat; les douleurs deviennent continues, le délire se déclare; le médecin perd la tête: quelque parti qu'il prenne, la malade meurt: on l'ouvre, et on trouve une véritable péritonite ou une gastro-entérite, etc., et on croit avoir été dans le bon chemin; seulement on n'a pas été assez actif, de sorte que le redoublement d'activité des symptômes, après les saignées, est attribué à la maladie et non au traitement.

Une pleurésie ou une péripneumonie se déclare: il y a fièvre continue, douleur vive, oppression; on saigne, tout se calme; le soir ou la nuit, nouvelles douleurs, nouveau sentiment de suffocation, nouvelles saignées, nouveau soulagement; enfin pendant un certain nombre de jours, même succession de moyens antiphlogistiques et

de soulagement ; cependant les forces tombent, les accidens reparaissent toujours : le malade n'a plus de sang que
ce qu'il lui faut pour ne pas mourir, et les symptômes sont
tout aussi menaçans que les premiers jours ; ils n'ont plus
la même intensité, parce que le malade est plus faible,
mais ils ont la même activité, et le danger va en augmentant à mesure que ses ressources vitales s'épuisent. Même
conviction de la part du médecin que c'est une inflammation qui va tuer son malade, même impossibilité de
tirer encore du sang d'un individu qui est presque réduit,
sous ce rapport, à sa partie séreuse ; le mal va en augmentant, le traitement devient celui d'un homme qui ne
sait plus quel parti prendre ; il ferme les yeux sur ce qu'il
fait, detourne la tête, devient polypharmaque ; le malade meurt, et on trouve encore une pleurésie ou toute
autre inflammation qui devait nécessairement le tuer,
puisqu'elle n'a pas cédé à la soustraction présque totale
du sang et à la diète la plus rigoureuse.

Au milieu, ou vers la fin des maladies éruptives des enfans, il y a souvent complication de coma, de délire, de
convulsion, etc. On suppose que l'inflammation de l'estomac se propage au cerveau, les sangsues sont appliquées
à plusieurs reprises, soulagement momentané : le soir ou
la nuit, ou même le jour, retour des symptômes, même
traitement ; enfin augmentation du danger, impossibilité
de continuer la même méthode en raison de l'épuisement
du malade ; mort. A l'ouverture, inflammation d'un ou
de plusieurs viscères importans ; la maladie était au-
dessus des ressources de l'art, et voilà encore un médecin consolé.

Je pourrais multiplier les citations, mais chacun peut se
rappeler avoir été témoin de semblables faits dans lesquels
les symptômes ont marché avec une rapidité que les
moyens les plus puissans n'ont point arrêtée, et dont le
traitement a paru avoir été justifié par les altérations que

l'autopsie cadavérique a dévoilées. Pour éclaircir ce
point important de médecine-pratique, au lieu de supposer la maladie interne, étudions-la au dehors. Un malade consulte un médecin pour une violente ophthalmie,
la conjonctive est toute rouge et injectée dans ses dernières ramifications ; la cause est inconnue ou supposée
extérieure. Le médecin fait saigner amplement le malade,
qui est fort et jeune ; l'évacuation du sang est si considérable, qu'il y a syncope ; le soir, même état de l'œil : nouvelle forte saignée le lendemain, le surlendemain et jours
suivans ; on ôte au malade quatre livres de sang pendant
huit jours : l'œil est toujours dans le même état, la cornée
s'opacit, s'ulcère ; enfin l'œil se vide. Le malade n'avait
pas osé avouer que la cause de cette ophthalmie était vénérienne. Que prouve ce fait ? qu'une inflammation ne
consiste pas seulement dans une injection sanguine, et
que pour la guérir il ne suffit pas d'enlever du sang, tant
qu'on laisse subsister la cause spécifique qui a excité cette
congestion. Une inflammation perd un œil chez un individu presque exsangue ; un peu de mercure aurait arrêté
tout ce mal, sans avoir besoin de pratiquer tant de saignées. Appliquez ceci à certains cas de fièvres continues
qui se compliquent, sur la fin, des phénomènes propres aux
fièvres intermittentes, et vous aurez les mêmes résultats ;
la cause de la fièvre intermittente, ou plutôt la fonction
nerveuse qui la constitue, est l'influence spécifique qui,
telle que le virus vénérien, augmente une inflammation
déjà existante, ou la fait de toutes pièces si elle n'existait
pas ; elle y pousse le sang comme nous avons vu que cela
a lieu dans les fièvres pernicieuses ; les saignées calment
momentanément en produisant un affaiblissement général,
et peut-être en amenant un trouble momentané qui dérange les forces nerveuses ; mais comme le mal consiste
non pas dans l'excès du sang, mais dans la tendance des
forces nerveuses à pousser le sang ou à provoquer de vives

douleurs, on épuise l'économie sans détruire cette cause spécifique, et la mort arrive par l'action combinée de symptômes locaux et du trouble qui existe dans les forces générales de l'organisation. Un peu de quinquina ou d'opium, en détruisant la cause, se serait opposé à la formation d'une inflammation qui souvent est le résultat d'une réaction au lieu d'être la cause. Presque toujours la lésion locale est en même temps cause et effet ; mais dans le cas dont nous parlons, si la maladie locale a mis les forces nerveuses en cet état de maladie qui constitue les fièvres intermittentes, les dangers qui se développent tout-à-coup sont moins dus à l'excitation générale produite par la lésion à son état de maladie continue, qu'à l'augmentation que cette lésion reçoit de la fièvre intermittente qui lui rend tout ce qu'elle en a reçu.

Or, comme le spécifique des fièvres intermittentes est le quinquina ou l'opium, suivant le cas, on voit comment eux seuls peuvent obtenir une guérison qui d'ailleurs a été préparée par les évacuans antérieurs.

Il y a donc inflammation dans tous ces cas après la mort, et c'est la saignée qui en a en quelque sorte hâté le développement, en laissant marcher des mouvemens qu'elle n'a point la propriété d'arrêter.

Par conséquent, si dans toutes les maladies aiguës il faut d'abord combattre les inflammations qui en font la base, il faut toujours s'attendre à voir la complication dont nous venons de parler, et alors chercher à lutter contre ces deux causes de destruction, la maladie inflammatoire primitive, et la fièvre intermittente, qui, véritable poison, exige impérieusement un antidote plutôt qu'un débilitant général. Plusieurs médecins ont, je le sais, la conscience de cet état, mais presque tous supposent, ou bien que toute la maladie est une fièvre intermittente qui n'exige que le quinquina, ou bien qu'elle n'est qu'une inflammation qui n'exige que les saignées; il me semble qu'on n'a jamais insisté sur la réalité de ces deux causes morbides dans le même individu et dans la même maladie.

Quant aux signes propres à faire reconnaître cette complication, ils demandent plus de tact médical que d'instruction puisée dans les livres de séméiotique. L'habitude d'observer la marche des maladies permet de voir que dans certains cas particuliers les symptômes augmentent avec une rapidité que la force de l'inflammation ne peut justifier, surtout quand il y a des momens de relâche; ce qui prouve que cette exacerbation ne tient pas à l'augmentation d'une lésion continue qui n'offre jamais ce mode de progression. Si après un moment de repos tout revient avec la même fureur; si après le traitement convenable dans le cas d'une inflammation, le danger s'accroît rapidement, alors il n'y a plus de doute, les saignées n'ont pas été nuisibles, parce qu'elles ont servi à diminuer les lésions locales qui existent véritablement; mais elles seraient insuffisantes. Il faut neutraliser ce spécifique intermittent, sans cela on n'obtiendrait rien. Quant à la manière de le faire, il faut consulter tout ce que nous avons dit sur les différens moyens de traitement convenable dans les cas des fièvres pernicieuses. Il y a cette différence, que dans les maladies compliquées dont nous parlons, il y avait inflammation avant l'arrivée de la fièvre intermittente, et qu'en arrêtant subitement celle-ci, on ne remédie qu'au mal qu'elle pouvait faire, mais qu'il faut encore songer au mal antérieur qui a été l'occasion de l'arrivée de ces phénomènes intermittens. Il est d'autant plus difficile de distinguer cette complication, que la continuité de la fièvre antérieure n'est pas sensiblement interrompue; que les phénomènes les plus dangereux ne sont en quelque sorte que la continuation de ceux qu'on sait tenir évidemment d'une véritable inflammation locale, et que la fièvre intermittente n'augmente souvent le mal que d'une manière progressive, qu'il est difficile de distinguer des progrès naturels aux affections continues qui doivent être funestes.

Nous avons dit qu'il y avait toujours deux espèces de symptômes nerveux, les uns qui dépendent d'une véritable lésion organique, les autres qui ne consistent que dans une affection particulière des forces nerveuses; nous avons reconnu que la céphalalgie pouvait être produite par une inflammation de l'arachnoïde, et qu'elle pouvait exister sans cette inflammation; nous avons également admis des convulsions, le délire, le coma, etc., avec ou sans inflammation : or, dans la complication dont nous parlons, il y a en quelque sorte réunion de symptômes nerveux sans lésion, avec les mêmes symptômes nerveux tenant à une lésion organique. Si, par exemple, la maladie consiste dans le délire ou dans les convulsions déterminées par une phlegmasie, l'arrivée de la fièvre intermittente, ou plutôt de l'affection nerveuse qui en fait la base, ajoute le délire ou les convulsions par lésion nerveuse au délire ou aux convulsions déjà éveillés par l'inflammation locale; de manière que la difficulté est d'autant plus grande pour reconnaître cette complication, que rien ne change dans la nature apparente des symptômes : ils sont toujours les mêmes, seulement ils marchent avec plus de rapidité. Quand cette augmentation d'intensité n'est pas susceptible de dévoiler l'état des choses, il est impossible de trouver ailleurs des signes de cette complication.

Je suis persuadé que cette complication existe même dans des cas où la fièvre intermittente ne revêt point les symptômes effrayans propres aux fièvres dites malignes ou ataxiques. Tels sont les différentes affections de poitrine, certains cas de phthisie, dont les redoublemens ne sont pas toujours ceux propres aux fièvres continues, c'est-à-dire qu'ils n'ont pas toujours lieu le soir ou la nuit; de manière

qu'outre la lésion inflammatoire des poumons, il y aurait
encore le phénomène intermittent à combattre.

Maintenant, si en s'arrêtant à cette idée, que toute fièvre
est une lésion quelconque de toute la fonction d'ensemble
de la circulation, on se refusait à admettre que la même
fonction peut être malade en même temps de deux manières différentes; si on trouvait absurde la combinaison
d'une fièvre avec une autre fièvre : si au lieu de chercher
à concevoir les faits, comme je cherche à le faire, on
me critiquait sur les mots, sur les explications, j'aban-
donnerais volontiers toute prétention à expliquer des faits
que je crois bien réels, et dont l'examen me paraît de la
plus haute importance. J'ai seulement voulu dire qu'en
admettant que les choses fussent comme je les ai décrites,
tout le reste se concevra facilement. Ce n'est pas cette
hypothèse qui donne de la valeur à mes observations, car
je ne m'en sers que pour me rendre compte de ce qui est.
Elle me suffit, dès qu'elle s'applique aux résultats de
l'expérience. C'est une création *à posteriori*, qui convient
à ce que j'observe, et non pas une idée *à priori*, à laquelle
je veux accommoder les faits. Je m'attends à être combattu pour ce fait par les médecins qui n'ont jamais eu
l'occasion d'être témoins de la terminaison rapide de
maladies inflammatoires traitées, même dès le début,
par les moyens les plus actifs et sans aucun succès. Je
m'attends à tous leurs raisonnemens, qui, dans cette circonstance plus que dans aucune autre, pourront avoir
l'apparence de la vérité. Car, dira-t-on, pourquoi
admettre deux maladies, quand il n'y en a qu'une? Comment peut-on justifier une distinction qui n'est établie que
sur de différens degrés d'intensité des mêmes symptômes?
Quoi! une pleurésie résiste à toutes les saignées ; l'oppression, la fièvre, le délire, vont en augmentant, le malade
succombe, on lui trouve une violente inflammation dans

la poitrine et dans les intestins, et vous croyez à l'existence de symptômes intermittens, parce que la maladie a été funeste! Certes, je suis loin de dire que toute pleurésie ou que toute inflammation mortelle le soit par sa complication avec des symptômes nerveux intermittens; mais je suis persuadé que beaucoup d'inflammations sont dans ce cas, et que c'est le propre de certaines inflammations établies chez certains individus, d'éveiller le système nerveux qui agit dans les fièvres intermittentes. Comment pourrait-on concevoir ces guérisons presque subites, dans des cas où, toutes les saignées ayant été inutiles, on voit quelques grains d'opium, de musc, de quinquina, produire un changement brusque dans la position du malade? Une véritable inflammation a-t-elle jamais cédé à de tels moyens? et, si alors on a des succès, comment ne pas supposer que ce n'était pas précisément elle seule qui faisait le danger, bien qu'aucun phénomène nouveau apparent n'ait été provoqué?

Je crois peu à l'efficacité des vésicatoires dans les maladies inflammatoires, je conçois rarement leur utilité dans les phlegmasies qui poursuivent tranquillement leur marche ordinaire; ils ne font qu'ajouter à la fièvre qui existe déjà; et cependant j'admets leur efficacité dans certains cas de phlegmasies, dont l'activité toujours croissante annonce quelque chose de plus qu'une simple altération de la nutrition dans les parties enflammées. Les saignées ont été prodiguées sans succès, puisque le sang continue toujours d'être violemment injecté dans l'organe malade; vous appliquez des vésicatoires qui, en troublant cette tendance des forces, s'opposent à de nouvelles conjestions. Je ferai les mêmes réflexions pour les vésicatoires que pour les remèdes anti-périodiques, c'est-à-dire que, par cela seul qu'ils sont inutiles et même nuisibles dans les inflammations franches, leur succès dans certains cas où il y a inflammation, est pour moi une preuve qu'il y a autre chose qu'une inflammation.

Si on m'accorde la réalité de cette complication pour quelques cas, il n'est plus possible de me réfuter, car il n'y aura entre les autres et moi qu'une différence d'opinion sur la fréquence de cette complication; et comme je ne fournis ici aucune donnée sur cette fréquence, et que je ne soutiens ce fait que comme existant dans des cas où on ne croit pas à son existence, sans rien spécifier, ce qui ne pourrait avoir lieu qu'au lit du malade, j'ai toujours la liberté de raisonner sur ce point de médecine pratique, comme on le fait quand on ne produit que des généralités.

Ainsi chacun, pour s'expliquer mon opinion, au lieu de se remettre devant les yeux les faits dans lesquels il suppose que j'admets à tort une complication, doit, au contraire, se rappeler seulement de ceux dans lesquels cette complication est évidente pour lui. De cette manière il me comprendra, sera de mon avis pour ces faits, tout en ignorant combien de fois dans la pratique je supposerais leur existence. Maintenant, plus on étudiera avec soin les maladies inflammatoires dont la terminaison a quelque chose de trop rapide, de trop promptement dangereux, et plus on reconnaîtra que le système nerveux y joue un rôle qui, bien que secondaire, n'est pas toujours tellement sous la dépendance de l'inflammation, qu'il ne doive pas être combattu par des moyens spéciaux, on se persuadera de plus en plus que, dans tous ces cas, c'est véritablement lui qui tue, et non une inflammation, qui peut exister assez long-temps sur un individu quand le système nerveux n'est pas mis en jeu.

L'heure du redoublement peut être encore de quelque utilité pour reconnaître si la maladie est simplement continue, ou si elle tient en quelque chose des fièvres intermittentes; cependant, lorsque l'organisation est malade, tous les mouvemens d'ensemble cessent d'être en rapport avec les causes qui avaient quelque influence sur eux pendant le santé ; car rien n'est plus mobile que le système nerveux, l'action la plus légère change l'ordre de ces oscillations habituelles. Au reste, cette mobilité n'est pas plus particulière à l'état malade qu'à l'état sain; car, dans cette dernière circonstance, ne pouvons-nous pas à notre gré déranger les mouvemens nerveux qui constituent le sommeil? ne pouvons-nous pas veiller toute une nuit et dormir le jour? ne pouvons-nous pas faire cesser ou provoquer différens besoins ou appétits, intervertir l'ordre de leur production? De ce que le phénomène qui provoque l'arrivée des accès se passe, en général, le matin, il s'en suit qu'en général, par conséquent, les fièvres intermittentes offrent leurs accès ou leur redoublement le matin ; mais cela n'empêche pas qu'il y ait aussi une foule de cas particuliers qui font reculer ou avancer cette époque, sans que cette maladie change de nature; de même que lorsqu'on dort, soit le jour, soit la nuit, c'est toujours le même ensemble de mouvemens organiques qui est mis en jeu dans ces deux circonstances. Ainsi, il ne faut pas chercher à trouver entre les maladies continues et les intermittentes une différence qui n'est que possible pour les généralités, mais qui n'est jamais nécessaire pour tous les cas.

Des Signes tirés du facies. De l'habitude du corps.

Il y a cette différence immense entre une fièvre intermittente et une fièvre continue, que, les mêmes altérations existant chez deux individus placés dans les mêmes circonstances, on distinguera de suite, par la seule inspection de la face, celui dont la fièvre est continue et celui dont la fièvre est intermittente. Je parle toujours le langage de la généralité, car les complications et plu-

sieurs autres influences peuvent faire varier ce fait général; cependant ces variations ne doivent pas être considérées comme des exceptions auxquelles la loi n'est plus
applicable : ce sont d'autres faits produits par de nouveaux
élémens qui entrent dans leur composition. Dans la plus
grande partie des cas, le seul facies du malade indique
qu'il est aux prises avec un accès qui dans peu va se terminer, ou bien qu'il est atteint d'une fièvre continue existant déjà depuis quelque temps, et qui doit durer encore
plusieurs jours. Dans le premier cas, il y a épanouissement
des traits, la face est le siége d'une congestion expansive
qui paraît devoir être passagère ; dans les fièvres continues,
au contraire, les souffrances de l'organe malade sont traduites sur la figure du patient ; il y a contraction des
traits, qui, par leur inspection particulière, indiquent dans
quelle cavité la maladie a son siége.

Dans les maladies continues, même rapidement mortelles, il y a souvent une maigreur considérable, collement
de la peau sur les os de la face; dans les maladies intermittentes qui durent depuis long-temps, et dans lesquelles
des organes importans peuvent être fortement altérés,
l'embonpoint ordinaire se conserve souvent, même jusque
dans les derniers instans. Sans doute cette observation n'a
pas toujours lieu; mais elle existe dans bien des cas.

Dans une fièvre intermittente il n'y a jamais de rapport
constant entre le facies et le danger couru par le malade,
comme dans les fièvres continues. Un malade qui va éprouver un mortel accès de fièvre pernicieuse, ne sera que
bien rarement reconnu comme étant aussi dangereusement
affecté; seulement, quand il est mort, on se rappelle avoir
remarqué quelque chose de particulier dans sa physionomie avant l'invasion de son dernier accès. Mais ce n'est
qu'à l'aide d'une assez grande habitude de ces mêmes faits
qu'on peut prédire d'avance ce qui arrivera; et, dans le
plus grand nombre des cas, on n'est en état ni de le pré-

sentir, ni d'y obvier par des moyens préservatifs. Dans une fièvre continue, il y a progression du danger depuis le commencement jusqu'à la fin; on voit le mal empirer à chaque instant; enfin, on n'est jamais surpris de ce qui arrive; tandis que dans une fièvre intermittente, le malade passe subitement d'un état de santé ordinaire à la mort. Quelques instans encore avant le dernier accès, il pouvait être sur pied et vaquer à ses affaires; il est surpris par l'accès, se met au lit, et meurt au bout de quelques heures.

Ce passage subit de la santé à la mort n'a jamais lieu dans les fièvres continues. Dans les fièvres intermittentes le facies est quelquefois tellement altéré, que si un médecin, ignorant le type de cette maladie, était conduit près d'un malade au milieu d'un accès, il croirait voir l'agonie d'une fièvre continue, et prédirait une mort très-prochaine; tandis que l'accès, en déclinant, dissipe cette expression particulière à ces maladies, et permet au patient de reprendre sa physionomie habituelle. Or, cette cause d'erreur n'existe jamais dans les fièvres continues; le facies indique toujours assez exactement l'état général du malade.

C'est surtout dans les fièvres comateuses que ce facies semble indiquer un danger plus imminent, une mort plus prochaine. Le malade est couché sur le dos; sa tête reste où son poids la place, ordinairement le traversin descendant sous le cou; elle se renverse en arrière; la bouche est entr'ouverte; les yeux sont fermés, ou grandement ouverts et fixes; la plus parfaite immobilité règne sur les traits. Si on ajoute à cela l'insensibilité générale des membres et du tronc aux pincemens, aux piqûres, on concevra comment, si on n'était pas averti des antécédens, on supposerait facilement le malade bien plus gravement affecté qu'il ne l'est réellement. Un individu réduit à cet état par suite d'une affection continue, reviendrait difficilement à la vie. J'ai déjà indiqué que, dans les fièvres

algides, les malades passaient, en quelque sorte, de la
vie à la mort sans qu'on pût le prévoir, bien plus, sans
qu'il fût possible de les supposer malades, soit entre les
accès, soit pendant leur durée, au moins vers le commencement. Il semble que la torpeur dans laquelle ils sont
plongés est un état de demi-vitalité, qui ne permet point
aux sympathies de s'exercer des organes intérieurs sur le
facies. Car l'altération des traits est un phénomène vital
qui, pour avoir lieu, exige une certaine énergie vitale qui
est détruite dans les fièvres algides. Le repos de la physionomie est alors un résultat passif.

Des Signes tirés de la langue.

Si je n'avais pas ouvert des cadavres d'individus morts
de fièvres pernicieuses, et si j'avais, comme je l'avais fait
jusqu'alors, admis au nombre des vérités d'observation,
que les inflammations de l'estomac se dévoilent presque
toujours par la rougeur de la langue, je n'aurais pas
hésité à prononcer, seulement d'après l'inspection de cet
organe sur plusieurs centaines de fiévreux, qu'il n'y avait
pas de gastro-entérite dans les fièvres intermittentes. Mais
comme, d'après tout ce qui précède, on a vu que je
n'avais jamais trouvé de cadavres sans inflammation, je
n'ai pas dû être le maître de tirer la conséquence dont je
viens de parler plus haut. Qu'on juge donc de mon étonnement, lorsque, persuadé que tous ces fiévreux étaient
porteurs d'inflammations abdominales plus ou moins intenses, et en cherchant l'indice dans l'état de la langue,
je n'ai que très-rarement rencontré les signes qu'en
France nous regardions comme si généralement liés à la
présence de ces inflammations gastriques; puisque, dans
la grande majorité des cas, non-seulement la langue n'était
point rouge, mais encore elle était exempte de ces couches
jaunes ou blanches qui existent chez presque tous nos

malades ; en un mot, je l'ai le plus souvent rencontrée comme elle est dans l'état de santé la plus parfaite. Une seule fois j'ai vu chez une femme la langue rouge comme du sang ; elle était atteinte d'une fièvre intermittente : elle ne fut traitée que par le quinquina, et sortit guérie quelques jours après, lorsque je m'attendais à une terminaison toute différente. La couleur de la langue est si peu importante dans ces maladies, qu'en général les médecins italiens la consultent rarement, au moins à Rome, où je les ai suivies plus qu'ailleurs ; et quand ils la faisaient tirer au malade lorsque j'étais présent à leur visite, c'était plutôt parce qu'ils connaissaient ma curiosité à cet égard que pour former leur opinion, qui était déjà établie avant d'en venir à cet examen. Et, en effet, j'ai pu m'assurer par une infinité d'observations qu'elle ne fournit que bien rarement des données utiles.

En y réfléchissant, ce fait est moins extraordinaire qu'il peut le paraître d'abord. Nous avons dit que même les plus vives inflammations des viscères les plus importans n'agissaient point sur les traits dans les fièvres intermittentes, comme cela a lieu dans les fièvres continues : quelle que soit l'explication qu'on donne de cette observation, elle existe comme observation, et la conséquence qui en résulte est que, dans ce cas, il y a défaut d'action sympathique entre l'estomac, par exemple, et la figure ; mais la rougeur de la langue est le résultat d'un mouvement sympathique comme la contraction des traits. S'il est de la nature des fièvres intermittentes, en général, de ne point éveiller de ces espèces de mouvemens sympathiques, on voit que l'absence d'altération des traits et de coloration de la langue dépendra de la même cause.

Il est d'autant plus important de connaître ce fait, que, si on ne voulait combattre ces inflammations abdominales qu'autant qu'elles seraient annoncées par une langue rouge, on trouverait bien rarement l'occasion d'administrer un traitement anti-phlogistique; ce qui ferait commettre, par conséquent, de très-graves erreurs.

Des Signes tirés de la douleur.

Il en est de la douleur comme de la coloration de la langue, c'est-à-dire qu'en général, également, les fiévreux ne se plaignent pas du ventre, même dans le fort des accès les plus violens. Bien plus, en pressant assez fortement l'abdomen, soit la région de l'estomac, soit celle du foie, ils ne témoignent aucune souffrance. Cependant, les cas de douleurs spontanées ou déterminées par la compression exercée sur le ventre, sont plus fréquens que ceux de coloration de la langue; mais ils constituent toujours la minorité. Cet isolement des symptômes des lésions qui semblaient devoir les éveiller, est surtout propre aux maladies des pays chauds, par opposition à celles qui existent dans nos climats; et je suis persuadé que si je n'avais jamais observé que ces dernières, je n'aurais jamais insisté aussi fortement sur la distinction que j'ai établie au commencement de cet ouvrage entre les élémens qui concourent à la production des phénomènes morbides désignés par l'expression si générale d'inflammations. En effet, dans nos climats, presque toujours une inflammation met en jeu tous les mouvemens sympathiques qu'elle peut éveiller; ainsi, il y a en même temps chaleur de la peau, douleur de tête, langue sèche et rouge, faiblesse des jambes, perte d'appétit, douleurs locales, etc.; et tous ces phénomènes sont en équilibre avec la cause qui les détermine, de même qu'ils sont à-peu-près en équilibre entre eux: tandis que dans les pays chauds, chacun d'eux peut ou non se développer isolément; il peut manquer ou prendre, dans un bien plus grand nombre de cas que chez nous, une importance qui l'emporte sur celle de la maladie première. Chez nous, la méde-

cine symptomatique est due à l'ignorance des lois physiologiques, ignorance qui ne nous permet pas de remonter
à la cause première; dans les pays chauds, la médecine
symptomatique est souvent commandée par l'expérience,
qui nous a démontré que le symptôme éveillé était souvent plus dangereux que sa cause, et ne pouvait être
dompté que par des moyens sans effet sur celle-ci.

En France, la douleur est considérée comme un des
symptômes les plus certains et les plus constans de l'arachnitis par exemple; j'ai vu un grand nombre de ces maladies sans ces symptômes, et cependant après la mort il
y avait ou injection de toute l'arachnoïde, ou épanche-
chement séreux ou purulent.

En effet, il n'y a rien de commun entre l'injection vasculaire de cette membrane ou sa suppuration et l'irritation
des nerfs qui s'y distribuent. J'ai donc dû, après avoir
observé tous ces faits, en tirer comme conséquences les généralités que j'ai exposées au commencement de ce travail
sur la différence qu'il y a entre les travaux de nutrition,
de sécrétion, etc., et les phénomènes nerveux qui peuvent
ou non être provoqués par ces premiers. C'est ainsi que
les faits ne peuvent pas manquer de justifier des principes
qu'ils m'ont en quelque sorte inspirés, en dépit des opinions
opposées que j'avais conçues avant ces dernières observations.

Il résulte donc que l'absence de la douleur n'est point
une preuve de l'absence d'une inflammation, et que sa
présence indique seulement un phénomène de plus, qui,
en raison de son intensité, doit influer d'une manière
quelconque sur la marche de la maladie.

Il y a deux espèces de douleurs dans les fièvres intermittentes; comme j'en ai déjà parlé à l'article du Traitement, je ne ferai que les rappeler : 1°. celles de la période
de concentration ou de froid; 2°. celles de la période d'expansion ou de chaleur.

La douleur des fièvres intermittentes peut se passer avec l'accès, elle peut persister pendant l'apyrexie, elle peut même ne paraître que pendant cette dernière. On peut, jusqu'à un certain point, se rendre compte de toutes ces variétés; mais l'anatomie pathologique ne nous apprend rien à cet égard : je ne crois pas à la possibilité de trouver, sur deux cadavres, des indices propres à faire reconnaître celui qui a souffert de celui qui n'a rien éprouvé, et cependant la condition organique matérielle de ce phénomène doit exister : elle existe, mais en quoi consiste-t-elle ?

La douleur est quelquefois le seul phénomène capable de faire reconnaître une fièvre intermittente, lorsque tous les autres symptômes manquent. La maladie ne consiste alors que dans une douleur qui, plus ou moins continue, redouble d'une manière périodique : quand ces redoublemens sont unis à la fièvre, ils sont quelquefois difficiles à distinguer des exacerbations naturelles aux douleurs inflammatoires des maladies continues; elles existent surtout dans les maladies dont j'ai parlé plus haut et dans lesquelles des symptômes d'une nature intermittente se joignent aux symptômes continus de la maladie déja existante, comme on le voit arriver après l'accouchement, après l'amputation de la cuisse, après l'opération de la taille ou de la hernie, pendant la durée de l'érysipèle de la face, d'inflammations graves de poitrine, de maladies exanthématiques, etc., etc. Quand on est averti de la possibilité de cette complication, il est plus facile de la reconnaître que si on était obligé de ne la déduire que de sa propre expérience. Le signe le plus propre à faire soupçonner son existence, est son retour après la saignée, qui la calmerait si elle était seulement inflammatoire : quelquefois, plus on tire du sang, plus le malade souffre, de manière que le danger s'accroît d'autant plus promptement que les saignées ôtent à l'économie le pouvoir de supporter plus longtemps des douleurs qui, par le fait même de leur durée, produisent déjà un épuisement considérable.

Des Signes tirés des Urines.

Si tous les individus affectés de fièvres intermittentes se trouvaient toujours dans les mêmes conditions, on pourrait, par des recherches multipliées, constater directement quelles sont les conditions physiques ou chimiques des urines. Mais comment peut-on espérer d'arriver à des résultats satisfaisans, quand nous sommes si peu avancés dans la connaissance des liquides sécrétés par l'économie dans les différens états de santé et de maladie ?

Comment assigner tel caractère aux urines des fiévreux, quand deux hommes bien portans ne se ressemblent pas sous ce rapport; bien plus, quand les urines du même individu en état de santé ne sont pas les mêmes, examinées dans le même mois, dans la même semaine, le matin ou le soir du même jour ? En supposant même que l'on pût reconnaître un caractère propre aux urines des malades atteints de fièvres intermittentes, quelle conséquence en tirerait-on, puisque ce caractère devrait être examiné sous tous ses rapports chimiques, seuls rapports dont l'étude soit de quelque importance aujourd'hui, les propriétés physiques pouvant induire en erreur; et cependant, quelles autres propriétés a-t-on décrites jusqu'aujourd'hui dans l'urine des différens malades, que les propriétés physiques ? Il existe donc sur ce point une lacune complète dans la séméiotique, et par conséquent dans la physiologie, lacune qui doit également se faire sentir dans la pathologie et dans la thérapeutique. Les urines sont un produit de toute l'organisation; celle-ci, étant modifiée, doit faire varier ses productions; ne pourrait-on pas espérer qu'en connaissant ces dernières, on arriverait à déterminer la cause qui les a ainsi créées de toutes pièces? La direction que les sciences d'observation suivent aujourd'hui, nous fait espérer que nous acquerrons plus tard ce qui nous manque maintenant, et que nous n'en serons pas réduits seulement à des probabilités ou à des observations empiriques dont nous ne pouvons pas apprécier le degré d'importance.

En attendant cette époque, nous nous bornerons à faire comme nos devanciers, en signalant ce que nous avons observé de général dans les propriétés physiques des urines. Presque tous les auteurs qui ont eu l'occasion d'observer les fièvres intermittentes sur un grand nombre d'individus, se sont accordés à reconnaître que les urines de ces malades déposaient un sédiment briqueté rougeâtre; j'ai également vu ce sédiment très-souvent; mais j'ai observé aussi un grand nombre de cas dans lesquels il n'existait pas. Quoi qu'il en soit, le signe tiré de ce phénomène est assez important, car, lorsqu'il existe, il peut éclairer sur la nature d'une maladie dont les caractères peuvent n'être pas assez distincts pour qu'on puisse se former une opinion bien arrêtée sur sa nature. J'expliquerai plus bas, en parlant de l'influence des constitutions, comment on peut être incertain de la nature intermittente ou continue d'une maladie qu'on a maintenant à traiter; mais je dirai ici, par anticipation, et pour faire comprendre l'importance qu'il faut attacher à la présence du sédiment briqueté des urines, que dans la saison des fièvres intermittentes et dans le pays où ces maladies règnent endémiquement, plusieurs individus éprouvent un état de maladie générale dont les symptômes vagues, erratiques et sans caractère prononcé, laissent le malade et le médecin dans la plus grande incertitude relativement à ce qu'il faut combattre. Ni l'un ni l'autre ne peuvent décider s'il y a continuité ou intermittence; ce que l'on croit devoir admettre d'après l'observation d'un fait à une époque du jour , est détruit par une autre observation faite à une autre époque , et cette incertitude existe non-seulement pour les affections légères qui peuvent ne pas retenir le malade au lit, comme pour celles qui sont accompagnées du plus grand danger. Tout cet ensemble de symptômes est-il le résultat d'une maladie accidentelle sur la production de laquelle la constitution régnante n'a que peu d'influence ; l'état particulier du malade en est-il la principale cause , ou bien est-ce une des formes variées des maladies de la saison? Voilà les deux questions entre lesquelles le médecin se trouve successivement porté à prononcer affirmativement pour l'un ou pour l'autre. Torti , Morton, etc. , se sont trouvés plusieurs fois dans de semblables circonstances , ne sachant que décider , et aujourd'hui même encore à Rome , lorsque plusieurs médecins sont appelés en consultation pendant l'été, ils n'agitent entre eux que cette question : *est-ce une fièvre à quinquina ou non?*

La forme de la maladie, les symptômes, etc. , rien ne les inquiète que le fond de cette maladie , car ils savent d'avance qu'ils peuvent avoir à traiter une fièvre intermittente , bien que les phénomènes généraux soient continus , bien qu'ils aient une tout autre manifestation que celle qui est indiquée par l'expression même *d'intermittence.*

Quelque bizarres que paraissent ces propositions , nous les donnons comme des faits sur la théorie desquels nous donnerons plus tard des développemens suffisans ; ainsi on ne les adoptera que provisoirement. Eh bien , dans de tels cas, lorsque le sédiment briqueté existe, toute incertitude est levée , et lui seul a déterminé plusieurs fois Torti et d'autres praticiens à considérer la maladie comme fièvre intermittente , ou plutôt comme fièvre à quinquina , et à prescrire ce médicament quand tous les autres symptômes semblaient le contre-indiquer.

Sans doute toute maladie n'est pas fièvre intermittente

parce qu'elle est accompagnée de ce sédiment; mais quand on est dans un pays et pendant une saison où ces affections sont communes, il y a beaucoup de probabilité pour que ce caractère ait une grande valeur d'observation ; mais cette valeur ne sera susceptible de donner lieu à des principes certains, que lorsqu'on saura quel rapport il y a entre la composition chimique de ce sédiment et l'état de l'organisation qui le produit.

On pourrait peut-être supposer que ce sédiment est l'indice d'une affection inflammatoire, car on sait que souvent il en existe un dans ces maladies ; mais celui des phlegmasies n'a pas précisément les mêmes caractères physiques qu'il présente dans les fièvres intermittentes: ce dernier tache les draps en rouge ; la matière colorante se dépose d'abord sur une certaine étendue, puis la partie aqueuse s'étend bien au-delà de cette étendue; de manière qu'il y a une limite tranchée entre la surface couverte par cette matière colorante et celle mouillée par le reste de la partie aqueuse de l'urine, à-peu-près comme une tache d'encre sur du papier non collé nous montre deux parties bien distinctes: l'une centrale, couverte par la matière colorante; et l'autre extérieure, par l'eau dans laquelle elle est en suspension. Or, je ne sache pas que cette circonstance ait lieu dans les maladies inflammatoires. Le sédiment est plutôt épais et susceptible de former des nuages dans l'urine, dont il trouble la transparence; tandis que celui des fièvres intermittentes la trouble quand on l'agite, comme une poussière qui, précipitée au fond du vase, se mêle uniformément à l'urine sans former de groupes nuageux.

Du reste, l'urine des fièvres intermittentes est parfaitement limpide; quand elle est en repos, le sédiment qui est au fond du vase forme une couche très-mince, comme s'il était composé de paillettes rouges posées à plat sur le fond du vase; tandis que dans la plupart des affections in-

flammatoires, le sédiment, même observé pendant le repos, a toujours quelques lignes d'épaisseur ; il se mêle aux
couches inférieures de l'urine, dont il paraît avoir la pesanteur spécifique ; en un mot, il ressemble à de la vase
délayée dans de l'eau, et non à une matière colorante bien
plus pesante que l'urine, comme cela a lieu dans les fièvres
intermittentes.

Des Signes tirés des autres fonctions.

L'examen du pouls, de la chaleur de la peau, de l'état
de la respiration, de l'intelligence, des évacuations cutanées,
alvines, etc., ne fournit rien de propre aux fièvres intermittentes ; ce n'est que dans quelques cas particuliers
que ces phénomènes peuvent présenter des modifications
capables de dévoiler leur nature.

Ainsi, par exemple, si un médecin, approchant un
malade qu'il voit pour la première fois, et sur l'état duquel
il n'a reçu aucune espèce de renseignemens, observe une
absence presque complète du pouls, même aux plus
grosses artères, ainsi qu'à la région du cœur; s'il y a en
même temps conservation de l'intelligence, de la locomotion, il pourra être persuadé qu'il a affaire à une fièvre
intermittente, ces maladies étant seules capables de nous
présenter d'une manière aussi prononcée une telle indépendance de la circulation et des fonctions qui paraissent
lui être subordonnées.

Si, au contraire, il rencontre anéantissement complet de
l'intelligence et de la sensibilité de tout le corps, avec un
pouls fort, plein, régulier, développé, avec une peau baignée de sueur, il saura également distinguer que c'est une
fièvre intermittente, comateuse et non une apoplexie ; car
dans ce dernier cas, non-seulement la peau n'est point
chaude et couverte de sueur, mais encore la physionomie
est plutôt celle d'un homme qui dort que d'un malade

aux prises avec un violent accès de fièvre. Ceux qui n'ont point vu ces affections pourront peut-être me faire des objections, s'ils s'en prennent aux phrases dont je me sers, et qui ne leur paraîtront pas justifier la distinction que j'établis ici; mais je suis persuadé qu'au lit des malades il n'y aurait qu'une seule opinion. Si ce même médecin, toujours sans connaissance antérieure sur l'état d'un malade, éprouve en le touchant le sentiment d'un froid glacial; s'il y a en même temps conservation et de l'intelligence et des mouvemens, il pourra prononcer hardiment que c'est une fièvre pernicieuse algide qui existe chez cet homme; lorsque les inflammations des viscères importans déterminent le refroidissement des extrémités quelques heures avant la mort, il y a anéantissement des autres fonctions en même temps.

Dans les maladies inflammatoires continues, il y a en général un rapport entre l'abondance des matières évacuées et l'activité de l'inflammation qui la détermine; je dis exprès en général, car je sais qu'une trop faible inflammation, comme celle portée au plus haut degré, sont des raisons pour que les évacuations soient peu copieuses; mais enfin dans les limites de l'inflammation où ces évacuations sont possibles, les rapports dont je parle sont connus de tous les médecins.

Dans les fièvres intermittentes ces rapports sont nuls, nouvelle preuve de la justesse des divisions que nous avons établies entre l'injection vasculaire des organes, et les travaux sécrétoires opérés par ces organes; c'est-à-dire qu'il peut y avoir des évacuations alvines extrêmement répétées dans un accès, sans qu'à l'ouverture, si l'individu succombe, on trouve une altération locale en rapport avec l'activité d'une telle sécrétion. Même application aux sueurs qui, quelle que soit leur cause déterminante, semblent, dans certains cas, constituer à elles seules toute la maladie et tout le danger.

On sera donc en droit de supposer qu'une fièvre intermittente existe, lorsque des symptômes aussi actifs ne sont
justifiés par aucun autre signe de lésion interne; cependant il faut toujours avoir présent à l'esprit, que dans les
fièvres intermittentes, en général, les inflammations inté-
rieures ne se dévoilent pas toujours par des phénomènes
bien prononcés.

Du Pronostic dans les fièvres intermittentes.

Le pronostic des fièvres intermittentes offre de singulières oppositions avec celui des fièvres continues, c'est-à-
dire que les symptômes les plus légers et les moins prononcés sont précisément suivis d'un danger plus grand
que dans toutes les autres maladies, tandis que les symptômes les plus terribles sont moins fâcheux que s'ils appartenaient à des fièvres continues. Voici comment il faut
entendre ces propositions.

Lorsqu'un accès a été sur le point de devenir mortel,
s'il se termine spontanément, l'individu se remet promptement en quelques heures, on ne dirait pas qu'il a couru
un tel danger; mais le médecin, redoutant un second accès,
lui fait subir un traitement pour prévenir un tel retour,
car il juge, par l'intensité de l'accès qui vient d'avoir lieu,
que si un autre se reproduisait, il tuerait infailliblement le
malade : si cependant, malgré le traitement, cet accès doit
revenir, la figure du patient prend un caractère particulier qui, inappréciable pour les parens, annonce déjà au
médecin qu'il a tout à craindre pour son malade : en effet,
en quelques instans sa vie peut être terminée. Or, cette
expression particulière de la figure n'annoncerait jamais
un semblable danger dans les maladies continues, car
toutes débutent par cet air de fatigue ou de souffrance qui
n'étonne personne, et qu'on regarde comme une conséquence nécessaire de la maladie qui va se déclarer tout-à-

fait. Un léger symptôme est donc quelquefois plus funeste dans les fièvres intermittentes que dans les maladies continues.

Il arrive encore souvent que les malades qui succombent aux fièvres pernicieuses n'ont aucune altération dans les traits, ils s'éteignent tranquillement sans qu'on puisse soupçonner leur mort, souvent même une heure avant son arrivée. Ce qui n'arrive jamais, ou presque jamais, dans les maladies continues.

Le coma, les convulsions, le délire, les douleurs, etc., dans les fièvres intermittentes, peuvent être portés au plus haut degré pendant le fort de l'accès, et cependant tout rentre dans l'ordre quand cet accès est passé : or, si dans une fièvre continue le coma était aussi profond que dans certaines fièvres pernicieuses, si les autres symptômes nerveux, si les évacuations acquéraient jamais un aussi haut degré d'intensité, il y aurait bien peu d'espoir de salut, et dans tous les cas il y en a toujours moins ; c'est-à-dire que, violence des symptômes égale, le malade atteint de fièvre intermittente, s'en trouve mieux que l'autre, car il a pour lui la chance de la terminaison spontanée de l'accès, chance qui n'existe jamais et ne peut exister dans le cas de fièvres continues.

Ainsi, les symptômes les plus effrayans par leur intensité, sont donc moins redoutables dans les fièvres intermittentes que dans les fièvres continues.

Du Coma.

Nous avons distingué deux espèces de coma, l'un purement nerveux, qui, comme le sommeil naturel, ne doit pas faire supposer d'altération organique dans le cerveau, mais seulement une lésion particulière de la distribution des forces nerveuses.

L'autre, par lésion organique, qui dépend ou de l'inflammation même de la substance cérébrale , ou d'une vive congestion qui la comprime fortement dans tous les points, ou enfin d'un épanchement séreux ou sanguin.

Le premier, ou le coma nerveux, se distingue du second, en ce que le malade peut être éveillé si on l'appelle , si on le secoue, si on le pince ; il retombe , il est vrai , dans cette espèce de sommeil, s'il n'est plus excité ; mais au moins, la facilité qu'il a de reprendre sa connaissance , prouve contre toute lésion de tissu, et ce symptôme est d'autant moins fâcheux qu'il est moins prononcé.

Tandis que le coma par lésion organique ne permet plus au malade de se réveiller : quelles que soient les excitations que l'on mette en usage pour atteindre ce but, non-seulement il n'entend rien ni ne voit rien , mais encore ne sent ni la piqûre, ni le feu qu'on approche de ses membres. Ce symptôme est toujours accompagné d'un grand danger ; car l'inaction du cerveau et de la moelle épinière finit par se propager aux nerfs de la respiration , et la mort arrive par asphyxie.

Lorsque le coma arrive dès le début de la maladie, il constitue alors le symptôme prédominant , et ce que nous venons de dire lui est applicable ; mais s'il se montre vers la fin , quelle qu'en soit l'espèce , il annonce un changement qui n'est pas favorable.

Le coma qui persiste pendant l'apyrexie , annonce que le cerveau va devenir le siége d'une lésion funeste, lors même qu'il ne serait pas si intense que pendant l'accès.

Le coma nerveux qui dure long-temps , finit par amener le coma par lésion, ou au moins par se terminer par lui.

Par conséquent, le passage de la seconde espèce à la première est un signe favorable.

Le coma nerveux peut être accompagné de mouvemens automatiques, de mouvemens convulsifs , de soubresauts des tendons , de contractions permanentes des membres ;

il est moins dangereux que celui dans lequel il y a flaccidité des membres.

Le coma, en général, est plus dangereux chez les vieil-
lards et les adultes que chez les enfans, parce que chez
ceux-ci les affections nerveuses étant plus faciles à éveiller,
on les voit plus souvent atteints par le coma nerveux que
par celui de l'autre espèce.

Plus l'individu est disposé aux maladies inflammatoires,
plus on doit craindre le passage rapide du coma nerveux
au coma par lésion.

Le coma suivi de symptômes convulsifs, est moins dangereux que lorsqu'il leur succède, à moins que dans ce
dernier cas il soit nerveux, et que le malade se réveille
facilement, ou exécute, sinon des mouvemens volontaires,
au moins des mouvemens automatiques.

Il faut encore distinguer dans le coma par lésion celui
qui est le résultat d'une compression exercée par un liquide épanché, de celui produit par une inflammation de
la substance cérébrale. On les distingue l'un de l'autre en
ce que, dans le premier cas il y a possibilité de symptômes
convulsifs, de rétraction des membres, de mouvemens
automatiques, de sensibilité sous l'influence des excitans,
tandis que dans le second cas il y a paralysie générale des
mouvemens et du sentiment. On distingue cette espèce de
coma par lésion du coma nerveux, en ce que, dans celui-
ci, il est possible d'exciter directement l'action du cerveau. On peut faire parler le malade, lui faire ouvrir les
yeux, fixer son attention de manière à obtenir quelques
réponses; tandis que dans le coma par compression, surtout quand l'épanchement n'a eu lieu que depuis peu de
temps, il est impossible de faire parler le malade, en un
mot, de mettre son intelligence en jeu. Il sent les piqûres et
retire les membres; il y a donc conservation de la sensibilité et du mouvement, mais absence de toute action
spéciale du cerveau, en tant qu'il donne lieu à des actes

de réflexion, d'attention , de jugement ; en un mot, l'individu se montre comme s'il était privé de cerveau ; nous en avons cité un cas. Cependant , plus la compression existe depuis longtemps , et plus il est possible d'obtenir ce qu'on ne pouvait pas faire dans le commencement ; car le cerveau, qui n'est point malade en lui-même , s'accoutume à cette pression , et finit par donner lieu aux phénomènes qu'il a coutume d'éveiller. Alors il y a non-seulement activité de la sensibilité et de la locomotion , mais encore de l'intelligence, bien qu'une grande quantité de liquide épanché ait diminué le volume du cerveau. M. le professeur Lallemand est, je crois, le premier qui ait bien démontré dans ses Lettres sur les maladies de l'encéphale , que la paralysie n'était pas due, comme on l'a cru jusqu'à ce moment , et comme beaucoup de médecins le pensent encore , à la compression exercée par un liquide épanché , mais à une inflammation de la substance cérébrale.

Pendant la durée du coma, les yeux peuvent être fermés ou grandement ouverts. J'ai trop peu vu de cas de cette seconde espèce pour avancer quelque chose de positif sur le pronostic qu'on doit tirer de cette circonstance. Des yeux peuvent être ouverts par paralysie de l'orbiculaire , ou par contraction convulsive du releveur de la paupière supérieure ; la seule observation que j'ai consignée dans cet ouvrage, me parait appartenir à cette dernière espèce. Les yeux étaient fixes, grandement ouverts et tournés en haut et à droite, et l'individu mourut ; il avait une violente injection abdominale. Le coma me parut symptomatique, et non déterminé par une altération même de la substance du cerveau.

Que pourrait-on annoncer seulement d'après la théorie, puisqu'ici l'observation nous manque ? le voici. Si les yeux sont ouverts par l'action augmentée du releveur de la paupière supérieure , s'ils sont dirigés en haut et en de-

hors , comme cela a eu lieu dans le cas cité , par une excitation particulière du petit oblique ; si , par conséquent,
la cinquième paire , et la sixième surtout , paraissent être
exclusivement le siége de cette excitation , le coma rentre dans le coma nerveux, dans lequel les mouvemens convulsifs sont possibles ; il n'y a pas d'altération profonde de
la substance cérébrale , et la guérison peut avoir lieu. La
mort ne surviendrait que par un bouleversement des
forces nerveuses , détournées de leurs fonctions habituelles
par une phlegmasie trop violente. Car il ne faut pas croire
qu'une affection nerveuse simple ne puisse pas tuer aussi
promptement qu'une lésion de tissu. Un coup de foudre,
une émotion vive , un poison introduit dans la circulation,
ne tuent pas par l'intermède d'une lésion inflammatoire;
ils détruisent directement les forces de la vie , ou les dé-
tournent de leur marche accoutumée , de manière que la
vie n'est plus possible. Si, au contraire, cette direction des
yeux est le résultat d'une paralysie des muscles de l'œil;
si le releveur de la paupière supérieure et le petit oblique seuls, n'étant point contre-balancés par l'antagonisme
des autres, n'agissent que par leur seule contractilité , alors
c'est la cause de la paralysie qui donne la mesure du danger. Cette cause devant consister, le plus souvent, dans
une inflammation avec ramollissement de la substance cérébrale , est nécessairement irrémédiable dans le plus
grand nombre de cas. Au reste , l'action des nerfs n'étant
pas encore bien déterminée , c'est aux observations ul-
térieures , qui nous la feront connnaître, que nous devrons
des données exactes sur les phénomènes qui dépendent de
leurs lésions.

Des Exanthèmes.

Les auteurs ont donné le nom de fièvres pernicieuses
exanthématiques à celles pendant la durée desquelles la

peau est couverte d'éruptions. Celles-ci, se reproduisant à
chaque accès, et disparaissant pendant l'apyrexie, ont
paru être le symptôme prédominant, et ont servi à nom-
mer la maladie. J'ignore jusqu'à quel point cette dénomination est fondée, car je n'ai eu l'occasion d'observer ces
cas que trois ou quatre fois, et un si petit nombre d'observations n'est pas suffisant pour établir une opinion bien
arrêtée, cependant, comme je ne vois pas que les auteurs se
soient appuyés d'un beaucoup plus grand nombre de faits,
je dirai ici ce que j'en pense, en prévenant que l'importance
de ma manière de voir doit être déterminée par ce que
j'en ai vu, et que cette opinion n'est donnée ici que comme
provisoire. En qualifiant de l'épithète de *pernicieuses* des
fièvres accompagnées d'exanthèmes, a-t-on voulu indiquer
que le danger de ces maladies dépendait de cette éruption
comme il dépend du coma dans les fièvres comateuses, des
convulsions dans les fièvres arachnitiques, etc.? Ce que j'ai
vu me fait croire que s'il en est ainsi on s'est trompé; car les
cas où j'ai observé ces symptômes ne différaient d'aucune
manière des fièvres pernicieuses gastro-céphaliques qui
ont régné pendant la constitution que j'ai décrite, et
même chez quelques malades l'éruption a paru la veille de
la terminaison de la fièvre : je l'ai vue chez un enfant et
chez des femmes; cette éruption n'a eu lieu chez aucun de
ceux qui ont succombé cette année; c'est pourquoi je n'en
ai donné aucune histoire, ne m'attachant qu'à ceux qui
paraissaient devoir succomber. L'insensibilité de la peau affectée d'exanthèmes, l'absence de suppuration, d'ulcération, de douleur, de prurit, nous prouvent que ce symptôme,
qui n'est qu'un résultat sympathique de l'irritation intérieure, est parfaitement innocent, les malades n'étant pas
toujours les premiers à s'apercevoir de son arrivée.

Dans la petite vérole, dans le zona, et dans les autres
exanthèmes qui sont accompagnés d'une véritable inflammation cutanée, celle-ci peut véritablement causer

des accidens secondaires, lors même qu'il n'existerait pas d'irritation interne, qui, bien plus souvent encore que l'extérieure, est la cause du danger de ces maladies ; mais dans ces exanthèmes qui existent pendant l'accès des fièvres intermittentes, il y a plutôt une espèce de congestion locale, qu'une vraie phlegmasie, et encore cette congestion n'a aucun des caractères propres aux congestions sanguines : la peau est couverte de plaques élevées d'un quart de ligne au-dessus de son niveau, elle est blanchâtre sur la plaque même et rouge autour ; il y a si peu de douleur ou de sentiment pénible produit par cette affection, que l'enfant dont j'ai rapporté l'observation, dormait parfaitement au milieu de son accès, et qu'une jeune fille, qui eut ce symptôme la veille de sa guérison, ne s'en était pas aperçue la première ; sa garde-malade l'avait vue avant elle. Il me semble donc que la fièvre détermine ces exanthèmes comme elle détermine la sueur ; au lieu d'exciter les exhalans cutanés, elle excite je ne sais trop quelle autre partie de la peau, d'où résulte l'éruption particulière que j'ai observée. Cette fièvre rentre donc dans les fièvres ordinaires, accompagnée d'une irritation dont le siége peut être plus spécialement fixé dans le ventre ou la tête. L'éruption serait-elle critique comme la sueur, serait-elle un transport de l'irritation à la surface ? La chose est possible; mais, tout ce que je puis assurer, c'est qu'elle n'annonce pas le danger qu'elle semblerait indiquer d'après l'importance qu'on a voulu lui reconnaître en s'en servant pour dénommer les fièvres pendant la durée desquelles elle paraît.

Des sueurs.

L'altération des liquides est trop peu connue pour que nous puissions nous servir de ce caractère dans le pronostic des fièvres intermittentes. Je ne doute point qu'il n'y ait une différence de composition dans les sueurs qui ter-

minent les premiers accès de ces maladies , comparées aux
sueurs critiques : si cette différence était appréciable, on
pourrait donc savoir à quoi s'en tenir sur ce phénomène,
mais jusqu'à nouvel ordre nous n'avons que des présomp
tions à offrir, et non des faits à signaler.

De l'Heure des accès.

Quand on est appelé auprès d'un malade qui peut être
exposé aux causes des fièvres intermittentes, deux questions se présentent naturellement : les symptômes qu'il
présente sont-ils le résultat d'une inflammation franche
de l'organe qui est le siége de ce symptôme, ou bien sont-
ils dus à toute autre lésion ? La réponse à ces questions doit
nécessairement influencer le pronostic. Or, comme une
fièvre intermittente ordinaire suppose un ordre de lésions
nerveuses différent de celui qui a lieu dans les maladies
continues, le pronostic sera donc différent si, les symptômes étant les mêmes dans deux maladies différentes, l'heure
à laquelle les uns arrivent annonce une nature qui ne peut
appartenir aux autres. Le délire , les convulsions, par
exemple, venant tous les jours vers le matin, seront donc
moins dangereux que le délire et les convulsions arrivant
la nuit, puisque dans le premier ils dépendent d'une fièvre intermittente, et que dans le second , quoique pouvant dépendre de cette même fièvre, il y a beaucoup plus
à parier qu'ils sont sous la dépendance d'une fièvre continue
ou plutôt d'une affection idiopathique du système nerveux.

Telle est la loi générale ; car, comme nous l'avons indiqué plus haut, il y a tant de variabilité dans la terminaison des fièvres intermittentes, qu'il serait possible que des
symptômes égaux en intensité fussent mortels dans une
fièvre intermittente et non dans une fièvre continue. Ainsi,
pour énoncer le pronostic plus librement et d'une manière

qui offre le moins de prise aux objections et aux exceptions, nous dirons qu'en général l'arrivée des symptômes,
vers le matin, doit faire porter le pronostic qui appartient
aux fièvres intermittentes, par opposition à celui qui dépend des fièvres continues qui, en général aussi, ont leur
redoublement plutôt le soir que le matin.

Du changement de type.

On sait qu'en général plus les accès des fièvres intermittentes sont rapprochés, plus la maladie totale doit se terminer promptement, soit par la mort, soit par la santé. Il
est aussi constaté par l'observation que lorsque ce rapprochement des accès co-existe avec une augmentation d'intensité, le danger s'accroît dans la même proportion. Cependant il y a des exceptions à ces résultats généraux de l'observation, c'est-à-dire qu'il n'est pas rare de voir une fièvre
d'abord intermittente erratique devenir continue ou subcontinue après des saignées qui, en même temps, augmentent
la violence des accès, et des sueurs critiques abondantes
terminer favorablement la maladie, soit sans autre secours que la saignée, soit à l'aide de médicamens qui, tels
que le quinquina, avaient été inutiles avant les évacuations sanguines. Plus une fièvre intermittente se rapproche d'une fièvre continue, plus la terminaison spontanée
de la maladie est probable; car alors on doit supposer qu'il
y a équilibre entre les mouvemens généraux et les mouvemens locaux, et que ceux-ci seront entraînés dans le grand
cercle des fonctions d'ensemble, comme il arrive dans les
maladies aiguës.

De manière que c'est quelquefois un signe favorable de
voir une fièvre intermittente augmenter d'intensité et devenir continue ou au moins subcontinue.

Une fièvre quotidienne ou double-tierce a en général la
durée des maladies aiguës, c'est-à-dire qu'elle peut se

terminer en deux septénaires. Lors donc qu'une fièvre tierce simple ou quarte devient quotidienne ou double-tierce, on peut espérer qu'elle se terminera plus promptement par la santé, si elle n'est pas accompagnée d'accidens graves, que si elle restait sous son type primitif.

De la terminaison des fièvres intermittentes par une autre maladie.

Il y a, d'après tout ce qui précède, deux lésions bien distinctes dans une fièvre intermittente : 1°. une lésion locale de tissu; 2°. une lésion des forces nerveuses. Ces lésions sont susceptibles de se terminer par des affections particulières, qui appartiennent spécialement à chacune d'elles. Ainsi, les lésions du tissu pourront donner lieu à des inflammations chroniques de l'estomac, du foie, de la rate, des vaisseaux, du péritoine, etc., d'où l'hydropisie, le marasme, etc.; d'un autre côté, les lésions nerveuses pourront donner lieu à des symptômes nerveux, qui, tels que la manie, dépendront moins d'une altération de tissu du cerveau que d'une distribution vicieuse des forces de l'économie. Le pronostic sera donc d'autant plus fâcheux, qu'on aura à examiner la terminaison d'une lésion de tissu par opposition à une lésion des forces nerveuses; car celles-ci sont, en général, plus faciles à guérir que les altérations organiques. Une fièvre intermittente qui se termine par une hydropisie est donc plus fâcheuse que celle qui se termine par une manie.

Cependant au bout d'un temps plus ou moins long, si la manie n'est pas traitée convenablement, si elle ne disparaît pas, au lieu de consister seulement dans une altération des forces nerveuses, elle finit par produire une altération irremédiable de tissu.

La terminaison des fièvres intermittentes par la gale

ou autres éruptions cutanées, est plus favorable que toutes celles qui se manifestent par des symptômes intérieurs.

Considérations générales sur les Constitutions médicales.

Il est de la nature de notre esprit de tomber toujours dans les extrêmes ; il lui est difficile de garder un juste milieu entre les motifs opposés qui doivent lui faire former une opinion sur un objet quelconque : quand il s'occupe spécialement d'un point, il ne voit que lui, ne sent que lui, s'en exagère l'importance, et en tire nécessairement des conséquences erronées. Ces réflexions nous sont suggérées par l'examen des différentes doctrines qui ont été émises sur la nature de nos maladies. Autrefois, et avant que l'anatomie pathologique nous eût éclairés sur les altérations des organes affectés, les maladies n'étaient produites que par des causes générales, qui, bien moins que les lésions locales, éveillaient l'attention des médecins. Une bile trop épaisse, un sang échauffé ou décomposé, une lymphe âcre, etc., pouvaient, en se portant sur toutes nos parties, éveiller des symptômes locaux, qui n'étaient que des phénomènes secondaires, moins importans à traiter que leur cause générale. Maintenant que le plus grand nombre de nos maladies est attribué aux altérations organiques, que les ouvertures des cadavres nous ont dévoilées, les causes générales ont été oubliées, et tous les esprits se sont concentrés sur l'étude des parties altérées : ces lésions ont acquis une importance qui a augmenté dans la même proportion que l'importance des causes générales a diminué : toute l'attention s'est concentrée sur ces premières et n'a vu qu'elles ; on n'a plus considéré celles-ci, et elles ont été oubliées.

Si la spéculation et la théorie seules avaient perdu à cette direction des esprits, le mal serait peu à redouter ; mais le traitement des maladies en dépend, et c'est ce qui nous engage à présenter ici quelques réflexions sur la nature intime des constitutions médicales, envisagées dans leurs effets physiologiques sur nous.

Il faut distinguer deux choses dans toute constitution médicale : 1°. l'ensemble des circonstances extérieures au milieu desquelles nous nous trouvons : ces circonstances sont déterminées par l'état thermométrique, hygrométrique, barométrique, de l'air; par la nature du sol, qui peut, ou non, fournir des exhalaisons particulières à l'air que nous respirons; par la position du pays qui nous expose à tels vents et nous abrite de tels autres; par la succession des phénomènes météorologiques, etc.

2°. L'état particulier que ces circonstances apportent dans l'économie, et en vertu duquel nous sommes disposés à telles maladies plutôt qu'à telles autres.

Nous n'insisterons pas sur l'examen physique des influences extérieures qui caractérisent une constitution, car nous savons assez peu de choses sur ce point, dont nous avons traité au commencement de cet ouvrage; nous ne parlerons que de l'effet qu'elles produisent en nous.

Une constitution est-elle toujours caractérisée par la maladie apparente qu'elle éveille? Pas plus que la goutte ne consiste exclusivement dans l'inflammation du gros orteil; pas plus que la grossesse ne consiste que dans l'irritation des différens organes qui fournissent les symptômes variés par lesquels elle se déclare chez quelques femmes. Croire qu'une constitution de fièvres intermittentes ne consiste que dans l'irritation des intestins, en un mot, dans la périodicité d'accès fébriles sous différens types, c'est à-peu-près la même chose que regarder les vomissemens, ou les maux de tête, ou les dégoûts d'une femme enceinte, comme la seule et vraie maladie de l'organisation. Une constitution médicale change l'ensemble des mouvemens fonctionnaires de l'économie; elle y apporte un nouveau mode d'exercice, une nouvelle direction, une nouvelle tendance, enfin, une modification générale de tout l'ensemble; et cette modification, quoique semblable dans tous les individus, peut cependant se manifester chez chacun d'eux par des symptômes différens. Si, étudiant profondément ces symptômes, on ne voit que l'organe qui en est le siége producteur; si, examinant celui-ci sur les malades qui ont succombé, on trouve des signes non équivoques d'une inflammation; si on prononce que la maladie n'a consisté que dans celle-ci; si, faisant les mêmes recherches sur d'autres individus affectés de symptômes différens, on ne voit partout que des phlegmasies différentes; et si, comme conclusion générale, on admet que les constitutions ne consistent que dans les maladies particulières qu'elles déterminent, alors on ne voit que des détails isolés, sans liaison entre eux; on traite chaque maladie comme si elle n'était que locale; en un mot, on ne voit que l'effet sans connaître la cause. Telle est, si je ne me trompe, l'excès dans lequel l'anatomie pathologique peut faire tomber; et c'est malheureusement ce qui est déjà arrivé. De cet excès résulte nécessairement la médecine symptomatique, qui n'a de succès qu'autant que la nature n'est point contrariée dans la tendance qu'elle a toujours à détruire les innovations morbides que les influences extérieures amènent dans l'organisation.

Mais si, tenant compte des changemens que les influences extérieures apportent dans toute l'organisation, on trouve déjà, dans ces changemens, la cause première des maladies qui se développeront; si on dit que l'état général de l'économie est la véritable maladie, dont les symptômes seront ou une pleurésie ou une gastro-entérite, etc., on aura alors des idées justes sur la constitution médicale qu'on observe, et, bien loin de ne voir le mal que dans l'inflammation locale qu'il détermine, on le cherche là seulement où il peut exister.

Il est donc bien important de distinguer les maladies

symptomatiques des maladies essentielles. Une affection essentielle est le résultat de l'action des agens extérieurs sur l'économie : sous l'influence des exhalaisons marécageuses, par exemple, la maladie essentielle de l'organisation, qui se montre le plus souvent sous les apparences d'une fièvre intermittente, est cet état particulier qui pouvant, dans beaucoup de cas, avoir une forme de fièvres continues, de douleurs vagues, d'inflammations locales, à symptômes plus ou moins régulièrement périodiques ou continus ; enfin, qui éveillant les symptômes de toutes les maladies locales, n'en a pas moins un fond essentiellement le même, et qui, en général, exige le même traitement spécial. Les fièvres intermittentes produites dans les circonstances semblables à celles que nous avons décrites dans cet ouvrage, ne sont donc pas la maladie essentielle, en ce sens qu'on ne puisse pas remonter plus haut pour leur trouver une cause dans l'état de l'économie. Toutes ces circonstances sont telles, qu'elles déterminent un changement particulier dans la manière d'être de nos forces et de nos organes : ce changement préexiste à l'apparition de la fièvre ; il constitue à lui seul la maladie essentielle de notre machine ; et quand il est arrivé à son plus haut degré, il détermine l'explosion de la fièvre, comme l'inflammation des nerfs produit les convulsions : or, les convulsions ne peuvent pas plus être considérées comme la maladie principale que les accès d'une fièvre intermittente. Je ferai ici une comparaison, pour ne laisser aucun doute sur mon opinion relativement aux maladies essentielles produites par les constitutions médicales.

On sait que M. Broussais a rapporté la plupart des symptômes nerveux des affections hypocondriaques, hystériques, etc., aux irradiations phlegmasiques partant d'un estomac enflammé, et troublant ainsi les différens appareils avec lesquels il est en rapport de sympathie. M. Broussais n'a jamais cherché à limiter le nombre des accidens variés qui peuvent être éveillés par la gastro-entérite : pour lui cette variété est infinie, bien qu'elle ne tienne qu'à une seule cause principale, qui, suivant les dispositions particulières du malade, peut se manifester sous mille apparences différentes.

Or, ce que M. Broussais attribue à l'estomac enflammé, je l'attribue, relativement aux symptômes qui se manifestent pendant une constitution médicale, à cet état particulier que les influences extérieures ont apporté dans toute l'organisation. Dans les cas ordinaires, une gastrite produit de la fièvre, de la chaleur, en un mot, des phénomènes généraux qu'on fait dépendre de cette phlegmasie locale ; dans les cas ordinaires également, une constitution médicale se manifeste ou par des fièvres intermittentes, ou enfin par des maladies, qui, en raison de leur généralité, sont appelées épidémiques. Ces affections donnent le nom à la constitution.

Mais comme la gastrite, sans changer de nature, produit, dans des cas particuliers, des accidens très-variés qui ne ressemblent plus aux premiers, de même, une constitution médicale de fièvres intermittentes, par exemple, peut ne pas éveiller d'accès périodiques, sans cesser pour cela de produire dans l'économie cet état général qui résulte de l'action des émanations marécageuses, de la chaleur, enfin de toutes les conditions physiques extérieures, qui font une constitution de fièvres intermittentes. Ici on me fera une objection basée sur l'emploi des mots, ou plutôt sur le sens d'expressions que je parais détourner de leur véritable acception. On me dira : on appelle fièvre intermittente l'affection caractérisée par tels phénomènes, or, si les circonstances extérieures ne produisent pas ces phénomènes, vous ne pouvez pas dire que l'économie se trouve dans le même état, lorsqu'il y a accès périodiques, et lorsque ces accès n'existent pas.

Je répondrai que les phénomènes ont commencé par

n'être connus que par leurs apparences, que ce sont elles qui ont fait donner le nom à la plupart des faits, dont elles ne sont que la manifestation; qu'une fièvre intermittente est bien, il est vrai, caractérisée par une succession d'accès séparés par des intervalles d'apyrexie, et que toute maladie qui ne présente pas ces conditions n'est plus une fièvre intermittente, si on s'en tient à la définition de l'expression; mais que dans les sciences d'observation, on abandonne chaque jour le sens des mots pour se baser sur le fond même de la chose nommée, quand ce fond est mieux connu.

Si je puis connaître quelle cause intérieure préside à la création des accès fébriles, je pourrai continuer à me servir de la dénomination consacrée par l'usage, pour désigner l'action de cette cause intérieure, lors même qu'elle ne produira pas les phénomènes intermittens qu'elle excite ordinairement. Car, il peut arriver que l'intermission ne soit qu'une forme accidentelle, sous laquelle cette cause développe ses effets. Je suppose qu'on adopte l'hypothèse que j'ai admise sur le siége des fièvres intermittentes; c'est-à-dire, que ce siége a lieu dans le système nerveux abdominal, qui, de l'intérieur, va communiquer avec toutes nos parties, et qu'une fièvre intermittente ne soit que l'excitation trop active de l'influence périodique que les intestins exercent sur toute l'économie, la forme habituelle de cette lésion sera des accès périodiques, mais le fond, l'essence de la maladie consistera dans l'excitation de cet ordre de nerfs qui pourra éveiller des phénomènes plus ou moins irrégulièrement périodiques ou continus; et comme le quinquina a la propriété spécifique d'agir sur ce système nerveux, il guérira des accidens qui ne seront pas intermittens comme forme, mais qui seront de la même nature que les fièvres intermittentes. Que mon hypothèse sur le siége des fièvres intermittentes soit vraie ou fausse, cela importe peu pour l'instant; si ce n'est pas en

troublant le système nerveux abdominal que les constitutions des fièvres intermittentes agissent sur nous, ce doit
être en agissant sur un autre système et d'une autre manière. Alors il faudra appliquer à celui-ci ce que j'ai dit
de l'autre; ainsi mes réflexions ont toujours la même
valeur. Il faut toujours que la modification produite en
nous par la constitution ait lieu quelque part; l'observation que les accidens apparens ne constituent pas la maladie, subsiste toujours; il faut bien que celle-ci ait un
fond identique au milieu des variétés de formes qu'elle
peut exciter.

Si nous ne voulons pas recourir à une hypothèse, si
nous voulons simplement nous en tenir à l'expérience, en
racontant les faits tels qu'ils se présentent, dépouillés de
toute théorie, voici comment nous pourrons réduire l'observation à sa plus simple expression.

Toute constitution médicale agit sur l'économie, de
manière à produire une modification dans les fonctions,
qui constitue le fond des maladies possibles sous cette
constitution; c'est à cette modification, bien plus qu'à
ses effets, que les remèdes doivent être adressés. Dans la
constitution des fièvres intermittentes, le changement
principal apporté dans l'économie est spécifiquement attaqué par le quinquina; les complications, telles que les
phlegmasies, exigent des soins particuliers; mais le fait
vital auquel le quinquina est adressé peut éveiller une
foule d'accidens, qu'on ne reconnaît qu'à leur existence
sous une constitution connue, et à leur disparition après
l'emploi du quinquina.

De même que le fait vital qui constitue la gastrite, est
identiquement le même, bien que chez plusieurs individus
il n'éveille pas les symptômes ordinaires des fièvres continues ou de la gastrite aiguë.

Il n'est donc pas vrai que le phénomène vital attaquable
par le quinquina, et qui ordinairement est intermittent,

soit essentiellement caractérisé par la périodicité de ses retours et de ses disparitions, c'est-à-dire que la lésion du système malade dans les fièvres intermittentes est toujours le même, soit qu'elle donne lieu à des accidens intermittens, soit qu'il en résulte des symptômes continus. Je sais qu'en général l'intermission est d'autant plus promptement combattue par le quinquina, qu'elle est plus prononcée, au moins c'est l'opinion qui existe chez les médecins, et je ne sache point qu'on ait cité des faits qui prouveraient le contraire, et cependant il est facile d'élever des objections contre cette manière de voir les choses. Il n'est point de fièvres dans lesquelles les intermissions soient plus nettement prononcées que dans les fièvres quartes; or, on sait avec quelle opiniâtreté ces maladies résistent à des doses énormes de quinquina; tandis que, dans une foule de cas de fièvres pernicieuses, où il n'existe que des rémissions et point d'intermission complète, on parvient en peu de temps à arrêter des accès qui se succèdent rapidement sans laisser d'intervalle entre eux. Si l'intermission était une condition si indispensable au succès du traitement par le quinquina, on devrait observer précisément le contraire de ce que l'expérience nous démontre; toute fièvre quarte devrait être supprimée subitement; aucune fièvre pernicieuse ne devrait être domptée.

Si l'intermittence constituait à elle seule le fond de la maladie, l'expérience n'aurait jamais donné aux médecins qui pratiquent dans les lieux marécageux, l'idée qu'une maladie dont les symptômes sont continus, peut cependant avoir le fond des fièvres intermittentes, ou plutôt des *fièvres à quinquina;* car j'aimerais mieux employer cette dernière dénomination, qui exprime mieux le phénomène physiologique constitutif de la maladie, que d'appeler intermittente une affection qui peut ne pas l'être. Il est vrai que toute fièvre à quinquina n'exige pas indispensablement ce médicament ; mais enfin il agit sur le système qui est le siége de la maladie générale , quels que soient la forme et le type sous lesquels elle se présente.

J'ai déjà indiqué qu'à Rome les médecins qui sont appelés à consulter sur une maladie pendant l'été , n'agitaient que cette question : *Est-ce ou non une fièvre à quinquina ?* On conçoit que cette demande ne serait jamais faite , si une série de symptômes continus ne pouvait jamais appartenir à la même disposition organique qui fait les fièvres intermittentes ; d'ailleurs , les belles observations de Torti prouveraient encore , s'il en était besoin, que des phénomènes non interrompus dans leur manière de succéder , se guérissent comme les fièvres intermittentes, par le spécifique qui les fait disparaître. L'observation est donc confirmative de la doctrine que nous avons émise dans cet ouvrage.

L'intermittence dépend plutôt d'une disposition que le système nerveux présente à provoquer des accès périodiques , que d'une fonction qui doit , de toute nécessité, être intermittente dans l'exercice des actes qui dépendent d'elle , et qui cesserait d'être mise en jeu lorsque l'intermittence n'aurait plus lieu. Lorsque des individus, affectés de fièvres intermittentes qui ont débuté en août et en septembre , restent à l'hôpital les mois d'octobre et de novembre , et que le temps cesse tout-à-coup d'être chaud, les mêmes symptômes généraux persistant , on voit la fièvre changer quant à sa forme , quant à son type, c'est-à-dire que les intermittences deviennent plus obscures, que les symptômes nerveux diminuent d'activité , et que les symptômes abdominaux augmentent dans la même proportion que les autres diminuent : or , ce changement n'est point une exception observée sur quelques individus, il s'opère brusquement dans tout l'hôpital sur plusieurs centaines de malades ; ce ne sont point de nouveaux malades qui remplacent les fiévreux , et qui ont reçu l'in-

fluence de l'automne, enfin qui ont une autre maladie ;
ce sont toutes les fièvres intermittentes, dont un changement de condition physique extérieure modifie la manifestation : un des élémens des fièvres intermittentes n'étant
plus exalté par la chaleur, disparaît en partie, ce sont les
symptômes nerveux; aussi les fièvres pernicieuses proprement dites sont-elles rares en automne, tandis que l'autre
élément, ou plutôt la lésion organique locale qui existe
dans toutes les fièvres intermittentes, étant favorisé par
l'arrivée des pluies et du froid, devient plus prononcé, et
n'excite que les symptômes modérés dépendant de son
action sur un système nerveux qui n'est pas aussi disposé
à la réaction.

Le quinquina étant spécialement adressé à la lésion du
système nerveux, devient moins nécessaire pour plusieurs
raisons : 1°. parce que les accidens nerveux sont moins
dangereux à cette époque que pendant les mois les plus
chauds; 2°. parce qu'ils sont beaucoup plus sous la dépendance de la lésion locale que pendant l'été; cependant, comme il est difficile qu'une lésion, même des forces
nerveuses, disparaisse tout à-coup, il est encore beaucoup
de cas où on ne pourrait pas compléter la guérison si on
ne l'employait pas, lors même qu'il n'y aurait pas d'intermittence bien marquée : l'économie se trouve alors dans
le cas où elle est, après des inflammations continues qui
se compliquent de la lésion particulière qui fait les fièvres
intermittentes.

Sydenham lui même a très-bien établi ce fait, que les
fièvres automnales qui succèdent aux fièvres intermittentes
de l'été, ne sont que la continuation de celles-ci, non pas
comme une autre maladie qui a remplacé celle déjà existante, mais comme sa continuation, seulement modifiée
quant à sa manière de se manifester ; seulement, cet
excellent observateur n'a pu en donner une explication

fondée sur des faits aussi nombreux que ceux que j'ai,
observés, et d'ailleurs, à l'époque où il écrivait, il n'avait
pas les lumières que l'anatomie pathologique m'a fournies.

S'il était besoin de recourir aux autorités, il ne me
serait pas difficile de citer les médecins qui ont observé
qu'une même constitution imprimait à l'économie un
même fond morbide qui, quoique se manifestant par des
symptômes. locaux différens, n'en exigeait pas moins le
même traitement général. On sait que, sous l'influence de
certaines épidémies bilieuses, il se développe des pleurésies, des péripneumonies, des apoplexies, des arachnitis,
qui sont traitées avec succès par les mêmes moyens adressés aux affections bilieuses. On sait que, dans ces cas,
l'émétique faisait promptement disparaître des inflammations qui avaient résisté aux saignées.

Ici, je donnerai une explication nécessaire pour qu'on
n'interprête pas mon opinion autrement qu'elle ne doit
l'être. Je sais que dans ces derniers temps on a avancé
qu'une affection bilieuse n'était que le résultat d'une
phlegmasie du tube intestinal et du foie; que ces maladies
se terminaient souvent par des inflammations de la poitrine
ou de la tête, et que même, chez presque tous ceux où ces
phénomènes étaient très-graves, elles finissaient par déterminer une inflammation des autres viscères, et que cette
réunion s'observait chez tous ceux qui succombaient. Je
crois que tous ces faits sont en rapport avec la saine physiologie et avec l'observation ; mais la réalité n'exclut
pas la possibilité de ceux qui peuvent avoir quelque ressemblance avec eux. Nous avons vu que les congestions
pouvaient exciter les mêmes phénomènes locaux et généraux que les véritables inflammations fixes; nous avons
vu que les inflammations elles-mêmes, avant de devenir
des lésions de tissu fixes et permanentes, commençaient
par être de simples injections vasculaires ou de simples

congestions; or, les inflammations diverses qui se montrent dans une même constitution, ne sont d'abord, pour la plupart, que des congestions symptomatiques, tenant à la grande modification que la constitution régnante imprime à l'économie, ce sont, comme les ont appelées plusieurs observateurs, des pseudo-inflammations qui, pour devenir des inflammations franches et fixes, comme celles que nous avons observées dans les fièvres intermittentes pernicieuses quand on ne les traite pas convenablement, n'en sont pas moins susceptibles de disparaître bien plus facilement quand on les attaque dès leur début, que les mêmes affections venant idiopathiquement, et ne dépendant point d'un foyer morbide existant déjà dans l'économie.

Quelle que soit d'ailleurs l'opinion que l'on adopte sur ce point, l'expérience a déjà établi une grande distinction entre l'angine bilieuse, c'est-à-dire celle qui semble liée à un état morbide du système digestif, et l'angine idiopathique ou primitive, qui ne semble liée à la lésion d'aucun autre organe. Bien que le régime antiphlogistique soit nécessaire dans les deux cas, il n'en est pas moins vrai qu'il faudra l'administrer d'une manière très-différente dans les deux cas. Dans le premier, il faudra surtout traiter l'affection abdominale; dans le second, les saignées devront être principalement faites près du lieu malade. L'émétique, comme perturbateur ou comme révulsif, pourra convenir dans le premier cas, il conviendra rarement dans les angines franches; il en est de même de la pleurésie, de l'apoplexie, et de toutes les inflammations dont le traitement doit être singulièrement modifié par la seule circonstance d'être dues, non pas à une cause extérieure qui a agi directement sur l'organe malade, mais à un état morbide de l'économie déterminé par la constitution régnante. C'est cet état morbide qui fait le fond de tous les accidens qui paraissent pendant sa durée, c'est donc contre ce fond qu'il faut surtout diriger le traitement principal.

Nous avons vu que la lésion abdominale qui existe pendant la durée d'une fièvre intermittente, avait le pouvoir d'exciter périodiquement les symptômes de l'apoplexie ou de l'arachnitis. Bien que nous ayons fortement recommandé les évacuations sanguines dans de telles circonstances, cependant nous avons également démontré combien il serait difficile de compléter la guérison sans quinquina, qui agit, non pas contre l'affection cérébrale, mais contre la lésion nerveuse par laquelle elle est provoquée : or, cette nécessité du quinquina n'existerait jamais dans une apoplexie idiopathique, ne tenant pas à la modification morbide particulière qui fait le fond des fièvres intermittentes. On voit donc ici combien il est important de ne pas seulement envisager la lésion locale qui fournit les principaux accidens, puisque, sans s'inquiéter de l'origine de l'affection cérébrale, une fois qu'elle existe, en la considérant comme inflammation dans tous les cas, sans avoir égard aux antécédens, on se priverait des ressources que l'examen des causes générales peut nous fournir. Les maladies, même celles qui sont clairement constituées par une lésion locale bien déterminée, peuvent donc être quelquefois de simples accidens, de simples effets, en un mot, des symptômes secondaires auxquels on aurait tort d'attacher une importance résultant des abus de l'anatomie pathologique, ou plutôt, des fausses interprétations de cette science, qui ne peut pas offrir d'erreurs par elle-même, mais qui peut en laisser faire et devenir la cause innocente de conséquences hasardées.

Il est bien vrai que si, dans une épidémie de fièvres intermittentes, un individu succombe aux symptômes d'une pleurésie ou d'une apoplexie, l'anatomie patholo-

gique vous montrera que les phénomènes de la maladie
sont susceptibles d'être rattachés aux lésions inflammatoires
bien réelles de la poitrine ou de la tête; mais il ne sera
pas vrai que vous deviez vous autoriser de cette même
anatomie pathologique pour avancer que la maladie n'a
seulement consisté que dans l'inflammation de l'estomac,
des poumons ou du cerveau, puisque si, avant de laisser
la maladie parcourir ses périodes, vous eussiez arrêté les
accès de la fièvre par le quinquina, vous vous seriez par-
là opposé aux injections que ces accès ont déterminées dans
les poumons ou dans la tête, et vous n'auriez point eu
d'inflammation de ces organes. Si j'insiste autant sur la
différence qu'il y a entre l'économie malade dans son ensemble et l'économie malade seulement dans un point limité, c'est que, je le répète, la direction suivie généralement par les médecins aujourd'hui, bien qu'excellente,
comparée à celle des temps passés, n'en est pas moins
susceptible de présenter de grands abus. Il me semble
qu'on a une trop grande tendance à localiser, et que les
affections symptomatiques deviennent beaucoup trop rares
en raison de l'attention qu'on porte sur les organes qui
fournissent les symptômes. Les dartres ne sont pas simplement une phlegmasie cutanée; la goutte n'est pas seulement une inflammation des articulations; le rhumatisme
n'est pas seulement une inflammation des muscles ou des
nerfs; enfin, une gastrite, une pleurésie, une apoplexie
elle-même, ne sont pas simplement des inflammations locales de l'estomac, de la plèvre ou du cerveau : dans
beaucoup de cas, ces lésions ne sont que des symptômes,
ou, si on veut, ne sont que des crises d'un état morbide
général qui se manifeste en se portant sur tel ou tel organe,
et qui existait bien long-temps avant l'apparition de la
phlegmasie locale dont elle est la cause excitante, et dont
elle se fait un moyen de terminaison. Or, ce qui a lieu
dans beaucoup de cas ordinaires, se manifeste sur-tout

pendant les constitutions régnantes sous l'influence desquelles l'économie acquiert une certaine modification
physiologique , qui devient , sinon la maladie principale ,
au moins la cause générale des maladies qui vont se développer.

Lorsqu'une théorie se trouve confirmée par des faits
inconnus à l'époque où elle a été conçue, les travaux subséquens qui la confirment , lui donnent une valeur bien
plus grande que celle qu'elle peut retirer des recherches
sur lesquelles elle a été fondée ; car les principes qui la
constituent , ont , en quelque sorte , mis en état de prédire des résultats qui se réalisent.

Nous avons établi , d'après tous les faits consignés dans
cet ouvrage , que les modifications de la circulation dans
l'homme adulte étaient de nature à produire des modifications physiologiques et pathologiques que ne devaient
point présenter les animaux qui n'offraient point les
mêmes conditions organiques , ou au moins qu'il devait
exister une différence dans leur pathologie , puisqu'ils
différaient de l'homme , relativement à leur état physiologique. Nous avons considéré le phénomène de l'intermittence comme un fait particulier au système nerveux,
qui, périodiquement excité par la grande modification
nycthémérale de la circulation , devait , dans l'altération
de ses fonctions, présenter l'intermittence qu'il offre dans
l'état physiologique. Nous avons rapporté une série d'observations tendant à prouver que les fonctions nerveuses
étaient d'autant plus énergiques, qu'on les observait dans
des climats plus chauds ; que l'intermittence était d'autant
moins prononcée , que l'exaltation des forces nerveuses
était plus considérable ; ou bien, que la circulation éprouvait moins de variations dans sa manière d'exciter nos
organes ; enfin , qu'il fallait , dans toute constitution médicale , tenir compte non pas du mode de manifestation
des symptômes , ni de leur apparence , mais du fond

même des maladies régnantes, ou plutôt des fonctions dérangées par les causes générales de cette constitution. Nous avons dit qu'une affection pouvait être de la nature des fièvres intermittentes, sans cependant avoir la forme intermittente. Or, toutes ces conséquences qui résultent directement de nos recherches, reçoivent une nouvelle confirmation des faits que M. le docteur Villermé vient de signaler à l'Académie royale de Médecine.

Il résulte de ses observations que, dans les départemens qui offrent des eaux marécageuses, et, par conséquent, des fièvres intermittentes, la mortalité porte principalement sur les premiers âges de la vie. Or, personne n'a jamais remarqué qu'à cette époque de la vie les fièvres intermittentes fussent plus fréquentes qu'à tout autre âge. Il résulte au contraire de mes propres observations que chez les enfans atteints de fièvres intermittentes, l'intermittence est d'autant moins marquée, qu'ils sont plus près de l'époque de leur naissance.

Ce fait s'accorde parfaitement avec ce que nous avons rapporté des animaux chez lesquels les fièvres intermittentes sont aussi rares qu'elles sont fréquentes chez l'homme, et si on remarque que la physiologie des enfans se rapproche de celle des animaux, puisque, comme eux, ils sont plus souvent dans une position horizontale que verticale; puisque la circulation n'est point encore habituée à exciter périodiquement les intestins, chaque matin, d'une manière aussi régulière que la chose aura lieu plus tard, on devra être frappé d'une coïncidence qui nous montre les mêmes résultats se reproduisant chez des individus qui, d'ailleurs, différens, se ressemblent par des circonstances auxquelles nous sommes conduits à reconnaître une importance qui jusqu'ici avait été inaperçue.

La continuité des affections de l'enfance ne tient pas seulement à l'uniformité de leur circulation, elle dépend encore d'un autre fait, auquel nous ne pouvons pas donner tous les développemens qu'il mériterait, mais que nous citerons, en attendant que nous le fassions connaître dans tous ses détails. En voici l'expression la plus générale.

La physiologie des habitans du nord n'est pas la même, relativement aux fonctions nerveuses, que celle des peuples du midi. Il y a entre eux une différence d'activité que nous avons déjà signalée à l'occasion de la comparaison de leurs maladies; et cette activité est telle, qu'elle tend à rendre continues des maladies intermittentes par leur nature; or, la physiologie des enfans a les plus grands rapports avec celle des peuples méridionaux, leur pathologie doit donc offrir des caractères communs; c'est ce qui, en effet, est confirmé par mes propres recherches.

On voit donc par tous ces rapprochemens comment il est facile de se tromper, quand on ne remonte pas à la nature des fonctions mises en jeu dans nos maladies.

On a dit souvent qu'il était de la nature du système nerveux d'agir périodiquement, et par conséquent que les affections intermittentes devaient avoir leur siége dans un système d'organes qui n'agissait que par intervalles, et cependant nous voyons que ce mode d'exercice est purement accidentel et dépend de certaines circonstances qui, telles que l'âge du malade, le mode de sa circulation et la température, peuvent le remplacer par un autre.

L'intermittence n'est donc point un caractère constant des affections nerveuses, examinées dans les animaux ou même dans l'homme jeune ou adulte. Il est donc de la plus haute importance d'être instruit de la possibilité d'affections de la même nature que les maladies périodiques avec un type continu. Je sais que le traitement doit nécessairement varier chez des malades dont la constitution actuelle éveille des accidens qui, quoique de même nature, diffèrent cependant par leurs formes; mais cette variation n'est pas celle qu'on a jusqu'aujourd'hui supposée pour des maladies qu'on n'aurait jamais pensé à rattacher à une classe à laquelle elles semblaient ne pas appartenir.

Qu'on se rappelle ce que nous avons rapporté à l'occasion des accidens nerveux qui surviennent après les grandes opérations , après l'accouchement , après de fortes douleurs , et qu'on réfléchisse sur l'état de l'économie, qui dans toutes ces circonstances, comme dans les climats chauds, se trouve fortement excitée par des causes qui se portent spécialement sur le système nerveux ; et on trouvera dans la méditation de ces faits des conséquences qui doivent ouvrir une nouvelle route à la physiologie et à la connaissance des maladies.

Il m'eût été facile de développer ces idées qui , je n'en doute pas, seront promptement rejetées par tous ceux qui , faute d'avoir eu l'occasion de faire les mêmes observations que moi, sont loin de pouvoir les produire eux-mêmes. Je me résigne très-volontiers au sort qui les attend. C'est presque toujours un tort d'émettre des opinions que personne ne peut encore apprécier. Mais comme ce tort n'est relatif qu'à l'auteur , et ne porte que sur lui, la conviction de publier des faits nouveaux , et d'être ainsi utile à la science, me fait facilement négliger ce qui m'est personnel.

FIN.

APPENDICE.

TABLEAUX

DU

MOUVEMENT DES DIFFÉRENS HOPITAUX DE ROME,

ET DE LA POPULATION DE LA VILLE.

Les relevés que nous présentons ici ne sont point aussi complets que nous l'aurions désiré; mais comme ils n'ont été faits que dans des vues administratives, pour justifier l'emploi des sommes destinées à ces établissemens, nous n'avons pu nous en procurer de plus satisfaisans sous le rapport médical. Cependant, tels qu'ils sont, ils peuvent encore fournir des données précises sur l'influence que le climat de Rome exerce sur la santé de ses habitans.

Tous ces tableaux, dont je possède les originaux imprimés, sont la copie ou de ceux présentés à M. de Tournon, alors préfet de Rome, par la commission administrative des hôpitaux, ou de ceux qu'on distribue tous les ans à Rome à la fin de chaque année scolastique; je les dois à la complaisance de mon ami le docteur Clarck, de M. le professeur Flajani, chirurgien de l'hôpital du Saint-Esprit: de mon ami le docteur Viale, médecin de l'hôpital du Saint-Esprit, etc.

Je commencerai par le tableau général de la population de Rome pendant cent vingt-deux ans.

ANNÉES.	NÉS.	MORTS.	POPULATION.	ANNÉES.	NÉS.	MORTS.	POPULATION.
1702	3662	2917	158,568	1762	5336	6445	158,819
1703	4317	5723	154,528	1763	4895	5962	156,449
1704	5102	5035	153,625	1764	5120	7561	161,899
1705	5779	5026	152,104	1765	4828	8575	158,095
1706	4409	4176	152,176	1766	4762	7522	157,868
1707	4243	5564	152,128	1767	4010	7538	156,760
1708	3930	4812	154,562	1768	4595	9574	158,817
1709	4596	6465	154,262	1769	4891	6572	158,506
1710	4009	6535	152,070	1770	4907	6646	158,145
1711	4251	5127	152,979	1771	4216	5850	159,675
1712	4187	5855	155,829	1772	5154	5740	158,849
1713	4029	1772	152,567	1773	5022	6185	158,365
1714	4000	4777	154,000	1774	5259	4887	160,806
1715	4036	4009	156,187	1775	5497	5555	165,047
1716	4285	5970	157,053	1776	5212	5656	165,516
1717	4205	6078	156,585	1777	5445	5460	165,100
1718	4239	5770	156,297	1778	5061	5580	162,441
1719	4490	4290	157,729	1779	5555	7865	162,245
1720	4292	6629	155,854	1780	5221	7096	165,428
1721	4204	6784	154,254	1781	5959	7121	161,895
1722	4670	4927	158,067	1782	5152	6554	160,805
1723	4424	4794	159,894	1783	5755	7540	165,596
1724	4482	4463	142,508	1784	5504	7501	161,502
1725	4357	6615	148,155	1785	5575	6654	162,452
1726	4846	5215	145,537	1786	5406	6741	165,937
1727	4615	5625	145,581	1787	5125	7104	164,595
1728	4840	5883	149,990	1788	5127	7958	165,441
1729	5024	5456	144,624	1789	5462	6584	165,004
1730	4984	7257	145,494	1790	5469	7205	162,982
1731	4764	4907	146,148	1791	5497	7111	160,595
1732	5077	5115	149,674	1792	5227	7819	162,427
1733	4907	6557	149,672	1793	5260	5685	165,516
1734	4834	6441	151,554	1794	5545	8459	166,048
1735	4935	4890	150,665	1795	5195	6578	164,586
1736	4799	5466	150,619	1796	5117	7087	166,417
1737	5004	7482	149,480	1797	5622	6157	166,240
1738	4820	6755	147,019	1798	5622	8158	151,657
1739	4600	5860	146,750	1799	5584	7540	147,026
1740	4848	5857	146,080	1800	5195	8457	155,004
1741	4901	454	146,010	1801	4576	7210	146,584
1742	4844	6058	146,551	1802	4452	7685	144,112
1743	4705	7702	147,476	1803	5957	9269	140,055
1744	4025	6947	147,402	1804	4149	1792	156,762
1745	5170	6529	149,096	1805	4682	6102	154,975
1746	4852	5565	151,168	1806	4701	5117	156,556
1747	4967	6842	149,561	1807	4526	5157	156,854
1748	5028	6670	151,715	1808	4556	4916	155,647
1749	5045	5976	152,072	1809	5186	4821	156,268
1750	4691	5680	157,881	1810	5091	5224	125,025
1751	5259	6575	154,568	1811	5260	5775	128,850
1752	5265	6400	155,811	1812	5158	5804	121,608
1753	5295	6208	155,667	1813	5794	5555	117,884
1754	5221	5855	155,136	1814	3452	2095	140,705
1755	4859	7962	155,912	1815	4562	4094	128,284
1756	5358	5028	153,848	1816	4256	4941	128,917
1757	5063	4969	152,748	1817	5856	6157	151,556
1758	5071	5555	154,038	1818	5944	6868	155,812
1759	5518	7181	155,184	1819	4299	6514	154,161
1760	5609	6759	157,085	1820	4215	4858	155,046
1761	4989	7149	157,458	1821	4756	5416	155,171

De la Population de Rome.

D'après Giovio, quand Léon X monta sur le trône, en 1513, la population de Rome était de quarante mille personnes. Pendant son règne, elle monta à quatre-vingt-dix mille. Après le carnage de 1527, elle fut réduite à trente deux mille. Sous Grégoire Leti, elle monta à quatre-vingt-cinq mille ; puis elle est toujours allée en augmentant. Les registres manquent jusqu'en 1702 ; les juifs ne sont point comptés dans cette population. Charles Victor Bonstetten, dans ses *Observations sur le Latium moderne*, pag. 306, a publié le tableau de la population de Rome.

Le Tableau suivant indique l'état détaillé de la population de la ville de Rome, pendant les deux années 1819 et 1821, tel qu'il a été publié dans les annuaires de cette ville.

Etat statistique de Rome.

	1819	1821
Églises paroissiales.	81	82
Familles.	33,510	34,630
Évêques.	24	25
Prêtres.	1401	1403
Moines et religieux.	1487	1552
Religieuses.	1548	1464
Séminarist s et collégiens.	252	332
Pauvres des hôpitaux.	2289	1965
Prisonniers.	1728	968
Hérétiques turcs et infidèles, non compris les juifs.	246	215
Mâles et femelles aptes à la communion.	98,905	98,130
——————— non aptes à la communion.	55,263	57,041
Mariages.	1440	1265
Baptisés.	2095	2459
Baptisées.	2204	2317
Total.	4299	4756
Morts.	2711	5128
Mortes.	2573	2487
Total.	6514	5415
Mâles de tout âge.	70.294	70.287
Femelles de tout âge.	63,867	64.884
Total.	154,161	155,171

ANNÉE 1809.

Hôpital du Saint-Esprit.

SALLES des fiévreux.	RESTÉS de 1808.	ENTRÉS en 1809.	TOTAL.	PARTIS.	MORTS.	RESTÉS pour 1801.
Fiévreux. .	142	5770	5912	5278	478	156
Blessés. . . .	35	254	289	209	53	27
Phthisiques.	1	103	104	19	82	5
Pierreux . .	1	10	11	10	01	0
Scorbutiq. .	3	57	60	51	9	»
Infirm. mal.	1	39	40	32	6	2
Totaux.. . .	183	6233	6416	5599	629	188

L'hôpital du Saint-Esprit est exclusivement destiné aux fiévreux; les blessés, les phthisiques, dont il est question dans ce tableau comme dans tous ceux qui sont relatifs à cet hôpital, ne s'y trouvent qu'accidentellement et en petit nombre.

POINT DE RENSEIGNEMENS POUR 1810.

ANNÉE 1811.

Hôpital de Saint-Jean Calibite dit de *Fate ben Fratelli.*

Cet hôpital ne reçoit que des malades payans. Ce qui suit est tout ce que nous avons pu nous procurer de son mouvement; nous le consignons ici afin de fournir toutes les données sur les maladies de Rome.

Du 1ᵉʳ juin 1811 au 1ᵉʳ janvier 1812.

Il a été reçu. . . . . 453 malades
Sur lesquels. . . . . 54 sont morts.
La mortalité de la totalité des autres
  mois a été de. 11,710
Le nombre des journées a été de. . 5396

Hôpital Saint-Jean de Latran.

Jours du mois	Janv.	Fév.	Mars.	Avril.	Mai.	Juin.	Juill.	Août.	Sept.	Oct.	Nov.	Déc.
1	95	91	92	98	74	77	92	211	260	172	119	114
2	90	93	95	102	79	72	105	213	244	165	110	113
3	89	95	94	99	76	74	116	221	238	163	112	115
4	90	93	95	97	79	71	124	221	250	172	110	113
5	91	94	91	89	72	72	138	222	267	174	109	108
6	94	95	97	95	67	74	164	245	268	175	109	107
7	93	94	104	94	69	76	173	261	272	172	113	102
8	96	96	99	94	68	78	176	265	266	168	120	94
9	98	97	108	95	69	81	190	261	244	162	121	96
10	93	94	108	91	70	74	188	258	230	152	115	92
11	93	95	103	91	73	72	200	267	233	152	112	98
12	101	100	100	92	68	66	208	291	230	156	111	96
13	100	99	102	90	63	69	205	283	237	150	107	97
14	97	103	105	84	65	76	202	291	243	143	104	95
15	102	102	106	83	61	72	193	290	245	134	107	93
16	100	100	108	75	63	73	188	291	241	142	109	96
17	99	90	109	77	66	74	200	216	233	142	112	90
18	97	97	102	79	67	72	104	216	237	141	116	90
19	96	97	103	75	67	71	217	204	243	150	103	76
20	92	94	102	75	65	82	219	216	229	143	104	75
21	93	97	104	80	65	84	232	222	236	133	101	73
22	97	100	106	76	71	84	234	207	234	135	106	75
23	95	99	104	82	73	86	239	212	212	132	112	76
24	95	98	112	80	71	83	238	225	197	134	116	72
25	93	94	108	76	75	94	240	298	200	117	115	68
26	90	98	107	78	75	82	238	287	204	119	115	69
27	93	91	111	79	74	82	243	289	209	116	116	64
28	90	91	105	76	74	80	243	262	206	112	113	75
29	90		104	72	75	89	225	267	179	104	112	79
30	91		104	76	75	84	224	254	183	108	112	84
31	90		102		76		212	255		114		88

Ce Tableau est imcomplet en ce qu'on ne voit point combien de malades sont entrés et sont sortis chaque jour, ni combien sont morts ; mais il indique l'excès des entrans sur les sortans, pendant les mois de juillet, août et septembre ; en un mot, l'état de l'hôpital aux différentes époques de l'année. Des pluies abondantes arrivées en mai et juin, époque du commencement des travaux, ont fait remplir les hôpitaux un mois plus tôt que les autres années. On va trouver une autre preuve de l'influence des pluies sur la santé dans le deuxième Tableau indiquant l'état de l'hôpital du Saint-Esprit la même année 1811.

Pour compléter ce qui est relatif à l'hôpital Saint-Jean de Latran pendant 1811, nous dirons que

Le nombre des fiévreuses a été de 5216
Celui des mortes 443
Le total des journées 45,900
Et la mortalité. 7,2

Hôpital du Saint-Esprit.

Jours du mois	Janv.	Fév.	Mars	Avril	Mai	Juin	Juill.	Août	Sept.	Oct.	Nov.	Déc.
1	466	364	289	247	211	169	575	672	750	474	405	548
2	466	358	293	248	212	168	419	681	753	454	392	550
3	463	365	277	240	208	171	471	666	763	445	388	565
4	464	356	294	238	208	187	525	664	765	459	401	569
5	457	361	269	247	207	181	572	685	766	407	415	577
6	442	338	271	240	204	177	619	685	768	468	424	585
7	450	356	269	259	208	171	635	703	768	471	439	595
8	458	332	266	244	210	163	688	711	734	450	435	590
9	438	315	272	251	215	160	701	758	718	446	452	594
10	438	319	280	255	215	168	726	741	705	425	413	601
11	435	323	281	254	221	164	766	726	683	457	463	588
12	435	323	285	247	208	168	765	750	672	425	470	576
13	404	318	279	254	217	161	772	734	661	414	468	572
14	396	313	277	215	216	168	754	754	606	429	475	571
15	392	310	270	216	205	172	785	754	649	429	479	563
16	396	317	271	209	210	162	784	748	645	425	477	562
17	384	309	289	216	215	163	782	760	628	409	464	558
18	390	307	285	207	206	171	802	759	651	412	481	554
19	392	315	275	208	205	166	851	775	663	401	508	535
20	372	315	272	217	200	165	822	865	594	589	528	545
21	375	318	260	199	194	167	775	828	603	405	528	552
22	561	308	254	207	173	172	776	848	576	411	553	505
23	554	311	260	218	166	175	780	870	597	415	551	482
24	555	314	262	224	177	187	777	888	588	401	524	461
25	555	316	261	206	177	205	802	862	584	404	550	478
26	561	312	246	228	164	219	801	863	575	406	550	465
27	570	311	262	232	169	250	782	848	564	503	523	455
28	578	294	260	214	166	250	741	870	559	413	561	455
29	595		259	207	172	274	725	786	526	413	587	449
30	582		254	207	199	317	700	784	513	413	599	466
31	565		257		172		696	768		598		475

Ce tableau indique l'état de l'hôpital du Saint-Esprit pendant la même année 1811. On sait qu'en général cet hôpital ne contient guère que des fièvres intermittentes l'été et l'automne, et des inflammations de poitrine l'hiver et le printemps.

Le total des fiévreux a été de   11,450
Celui des morts   1,180
Celui des journées 158,011
La mortalité   9,90

ANNÉE 1817.

Total des Femmes qui ont été admises chaque mois à l'hôpital de Saint-Jean de Latran.

ENTRÉES.		MORTES.		DÉCÈS PAR AGE.	
Janvier	152	25	de 1 à 10 ans	5
Février	157	17	10 — 20	51
Mars	150	27	20 — 30	56
Avril	158	26	30 — 40	81
Mai	115	26	40 — 50	53
Juin	113	18	50 — 60	70
Juillet	248	26	60 — 70	55
Août	670	57	70 — 80	28
Septembre	415	55	80 — 90	11
Octobre	265	57	90 — 100	1
Novembre	175	56	Incertains	8
Décembre	125	54		
Total	2,618	Total 404	Total	404

Mortes . . . Romaines . . . . 228 ⎫
        Du département . . . . 87 ⎬ 404
        Du dehors . . . . 64 ⎪
        Incertaines . . . . 25 ⎭

Désignation des maladies mortelles.

Fièvres pernicieuses	72	Choléra	1
Intermittentes simples	69	Volvulus	1
Putrides	54	Flux utérin	1
Pleurésies	44	Phrénésie	1
Angine	1	Scorbut	1
Apoplexie	11	Syphilis	2
Hydropisies	18	Alès	2
Croupeasme	59	Rougeolis	1
Constipation	6	Érysipèle	1
Hémoptisie	1	Léthurie	1
Phthisies	52	Ophthalmie	1
Vices organiques	5	Accouchemens	2
Diarrhées	3	Incertains	8
Dysenterie	25	Total	404
Vieillesse	1		
Coliques	1		

Mortalité 6.4
Total des journées 45,022
Demeure moyenne . . . 16 jours 64/100°

Hôpital du Saint-Esprit.

ENTRÉS.		MORTS.	DÉCÈS PAR AGE.		
Janvier.	857	165	de 5 à 10 ans		37
Février.	609	138	10	20	140
Mars..	522	85	20	30	226
Avril.	460	83	30	40	231
Mai.	384	54	40	50	179
Juin.	325	55	50	60	150
Juillet..	1004	57	60	70	80
Août..	1857	103	70	80	44
Septembre..	1267	96	80	90	9
Octobre.	818	102	90	100	2
Novembre..	633	103	Incertains		37
Décembre..	600	94			
Total. . . 9316		Total 1135	Total. . . . 1135		

Morts... Romains. 325
Du département. 141
Du dehors. 601
Incertains. 68

Total, ... 1135

Désignation des maladies mortelles.

Fièvres pernicieuses.	136	Vomiques	24
—— putrides nerveuses..	132	Asthme.	1
———— gastriques.	3	Diarrhées	2
—— malignes.	22	Dysenteries	3
Péripneumonies.	23	Gangrènes.	30
Pleurésies.	30	Scorbut.	1
Entérites	2	Tumeurs.	1
Phrénésies.	5	Parotide.	1
Hépatite.	1	Métastase	1
Rhumatismes..	34	Anthrax malin.	1
Hydropisies.	29	Abcès.	3
hydro-thorax.	3	Blessure d'artère	1
Empyème.	1	Syphilis.	1
Ascites	19	Marasme sénil.	1
Phthisies	5	Atrophie.	1
Hémoptisies.	2	Chronicisme.	2
Tubercules.	5	Incertains.	582
Epilepsies.	5		
Apoplexies	5	Total. 1135	
Coliques.	19		

Mortalité. 8, 20
Total des journées.. 143,433
Demeure moyenne : : 14 jours 64/100e

Hôpital Saint-Jean Calibite.

ENTRÉS.		MORTS.	MORTALITÉ suivant l'âge.			DÉSIGNATION des maladies mortelles.	
Janvier. .	25	3	de 10		ans 1	Fièvres pernicieuses	18
Février. .	24	6	11		1	Mal de poitrine. . .	12
Mars. . . .	28	6	20 à 30		13	Fièvres putrides. .	9
Avril. . . .	27	3	30	40	11	Apoplexies.	2
Mai.	15	2	40	50	15	Tubercules.	2
Juin. . . .	27	4	50	60	6	Coliques.	2
Juillet. . .	81	6	60	70	5	Gangrènes.	4
Août. . . .	174	6	70	80	3	Chronicismes . . .	6
Septembre	143	6	80	90	3	Volvulus.	1
Octobre. .	80	7	Total.		58	Syphilis.	1
Novembre	47	3				Hydropisie.	r
Décembre	27	6				Total.	58
Total. .	698	Total 58					

Morts . . Romains.	19	Mortalité.	12, 16
Du département	9	Total des journées. .	10, 917
Du dehors. . . .	29		jours.
Incertains. . . .	1	Demeure moyenne. .	15, 18/100ᵉ.
Total.	58		

Hôpital des Convalescens della Trinità.

ENTRÉS.		MORTS.	TOTAL des journées.	DEMEURE moyenne.
Hommes	4289	2	16,993	2 jours 92/100ᵉ
Femmes	1477			
Total.	5766			

POINT DE RENSEIGNEMENS POUR 1813, 1814 et 1815.

ANNÉE 1816.

Hôpital du Saint-Esprit.

SALLES des fiévreux.	RESTÉS de 1815.	ENTRÉS en 1816.	TOTAUX.	PARTIS.	MORTS.	RESTÉS pour 1817.
Fiévreux. . .	208	6879	7087	5989	736	362
Blessés. . . .	30	240	270	156	82	32
Pierreux. . .	»	20	20	16	02	2
Phthisiques..	4	70	74	12	60	2
Scorbutiques	2	30	32	20	12	»
Infirm. mal.	2	20	22	17	3	2
Totaux. . .	246	7259	7505	6210	895	400

ANNÉE 1817.

Hôpital du Saint-Esprit.

SALLES de fiévreux.	RESTÉS de 1816.	ENTRÉS en 1817.	TOTAUX.	PARTIS.	MORTS.	RESTÉS pour 1818.
Fiévreux...	349	14,456	14,805	12,497	1864	444
Blessés...	32	281	313	216	72	25
Vénériens...	1	26	28	23	4	1
Phthisiques..	2	90	92	28	62	2
Scorbutiques	»	56	56	11	10	15
Infirm, mal.	2	60	62	36	19	7
De la cliniq.	13	360	373	321	40	12
Totaux...	400	15,309	15,709	13,132	2071	506

ANNÉE 1818.

Je n'ai pu me procurer le Tableau de 1818 ; mais je dois à la complaisance de mon ami le docteur Clarck le relevé ci-après, qu'il a fait faire, des fiévreux de l'hôpital du Saint-Esprit et de Saint Jean de Latran, pendant les mois les plus chauds de l'année.

Hôpital du Saint-Esprit.

NOMBRE DES MALADES.		MORTS.	SORTIS.
Existant le 31 mai.	302		
ENTRÉS :			
Juin.	585	52	634
Juillet.	1760	71	1021
Août.	3041	113	2836
Septembre.	2505	146	2457
Octobre.	1492	126	1703
Totaux.	9687	508	8673

Le soir du 31 octobre il en restait 506.

MALADIES REÇUES.	Juin.	Juillet.	Août.	Sept.	Octobre.
Intermit. simples.	500	1400	2600	2100	1310
Pernicieuses....	20	50	92	105	65
Totaux....	520	1450	2692	2205	1375
GUÉRISONS.					
Interm. tentes...	475	1280	2412	1916	1214
Pernicieuses....	15	40	75	81	35
Totaux.....	460	1320	2487	1997	1249
MORTS.......	40	52	78	91	102

Total des fièvres intermittentes. 8137
Autres. 813

Total. 8950

Hôpital de Saint-Jean de Latran.

MALADIES REÇUES.	Juin.	Juillet.	Août.	Sept.	Octobre.
Intermit. simples.	170	330	803	700	390
Pernicieuses....	3	6	22	42	10
Totaux.....	173	336	825	742	400
GUÉRISONS.					
Intermittentes...	104	309	772	662	350
Pernicieuses....	2	4	10	9	10
Totaux.....	106	313	782	671	360
MORTS........	6	11	21	18	30

Outre ces maladies, on a reçu pendant ces cinq mois 15 femmes affectées de typhus pétéchial. En septembre et octobre 204 obstructionnaires, hydropiques, pleurétiques et autres femmes affectées de flux de ventre, de fièvres catharrales, etc. En tout 2,780.

ANNÉE 1819.

Hôpital du Saint-Esprit.

SALLES de fiévreux.	RESTÉS de 1818.	ENTRÉS en 1819.	TOTAUX.	PARTIS.	MORTS.	RESTÉS pour 1820.
Fiévreux. . .	228	10,461	10,689	9597	719	373
Blessés. . . .	21	506	527	450	47	30
Opérés. . . .		14	14	11	2	1
Phthisiques..	1	87	88	10	72	6
Scorbutiques	9	198	207	173	30	4
Infirm. mal.	»	2	2	2	»	»
De la cliniq.	16	349	365	325	24	16
Totaux.. .	275	11,617	11,892	10,568	894	430

Voici quelques détails du mouvement de cette même année pendant les mois les plus chauds.

MALADIES REÇUES.	Juin.	Juillet.	Août.	Sept.	Octob.
Intermit. simples.	315	1097	2008	1616	813
Pernicieuses. . . .	17	64	95	75	34
Totaux. . . .	332	1161	2103	1691	847
GUÉRISONS.					
Intermittentes.. .	216	608	1900	1503	739
Pernicieuses. . . .	12	52	75	21	29
Totaux.	228	660	1975	1524	768
MORTS.	25	24	90	51	70

Total des fièvres intermittentes. 6,134
Autres maladies. 731
Total. 6,865

Hôpital de Saint-Jean de Latran.

MALADIES REÇUES.	Juin.	Juillet.	Août.	Sept.	Octobre.
Intermit. simples.	201	500	819	901	471
Pernicieuses. . . .	13	47	57	62	11
Totaux.	214	547	876	963	482
GUÉRISONS.					
Intermittentes.. .	179	484	875	900	425
Pernicieuses.. . .	5	35	17	8	10
Totaux.. . . .	184	519	892	908	435
MORTS.	30	28	44	55	47

ANNÉE 1820.

Hôpital du Saint-Esprit.

SALLES des fiévreux.	RESTÉS de 1819.	ENTRÉS en 1820.	TOTAL.	PARTIS.	MORTS.	RESTÉS pour 1821.
Fiévreux. . .	373	8962	9335	8401	743	191
Blessés. . . .	30	510	540	480	44	16
Opérés. . . .	1	21	22	20	2	»
Phthisiques..	6	60	66	17	44	5
Scorbutiques.	4	130	134	111	21	2
Infirm. mal.	»	15	15	14	»	1
De la cliniq.	16	444	460	411	31	18
Totaux.. .	430	10,142	10,572	9454	885	255

Total des journées. 125,021

14

Mouvement des différens hôpitaux de Rome.

NOMS DES MOIS.	Saint-Jean de Latran.	Saint-Jacques. Incurables.	Sainte-Marie. Teigne, gale.	S^{te}. Marie de la Consolation. Blessures, fractures.	S^{te}. Trinité. Convalescences.	St.-Roch. Accouchemens.	TOTAUX.
Janvier.	4549	3016	3261	1040	1485	90	13,141
Février.	3629	2860	2872	1091	872	57	11,581
Mars.	5892	3140	2821	1157	929	79	11,995
Avril.	5351	2909	2560	1142	501	76	10,009
Mai.	5358	3040	2063	1198	455	53	10,145
Juin..	4198	2500	2241	1060	417	53	10,159
Juillet..	5591	2828	2175	1115	468	27	12,700
Août.	8176	3227	2660	878	1608	70	16,009
Septembre.	9550	2759	2524	1038	1854	48	17,573
Octobre..	7712	2725	2585	1181	1752	51	15,806
Novembre.	5162	3145	2218	1255	1167	15	12,960
Décembre.	4116	3500	2526	1350	978	44	12,794
							155,712
Totaux.	62,974	35,449	30,104	13,503	13 024	638	
Totaux des maladies reçues. . . .	3828	830	525	628	4671	155	10,635 662
Morts.	435	151	64	32	»	»	
Mortalité.	11 1/3	15 6/8	12 1/3	5	»	»	»
Séjour moyen.. . .	16	38 5/9	47 5/6	20 1/2	2 3/4	2 1/11	»

Dans ce Tableau, le mouvement des hôpitaux destinés à toutes les maladies qui ne sont point fièvres intermittentes, ne montre point, comme le Saint-Esprit et Saint-Jean de Latran, une différence relative aux mois.

Les années 1821 et 1822 sont données jour par jour dans les vingt-quatre tableaux ci-après, avec tous les détails relatifs à l'état de l'atmosphère.

TABLEAUX

DU

MOUVEMENT DE L'HOPITAL DU SAINT-ESPRIT,

JOUR PAR JOUR,

PENDANT LES ANNÉES 1821 ET 1822,

Avec l'indication des Variations du baromètre, du thermomètre, de l'hygromètre et de l'état du ciel, trois fois par
jour, ainsi que des différentes hauteurs du Tibre.

A chaque mois, j'ai réuni le total des femmes traitées à l'hôpital Saint-
Jean de Latran pendant ces deux mêmes années 1821 et 1822.

SIGNES ET ABBRÉVIATIONS.

Colonne des Météores.	Colonne des Vents.
p pluie.	
† petite quantité.	
* grande quantité.	
l éclairs.	Colonne de l'état du Ciel.
t tonnerre.	
n nuages.	s serein.
g gelée.	n nuages.
b bruine.	p peu.

Janvier 1821.

Jours du mois	MATIN						MILIEU DU JOUR					
	Baromètre.	Therm.	Hygro.	Évaporation.	Vent.	État du ciel.	Baromètre.	Therm.	Hygro.	Vent.	État du ciel.	Pluie.
1	27 7 8	1 5	14 9	0 15	n. 1	s.	27 7 8	5 0	28 8	n. 1	s.p.n.	
2	27 9 2	3 2	14 3	0 25	n. 2	s.	27 9 3	6 8	23 2	n.e. 1	s.p.n.	0 11
3	27 9 2	4 3	10 1	1 0	n.n.e. 1	n.p.s.	27 9 3	7 0	17 2	n.e. 1	n.	
4	27 7 6	10 0	5 2	0 2	s.s.e. 1	n.	27 8 2	12 1	13 3	s.s.e. 1	n.	4 22
5	27 10 3	9 2	7 2	2 2	s.s.e. 1	n.p.s.	27 10 2	10 2	9 0	s.e. 1	n.	1 96
6	27 10 0	6 2	10 3	1 11	s.s.e. 0	n.	27 8 8	12 4	24 1	s.s.e. 2 m	s.n.	3 12
7	27 9 6	9 2	6 3	2 11	s. 1	s.n.	27 9 4	12 1	20 3	s. 1 m	n.	6 100
8	27 10 0	10 1	11 3	1 21	s.s.e. 1 m	n.	27 9 8	11 6	17 1	s. 1 m	n.	5 72
9	27 9 8	11 0	16 2	2 32	s. 1 m	s.p.n.	27 9 1	13 1	22 1	s.s.e. 2 m	n.	0 48
10	27 9 5	12 0	9 8	2 10	s.s.e. 1 m	s.p.n.	27 9 4	13 5	23 9	s.s.e. 1 m	n.s.	
11	27 10 4	11 2	14 3	1 25	s.s.e. 1 m	n.	27 10 0	12 0	8 5	s.s.o. 2 m	n.	1 2
12	27 9 6	10 3	14 4	2 22	s. 1 m	n.	27 9 9	12 9	13 2	s. 1	n.	
13	27 11 4	7 0	1 6	2 22	s.e. 0	n.	27 11 2	9 9	6 8	n. 0	s.	
14	27 9 7	6 1	10 8	1 51	n. 0	n.p.s.	27 8 4	10 7	15 1	s.s.e. 1 m	n.p.s.	
15	27 9 1	8 1	16 4	1 22	n. 1	s.n.	27 9 8	12 2	22 7	n. 1	s.p.n.	
16	28 1 6	4 2	21 8	1 2	n.n.e. 0	s.	28 1 4	9 8	23 8	n. 0	s.	
17	28 0 0	7 8	10 1	1 9	n.e. 1	s.	28 0 4	9 7	17 6	n. 1	s.p.n.	
18	28 2 8	6 2	21 2	1 21	n. 1 m	s.	28 3 0	10 4	40 5	n. 1 m	s.	
19	28 3 7	5 2	37 1	2 1	n. 2	s.p.n.	28 3 8	9 9	41 0	n. 1 m	s.	
20	28 5 5	3 0	23 9	1 22	n.n.e. 1	s.	28 2 8	9 7	35 8	e.n.e. 1	s.	
21	28 3 7	3 0	24 0	0 51	n. 1	s.	28 3 3	8 2	35 1	n. 1	s.	
22	28 2 2	5 2	21 3	1 21	n.n.e. 1	s.p.n.	28 2 1	8 7	44 1	n.n.e. 1	s.	
23	28 1 7	4 0	39 1	2 29	n. 1 m	s.	28 1 6	8 6	43 8	n. 1 m	s.	
24	28 2 9	4 2	21 2	2 31	n. 1	n.s.	28 3 0	8 2	37 3	e.n.e. 0	n.s.	
25	28 4 4	3 2	21 2	2 25	n. 1 m	s.n.	28 4 1	7 9	32 2	n.n.e. 1 m	s.p.n.	
26	28 0 0	2 0	22 3	1 8	n. 1	s.	28 2 8	6 8	28 6	n. 1	s.	
27	28 2 3	1 5	21 2	1 0	n. 1	s.	28 2 3	7 3	32 3	n. 0	s.	
28	28 3 3	2 2	22 1	0 50	n.n.e. 1	s.	28 3 3	9 5	39 5	n.e. 0	s.	
29	28 3 8	1 1	21 2	0 52	n. 1	s.	28 3 2	7 5	31 1	n. 1	s.	
30	28 3 6	1 0	23 5	0 54	n.n.e. 1	s.	28 3 8	7 6	28 0	n. 1	s.	
31	28 4 9	1 0	21 3	0 42	n. 0	n.p.s.	28 5 2	7 4	28 3	n. 1	s.n.	

Jours du mois.	Baromètre.	Therm.	Hygrom.	Vent.	État du ciel.	Météore.	Hauteur du Tibre.	ENTRÉS.	SORTIS.	RESTANS.	MORTS.
1	27 7 4	5 2	22 5	s.s.o. 1	n.	n.b.		17	20	229	1
2	27 8 8	6 0	30 1	o. 1	s.p.n.	p. 2		18	16	229	2
3	27 7 8	11 0	20 3	s. 1	n.	n.p. † 2		24	15	238	0
4	27 9 2	9 9	20 2	s.s.e. 1	s.p.n.	n.p.g. 2		16	19	232	3
5	27 10 0	9 2	11 3	s.e. 1	n.	p. 2		19	17	230	4
6	27 9 2	9 3	10 1	s. 1 m.	n.	p.g. 2		18	12	235	3
7	27 9 7	10 9	10 0	s.s.e. 2	n.	n.p. 2		16	13	237	1
8	27 9 6	10 3	15 2	s. 1 m.	n.	p.g. 2		14	19	231	1
9	27 9 2	11 8	14 2	s.s.e. 1	s.p.n.	p. 2		21	19	241	1
10	27 10 1	11 2	14 3	s. 1	s.	p. 2 †		19	25	236	1
11	27 9 5	12 2	11 4	s. 1 m.	n.	p.g.		25	12	247	2
12	27 9 9	11 3	14 1	s. 1 m.	n.s.			19	7	257	2
13	27 11 2	9 5	27 0	n. 1	s.	n. *		18	13	262	0
14	27 7 2	9 5	17 8	e. 1 m.	n.	n.p.		20	18	263	1
15	27 9 10	7 3	20 1	n. 1 m.	s.			15	23	255	0
16	28 0 9	8 5	13 1	n.e. 0	s.n.	n.		20	23	249	3
17	28 0 9	8 0	23 1	n. 0	s.p.n.	n.		23	31	240	1
18	28 3 5	6 4	40 2	n. 2	s.			17	6	250	1
19	28 3 8	5 5	35 1	n. 1 m.	s.			11	15	247	1
20	28 3 3	8 0	37 1	n. 1	s.			10	32	224	1
21	28 2 6	5 5	25 0	n. 1	s.	b. †		14	12	221	5
22	28 1 7	4 5	37 2	n. 2	s.	b. †		11	9	221	1
23	28 1 6	6 0	40 2	n. 1	s.n.			14	17	216	2
24	28 3 8	6 0	47 8	n. 1	s.p.n.	n.		18	16	215	3
25	28 4 0	6 0	29 8	n. 1	s.			16	6	222	3
26	28 2 4	5 6	20 8	n. 0	s.			15	10	223	4
27	28 3 0	5 6	28 2	n. 0	s.	b.g.		15	14	221	3
28	28 3 4	5 2	29 3	n. 1	s.			17	8	228	2
29	28 9 4	5 3	28 1	n. 0	s.	b.g.		25	15	237	1
30	28 4 1	5 3	21 2	n. 0	s.			15	14	235	3
31	28 5 3	6 9	27 3	n. 0	s.p.n.	b.		20	17	235	5
Total des hommes.								538	489		61
Total des femmes.								149			29
Total général.....								687			90

Février 1821.

Jours du mois.	Matin. Baromètre.			Therm.		Hygro.		Évaporation.		Vent.		État du ciel.	Milieu du jour. Baromètre.			Therm.		Hygro.		Vent.		État du ciel.	Pluie.	
1	28	5	6	2	1	21	4	2	20	n.	0	s.p.n.	28	5	5	8	2	1	2	n.	1	s.p.n.		
2	28	5	2	1	0	21	7	0	51	n.	1	s.	28	5	0	7	5	2	5	n.	0	s.		
3	28	5	0	0	4	23	0	0	56	n.	1	s.p.n.	28	5	0	8	1	3	0	n.	1	s.p.n.		
4	28	3	0	7	2	23	1	1	22	n.n.e.	1	n.	28	2	3	8	6	25	1	n.n.e.	1	n.		
5	27	11	5	8	0	23	4	1	11	e.n.e.	0	n.	27	11	7	10	4	-5	9	n.e.	1	n.	5	82
6	28	3	0	4	8	42	1	3	21	n.	3	s.	28	3	9	6	2	45	9	n.n.o.	3	s.	9	36
7	28	6	8	0	5	50	1	3	21	n.	3	s.	28	6	8	3	2	51	4	n.	3	s.		
8	28	4	4	0	8	50	0	3	21	n.	3	s.p.n.	28	4	2	7	2	50	3	n.n.e.	3	s.p.n.		
9	28	0	7	3	2	49	2	8	40	n.	0	n.	27	11	9	9	1	50	0	n.e.	1 m.	n.		
10	28	0	1	2	8	21	2	2	15	n.	1	s.o.	28	0	0	9	0	35	4	n.e.	0	s.n.	0	22
11	28	1	2	3	2	16	3	1	2	o.s.o.	0	s.	28	1	4	9	4	34	1	n.e.	0	s.		
12	28	2	2	1	0	33	2	0	50	n.	1	s.	28	2	2	9	4	42	4	n.	1	s.		
13	28	3	3	3	0	23	2	1	21	n.	1	n.	28	3	4	9	0	39	2	s.e.	1	n.		
14	28	3	5	2	8	20	0	1	22	n.	0	s.	28	3	5	9	0	32	2	n.	0	s.		
15	28	3	9	3	5	23	9	1	10	n.n.e.	0	s.	28	3	9	10	2	30	0	n.n.e.	0	s.		
16	28	4	2	2	1	17	4	0	52	n.	1	s.p.n.	28	4	8	9	8	32	2	n.n.o.	0	s.p.n.		
17	28	4	8	2	2	16	4	0	49	n.	1	s.	28	4	7	9	7	28	6	n.	0	s.		
18	28	2	8	3	1	25	2	0	43	n.	0	s.	28	2	8	9	6	25	5	n.	0	s.		
19	27	11	8	3	4	16	8	1	19	n.	0	n.p.s.	27	10	4	10	6	29	8	n.	0	n.p.s.		
20	27	9	4	3	8	24	6	2	0	n.n.e.	1	n.	27	8	6	7	0	37	1	n.	1 m.	n.		
21	27	8	8	0	1	23	2	0	28	n.	2	s.	27	9	0	5	0	37	4	n.	2	s.	4	132
22	27	11	8	0	9	39	2	0	28	n.n.e.	1	s.	28	0	0	5	8	48	5	n.	1	s.		
23	28	1	1	0	2	24	4	0	28	n.	1	s.	28	0	9	6	1	39	2	n.	1	s.		
24	28	1	1	2	1	21	2	3	34	n.	1	n.	28	1	0	9	2	37	0	e.n.e.	0	n.		
25	27	11	8	1	3	16	9	1	50	n.e.	0	n.	27	11	3	10	0	23	3	o.s.o.	1	n.		
26	27	9	9	5	3	7	8	1	36	s.s.e.	1	n.	27	8	7	8	5	10	3	s.	1	n.	1	101
27	27	9	2	5	0	20	2	1	10	n.	1	n.	27	9	6	9	5	29	7	n.e.	1	s.	1	75
28	27	10	9	5	5	19	3	1	3	s.	1	n.	27	11	4	9	5	21	2	s.	1	n.	0	14

Jours du mois	Baromètre			Therm.		Hygro.		Vent		État du ciel	Météores	Hauteur du timbre	Entrés	Sortis	Restans	Morts
								SOIR.								
1	28	5	4	4	3	24	1	n.	1	s.			28	14	244	3
2	28	4	5	5	6	26	1	n.o.	0	s.	b.g.		10	12	234	8
3	28	4	5	5	2	32	1	n.e.	0	s.p.n.	g.		19	17	234	2
4	28	0	9	7	7	10	0	n.c.	1	n.	b.g. 2 l.		23	11	241	5
5	27	11	9	8	1	14	2	e.	1	n.	p.g. 2		22	10	250	3
6	28	6	1	3	2	49	8	n.n.e.	3	s.	p. 2		22	16	254	2
7	28	5	8	2	1	40	6	n.	3	s.	.g.		20	13	259	2
8	28	3	2	5	0	53	2	n.	1 m.	s.n.	g.		16	19	254	2
9	28	0	1	7	1	29	3	n.	1	n.	n.p. 2 *		15	25	242	2
10	28	0	3	6	[illegible]	26	1	n.e.	1	s.			21	29	232	2
11	28	2	8	8	0	42	0	n.	0	s.	n. 6		29	13	246	2
12	28	2	8	6	4	35	5	n.n.e.	1	s.p.n.	n.g. 2		15	17	241	5
13	28	3	5	7	2	30	4	o.	0	s.	b.n. 2		20	8	249	4
14	28	3	6	7	8	50	7	o.n.o.	0	s.	n.g.		19	21	245	5
15	28	3	9	7	0	20	8	s.s.o.	0	s.			20	27	254	9
16	28	4	8	8	1	17	6	o.	0	s.			28	14	264	3
17	28	4	0	7	8	19	8	n.	1	s.			26	27	260	9
18	28	1	3	7	7	15	8	n.n.e.	0	s.p.n.			18	7	264	7
19	27	10	2	9	2	21	2	n.	1	s.			18	21	260	1
20	27	8	6	3	4	31	2	n.n.e.	1 m.	n.	n.p. 2		22	14	259	9
21	27	11	2	2	2	46	4	n.	2	s.			31	20	265	5
22	28	0	0	4	1	42	4	s.	0	s.p.n.	q.		33	17	277	4
23	28	0	9	4	2	40	3	n.	0	s.	q.		23	12	282	6
24	28	0	5	6	5	27	9	s.o.	0	s.			19	21	251	2
25	27	10	2	5	6	14	0	o.	0	s.p.n.			18	13	245	2
26	27	8	9	5	4	18	3	n.	0	n.s.	p.		16	21	238	2
27	27	10	5	7	7	33	7	n.	1	s.			21	14	237	8
28	27	4	6	7	5	18	3	s.	1	n.p.s.	p.		13	25	219	6

Total des hommes.... 587   479   120

Total des femmes.... 141   30

Total général....... 728   150

Mars 1821.

Jours du mois.	MATIN.						MILIEU DU JOUR.					
	Baromètre.	Therm.	Hygro.	Evaporation.	Vent.	État du ciel.	Baromètre.	Therm.	Hygro.	Vent.	État du ciel.	Pluie.
1	27 11 4	8 2	16 9	2 20	s.s.e. 1 m.	n.	27 10 2	11 8	19 3	s.n.e. 1	n.	4 10
2	27 8 2	7 9	17 8	3 32	c. 1 m.	s.p.n.	27 10 2	11 6	31 0	n.o. 1	n.p.s.	
3	28 0 6	5 2	33 9	1 18	n. 1	s.p.n.	28 0 1	11 7	32 2	n. 1	s.	
4	27 10 5	7 3	22 8	3 15	o.n.o. 1	s.n.	27 9 3	12 2	22 1	s.s.o. 0	n.	4 141
5	27 6 8	5 8	22 3	0 38	n.n.o 2	n.p.s.	27 8 2	11 4	27 2	n. 2 m.	n.	
6	27 10 2	3 2	43 4	1 10	n. 2 m.	s.	27 11 2	10 3	31 2	n. 2 m.	s.	
7	27 11 5	3 1	28 3	2 8	n. 1 m.	s.	28 0 7	13 3	25 3	s.s.e. 0	s.p n.	
8	28 0 7	5 2	20 8	2 21	s. 1	n.	28 0 3	9 8	25 3	s.s.e. 1	n.	8 53
9	27 11 3	5 4	22 3	2 0	c. 1 m.	n.p.s.	27 9 8	11 4	20 0	e.n.e. 1	n.p.s.	
10	28 0 2	8 0	22 4	1 25	n. 1 m.	s.	28 1 4	13 1	27 2	e.n.e. 0	s.	
11	28 1 7	7 0	20 1	2 1	n. 1	s.	28 0 9	13 2	24 3	s. 1	s.p.n.	
12	28 0 4	9 2	14 1	3 22	s.e. 0	n.	28 0 0	13 5	22 3	s. 1	n.	
13	28 0 1	8 3	11 0	2 20	s.o. 1	n.p.s.	28 0 8	12 3	15 2	s.s.o. 1	n.p.s.	1 96
14	28 1 2	7 3	2 1	2 21	n. 0	s.p.n.	27 1 8	12 9	21 2	s. 0	n.	
15	27 11 0	9 1	16 2	1 30	n.n.e. 1 m.	n.	27 9 9	9 9	22 3	e.n.e. 1	u.	3 6
16	28 0 4	7 2	57 3	1 10	n. 1 m.	s.	28 2 0	12 3	27 4	n.u.e. 1	s.p.n.	
17	28 3 0	5 0	24 2	1 22	n. 1	s.	28 1 8	10 6	22 4	o. 0	s.p.n.	
18	28 1 8	6 0	13 2	2 42	n. 0	s.n.	27 11 8	11 6	19 3	s.s.o. 1	n.	
19	27 10 2	7 4	21 2	5 21	s.s.o. 2	n.	28 0 8	10 2	16 2	s. 2	n.	
20	27 9 2	8 2	15 4	2 20	s. 1 m.	n.	27 7 2	12 4	22 4	o. 3	s.n.	2 72
21	27 8 8	6 3	15 2	3 4	u.n.e. 0	n.p.s.	27 9 0	11 9	31 2	s. 1 m.	n.s.	0 84
22	27 9 2	8 4	17 4	1 24	n.n.e. 0	u.s.	27 6 3	12 4	12 3	s. 2	n.	
23	27 5 2	10 2	14 2	1 22	s. 1	n.	27 8 3	11 4	23 8	n.n.e. 1	n.	2 142
24	27 6 5	9 2	28 9	1 12	n. 2 m.	s.p.n.	27 8 3	9 0	31 8	n. 2 m.	s.p.n.	2 44
25	27 9 8	5 3	34 2	2 0	n. 1	s.p.n.	27 11 2	10 5	31 6	n. 1	s.p.n.	
26	27 10 0	5 3	20 1	2 10	o. 1	s.	27 10 0	12 2	13 4	o.s.o. 1	n.p.s.	
27	27 10 2	9 1	21 5	2 31	s.s.e. 1	n.	27 10 8	10 2	19 2	s.s.o. 1	n.	1 89
28	27 11 2	9 2	20 1	2 41	s.s.e. 1	n.p.s.	27 10 8	12 6	19 1	s.s.e. 1	n.	0 100
29	27 10 8	9 4	17 2	2 44	s. 1	s.n.	27 5 9	14 0	23 8	s. 1 m.	n.	0 21
30	27 6 8	12 0	28 2	5 25	c. 1	n.	27 7 5	11 2	27 0	c. 2	n.	0 66
31	27 8 7	11 0	20 2	2 22	s.s.e. 1	n.	27 9 0	11 9	31 3	s.s.o. 1	n.	2 17

Jours du mois.	Baromètre.			Therm.		Hygro.		Vent.		État du ciel.	Météores.	Hauteur du Tibre.	Entrés.	Sortis.	Restans.	Morts.
								SOIR.								
1	27	10	2	8	9	19	3	s.s.e.	1 m.	n.	p.g. 2		54	14	256	3
2	27	10	2	9	0	31	0	n.	2	s.p.n.			27	14	264	3
3	28	0	1	9	2	32	2	o.	1	s.			30	35	257	2
4	27	9	3	7	5	22	t	n.e.	1	n.p.s.			22	13	263	3
5	27	8	2	6	4	27	2	n.n.e.	1	s.n.	p. 2		15	26	249	3
6	27	11	2	4	3	31	2	n.	1	s.			21	9	257	4
7	28	0	7	9	2	25	3	s.	1	n.			29	19	262	5
8	28	0	5	7	2	25	3	s.	1	n.	p. * g.p. 2		33	7	284	4
9	27	9	8	9	5	20	0	s.s.e.	0	n.			22	14	288	4
10	28	1	4	9	4	27	2	s.s.e.	0	s.			73	27	327	7
11	28	0	9	11	3	24	3	s.s.e.	1	s.p.n.	n. *		48	9	362	4
12	28	0	0	9	4	22	3	s.	1	n.s.	p. 2		60	24	398	0
13	28	0	8	8	3	25	2	o.	0	s.p.n.	p.g.		43	35	404	2
14	27	t	8	10	0	21	2	s.	1	n.p.s.	n. †		40	26	415	3
15	27	9	9	9	3	22	3	n.	1	n.	p.g. 2		28	22	419	2
16	28	2	0	6	5	27	4	n.	1 m.	s.			75	23	469	2
17	28	1	8	7	5	22	4	o.s.o.	1	s.			44	32	479	3
18	27	11	8	8	2	19	3	s.s.o.	1	n.p.s.	n. *		40	25	487	7
19	28	0	8	10	4	16	2	s.	2	n.	p. 2		41	54	471	3
20	27	7	2	9	8	22	4	o.	1 m.	s.	p. gr. g.		48	38	477	4
21	27	9	0	9	2	31	2	s.s.o.	1	n.p.s.	n.		30	39	463	5
22	27	6	3	9	8	12	5	s.	1	n.	n.p.g.l.t.		27	8	481	1
23	27	8	3	8	3	27	8	n.e.	1	n.p.s.			37	22	495	1
24	27	8	3	7	2	31	8	n.	1 m.	s.p.n.			30	48	474	3
25	27	11	2	6	2	31	6	n.	1	s.			64	41	491	4
26	27	10	0	9	2	13	4	s.e.	0	n.			70	14	544	3
27	27	10	8	10	1	19	2	s.s.e.	1	s.n.	n.p. 2 g.		27	19	548	4
28	27	10	8	9	2	19	1	s.	1	s.n.	n.p. 2 g.		18	24	539	3
29	27	5	9	11	2	23	8	s.s.e.	1	n.	n.		24	8	551	4
30	27	7	5	10	0	27	0	e.	1	n.	n.p.q.		55	26	578	2
31	27	9	0	9	2	31	3	s.	1	s.	p.q.		30	176	450	2

Total des hommes.... 1215   Morts: 100

Total des femmes.... 171   Morts: 39

Total général........ 1386   Morts: 139

Avril 1821.

Jours du mois	MATIN Baromètre			Therm.		Hygro.		Évaporation.		Vent.		État du ciel.	MILIEU DU JOUR Baromètre.			Therm.		Hygro.		Vent.		État du ciel.	Pluie.	
1	27	6	0	10	0	23	2	2	51	n.	1 m.	s.p.n.	27	5	7	14	0	37	2	n.	1	s.p.n.		
2	27	7	7	9	2	13	2	1	19	n.	0	s.	27	8	4	14	6	34	5	n.e.	0	s.n.		
3	27	10	4	8	0	25	2	2	14	n.	0	s.	27	10	8	14	0	30	7	s.	1 m.	s.n.		
4	27	10	8	12	1	20	2	2	24	o.s.o.	1 m.	s.n.	27	10	7	15	0	34	1	s.s.e.	2	n.p.s.	1	64
5	37	8	8	10	0	22	3	3	20	s.s.e.	2	n.s.	37	9	2	12	2	34	8	o.s.o.	2	n.	0	90
6	27	11	3	10	0	34	2	4	40	o.s.o.	0	s.n.	27	4	0	12	6	34	5	s.s.o.		s.p.n.	0	19
7	27	11	0	12	0	14	2	1	32	n.n.e.	1	n.	27	11	7	10	2	23	9	n.e.	1	n.		
8	28	0	0	11	2	17	2	1	24	n.	0	n.	27	11	0	14	9	32	2	n.e.	1	- n.	0	136
9	27	10	4	9	4	22	4	2	28	s.s.e.	3	n.	27	11	0	9	8	23	2	s.e.	1 m.	n.	5	60
10	27	10	8	10	2	14	6	2	44	s.	0 m.	n.	27	9	5	10	2	12	7	s.	1 m.	n.	3	007
11	27	11	2	10	2	8	2	4	2	n.e.	0	n.	27	11	5	12	8	22	6	o	1	n.		
12	28	0	7	11	8	13	4	3	0	n.e.	0	s.n.	28	0	6	14	5	28	5	s.	1	n.		
13	28	0	2	11	0	14	2	2	24	s.s.e.	2	n.	28	0	4	13	3	21	4	s.	2	n.		
14	28	1	1	8	0	18	0	2	10	n.	0	s.	28	1	1	13	2	33	4	s.	1 m.	s.p.n.		
15	28	0	2	12	0	9	2	1	24	n.	1	s.p.n.	27	11	5	14	6	35	3	o.	0	s.n.	7	19
16	27	8	7	10	0	17	2	1	15	s.	1	n.	27	8	1	15	1	26	3	s.s.e.	1 m.	n.p.s.	3	44
17	27	7	3	11	2	12	1	2	4	s.	2	n.	27	7	5	12	2	15	8	s.	2	n.	5	58
18	27	8	4	9	2	23	1	2	4	s.o.	2	s.n.	27	8	4	12	3	31	9	s.	1 m.	s.n.		
19	27	10	9	8	0	22	8	1	25	n.	1 m.	s.p.n.	27	10	9	12	9	36	8	n.n.o.	1 m.	s.p.n.		
20	27	11	7	9	2	23	1	2	22	n.n.e.	1	s.	27	11	6	13	9	29	5	o.n.o.	1 m.	s.p.n.		
21	28	0	2	8	2	16	2	1	10	n.	1	s.	28	0	5	14	9	35	1	o.s.o.	1	s.p.n.		
22	28	1	2	11	2	14	3	1	0	n.	1	s.	28	0	9	17	0	37	1	o.s.o.	1	s.p.n.		
23	28	0	5	11	2	37	3	3	16	s.	0	s.	28	0	5	18	0	36	7	s.s.e.	1 m.	s.		
24	27	10	5	14	1	33	1	2	58	n.e.	1	s.p.n.	27	10	8	17	8	40	0	s.	1	s.p.n.		
25	27	11	2	13	2	23	2	2	34	s.s.e.	1	s.n.	27	11	5	16	4	30	7	o.s.o.	1	n.		
26	27	11	8	11	2	16	1	2	22	n.n.e.	1	s.n.	27	11	8	17	1	29	9	o.n.o.	0	s.p.n.		
27	28	0	2	12	0	14	3	2	41	n.o.	1	s.n.	27	11	9	17	1	29	5	s.s.o.	1	n.p.s.		
28	27	11	0	11	2	18	2	2	0	s.o.	1	n.	27	10	9	17	2	50	4	s.s.o.	1	n.p.s.		
29	27	10	9	12	0	17	1	2	0	s.s.e.	1	s.n.	27	10	5	16	4	33	2	e.s.o.	2	s.n.		
30	27	10	6	11	2	28	1	1	35	n.	1	s.	27	10	6	18	3	42	8	s.s.e.	1	s.p.n.		

Jours du mois	SOIR.						Hauteur du Tibre.	Entrés.	Sortis.	Restans.	Morts.
	Baromètre.	Therm.	Hygro.	Vent.	État du ciel.	Météores.					
1	27 5 9	9 0	35 2	n. 0	s.p.n.			67	25	470	2
2	27 9 4	11 0	36 2	o.s.o. 1	s.	n.		18	15	471	2
3	27 11 3	11 0	18 2	s.o. 1 m.	s. n.			20	13	475	3
4	27 8 7	12 4	31 2	s.s.o. 3	n.			19	6	403	5
5	27 10 2	10 0	25 2	s.o. 1	n.	p.n.		17	18	399	3
6	28 0 0	9 0	31 2	s.s.o. 1	n.	p.n.		17	14	400	2
7	27 11 8	10 4	35 2	e. 3	s. n.	n. p. † g.		38	21	416	1
8	27 10 6	10 9	25 2	s. 2	n.	n. * p. † g.		40	26	430	0
9	27 10 9	11 0	29 2	s. 3	n.	p.n.g.g.		22	37	415	0
10	27 10 2	10 0	10 2	s.s.e. 1 m.	n.	p.n.g.		29	15	428	1
11	28 0 2	10 2	11 4	o. 0	s.	n.p.n.		24	30	419	3
12	28 0 4	10 0	13 2	s. 1	s. n.			5	20	403	1
13	28 0 6	10 0	17 8	s. 1	s. n.			38	33	406	2
14	28 0 9	10 0	28 2	o. 1	s. p. n.			21	47	377	3
15	27 10 3	11 6	28 2	s.s.e. 0	n.p.s.	n.		13	16	370	4
16	27 7 0	10 4	20 1	s.s.e. 1	n.	n. *		15	3	382	0
17	27 7 5	11 2	25 6	s. 1	n.			13	23	370	2
18	27 9 5	8 2	14 8	s.o. 1	s. n.	p.n.g.		20	24	365	1
19	27 11 5	10 2	32 2	s. 1	n.p.s.	p.q.		43	19	388	1
20	28 0 0	9 4	17 2	n. 1	s.			22	24	386	0
21	28 1 0	10 0	20 2	n. 0	s.			7	18	372	3
22	28 0 8	12 0	31 1	n. 0	s. n.	n.		13	16	369	0
23	28 0 0	12 2	31 2	s. 1	s.			22	22	369	0
24	27 10 5	8 2	34 2	s. 1	s. n.	n. †		29	34	560	4
25	27 11 5	13 2	30 1	o.s.o. 0	n.p.s.	n. *		21	30	349	2
26	28 0 0	13 1	15 1	o. 1	s.	n. *		29	18	358	2
27	27 11 6	13 2	29 3	s.s.o. 1	s. n.	n.		34	10	382	0
28	27 10 9	12 2	18 1	s.s.e. 1	s.p.n.	n. *		16	24	372	2
29	27 10 2	14 2	35 2	o.s.o. 1	s.p.n.	n. *		32	43	359	2
30	27 11 2	14 1	27 3	s.o. 1 m.	s. n.	l.		8	21	343	3
Total des hommes.....								724	665		54
Total des femmes.....								129			29
Total général........								855			83

Mai 1821.

MATIN.

Jours du mois.	Baromètre.	Therm.	Hygro.	Évaporation.	Vent.	État du ciel.
1	27 11 4	11 2	20 0	2 53	n. 0	s.p.n.
2	27 11 8	10 2	12 1	1 51	n.n.e. 1	s.p.n.
3	27 11 7	13 9	29 5	2 0	n.e. 1	s.p.n.
4	27 11 4	14 6	21 0	2 26	s.s.e. 0	n.p.s.
5	27 11 7	13 1	15 2	3 15	s. 1	n.
6	27 11 3	13 2	14 1	2 44	s.s.o. 1	n.
7	27 11 2	10 4	13 1	2 51	s. 1	n.
8	28 0 0	12 0	15 2	2 31	n.n.e. 1	s.p.n.
9	28 1 0	11 2	17 2	2 20	n. 1	s.
10	28 0 8	16 7	31 2	2 0	n. 0	s.p.n.
11	27 11 7	12 2	35 2	2 51	n. 0	s.
12	27 11 0	12 1	28 2	1 41	n. 1	s.p.n.
13	27 11 4	15 2	17 3	1 51	s.o. 1	s.n.
14	27 10 3	12 4	21 2	2 31	s. 2 m.	s.n.
15	27 11 8	14 2	13 1	3 9	s.s.e. 1	n.
16	28 1 6	12 2	25 3	2 0	n. 0	s.p.n.
17	28 2 2	13 1	31 0	2 20	n. 0	s.
18	28 2 0	14 2	21 2	2 50	n. 0	s.
19	28 2 4	13 1	15 2	2 16	n. 0	s.p.n.
20	28 1 8	13 2	24 1	2 0	n. 1	s.
21	28 0 9	12 5	11 2	1 50	n. 0	s.p.n.
22	28 0 5	13 2	24 3	2 0	s. 1	s.n.
23	28 0 1	15 2	27 2	2 1	s. 1	n.
24	27 11 6	13 2	24 1	3 21	s.s.e. 1 m.	n.s.
25	27 11 2	14 2	24 1	3 24	s. 1	n.
26	27 11 9	13 2	12 2	2 51	n. 0	s.p.n.
27	27 11 2	20 4	43 2	5 50	s.s.e. 2	n.
28	28 0 8	16 0	23 2	0 12	s.s.e. 0	n.
29	28 0 1	14 2	24 2	2 0	n. 1	n.p.s.
30	27 11 4	15 2	27 3	2 21	n. 0	n.p.s.
31	27 11 4	16 2	23 1	2 11	n. 1	s.n.

MILIEU DU JOUR.

Jours du mois.	Baromètre.	Therm.	Hygro.	Vent.	État du ciel.	Pluie.
1	27 11 6	16 8	31 6	s. 1	s.	
2	27 11 8	16 8	35 9	s.e. 1	s.p.n.	4 108
3	27 11 6	16 7	33 8	s. 1	s.p.n.	
4	27 11 2	14 7	22 3	o. 1	s.	0 97
5	27 11 8	16 6	31 1	s. 1	n.	0 107
6	27 11 4	14 4	31 4	s.o. 1 m.	n.s.	2 116
7	27 11 4	14 6	30 5	o. 1	n.	7 054
8	28 0 2	15 7	40 5	s. 1	s.	
9	28 0 4	18 5	40 7	n.n.e. 1	s.	
10	28 0 9	19 5	45 2	o. 1	s.	
11	27 11 5	18 3	37 3	o. 1	n.p.s.	0 70
12	27 11 7	17 9	36 0	o.s.o. 1	s.p.n	
13	27 11 6	17 8	31 2	s.s.o. 1 m.	n.p.s.	
14	27 10 3	16 7	26 4	s.s.o. 1 m.	s.n.	
15	27 11 9	16 9	24 4	o.s.o. 1	n.s.	
16	28 2 3	18 2	36 6	n.o. 1	s.	
17	28 2 7	19 4	42 8	n.n.o. 1	s.	
18	28 2 0	20 3	34 0	o.s.o. 1	s.	
19	28 1 4	18 8	40 3	o.s.o. 1	s.	
20	28 0 6	19 0	36 2	s.o. 1	s.p.n.	
21	28 0 6	18 9	35 6	s.o. 1	s.p.n.	
22	28 0 1	19 4	34 8	s. 1 m.	n.	
23	28 1 5	18 8	35 3	s. 1	s.p.n.	1 108
24	27 11 6	20 5	35 2	s. 1	s.	
25	27 11 6	20 2	37 0	s. 1	s.	
26	27 11 2	21 1	39 2	s. 1	n.	
27	27 11 3	22 2	45 6	s.s.e. 2	u.	
28	28 0 8	20 0	42 3	s.s.e. 2	n.	1 50
29	28 0 0	16 8	21 1	n.n.o. 1	s.	0 14
30	27 11 3	20 3	33 2	n.n.o. 1	n.	
31	27 11 4	21 0	38 5	o. 0	s.p.n.	

Jours du mois.	Baromètre.	Therm.	Hygro.	Vent.	État du ciel.	Météores.	Hauteur du Tibre.	Entrés.	Sortis.	Restans.	Morts.
				SOIR.							
1	27 11 9	11 2	11 3	n. 1	s.	n.p.g.l.t.		33	23	352	1
2	27 11 8	13 5	28 8	n.n.e. 1	s.p.n.			14	21	344	1
3	27 11 5	14 9	25 8	s.o. 1	s.			21	18	342	5
4	27 11 6	13 2	26 2	o. 1	n.	p.		10	17	335	0
5	27 11 6	14 0	41 2	s. 1	n.s.	p.g.n.		18	17	330	6
6	27 11 3	12 4	25 2	s.s.o. 1	n.	p.g.n.		14	20	321	3
7	27 11 8	11 2	27 3	s. 1	s.	p.g.n.		25	25	318	3
8	28 0 6	11 2	13 2	n. 1	s.			15	19	307	7
9	28 0 7	13 7	30 0	n.n.e. 0	s.	t.q.		12	18	268	3
10	28 0 2	13 2	37 1	u. 1	n.p.s.	t.p.q.		15	9	271	3
11	27 11 5	13 0	32 1	n. 1	s.p.n.	p.t.l.		16	13	271	1
12	27 11 6	14 0	46 2	o. 0	n.p.s.	n.		7	29	248	1
13	27 11 7	13 2	17 1	s.s.o. 1 m.	s.n.	n.		27	7	267	1
14	27 10 3	13 0	36 1	s.s.o. 1	n.s.			14	16	261	4
15	28 0 5	14 2	36 1	s. 1	s.	n. *		22	9	273	1
16	28 2 0	14 0	34 1	n.n.o. 0	s.			14	11	274	2
17	28 2 7	13 2	27 2	n.n.o. 0	s.	n.		22	13	282	1
18	28 2 4	14 5	27 2	n. 1	s.	n.		10	12	280	0
19	28 2 0	15 8	55 1	n.n.o. 0	s.p.n.	n. *		14	19	271	4
20	28 1 0	14 0	19 2	o. 1	s.p.n.			7	17	258	3
21	28 0 4	14 2	27 2	s.o. 1	n.	n. *.		9	15	252	0
22	28 0 2	15 2	36 2	s.s.o. 2	s.p.n.	n. †		16	12	252	4
23	28 0 0	15 1	20 0	o. 1	s.	n.p.n.		36	18	268	2
24	27 11 4	16 0	37 2	o. 1	s.	n. *		10	18	258	2
25	27 11 8	15 1	29 2	n.e. 0	n.			16	8	261	4
26	27 10 0	21 2	30 0	s.s.e. 2	n.	n.		14	17	258	1
27	28 0 3	16 2	41 3	s.s.e. 1	n.	n. * p.n.		17	9	262	2
28	28 0 8	14 2	35 2	s.s.o. 1 m.	s.			14	12	266	0
29	27 11 7	14 6	25 2	n. 1 m.	n.	p. † q.		5	17	251	3
30	27 11 1	17 2	29 1	s.s.e. 1 m.	s.	n.p.n.g. †		16	17	250	0
31	27 11 5	16 3	31 2	n. 0	s.p.n.	p.t.l.g.		23	13	259	1
Total des hommes....								596	491		69
Total des femmes....								158			39
Total général.......								644			108

Juin 1821.

MATIN.

Jours du mois.	Baromètre.			Therm.		Hygro.		Evaporation.		Vent.		Etat du ciel.
1	27	11	8	15	2	21	2	3	21	e.	1	s.p.n.
2	28	0	4	15	0	13	2	1	21	n.e.	0	s.p.n.
3	27	11	4	15	2	31	2	2	2	n.	1	s.
4	27	10	7	19	0	35	2	3	12	s.s.e.	1 m.	n.p.s.
5	27	8	2	17	1	25	2	3	41	s.s.e.	2	n.
6	27	10	7	13	2	21	2	2	59	n.	1 m.	s.p.n.
7	28	0	8	16	0	23	2	2	21	n.	0	s.
8	28	0	0	15	4	23	2	4	2	s.	0	s.p.n.
9	27	10	2	15	3	28	1	3	41	s.s.e.	1 m.	s.n.
10	27	11	1	14	6	23	2	3	48	s.	1 m.	s.n.
11	28	1	0	14	2	24	3	2	24	n.	1	s.
12	28	2	2	14	6	25	2	3	25	n.	0	s.
13	28	1	3	16	0	30	3	5	10	e.s.e.	1	n.p.s.
14	28	0	0	15	2	14	3	3	0	n.	0	s.
15	27	11	9	14	2	15	1	2	18	s.	1	n.
16	27	11	5	14	2	24	1	2	52	n.	0	s.
17	28	0	0	14	2	21	4	2	19	n.	1	s.p.n.
18	27	11	7	12	1	24	2	1	11	n.	1 m.	s.
19	27	11	4	12	2	25	2	3	0	n.	1	s.
20	27	10	1	16	2	25	4	2	50	s.s.e.	1 m.	n.
21	27	8	2	16	0	19	1	1	10	s.o.	2	s.n.
22	27	10	3	13	0	41	2	2	55	n.	1 m.	s.p.n.
23	28	0	4	13	8	58	1	3	51	n.n.o.	1	s.
24	27	11	7	13	1	21	2	2	29	n.	1	n.
25	28	0	1	13	8	28	1	2	21	n.	1	s.p.n.
26	27	11	6	13	0	11	2	2	0	e.	0	n.
27	27	10	4	13	7	12	4	1	24	n.	1	n.
28	27	11	8	15	1	27	2	1	2	n.e.	0	s.
29	27	1	4	14	7	21	2	1	25	n.	1	s.
30	28	1	9	16	0	41	2	3	20	s.s.o.	1	n.p.s.

MILIEU DU JOUR.

Jours du mois.	Baromètre.			Therm.		Hygro.		Vent.		Etat du ciel.	Pluie.	
1	27	11	9	21	8	37	4	o.	0	n.s.	8	89
2	28	0	1	21	1	35	3	o.	1	s.n.		
3	27	11	0	21	5	36	0	o.	1	s.n.	1	0
4	27	10	5	21	2	33	8	s.s.e.	1 m.	n.p.s.		
5	27	8	9	17	9	26	4	s.o.	2	n.p.s.	2	67
6	27	11	2	18	3	36	2	n.	1	s.	6	139
7	28	0	7	20	6	31	6	o.	1	s.p.n.		
8	28	11	8	20	3	38	2	s.	1 m.	s.p.n.		
9	28	10	1	20	4	36	3	s.	1	n.		
10	28	11	7	18	8	35	8	s.s.o.	1	n.s.		
11	28	1	6	20	0	41	2	n.e.	0	s.n.		
12	28	2	1	20	3	40	2	n.	1	n.p.s.		
13	28	1	9	19	2	51	4	e.n.e.	1	n.		
14	28	0	0	20	4	34	4	o.s.o.	1	s.p.n.	5	56
15	27	11	6	15	3	19	4	s.s.e.	1	n.		
16	27	11	5	17	8	34	6	n.	1	s.p.n.'	1	56
17	27	10	3	15	2	26	3	n.e.	1	n.		
18	27	11	4	16	5	39	6	n.n.o.	1	s.p.n.		
19	27	11	5	19	0	43	0	o.	1 m.	s.p.n.		
20	27	9	9	18	3	32	5	s.	1 m.	n.s.		
21	27	7	8	17	4	32	0	o.s.o.	2	n.p.s.		
22	27	10	7	15	5	45	3	n.	2	s.p.n.	1	157
23	28	0	5	16	2	42	1	o.s.o.	1 m.	s.		
24	27	11	3	16	2	31	2	s.s.o.	1 m.	n.p.s.	5	28
25	28	0	0	17	6	32	8	s.o.	1	n.p.s.		
26	27	11	8	16	5	22	1	o.	0	n.		
27	27	10	3	16	5	24	4	e.	1	n.p.s.	7	36
28	28	0	2	18	8	56	8	o.s.o.	1	s.n.	5	120
29	28	1	6	19	1	34	7	o.	1	s.p.n.	6	134
30	28	1	8	19	4	51	5	o.s.o.	1	n.s p.		

Jours du mois.	Baromètre.			Therm.		Hygro.		Vent		État du ciel.	Météores.	Hauteur du Tibre.	Entrés.	Sortis.	Restans.	Morts.
1	28	0	0	15	2	27	1	n.	1	s.p.n.	p.t.g.		16	26	259	0
2	28	0	1	15	0	32	3	n.	1	s.	p.t.l.g.g.		9	21	245	2
3	27	11	0	16	2	37	1	n.	0	s.			13	12	245	1
4	27	10	4	16	2	18	0	s.s.e.	1	n.			12	9	247	1
5	27	9	8	12	0	19	2	n.	1	n.	p.q.t.l.		14	14	246	1
6	28	0	3	16	1	57	2	n.	1	s.			17	24	237	2
7	28	0	8	16	2	35	2	o.	1	s.	n. †		10	11	235	1
8	27	11	0	15	1	36	2	s.s.o. 1 m.		s.p.n.			11	12	233	1
9	27	10	9	16	2	26	4	s.s.o.	1	s.p.n.			16	11	236	2
10	28	1	0	14	1	37	1	n.	0	s.			9	8	234	3
11	28	2	0	15	1	52	1	o.	0	s.	n.		29	13	249	1
12	28	2	0	15	5	30	0	n.n.e.	0	s.p.n.			18	12	253	2
13	27	11	8	15	3	24	1	s.s.o.	1	n.	p. †		13	16	249	5
14	28	0	0	15	4	23	6	s.	0	s.p.n.			9	17	257	4
15	27	11	2	14	7	28	1	e.	1	n.	p.q.		19	15	239	4
16	27	11	6	14	0	31	3	o.s.o.	0	s.n.			9	16	229	3
17	27	11	0	14	3	21	2	n.	0	n.	p.t.g.		15	16	228	0
18	27	11	4	14	2	45	4	n.	1 m.	s.			10	19	218	1
19	27	11	0	15	0	22	1	o.	1	s.			13	16	214	1
20	27	9	1	16	0	27	1	s.s.e.	1 m.	n.p.s.			20	12	222	0
21	27	9	6	9	0	22	2	n.	1 m.	s.	p.		12	12	219	3
22	28	0	3	10	0	35	0	n.	1	s.			11	9	217	5
23	28	0	4	13	5	31	2	s.o.	1	n.			10	16	210	1
24	28	0	0	11	4	28	0	n.n.e.	0	s.p.n.	p.n.g.		16	6	219	1
25	28	0	2	13	2	24	3	s.s.e.	0	s.p.n.	u. †		21	10	230	0
26	27	11	0	15	2	9	1	n.n.e.	1	n.	n.* p.g.n.		6	7	228	1
27	27	11	4	14	0	41	1	n.	0	n.p.s.	p.g.n.		12	19	218	3
28	28	1	2	12	8	7	8	n.	0	s.	p.l.t.g.		10	12	214	2
29	28	1	3	14	8	9	2	s.	1	n.	n.*		12	10	216	0
30	28	1	9	14	9	54	4	s.s.o.	1	n.p.s.	n.*l.n.		18	25	207	2
Total des hommes....													410	416		49
Total des femmes....													119			25
Total général.......													529			74

Juillet 1821.

Jours du mois	MATIN Baromètre	Therm.	Hygro.	Évaporation	Vent	État du ciel	MILIEU DU JOUR Baromètre	Therm.	Hygro.	Vent	État du ciel	Pluie
1	28 1 9	15 9	24 2	2 25	s.s.o. 1	s.n.	28 1 8	20 1	36 0	s.s.o. 1	n.p.s.	
2	28 1 4	16 1	31 5	2 0	s.s.e. 0	s.	28 1 5	21 9	41 8	s. 1	s.	
3	28 1 2	16 9	31 2	3 15	s.s.e. 2 m.	s.	28 1 4	23 2	50 4	s.s.e. 2 m.	s.p.n.	
4	28 0 8	20 0	41 4	8 16	s. 3	s.p.n.	28 1 1	22 1	40 2	s.s.o. 1 m.	s.p.n.	
5	28 0 9	18 5	30 7	5 20	s.s.e. 1 m.	s.n.	28 0 7	21 3	39 0	s.s.o. 1 m.	s.p.n.	
6	28 0 8	18 3	21 2	5 20	s.o. 1 m.	s.n.	28 0 8	20 7	31 9	s. 1	s.n.	
7	28 0 5	18 1	22 3	4 28	n.o. 0	s.	28 0 5	21 2	43 1	n.n.o. 0	s.p.n.	
8	28 0 4	18 0	21 2	2 5é	s.s.e. 1 m.	s.	28 0 5	22 4	43 2	s. 2	n.p.s.	
9	28 0 0	19 1	58 3	4 53	s.s.e. 1	n.	28 0 3	22 0	44 4	s. 1 m.	n.s.	0 48
10	27 11 5	18 3	32 0	5 22	s.s.o. 1 m.	n.p.s.	27 11 8	18 6	54 5	o.s.o. 2	s.n.	
11	28 0 7	16 4	52 3	4 0	s.s.e. 1	s.	28 0 7	19 8	40 9	s.s.o. 1	s.p.n.	
12	28 0 3	18 1	27 7	2 52	n. 0	s.	28 0 5	20 3	57 0	o.s.o. 1 m.	s.n.	
13	28 0 3	18 4	25 2	2 21	s. 1	s.p.o.	28 0 8	20 3	58 3	o.s.o. 1 m.	s.n.	
14	28 0 5	18 2	32 1	3 0	s. 1	s.n.	28 0 7	22 1	41 4	s. 1 m.	s.	
15	27 11 5	19 0	21 2	5 42	s.s.o. 1	n.	27 11 9	19 2	52 4	s.o. 1 m.	s.n.	
16	28 0 0	17 3	32 3	4 58	s.s.e. 1 m.	s.n.	28 0 0	21 3	54 8	s.s.e. 1 m.	s.n.	
17	28 0 5	17 2	31 4	2 40	n. 1 m.	s.p.n.	28 0 8	19 5	59 1	n. 2	s.p.n.	2 0
18	28 2 5	17 9	41 2	3 20	n. 1	s.	28 2 5	22 4	48 8	n.n.e. 1 m.	s.	
19	28 2 6	18 2	53 1	4 2	n. 1	s.	28 2 0	23 1	48 2	n 0	s.	
20	28 1 8	18 2	36 2	5 8	n.n.e. 1	s.	28 1 5	22 8	43 9	o.s.o. 1	s.p.n.	
21	28 1 8	19 0	29 3	4 19	n. 0	s.	28 1 6	22 5	37 8	o.s.o. 1	s.	
22	28 1 5	18 0	32 5	4 22	s. 0	s.	28 1 2	24 0	47 2	s. 0	s.p.n.	
23	28 1 4	19 0	22 5	3 21	s. 0	n.	28 1 1	22 0	53 2	s. 1 m.	u.p.s.	
24	28 1 2	20 0	16 2	4 72	s. 1 m.	n.	28 2 0	22 5	52 8	o.s.o. 1	s.p.n.	
25	28 1 7	19 0	21 2	3 21	s. 0	s.p.n.	28 2 4	23 5	39 4	o. 1	s.	
26	28 2 5	18 3	25 6	3 25	s. 0	s.	28 1 4	24 5	50 1	o. 1	s.	
27	28 1 9	18 8	31 2	4 40	s. 1	s.p.n.	28 0 9	24 0	40 2	o. 1	s.	
28	28 1 0	18 2	21 3	3 22	s. 1	s.p.n.	28 0 2	23 0	34 2	s.s.o. 1 m.	s.p.n.	
29	27 11 8	19 1	21 2	3 51	s. 1	s.n.	27 11 1	23 0	36 1	s.s.o. 2	s.n.	
30	27 11 4	18 0	43 1	4 23	n. 1	s.	27 11 3	21 2	41 2	s.s.o. 1	s.n.	
31	28 1 2	16 3	40 8	3 11	n. 1 m.	s.	28 1 4	21 5	52 2	n. 1 m.	s.	

28

mois.	Baromètre.			Therm.		Hygro.		Vent.	État du ciel.	Météores.	TIBRE.	ENTRÉS.	SORTIS.	RESTANS.	MORTS.
1	28	1	5	15	5	19	5	s.s.e. 0·	s.	n. *		4	10	198	3
2	28	1	3	16	5	39	7	s.s.e. 1	s.	n. †		29	16	210	1
3	28	1	6	18	4	46	0	s.s.e. 2 m.	n.			9	7	211	1
4	28	1	5	17	2	31	6	s.s.e. 0	s.			7	12	205	1
5	28	1	0	16	5	31	2	s. 0	s.			10	9	205	1
6	28	0	5	15	5	29	0	s.s.o. 0	s.n.	n. g. n. 2†		8	14	197	2
7	28	1	0	16	1	36	4	s.s.e. 0	s.	n.g.		6	16	182	5
8	28	0	0	17	2	45	1	s.s.e. 1	n.p.s.	n.g.l.t.n.		34	8	206	2
9	27	11	9	17	2	35	8	s. 1	s.n.	p.g. †		11	11	202	4
10	28	0	4	17	3	26	2	s. 0	s.			8	9	200	1
11	28	0	6	14	0	27	0	n. 0	s.	n.		15	14	201	0
12	28	0	5	16	0	27	6	o. 0	s.	n.		21	12	209	1
13	28	0	8	16	2	30	8	s. 1	s.p.n.	n.		4	14	198	1
14	28	0	2	17	5	56	0	s. 1	s.	n.		35	11	219	3
15	27	11	9	16	4	15	2	s.s.o. 1	s.	n.p.†		21	13	225	2
16	28	0	0	16	0	23	6	s.s.o. 1 m.	s.n.	l.p.n.		23	10	236	2
17	28	2	4	16	2	41	2	n. 1 m.	s.			25	10	250	2
18	28	2	7	17	1	47	3	n.n.o. 1	s.			10	20	239	1
19	28	1	8	18	2	43	1	s.s.e. 0	s.			24	16	244	3
20	28	1	3	17	5	29	7	s. 1	s.			20	10	252	2
21	28	1	6	17	0	37	0	o. 0	s.	n.		24	24	248	4
22	28	1	4	19	2	27	5	s. 1	s.	n.		26	11	261	2
23	28	1	1	17	9	22	0	s.o. 2	s.	n. *		36	19	278	0
24	28	2	3	18	4	14	0	s.s.o. 0	s.	n. *		37	29	284	2
25	28	2	0	17	4	31	2	s. 0	s.	n.		38	19	300	3
26	28	1	2	18	0	23	4	o. 1	s.	n. *		33	22	308	3
27	28	0	9	18	0	31	2	s. 0	s.	n.		34	22	317	3
28	27	11	9	18	2	27	1	s. 1	s.			36	23	328	2
29	27	11	1	18	3	31	2	s. 1	s.n.	n. * n.		57	21	362	2
30	28	0	0	18	1	24	5	o. 1	s.	n. *		40	38	361	1
31	28	2	4	18	0	50	0	n. 1	s.	n.† p.† g.		44	29	376	0
Total des hommes....												729	499		59
Total des femmes....												177			25
Total général........												906			84

Août 1821.

Jours du mois	MATIN						MILIEU DU JOUR					Pluie
	Baromètre.	Therm.	Hygro.	Évaporation.	Vent.	État du ciel.	Baromètre.	Therm.	Hygro.	Vent.	État du ciel.	
1	28 2 4	18 1	56 1	5 21	n.n.e. 1	s.	28 2 5	24 8	53 3	n. 1	s.	
2	28 2 8	18 5	52 1	3 2	n. 0	s.	28 3 2	25 0	43 9	s. 1	s.	
3	28 3 1	18 6	26 2	3 42	n. 0	s.	28 2 5	23 7	45 0	s.s.o. 1	s.	
4	28 1 3	19 1	38 2	4 50	n. 0	s.	28 1 4	23 0	42 1	s.s.o. 1	s.	
5	28 1 5	18 4	29 1	4 32	n. 0	s.	28 1 5	24 4	47 1	s.o. 1	s,	
6	28 1 4	19 6	51 2	3 51	s.s.o. 0	s.	28 1 4	24 6	43 8	s.o. 1	s.	
7	28 1 0	19 2	17 3	6 15	s. 0	s.p.n.	28 0 4	25 0	48 3	s.o. 1	s.	
8	27 11 4	20 0	18 2	5 0	e. 1 m.	n.s.	27 11 3	22 6	56 5	s.s.o. 1 m.	n.s.	
9	27 11 4	18 0	17 3	3 52	s. 1	s.p.n.	28 0 0	21 5	57 1	s.o. 1	n.	
10	28 0 0	19 0	25 2	5 52	s. 1 m.	s.n.	27 11 9	21 4	57 0	s.o. 1 m.	s.n.	
11	27 11 8	19 2	24 5	5 5	u. 0	s.	27 11 9	23 0	40 2	s. 1	s.	
12	27 11 6	18 8	29 3	3 2	n. 0	s.	27 10 4	24 2	39 9	s.s.o. 1	s.n.	
)	27 11 2	19 0	21 5	6 57	s. 1 m.	s.p.n.	27 11 2	21 0	40 8	o. 1 m.	n.s.	
14	28 0 0	18 1	32 3	4 28	n. 1	s.	27 11 9	21 2	42 0	o.s.o. 1	s.p.n.	
15	27 11 4	17 9	38 2	4 51	s. 1 m.	n.	27 11 1	20 1	15 2	s. 1 m.	n.	0 24
16	27 11 5	16 4	26 2	3 25	n. 1	s.	28 0 0	22 5	47 9	n.e.e. 1	s.n.	
17	28 1 2	17 2	25 6	3 11	n. 1	s.	28 -1 3	21 5	50 0	n. 1 m.	n.s.	
18	28 0 2	17 0	41 0	5 2	u. 1 m.	n.	28 0 0	24 0	45 1	n. 1 m.	n.	
19	28 0 3	17 2	55 3	6 24	n. 1 m.	s.n.	27 11 8	23 5	50 0	n. 1	s.p.n.	
20	28 1 2	18 5	45 6	7 5	n.n.e. 1	s.p.n.	28 1 5	24 5	43 1	s. 0	s.n.	
21	28 2 5	18 3	25 6	4 41	s. 1	s.n.	28 2 0	24 2	46 2	s. 1	s.n	
22	28 1 1	18 4	25 2	3 18	n.n.e. 1	s.	28 0 2	23 1	39 4	c. 1	s.n	2 36
23	28 1 8	17 2	13 1	3 20	n. 1	s.	28 0 5	22 0	38 1	n. 1	s.n.	0 44
24	28 0 5	18 2	14 6	3 17	n. 1	s.p.n.	28 1 0	22 8	40 6	o. 0	s.	
25	28 1 4	18 0	27 2	2 55	n. 1	s.	28 1 1	23 4	35 6	s.s.o. 1	s.p.n.	
26	28 1 1	18 4	25 2	4 10	s. 1	s.n.	28 1 1	23 7	38 1	o.s.o. 0	s.	
27	28 1 3	18 4	25 1	4 50	n. 1	s.	28 1 0	23 6	42 4	o.n.o. 1 m.	s.p.n.	
28	28 1 2	19 4	26 2	6 2	n. 1	s.	28 1 4	23 5	36 0	s. 1	s.p.n.	
29	28 1 6	18 3	23 2	4 18	n. 1	s.n.	28 1 0	23 2	36 3	s. 1 m.	s.	
30	28 0 6	19 8	41 3	5 21	s.s.e. 1 m.	n.	28 0 7	31 5	38 2	s.s.e. 1 m.	s.n.	
31	28 0 5	19 8	26 2	6 22	s. 1	s.n.	28 0 6	24 0	52 6	s.o. 1	s.p n.	

Jours du mois.	Baromètre.			Therm.		Hygrom.		Vent.		Etat du ciel.	Météore.	Hauteur du tube.	ENTRÉS.	SORTIS.	RESTANS.	MORTS.
1	28	2	9	18	5	37	8	s.	0	s.			55	34	394	3
2	28	3	0	18	5	40	0	s.	1	s.	n. †		65	27	430	2
3	28	2	0	18	8	38	2	s.	0	s.n.			53	47	435	1
4	28	1	4	18	1	41	3	s.	0	s,	n. *		57	45	445	2
5	28	1	9	18	8	34	9	o.n.o.	0	s.p.n.	n.		51	41	452	3
6	28	1	0	19	8	23	1	o.	0	s.n.	n. *		48	34	464	2
7	28	0	0	19	8	32	3	s.o.	0	s.	n. *		75	40	497	2
8	27	11	7	17	4	21	3	s.o.	1 m.	s.p.n.	n. *		56	46	504	3
9	28	0	0	17	2	31	2	s.s.e.	1 m.	s.p.n.	n.		70	46	523	3
10	28	0	0	17	5	27	2	s.	0	s.	n.		83	44	561	9
11	27	11	5	19	5	31	2	s.o.	0	s.	n.g. † n. 2		79	63	574	5
12	27	11	0	17	2	31	4	s.s.o.	1 m.	s.n.	n.p.		76	40	607	3
13	27	11	8	17	0	25	2	s.s.o.	1	s.n.			113	45	670	5
14	27	0	2	17	0	42	3	n.o.	1	s.	n.		79	46	698	5
15	27	11	0	16	4	48	2	n.o.	0	s.n.	p.		55	56	693	4
16	28	1	2	16	4	36	2	n.n.o.	1	s.			108	55	743	3
17	28	0	8	17	2	51	3	n.	1	n.			75	56	759	3
18	28	0	2	18	0	43	2	n.	1 m.	s.n.			92	85	761	3
19	28	0	7	18	6	42	8	o.	0	s.p.n.	n. *		100	64	792	5
20	28	2	4	18	1	32	8	s.s.e.	1	n.	n. † p. †		99	84	801	6
21	28	1	4	18	5	27	2	e.	1	n.	p. † t.		100	81	817	3
22	28	1	0	18	2	17	1	s.	0	s.	p. 2 p.g. †		74	72	815	4
23	28	0	4	17	1	24	2	s.	1	s.p.n.	p. †		63	63	822	3
24	28	1	2	18	1	41	4	e.	0	s.	n. † p. †		79	61	836	4
25	28	1	2	18	0	31	2	s.s.e.	0	s.p.n.	n. †		80	92	821	5
26	28	1	1	18	0	24	1	s.	0	s.	v. †		82	85	814	4
27	28	1	1	19	2	21	2	s.	0	s.	n. *		86	71	828	1
28	28	1	5	18	2	27	1	s.	0	s.	n. *		64	59	829	4
29	28	0	9	19	3	25	5	s.	1	s.	n. * l.n		67	65	832	1
30	28	0	4	20	0	44	9	s.s.e.	1	s.	n. *		65	59	834	4
31	28	0	1	19	3	24	5	s.s.o.	0	s.	n. *		117	68	844	5

	ENTRÉS.	SORTIS.	RESTANS.	MORTS.
Total des hommes.	2366	1772		106
Total des femmes.	757			66
Total général....	3123			172

Septembre 1821.

Jours du mois.	MATIN. Baromètre.	Therm.	Hygro.	Évaporation.	Vent.	État du ciel.	MILIEU DU JOUR. Baromètre.	Therm.	Hygro.	Vent.	État du ciel.	Pluie.
1	28 0 2	18 6	27 2	4 41	n. 1	s.	28 0 2	23 0	45 4	s.s.o. 0	s.	
2	27 11 9	18 3	26 2	3 58	n. 1 m.	s.p.n.	27 11 7	22 5	46 0	n. 1	s.	
3	28 0 7	19 8	31 3	5 25	n. 1	s.	28 1 2	23 1	48 9	n.n.e. 0	s.	
4	28 1 0	19 2	37 2	6 7	n. 1	s.	28 0 9	23 2	43 6	o. 1	s.p.n.	
5	28 1 0	17 4	21 3	3 26	u. 1	s.p.n.	28 1 8	23 2	42 1	s.o. 1	s.p.n.	
6	28 2 8	18 2	27 2	4 32	n. 1 m.	s.	28 2 5	23 5	40 2	o. 1	s.p.n.	
7	28 2 3	17 8	26 4	4 55	n. 1	s.n.	28 2 2	23 1	40 3	s.s.o. 1	n.s.	
8	28 1 3	17 9	14 2	4 26	n. 1	s.	28 0 9	23 0	50 0	s.o. 1	s.p.n.	
9	27 11 5	19 0	36 2	4 0	s.s.e. 1 m.	n.s.	27 11 3	19 8	34 3	s.e. 2	n.	2 152
10	28 0 4	17 4	21 2	3 8	n. 0	s.n.	28 0 7	21 5	34 2	s.s.o. 1	n.s.	
11	28 1 0	17 1	25 1	3 19	n. 1	s.p.n.	28 1 5	21 5	40 4	s.e. 0	s.u.	
12	28 1 0	17 0	13 2	2 25	n.n.e. 1	s.	28 1 0	21 2	28 0	s. 1	s.p.n.	
13	28 0 3	17 5	20 0	2 03	s. 1 m.	n.p.s.	28 0 0	21 0	50 1	s. 1	n.p.s.	
14	27 9 9	15 0	34 0	3 18	n. 2	s.	27 10 0	17 0	41 3	n. 1 m.	s.p.n.	
15	27 10 0	17 0	26 5	2 10	,n. 1	s.	27 10 3	19 2	46 4	o.n.o. 0	s.p.n.	
16	28 0 0	15 0	24 2	2 22	n. 1	s.	28 0 4	19 8	44 5	o.n.o. 0	s.	
17	28 1 2	15 0	31 2	1 51	n. 1	s.	28 1 0	20 2	40 8	n. 1	s.n.	
18	28 0 5	15 0	13 2	2 21	n. 1	s.p.n.	28 0 3	20 5	42 0	o.s.o. 1	n.s.p.	
19	27 11 0	15 3	14 2	3 50	c. 1	n.	27 10 8	20 0	34 6	s.o. 1	n.p.s'.	
20	27 10 2	16 2	22 3	2 0	n. 1	s.	27 10 4	21 0	36 2	o. 0	s.	
21	28 0 8	16 2	31 2	2 11	c. 1	s.p.n.	28 0 9	21 5	40 0	o.s.o. 1	s.p.n.	
22	28 1 0	18 0	21 2	2 52	n. 0	s.u.	28 1 2	20 0	29 6	s.e. 0	sn.	
23	28 0 8	17 9	25 8	2 56	n.n.e. 0	s.p.n.	28 0 7	22 6	45 4	s.s.e. 1	n.p.s.	
24	28 0 2	16 9	23 0	5 18	n.n.o. 0	n.	28 0 5	20 4	27 5	s. 1 m.	n.	2 103
25	28 1 0	16 2	23 1	2 0	n. 1	s.	28 1 3	19 5	33 9	n. 1	s.	4 72
26	28 1 6	14 7	22 8	2 20	n.n.e. 0	n. s.	28 1 3	19 5	32 1	s. 1	s.p.n.	
27	28 1 9	16 7	26 5	3 10	n.n.e. 0	s.	28 1 8	20 9	39 2	n. 0	s.p.n.	
28	28 1 7	16 2	23 0	2 10	n. 0	s.	28 1 2	20 1	39 5	s.s.o. 1	s.	
29	28 0 5	15 0	13 1	3 0	n.n.e 1	s.n.	28 0 4	20 0	29 2	s.o. 1	n.p.s.	0 96
30	27 9 0	17 8	14 3	3 52	s.o. 1	s.p.n.	27 9 0	19 0	30 2	s.o. 1	n.	

Jours du mois.	SOIR.						Hauteur du timbre.	Entrés.	Sortis.	Restans.	Morts.
	Baromètre.	Therm.	Hygro.	Vent.	Etat du ciel.	Météores.					
1	27 11 8	18 2	36 3	s. 1	s.	n. †		78	82	856	3
2	28 0 6	18 8	45 8	n. 1 m.	s.	n. *		86	67	854	1
3	28 1 2	18 0	37 2	s. 0	s. n.	n. †		91	79	864	2
4	28 1 0	18 0	31 2	s.s.o. 1	s.	n. *		59	63	856	4
5	28 2 5	17 1	25 2	n. 1 m.	s.p.n.	n. *		81	63	874	0
6	28 2 4	18 3	25 2	s. 0	s.			65	63	873	3
7	28 1 4	18 3	50 0	s. 0	s.	* n. *		66	74	861	4
8	28 0 0	19 0	26 2	s. 1	s.p.n.	n. *		66	36	867	4
9	28 0 4	17 2	25 5	s.s.e. 1	s.p.n.	p.g.		66	73	854	6
10	28 1 1	16 1	24 5	s. 0	s.p.n.			67	65	853	3
11	28 1 4	18 3	22 3	s. 1	s.p.n.	n. †		68	73	846	2
12	28 0 8	18 3	25 2	s. 0	s.			70	90	824	2
13	27 10 2	19 9	25 2	s.e. 1	n.			64	59	826	3
14	27 10 0	14 2	36 3	n. 1	s.			74	51	846	3
15	27 11 2	16 0	31 2	n. 1	s.			75	78	838	3
16	28 0 8	16 0	31 2	n.o. 0	s.			62	66	854	0
17	28 0 9	15 5	27 2	n. 1	s.p.n.			72	68	854	4
18	28 0 0	16 2	35 3	n. 0	s.	n. †		57	61	821	5
19	27 10 0	16 4	27 3	e. 1	s. n.	n. *		67	69	817	6
20	27 11 5	17 1	24 2	o. 1	s.	n.		75	62	827	3
21	28 1 0	17 2	22 2	s.s.e. 0	s.	n. †		73	51	845	4
22	27 1 0	18 0	27 1	n.o.e. 0	s.p.n.	n.		75	112	804	2
23	28 0 5	17 5	28 5	s.s.e. 0	s. n.			60	63	799	2
24	28 1 0	15 2	35 3	s.s.e. 0	s.	t.l.p.q.		74	85	786	4
25	28 1 5	15 7	24 2	n. 0	s.p.n.	p.2.		80	68	794	4
26	28 1 8	16 2	51 1	n. 0	s.			75	64	800	5
27	28 1 8	16 0	50 1	n. 0	s.			74	64	810	0
28	28 1 3	15 9	40 3	s.o. 1	s.			48	48	807	3
29	27 11 5	17 1	24 2	s.e. 1 m.	n.	p.n.		57	87	775	2
30	27 9 5	11 0	50 0	n. 1 m.	s.p.n.	p. g. †		58	54	777	2
							Total des hommes.....	2079	2046		89
							Total des femmes.....	780			75
							Total général........	2859			164

Jours du mois	MATIN. Baromètre.			Therm.		Hygro.		Évaporation.		Vent.		État du ciel.	MILIEU DU JOUR. Baromètre.			Therm.		Hygro.		Vent.		État du ciel.	Pluie.	
1	28	0	0	11	2	55	1	2	8	n.	1 m.	s.	28	0	3	16	5	45	6	n.	1 m.	s.p.n.		
2	28	1	0	9	8	15	2	2	15	n.	0	s.p.n.	28	1	4	17	0	45	0	s.	0	n.		
3	28	1	4	11	2	29	2	2	0	n.	1	s.	28	1	4	17	5	38	6	n.	0	s.		
4	28	1	7	13	0	5	2	3	4	n.	1	s.n.	28	1	5	18	2	55	1	s.	1	s.n.		
5	28	0	2	13	7	55	1	2	23	n.	1	s.	28	0	2	17	0	51	6	n.	1	s.p.n.		
6	28	0	7	12	2	11	6	2	8	n.	1	s.p.n.	28	1	0	17	0	50	6	s.s.o.	1	n.p.s.		
7	28	2	0	13	0	11	2	2	14	n.	1	s.n.	28	2	4	19	0	55	4	s.	0	n.		
8	28	2	2	16	0	21	2	2	0	n.	0	n.p.s.	28	2	2	19	6	35	1	o.	1 m.	n.s.		
9	28	0	6	12	9	8	6	5	0	n.	1	n.	28	1	2	15	0	14	1	e.n.e.	1	n.	2	36
10	28	1	1	13	2	11	2	0	50	e.	1	n.	28	1	0	13	4	10	4	n.	1	n.s.	2	36
11	27	11	5	11	7	8	8	2	15	n.n.e.	0	u.	28	0	0	13	0	9	5	n.n.e.	1	n.	3	100
12	28	0	5	12	5	5	7	1	0	e.s.e.	1	n.	28	0	8	17	2	28	9	e.s.e.	2	u.	2	88
13	28	1	9	11	5	14	6	1	35	n.	1	s.n.	28	2	2	16	9	26	1	n.n.o.	0	n.p.s.		
14	28	2	2	11	5	16	4	2	16	n.	1	s.n.	28	2	0	16	0	25	5	o.o.	1	n.s.		
15	28	1	0	10	1	15	6	1	40	n.n.o.	1	s.p.n.	28	0	4	18	2	35	6	s.	1	n.p.s.		
16	27	10	5	10	2	8	0	2	8	n.e.	0	s.p.n.	27	10	4	15	8	20	6	n.o.	0	n.p.s.	9	65
17	27	10	6	8	5	16	5	1	32	n.	1	s.	27	10	0	15	2	30	4	n.n.o.	0	s.p.n.		
18	27	9	9	12	0	12	4	1	16	s.	1	s.p.n.	27	11	1	14	8	51	8	o.s.o.	1	n.	0	84
19	27	9	5	10	0	5	0	1	0	n.	1	n.	27	9	3	11	9	12	9	n.	1	n.	6	0
20	27	9	6	11	1	11	8	0	32	e.s.e.	1	n.p.s.	27	9	6	12	9	19	0	n.	1	n.	2	45
21	27	9	2	7	9	9	5	0	32	n.	1	s.	27	9	5	14	5	29	5	s.o.	1	s.p.n.		
22	27	9	5	12	1	9	8	2	8	e.s.e.	1 m.	s.n.	27	9	2	16	0	27	4	s.s.e.	2	n.s.		
23	27	10	5	10	5	8	8	5	48	n.n.e.	0	n.s.	27	10	9	15	8	26	9	s.o.	0	n.p.s.	5	92
24	28	0	5	8	2	10	4	1	16	n.	1	s.	28	0	7	14	6	52	5	s.s.o.	1	s.p.n.	0	129
25	27	9	5	10	8	7	3	1	52	o.	1	n.	27	9	3	15	7	22	5	n.n.o.	0	n.	10	12
26	27	10	5	12	0	29	6	2	4	n.	2	n.	27	10	4	13	0	50	8	n.	2	n.	1	21
27	27	10	8	12	0	26	8	2	52	n.	1	s.n.	27	11	4	15	8	35	2	n.	2	o.		
28	28	0	5	11	0	30	9	3	19	n.	1	s.	28	1	0	15	5	36	0	n.	1	n.		
29	28	1	7	12	0	56	2	2	3	n.	1	s.	28	1	5	17	0	45	5	n.n.e.	1	s.		
30	28	1	5	10	6	57	0	3	16	n.	1	s.	28	1	2	14	3	45	4	n.	1	s.p.n.		
31	28	1	4	10	7	28	1	1	56	n.n.e.	1	s.	28	1	4	13	4	55	9	n.	1	s.		

Jours du mois	Baromètre	Therm.	Hygr.	Vent	État du ciel	Météores	Hauteur du Tibre	Entrés	Sortis	Restans	Morts
				SOIR.							
1	28 6 8	12 5	43 9	n. 1	s.			70	62	782	3
2	28 1 0	13 2	41 2	o. 0	s.	n. *		71	61	778	4
3	28 1 8	15 1	31 4	s.o. 1	s.n.			80	70	781	7
4	28 0 7	15 0	22 2	o. 1	s.p.n.	n. *		50	56	772	2
5	28 0 2	14 0	25 1	o.s.o. 1	s.			49	60	759	2
6	28 1 5	15 1	26 2	s.s.o. 1	s.n.			71	79	746	5
7	28 2 6	16 2	26 0	s.s.e. 1	n.p.s.	n. *		68	72	739	3
8	28 1 8	15 0	31 2	s. 1	n.	n. *		50	56	752	1
9	28 1 0	14 1	35 2	e.n.e. 1	n.p.s.	p. g.		45	34	757	6
10	28 0 8	14 6	15 3	e.n.e. 2	n.	p. g. 2		33	59	698	3
11	27 11 8	14 2	12 2	n. 1	n.	p. g. 2		80	42	730	6
12	28 1 3	14 1	19 2	s.e. 1	s.n.	b. p. g.		55	80	703	2
13	28 2 5	14 7	12 2	e. 0	s.n.			40	76	664	3
14	28 1 7	15 0	24 6	s.s.o. 1	s.p.n.	p. g. †		43	102	602	3
15	27 11 8	11 9	4 4	e. 1	n.	p. g. 2		46	76	570	2
16	27 9 4	12 8	22 5	n. 1	s.p.n.	p. g. †		41	63	545	3
17	27 11 1	15 0	25 9	s.s.e. 1	s.n.	b.		62	67	538	2
18	27 10 8	11 5	6 7	n.e. 1	n.	p. g. 2		61	23	572	4
19	27 9 4	12 2	18 6	n.n.o. 1	n.s.	p. g. 2		38	58	549	3
20	27 9 3	12 0	24 1	n. 1	s.	p. g. †		50	55	542	2
21	27 9 4	12 0	22 8	s. 1	s.	b.		56	50	545	3
22	27 9 6	12 2	6 9	e. 1	n.	p. g. 2		40	43	538	4
23	27 11 8	12 5	20 2	n.n.o. 1	s.	p.		54	56	534	2
24	27 11 8	12 8	20 0	s.s.e. 0	n.	b. l.t. p. 2		48	41	539	2
25	27 9 2	11 0	18 8	n.n.o. 0	s.n.	p. g. 17		58	52	544	1
26	27 10 6	11 9	29 4	n. 2	n.			33	52	544	1
27	27 11 5	13 1	29 8	n. 1 m.	n.p.s.			39	49	532	2
28	28 1 5	13 7	57 1	n. 1	n.s.			51	62	520	1
29	28 1 7	13 4	57 9	n. 1	s.			53	36	534	3
30	28 0 9	12 0	57 0	s. 0	s.			33	33	533	1
31	28 1 8	12 9	15 2	n. 0	s.p.n.			34	53	533	1
Total des hommes....								1582	1798		87
Total des femmes....								478			61
Total général..........								2060			148

Novembre 1821.

Jours du mois	Matin — Baromètre	Therm.	Hygro.	Évaporation	Vent	État du ciel	Milieu du jour — Baromètre	Therm.	Hygro.	Vent	État du ciel	Pluie
1	28 2 7	11 0	10 2	1 21	n. 1	s.p.n.	28 3 0	13 8	31 2	s.s.o. 1	s.	
2	28 3 7	9 6	16 2	1 42	n. 1	s.	28 3 6	13 2	22 4	n. 0	s.	
3	28 3 9	5 6	9 2	1 0	n. 1	s.	28 3 6	12 5	32 5	n. 1	s.	
4	28 2 3	6 5	8 2	1 12	n. 1	n.	28 2 1	11 6	18 7	n. 0	n.	
5	27 11 5	11 5	11 2	1 15	e. 1	n.	27 9 5	11 0	12 0	s. 1 m.	n.	7 60
6	27 10 4	6 0	15 1	2 5	n. 3	n.p.s.	27 11 1	9 5	31 1	n. 1	s.n.	3 114
7	28 1 2	6 0	30 0	3 8	n. 2	s.	28 1 3	10 2	36 0	n. 2 m.	s.	
8	28 1 8	7 2	26 5	2 0	n. 1 m.	s.	28 1 5	10 9	37 0	n. 2	s.	
9	28 2 0	8 0	24 2	2 50	n. 1 m.	s.p.n.	28 2 5	12 1	34 6	n. 1	s.	
10	28 2 4	7 0	15 5	1 22	n. 1	s.	28 3 8	11 4	53 2	n. 1	s.	
11	28 4 0	4 0	15 2	1 20	n. 1	s.p.n.	28 4 1	10 5	43 2	n.e. 1	s.p.n.	
12	28 3 7	3 8	7 2	0 50	n. 1	s.	28 4 5	9 7	56 8	n. 1	s.	
13	28 4 2	5 0	10 0	1 0	n. 1	s.	28 4 4	9 4	51 1	n.n.o. 0	s.	
14	28 4 6	3 8	12 5	0 52	n. 1	s.	28 4 7	10 4	34 2	s.s.c. 1	s.p.n.	
15	28 4 4	7 0	17 1	1 2	n. 1	s.n.	28 4 5	9 8	25 2	s.s.o. 0	n.p.s.	
16	28 5 5	8 0	10 2	0 27	n.n.e 1	n.	28 5 7	12 2	22 6	n.o. 0	n.	
17	28 5 9	8 9	6 2	0 22	n. 1	s.n.	28 4 1	10 9	26 4	o.n.o. 0	n.	
18	28 5 0	8 0	0 4	0 26	n. 0	n.	28 5 2	11 3	18 1	s. 1	n.	
19	28 5 2	10 2	21 2	1 0	n. 0	n.	28 5 1	12 9	24 7	o.n.e. 1	n.p.s.	
20	28 4 6	9 0	6 2	0 15	n. 1	n.	28 4 6	12 2	20 0	n. 0	n.	
21	28 5 9	9 6	11 5	0 27	s.s.o. 1	n.	28 3 3	12 9	24 7	s.s.c. 1	n.	
22	28 2 5	11 2	10 1	1 0	s. 1	n.p.s.	28 2 9	13 8	18 5	s.s.o. 1	s.n.	
23	28 1 8	12 0	12 1	1 25	s. 1	n.	28 1 9	12 9	14 6	s. 1	n.	0 84
24	28 1 5	13 0	13 5	1 0	e. 1	n.	28 1 4	13 5	14 2	s.s.c. 1	n.	1 81
25	28 1 6	11 0	5 2	0 51	s. 1	n.	28 0 8	13 5	18 3	s.s.o. 1	n.s.	
26	28 0 8	9 2	10 0	0 59	n. 1	s.n.	28 1 1	13 6	28 3	s.s.c. 1	n.	
27	28 1 7	13 2	17 5	1 6	n. 0	s.p.n.	28 1 8	12 8	22 6	n. 1	s.p.n.	
28	28 2 0	9 0	14 5	0 50	n. 1	n.	28 2 1	12 2	15 6	c.n.c. 1	s.p.n.	
29	28 2 5	6 2	12 2	0 59	n. 1	s.	28 2 5	11 5	21 2	n.n.o. 1	s.n.	
30	28 1 7	6 5	18 7	1 18	n. 0	s.n.	28 1 7	11 2	21 7	n.n.o. 1	s.p.n.	

mois.	Baromètre.			Therm.		Hygro.		Vent		État du ciel.	Météores.	TIRE.			
1	28	5	1	11	5	26	5	n.	0	s.	n.	64	29	564	4
2	28	5	7	9	8	21	2	n.	0	s.	n.	54	41	576	1
3	28	5	0	10	2	14	2	n.	1	s.	b.	40	45	564	7
4	27	11	8	12	4	20	1	s.	0	n.	n. * b.	50	13	600	1
5	27	8	2	7	1	55	2	n.	1 m.	s.n.	p.g. 2 l.t.	57	43	613	1
6	28	0	0	7	0	51	2	n.	2 m.	s.		46	51	607	1
7	28	1	8	6	9	55	1	n.	2 m.	s.		59	44	621	1
8	28	1	6	7	0	51	2	n.	2	s.		56	29	648	0
9	28	2	5	8	0	58	5	n.	2	s.	b.	58	30	649	7
10	28	4	0	8	0	21	2	n.	1	s.		27	74	598	4
11	28	4	0	8	2	57	2	n.	1	s.	n. †	47	44	593	8
12	28	3	7	9	2	20	0	n.	1	s.	n. * b.	39	58	586	8
13	28	4	7	9	0	20	0	n.	1	s.	b. * n. †	44	57	565	8
14	28	4	7	8	0	21	2	n.	0	s.	b. † n. *	54	57	580	2
15	28	5	0	10	0	50	1	s.	1	n.p.s.	n. *	42	22	592	8
16	28	3	7	10	5	10	0	n.o.	0	s.p.n.	n.	50	48	589	5
17	28	4	4	11	2	21	0	s.	1	s.p.n.	n. * b. †	18	67	538	2
18	28	5	5	11	7	50	2	s.e.	1	n.	n. *	75	21	588	4
19	28	5	0	11	4	20	0	s.	1	s.	n. b.	40	29	592	6
20	28	4	0	11	8	22	6	s.	1	n.	n.	42	39	591	4
21	28	2	7	12	0	22	5	s.s.e.	1	n.	n.	39	47	579	4
22	28	2	0	13	1	21	0	s.	1	s.p.n.	n. † p. †	46	29	592	4
23	28	1	6	15	5	18	7	s.s.e.	1	n.p.s.		35	29	595	3
24	28	1	7	12	5	17	2	s.s.e.	1	n.	p.g.	35	74	549	7
25	28	0	4	11	7	17	6	s.e.	1	s.p.n.		45	22	568	2
26	28	1	2	11	2	20	0	n.	1	s.	n. †	38	33	569	4
27	28	1	2	12	0	18	2	s.s.e.	1	n.	b. *	31	36	562	2
28	28	2	3	11	2	15	1	n.	0	s.	p. † g.	44	47	555	4
29	28	1	7	10	4	11	1	n.	1	s.p.n.	n.	26	35	544	2
30	28	1	9	7	5	20	2	n.	0	s.p.n.		28	29	559	4
Total des hommes....												1307	1192		118
Total des femmes....												264			48
Total général.......												1571			166

Décembre 1821.

Jours du mois	MATIN Baromètre	Therm.	Hygro.	Evaporation.	Vent.	Etat du ciel.	MILIEU DU JOUR Baromètre	Therm.	Hygro.	Vent.	Etat du ciel.	Pluie.
1	28 2 2	6 5	19 5	0 58	n.n.e. 1	s.p.n.	28 2 2	10 6	19 9	n. 0	n.p.s.	
2	28 2 4	10 0	6 0	0 25	n. 1	s.n.	28 2 5	12 2	17 5	s.e. 0	n.s.	
3	28 3 0	7 0	0 5	1 15	n. 1	n.	28 3 2	12 0	11 6	n. 1	s.	
4	28 2 0	9 0	7 4	0 31	s.s.e. 1	n.	28 1 8	12 2	8 4	s.s.e. 1	n.	
5	28 1 1	9 2	15 3	0 50	n. 1	s.n.	28 1 2	11 5	21 3	n. 1	s.p.n.	0 33
6	28 1 5	5 6	15 2	2 10	n. 0	s.p.n.	28 1 6	9 7	18 3	n. 1	s.n.	
7	28 1 3	8 2	25 2	0 40	n. 1	n.s.	28 1 8	11.3	37 5	n.n.e. 1	n.s.	
8	28 3 5	7 8	31 2	0 2;	n.n.e. 1	s.n.	28 4 5	9 9	47 0	n. 1	n.	
9	28 2 3	6 5	22 3	0 15	n. 1	n.	28 1 9	10 0	25 1	n. 1	n.	
10	28 2 7	5 0	31 2	0 21	n. 1	s.	28 5 5	9 8	49 0	n.n.e. 1	s.	2 0
11	28 4 5	2 0	25 1	0 58	n. 1	s.p.n.	28 4 9	8 4	32 7	n. 1	s.n.	
12	28 5 1	1 8	31 2	0 32	n. 1	s.	28 5 0	7 0	29 6	n.o. 1	s.	
13	28 5 0	0 2	35 6	0 50	n. 1	s.	28 4 7	7 5	28 3	n. 1	s.	
14	28 5 0	0 3	28 0	0 31	n.n.e. 1	s.	28 4 9	7 4	28 4	n. 1	s.	
15	28 4 4	0 2	17 3	0 11	n. 0	s.	28 4 5	6 0	28 7	n. 1	s.	
16	28 3 5	0 2	19 8	0 15	n. 1	s.	28 5 5	5 8	34 2	n.e. 0	s.	
17	28 2 9	0 3	20 7	0 12	n. 1	s.p.n.	28 5 2	7 8	30 3	n. 1	s.n.	
18	28 2 5	3 0	22 0	0 12	n. 1	n.p.s.	28 2 3	7 0	34 2	n. 1	n.	
19	27 11 8	7 3	20 1	0 50	s. 1	n.	27 11 6	10 2	19 0	s. 1 m.	n.	0 48
20	27 10 7	10 0	27 0	1 0	s. 1	n.p.s.	27 11 9	10 5	29 6	s. 1	s.p.n.	1 120
21	27 10 4	7 2	17 3	0 15	s. 1	n.	27 10 5	7 4	20 1	s.s.e. 1	n.	1 0
22	27 11 6	5 0	11 1	1 2	n. 0	s.	27 11 2	9 8	20 1	s.s.o. 0	s.	
23	28 1 2	3 0	16 5	0 29	n. 1	s.	28 1 7	9 8	21 4	s.s.o. 1	s.	
24	27 10 9	12 0	20 1	1 58	s.s.e. 2	n.	27 11 0	13 5	22 8	s.s.o. 1 m.	n.	0 48
25	27 5 3	11 2	17 1	2 0	s. 2 m.	n.	27 7 3	12 7	17 5	s.s.e. 3	n.	1 65
26	27 5 9	11 9	23 5	2 10	s.s.e. 2	n.	27 5 7	14 2	26 8	s. 2 m.	n.	3 0
27	27 8 6	12 0	17 1	2 51	s.s.o. 1 m.	n.	27 8 6	12 7	24 9	s. 1	n.	
28	27 9 8	9 9	19 1	4 50	s.s.e. 1 m.	.p s.	27 10 2	13 5	25 8	s. 1 m.	n.p.s.	0 80
29	27 7 0	11 0	14 0	3 12	s.s.e. 1 m.	n.	27 7 1	12 0	29 1	s.o. 2	n.s.	6 104
30	27 8 8.	8 0	25 2	2 20	e.s.e. 1	s.n.	27 8 9	11 4	30 3	o. 1 m.	s.n.	
31	27 9 5	5 0	15 2	2 2	n.o. 0	s.p.n.	27 9 5	10 5	30 0	s.s.e. 1	s.n.	

Jours du mois.	SOIR.										Hauteur du Tibre.	ENTRÉS.	SORTIS.	RESTANS.	MORTS.
	Baromètre.			Therm.		Hygro.		Vent.		Etat du ciel.	Météores.					
1	28	2	2	9	8	17	5	s.	1	n.	b. p. †		24	56	503	4
2	28	2	8	9	5	15	2	n.o.	0	s.p.n.	n. † b. *		26	44	478	7
3	28	3	2	11	2	19	7	n.	1	s.p.n.	n.* b. *		32	17	489	4
4	28	0	0	12	2	15	2	s.	1	n.	p. † u. *		29	44	472	2
5	28	1	5	9	6	18	2	n.	1	s.	n.		40	28	480	4
6	28	1	8	9	6	34	0	n.	1	s.p.n.			35	31	480	4
7	28	2	4	9	0	55	2	n.	1	s.n.	n. *		40	19	497	4
8	28	4	0	6	0	57	2	n.	1	s.	n. †		13	41	466	3
9	28	1	8	7	3	13	8	n.	1 m.	n.p.s.	p. 2 g.		44	41	461	8
10	28	3	5	6	5	48	7	n.	1	s.			26	26	457	4
11	28	5	0	6	5	34	9	n.	1	s.			37	35	457	2
12	28	4	9	4	2	27	1	n.	1	s.			28	40	442	3
13	28	4	7	4	2	26	3	n.	1	s.			35	26	446	5
14	28	4	6	5	0	34	0	n.	0	s.	b.* g.		35	30	446	5
15	28	4	0	5	2	21	2	n.	0	s.	b. g.		32	37	457	4
16	28	3	2	3	5	30	5	n.	1	s.	g.		25	23	429	10
17	28	5	0	5	0	25	2	n.	1	s.			31	27	429	4
18	28	1	0	7	2	22	5	s.s.e.	1	n.	n.		41	25	442	5
19	27	9	6	10	0	17	0	s.s.e.	1	n.p.s.	p.g. n.		32	27	438	9
20	27	10	5	8	8	22	1	s.	1	n.	p. g. 2 l.t.		24	24	435	3
21	27	9	0	10	1	12	5	s.	1	n.	p. g. 2		16	32	415	4
22	28	0	1	6	2	17	9	n.	0	s.	n. *		15	37	388	5
23	28	1	1	8	9	23	2	s.s.e.	1 m.	n.p.s.	b.* n.*		19	36	367	4
24	27	9	9	11	0	19	2	s.s.e.	2 m.	s.n.	p. 2		26	12	359	2
25	27	6	5	10	2	21	5	s.	1 m.	n.	p. 2 g.		12	31	340	0
26	27	6	9	12	0	22	1	s.	1 m.	n.	p. 2 g.		18	16	340	2
27	27	8	2	12	6	32	2	s.	3	,n.	n. *		24	7	355	4
28	27	10	5	10	0	22	2	s.s.e.	0	n.	p. 2		16	15	354	0
29	27	7	8	9	8	51	2	o.	2	n.s.	p. g. n.		19	26	345	2
30	27	8	9	8	8	31	4	s.s.o.	1 m.	s.			16	13	346	2
31	27	9	5	9	0	35	1	s.o.	1	s.n.	n. b.		20	22	341	3

Total des hommes.... 820 — 886 — — 122
Total des femmes.... 131 — — — 38
Total général........ 957 — — — 160

Janvier 1822.

MATIN.

Jours du mois.	Baromètre.			Therm.		Hygro.		Evaporation.		Vent.		État du ciel.
1	27	10	0	7	0	36	2	5	11	n.	2	s.p.n.
2	27	11	0	3	0	31	2	0	51	n.	1	s.
3	27	9	2	6	0	30	4	2	1	n.	1 m.	n.
4	27	9	9	5	5	30	1	1	25	n.	1	n.
5	27	7	2	7	2	21	2	2	1	c.	1 m.	n.
6	27	7	5	8	0	20	2	1	41	s.s.o.	1	n.
7	27	8	5	6	0	31	2	1	0	s.o.	1	n.
8	27	8	7	7	0	22	1	1	12	n.n.e.	1	n.
9	37	9	0	6	4	20	2	0	51	e.	1	n.
10	28	0	2	3	0	22	5	0	41	n.	1	s.
11	28	0	8	2	4	20	0	0	15	n.	1	s.
12	28	2	6	4	9	25	3	0	24	n.	1	s.
13	28	3	7	0	0	24	2	0	21	n.	1	s.
14	28	3	5	3	0	21	2	0	12	n.	0	s.p.n.
15	28	0	0	6	0	20	2	0	27	n.	1	n.
16	28	7	8	4	2	32	3	2	8	n.	2	s.
17	28	8	9	0	0	40	0	2	30	n.	1	s.
18	28	0	3	0	4	51	0	2	30	n.	2	s.
19	28	0	8	0	9	52	5	2	25	n.	1 m.	s.
20	28	1	0	2	0	53	1	2	10	e.	1	s.p.n.
21	28	2	1	0	3	52	1	1	0	n.	1	s.p.n.
22	28	3	2	0	9	54	2	0	52	n.	1	s.
23	28	5	0	1	0	29	0	0	24	n.	1	s.
24	28	4	3	1	0	31	2	0	22	n.	1	s.p.n.
25	28	2	5	6	0	26	1	1	0	n.	0	n.
26	27	10	4	7	5	26	2	0	11	s.e.	1	n.p.s.
27	27	7	6	5	2	10	2	0	41	o.s.e.	2	n.s.
28	27	9	8	4	0	43	2	3	14	n.n.e.	3 m.	s.p.n.
29	27	11	7	3	0	48	1	3	51	n.	1 m.	s.
30	27	0	4	0	9	56	2	3	11	n.	1	s.p.n.
31	27	1	8	2	5	36	2	0	25	n.	1	s.

MILIEU DU JOUR.

Jours du mois.	Baromètre.			Therm.		Hygro.		Vent.		État du ciel.	Pluie.	
1	27	10	5	9	0	58	2	n.	1 m.	s.		
2	27	10	7	7	2	41	2	n.e.	0	n.		
3	27	9	7	6	5	29	2	n.	1	n.	11	108
4	27	8	6	10	1	56	2	n.	1	s.		
5	27	6	9	9	6	25	2	s.o.	1	n.	1	68
6	27	7	8	10	5	25	6	s.o.	1 m.	n.p.s.	0	96
7	27	9	2	7	2	24	1	n.e.	1	n.p.s.	0	48
8	27	8	8	8	2	25	1	n.c.	0	s.n.	6	108
9	27	11	6	9	1	27	2	n.e.	0	n.	2	124
10	28	0	5	5	8	52	5	n.	1	s.p.n.	0	20
11	28	2	1	4	7	55	2	n.	1	s.		
12	28	2	9	5	0	27	2	n.	1	s.p.n.		
13	28	3	8	4	0	26	2	n.	0	s.		
14	28	2	5	6	0	52	3	n.	1	s.p.n.		
15	27	7	9	8	2	22	3	n.	1	s.p.n.		
16	27	8	1	5	3	41	2	n.	2	s.		
17	27	9	2	5	2	45	2	n.	1 m.	s.		
18	28	1	2	2	0	52	5	n.	2 m.	s.		
19	28	0	6	5	3	51	2	n.	1	s.p.n.		
20	28	1	2	4	2	38	4	n.	0	s.p.n.		
21	28	2	9	6	0	41	2	n.	1	s.		
22	28	5	9	6	8	59	7	n.	1	s.		
23	28	5	1	8	0	45	5	n.	1	s.		
24	28	4	0	7	0	40	1	n.	0	s.p.n.		
25	28	0	8	8	2	24	1	s.e.	1	n.p.s.	1	42
26	27	9	2	10	4	55	0	s.o.	1 m.	s.n.	6	0
27	27	6	2	4	8	26	2	n.e.	1 m.	n.		
28	27	9	9	5	0	49	1	n.n.e.	3 m.	s.n.		
29	27	11	7	7	5	55	2	n.	1 m.	s.		
30	28	0	5	7	9	45	2	n.	0	s.		
31	28	1	9	9	2	49	4	n.	1	s.		

<table>
<tr><th rowspan="2">Jours du mois.</th><th colspan="11" style="text-align:center">SOIR.</th><th colspan="2" rowspan="2">HAUTEUR DU TUBE.</th><th rowspan="2">ENTRÉS.</th><th rowspan="2">SORTIS.</th><th rowspan="2">RESTANS.</th><th rowspan="2">MORTS.</th></tr>
<tr><th colspan="3">Baromètre.</th><th colspan="2">Therm.</th><th colspan="2">Hygro.</th><th colspan="2">Vent.</th><th>État du ciel.</th><th>Météores.</th></tr>
<tr><td>1</td><td>27</td><td>11</td><td>7</td><td>6</td><td>0</td><td>51</td><td>2</td><td>n.</td><td>1</td><td>s.</td><td>p. 2 g.</td><td>10</td><td>34</td><td>43</td><td>16</td><td>368</td><td>0</td></tr>
<tr><td>2</td><td>27</td><td>9</td><td>0</td><td>7</td><td>2</td><td>29</td><td>4</td><td>s.</td><td>1 m.</td><td>n.</td><td></td><td>9</td><td>43</td><td>17</td><td>10</td><td>373</td><td>2</td></tr>
<tr><td>3</td><td>27</td><td>9</td><td>8</td><td>6</td><td>0</td><td>30</td><td>0</td><td>n.</td><td>1 m.</td><td>s.n.</td><td>p. †</td><td>9</td><td>59</td><td>23</td><td>16</td><td>375</td><td>5</td></tr>
<tr><td>4</td><td>27</td><td>8</td><td>9</td><td>6</td><td>2</td><td>30</td><td>2</td><td>n.</td><td>1</td><td>s.p.n.</td><td>p. 2 g.</td><td>9</td><td>42</td><td>16</td><td>13</td><td>377</td><td>1</td></tr>
<tr><td>5</td><td>27</td><td>7</td><td>2</td><td>7</td><td>2</td><td>24</td><td>5</td><td>s.o.</td><td>1 m.</td><td>n.</td><td></td><td>8</td><td>39</td><td>37</td><td>34</td><td>376</td><td>4</td></tr>
<tr><td>6</td><td>27.</td><td>8</td><td>8</td><td>8</td><td>5</td><td>35</td><td>3</td><td>s.</td><td>1</td><td>n.p.s.</td><td>p. g. 2</td><td>8</td><td>00</td><td>12</td><td>17</td><td>369</td><td>2</td></tr>
<tr><td>7</td><td>27</td><td>9</td><td>0</td><td>6</td><td>0</td><td>25</td><td>1</td><td>e.</td><td>1</td><td>n.</td><td>p.g. 2 †l.q.</td><td>8</td><td>65</td><td>17</td><td>20</td><td>365</td><td>1</td></tr>
<tr><td>8</td><td>27</td><td>9</td><td>2</td><td>6</td><td>2</td><td>21</td><td>3</td><td>n.n.e.</td><td>1</td><td>n.</td><td>p. g. 2</td><td>9</td><td>21</td><td>29</td><td>26</td><td>363</td><td>5</td></tr>
<tr><td>9</td><td>28</td><td>0</td><td>1</td><td>6</td><td>5</td><td>24</td><td>3</td><td>s.</td><td>0</td><td>s.</td><td>br. *</td><td>11</td><td>56</td><td>23</td><td>24</td><td>359</td><td>3</td></tr>
<tr><td>10</td><td>28</td><td>0</td><td>8</td><td>5</td><td>0</td><td>34</td><td>3</td><td>n.</td><td>1</td><td>s.</td><td>n. † br. *</td><td>10</td><td>29</td><td>52</td><td>11</td><td>398</td><td>2</td></tr>
<tr><td>11</td><td>28</td><td>2</td><td>1</td><td>4</td><td>5</td><td>23</td><td>1</td><td>s.o.</td><td>0</td><td>s.</td><td></td><td>8</td><td>75</td><td>34</td><td>17</td><td>413</td><td>2</td></tr>
<tr><td>12</td><td>28</td><td>2</td><td>8</td><td>4</td><td>2</td><td>21</td><td>2</td><td>n.</td><td>1</td><td>s.</td><td>br. g.</td><td>8</td><td>14</td><td>30</td><td>34</td><td>407</td><td>2</td></tr>
<tr><td>13</td><td>28</td><td>3</td><td>6</td><td>4</td><td>4</td><td>24</td><td>2</td><td>s.e.</td><td>0</td><td>s.</td><td>b.n.p. 2 †</td><td>7</td><td>75</td><td>27</td><td>20</td><td>414</td><td>0</td></tr>
<tr><td>14</td><td>28</td><td>1</td><td>2</td><td>5</td><td>0</td><td>22</td><td>2</td><td>n.</td><td>1</td><td>n.</td><td></td><td>7</td><td>43</td><td>21</td><td>21</td><td>413</td><td>1</td></tr>
<tr><td>15</td><td>27</td><td>7</td><td>8</td><td>6</td><td>0</td><td>26</td><td>2</td><td>o.</td><td>0</td><td>s.n.</td><td></td><td>7</td><td>29</td><td>23</td><td>17</td><td>417</td><td>1</td></tr>
<tr><td>16</td><td>27</td><td>8</td><td>4</td><td>5</td><td>0</td><td>33</td><td>3</td><td>n.</td><td>1 m.</td><td>s.</td><td>g.</td><td>7</td><td>18</td><td>23</td><td>15</td><td>423</td><td>2</td></tr>
<tr><td>17</td><td>27</td><td>10</td><td>2</td><td>5</td><td>0</td><td>22</td><td>3</td><td>n.</td><td>2</td><td>s.</td><td>g.</td><td>7</td><td>05</td><td>28</td><td>17</td><td>432</td><td>2</td></tr>
<tr><td>18</td><td>28</td><td>1</td><td>0</td><td>2</td><td>0</td><td>39</td><td>4</td><td>n.</td><td>2</td><td>s.</td><td>g.</td><td>6</td><td>85</td><td>15</td><td>18</td><td>427</td><td>2</td></tr>
<tr><td>19</td><td>28</td><td>0</td><td>0</td><td>2</td><td>3</td><td>41</td><td>2</td><td>n.</td><td>1</td><td>s.p.n.</td><td></td><td>6</td><td>77</td><td>19</td><td>39</td><td>406</td><td>1</td></tr>
<tr><td>20</td><td>28</td><td>2</td><td>0</td><td>3</td><td>2</td><td>50</td><td>0</td><td>n.</td><td>1</td><td>s.</td><td></td><td>6</td><td>70</td><td>21</td><td>23</td><td>403</td><td>1</td></tr>
<tr><td>21</td><td>28</td><td>3</td><td>2</td><td>5</td><td>0</td><td>50</td><td>6</td><td>n.</td><td>1</td><td>s.</td><td></td><td>6</td><td>62</td><td>34</td><td>16</td><td>417</td><td>1</td></tr>
<tr><td>22</td><td>28</td><td>4</td><td>2</td><td>5</td><td>2</td><td>33</td><td>1</td><td>n.</td><td>1</td><td>s.p.n.</td><td>n. br. g.</td><td>6</td><td>65</td><td>23</td><td>26</td><td>409</td><td>4</td></tr>
<tr><td>23</td><td>28</td><td>4</td><td>8</td><td>5</td><td>0</td><td>38</td><td>2</td><td>n.</td><td>1</td><td>s.p.n.</td><td>br. g.</td><td>6</td><td>51</td><td>30</td><td>33</td><td>405</td><td>5</td></tr>
<tr><td>24</td><td>28</td><td>3</td><td>8</td><td>5</td><td>2</td><td>50</td><td>0</td><td>o.</td><td>1</td><td>s.</td><td>p. g.</td><td>6</td><td>45</td><td>23</td><td>25</td><td>405</td><td>1</td></tr>
<tr><td>25</td><td>27</td><td>11</td><td>6</td><td>8</td><td>0</td><td>24</td><td>2</td><td>s e.</td><td>1</td><td>n.p.s.</td><td>p. g. 2</td><td>6</td><td>43</td><td>22</td><td>19</td><td>405</td><td>1</td></tr>
<tr><td>26</td><td>27</td><td>7</td><td>5</td><td>6</td><td>2</td><td>18</td><td>3</td><td>s.o.</td><td>0</td><td>s.n.</td><td>nev. †</td><td>6</td><td>43</td><td>31</td><td>34</td><td>399</td><td>3</td></tr>
<tr><td>27</td><td>27</td><td>5</td><td>2</td><td>3</td><td>2</td><td>41</td><td>2</td><td>n.</td><td>2 m.</td><td>s.p.n.</td><td>nev. †</td><td>6</td><td>43</td><td>22</td><td>25</td><td>400</td><td>6</td></tr>
<tr><td>28</td><td>27</td><td>11</td><td>0</td><td>4</td><td>8</td><td>38</td><td>2</td><td>n.</td><td>1</td><td>s.</td><td>br. g.</td><td>6</td><td>40</td><td>10</td><td>20</td><td>388</td><td>2</td></tr>
<tr><td>29</td><td>28</td><td>0</td><td>3</td><td>4</td><td>0</td><td>48</td><td>6</td><td>n.</td><td>1</td><td>s.</td><td>neb.</td><td>6</td><td>57</td><td>30</td><td>17</td><td>399</td><td>2</td></tr>
<tr><td>30</td><td>28</td><td>1</td><td>2</td><td>4</td><td>2</td><td>51</td><td>2</td><td>n.</td><td>0</td><td>s.</td><td>neb. b. g.</td><td>6</td><td>36</td><td>30</td><td>34</td><td>388</td><td>7</td></tr>
<tr><td>31</td><td>28</td><td>2</td><td>2</td><td>5</td><td>0</td><td>51</td><td>1</td><td>n.</td><td>1</td><td>s.</td><td>neb. b. g.</td><td>6</td><td>31</td><td>23</td><td>14</td><td>394</td><td>3</td></tr>
</table>

Total des hommes.... 788   661   74

Total des femmes.... 140   34

Total général........ 928   108

Février 1822.

Jours du mois	MATIN						MILIEU DU JOUR					Pluie.
	Baromètre.	Therm.	Hygro.	Évaporation.	Vent.	État du ciel.	Baromètre.	Therm.	Hygro.	Vent.	État du ciel.	
1	28 4 4	2 1	41 2	0 42	n. 1	s.n.	28 4 2	8 0	50 4	n. 0	s.p.n.	
2	28 5 0	1 0	40 9	0 21	n. 1	s.	28 4 7	9 0	50 3	n.o. 0	s.	
3	28 4 2	1 8	39 2	0 26	n. 1	s.	28 4 5	7 2	43 1	n. 1	s.	
4	28 4 0	3 0	24 1	1 20	n. 1	n.	28 2 8	9 2	31 2	e. 1	n.	
5	28 3 8	7 0	31 2	1 0	n. 1	n.	28 4 0	9 2	37 9	n. 0	n.	
6	28 4 3	5 0	19 1	0 50	n. 0	n.	28 4 3	9 5	27 9	n. 0	n.	
7	28 4 2	2 0	9 0	0 29	n. 1	s.	28 4 1	9 2	26 1	n. 0	s.	
8	28 3 8	4 3	15 2	0 29	n. 0	s.	28 3 6	10 4	36 6	o. 0	s.	
9	28 2 5	3 5	21 0	0 50	n. 1	s.	28 2 0	11 2	43 8	o. 0	s.	
10	28 2 0	3 8	19 9	0 27	n. 0	s.	28 2 0	8 2	26 3	n. 0	s.	
11	28 2 4	5 0	23 1	0 31	n. 1	s.n.	28 2 4	10 9	44 4	n. 1	n.p.s.	
12	28 3 0	2 9	35 6	0 19	n. 1	n.	28 3 0	9 8	45 2	n. 1	s.p.n.	
13	28 3 3	5 0	37 1	0 50	n. 1	n.	28 3 2	9 0	41 2	o. 1	s.p.n.	
14	28 2 9	3 8	25 2	0 60	n. 1	s.n.	28 2 5	9 8	40 0	s.s.e. 1	s.n.	
15	28 2 7	4 8	26 1	1 5	n. 0	s.p.n.	28 2 6	10 0	44 2	o. 0	s.p.n.	
16	28 3 9	2 0	35 1	0 25	n. 0	s.	28 3 6	8 8	45 2	n. 0	s.p.n.	
17	28 4 0	1 0	36 2	0 25	n. 0	s.	28 3 9	8 6	41 2	n. 0	s.	
18	28 2 8	3 1	39 4	0 28	n. 0	s.p.n.	28 2 8	8 9	36 2	n. 0	s.p.n.	
19	28 2 7	6 0	55 1	1 25	n. 1 m.	s.	28 2 8	9 2	54 2	n. 1 m.	s.	
20	28 3 0	4 9	56 1	1 12	n.n.e. 1	s.	28 2 7	8 0	59 2	n. 0	s.	
21	28 1 5	4 0	42 3	0 38	n. 1	s.n.	28 1 6	8 0	43 4	n. 1	n.	
22	28 3 0	4 2	34 2	0 41	n. 1	s.	28 3 0	9 8	46 2	n. 1	s.	
23	28 3 0	3 1	50 2	1 21	n. 1	s.	28 3 0	8 2	56 2	n. 1 m.	s.p.n.	
24	28 3 3	4 2	50 1	1 41	n. 1	s.	28 3 3	9 5	56 2	n. 1	s.	
25	28 3 3	3 8	51 2	0 50	n. 0	s.	28 3 4	9 4	59 3	n.n.o. 0	s.	
26	28 3 8	3 8	40 0	1 15	n. 0	s.	28 3 8	11 2	56 1	n. 0	s.	
27	28 4 2	3 4	16 8	1 6	n. 1	s.	28 4 0	11 4	43 1	s.o. 0	s.	
28	28 3 7	4 8	6 5	1 10	n.n.e. 0	s.n.	28 4 2	8 8	64 7	u. 1	s.	

Jours du mois.	SOIR.						HAUTEUR DU TIDRE.	ENTRÉS.	SORTIS.	RESTANS.	MORTS.
	Baromètre.	Therm.	Hygrom.	Vent.	État du ciel.	Météore.					
1	28 4 6	4 9	49 2	n. 1	s.	n.	6 29	18	23	385	4
2	28 5 0	3 5	28 2	n. 0	s.	b. g.	6 26	20	13	389	3
3	28 4 2	7 8	29 1	n. 0	s.n.		6 23	18	20	384	3
4	28 3 6	8 0	29 2	s.s.e. 0	n.	n. †	6 20	15	35	360	4
5	28 4 0	8 3	31 2	n. 0	n.	n. p. † 2.	6 17	24	18	362	4
6	28 4 3	6 4	22 2	n. 0	s.	n. †	6 20	22	19	362	3
7	'28 3 8	7 0	24 1	n. 0	s.	n. b. *	6 15	23	10	366	9
8	28 3 0	8 2	25 3	n. 0	s.		6 15	15	16	364	1
9	28 2 0	7 4	27 2	n. 0	s.	n. b. †	6 12	21	34	350	1
10	28 2 1	7 9	29 3	o. 0	s.n.	n. b.	6 10	10	18	340	2
11	28 2 5	8 2	42 2	o. 0	n.	n.	6 12	21	23	335	3
12	28 3 0	7 5	39 5	s.o. 0	n.p.s.	n. *	6 12	24	15	342	2
13	28 2 7	8 0	39 1	o. 0	s.n.	n. †	6 09	24	9	355	2
14	28 2 6	8 0	58 9	n. 0	s.n.	n. b.	6 09	15	19	348	3
15	28 2 3	7 2	4t 2	o. 0	s.	n. *	6 07	18	22	341	3
16	28 3 8	9 1	41 2	n. 0	s.	n. *	6 07	27	30	336	2
17	28 3 0	8 3	31 2	n. 0	s.	b. g.	7 05	11	18	326	3
18	28 2 7	5 3	37 2	n. 1 m.	n.	n. †	6 02	20	16	327	3
19	28 3 0	6 0	49 2	n. 1	s.		6 02	16	22	320	1
20	28 1 8	5 3	52 1	n. 1	s.	n. †	6 00	23	11	329	3
21	28 1 9	5 3	41 1	n. 0	s.p.n.		5 98	23	5	344	3
22	28 3 0	8 2	46 3	n. 1	s.	n. † b.	5 95	26	18	345	7
23	28 3 2	5 6	50 2	n. 1 m.	s.		5 94	14	32	335	2
24	28 3 3	10 2	51 3	n. 1	s.		5 93	23	22	332	4
25	28 2 8	9 8	46 0	n. 0	s.	b. n.†g. 2	5 91	32	21	340	3
26	28 3 9	6 3	21 4	n. 0	s.	n.	5 90	26	17	343	6
27	28 3 9	6 9	28 4	n. 0	s.p.n.	b. * n. * 2	5 88	18	18	341	2
28	28 4 8	6 0	61 3	n. 2	s.	n. †	6 86	16	15	358	4
Total des hommes.								563	539		90
Total des femmes.								125			35
Total général.....								688			125

Mars 1822.

Jours du mois	MATIN Baromètre			Therm.		Hygro.		Évaporation		Vent		État du ciel	MILIEU DU JOUR Baromètre			Therm.		Hygro		Vent		État du ciel	Pluie	
1	28	5	8	4	0	26	2	2	18	n.	1	s.	28	5	9	11	6	67	8	n.	1	s.		
2	28	5	8	1	5	31	4	2	10	n.	1	s.	28	5	3	10	6	55	2	n.	1	s.		
3	28	4	8	1	5	34	3	1	18	n.	0	s.	28	4	5	12	0	48	8	n.	0	s.		
4	28	4	8	2	3	22	4	0	48	n.	0	s.	28	4	6	11	6	42	2	n.	0	s.p.n.		
5	28	4	8	3	0	16	5	1	0	n.	0	s.p.n.	28	4	8	11	1	46	8	n.	0	s.p.n.		
6	28	4	5	2	3	16	2	1	0	n.	0	s.	28	4	6	12	1	47	8	n.	0	s.		
7	28	3	9	3	0	20	8	1	0	n.	1	s.	28	3	4	13	3	42	1	n.	1	n.s.		
8	28	1	5	8	9	53	6	2	10	s.s.c.	1	n.	28	0	3	9	6	31	7	s.s.e.	1	n.	0	125
9	28	0	1	4	6	14	4	0	32	n.	0	s.	28	0	1	11	9	37	6	n.	0	s.p.n.		
10	28	1	8	4	9	17	8	1	46	n.	0	s.p.n.	28	2	3	13	5	37	4	n.	0	n.p.s.		
11	28	1	6	8	8	20	4	1	20	n.	0	n.p.s.	28	1	4	14	0	36	2	n.	0	n.p.s.		
12	28	0	7	8	5	17	9	1	10	n.	0	n.	28	0	8	14	5	41	9	n.	0	s.		
13	28	4	2	7	0	62	6	3	16	n.	1 m.	s.	28	4	2	13	4	69	6	n.	1 m.	s.		
14	28	4	0	4	2	59	6	2	18	n.	0	s.	28	3	5	12	6	70	3	n.	0	s.		
15	28	3	1	4	5	53	7	1	10	c.	0	s.p.n.	28	3	2	13	8	58	2	u.	0	s.p.n.		
16	27	4	6	5	5	42	5	2	20	n.	0	s.	28	4	9	14	8	59	4	n.	0	s.		
17	28	5	9	5	2	22	4	2	6	n.	1	s.	28	5	9	14	4	52	9	n.	0	s.		
18	28	5	1	5	8	16	3	1	58	n.	0	s.p.n.	28	4	4	15	3	55	8	n.	1	s.p.n.		
19	28	1	3	8	5	53	8	2	36	n.n.o.	0	s.p.n.	28	1	2	17	0	68	4	n.	0	s.		
20	28	3	2	9	0	16	2	6	0	n.e.	0	n.s.p.	28	3	2	15	3	66	2	n.n.o.	0	s.		
21	28	4	3	5	9	30	0	3	6	n.n.o.	1	s.p.n.	28	4	4	14	2	52	0	n.e.	0	n.p.s.		
22	28	3	7	6	5	24	8	2	18	n.	0	n.	28	3	3	13	8	39	1	n.n.o.	1	s.n.		
23	28	2	7	8	5	19	4	1	36	n.	0	s.p.n.	28	3	0	15	4	37	3	n.	0	s.n.		
24	28	3	3	7	5	33	2	2	36	n.	0	s.	28	3	6	14	3	47	5	n.	0	s.		
25	28	2	4	8	2	19	3	2	16	n.	0	s.p.n.	28	2	4	14	3	41	7	u.	0	n.s.		
26	28	1	8	9	5	22	6	2	22	n.n.o.	0	n.p.s.	28	2	1	15	2	39	5	n.	0	n.p.s.		
27	28	3	8	8	0	20	0	1	16	n.	0	s.	28	4	1	16	3	45	8	n.n.o.	0	s.p.n.		
28	28	4	7	8	0	17	4	1	32	n.	1	s.	28	4	6	17	3	51	1	n.	0	s.p.n.		
29	28	4	3	7	5	27	8	3	0	n.	1	s.	28	4	1	16	9	57	4	n.	1	s.		
30	28	3	9	9	9	28	0	2	48	s.s.o.	0	s.	28	5	5	16	7	46	3	n.	1	s.		
31	27	9	9	12	8	28	0	5	32	s.s.c.	2	n.	27	8	5	15	1	51	1	s.s.c.	2	n.	0	91

Jours du mois	Baromètre.			Therm.		Hygr.		Vent.		État du ciel.	Météores.	Hauteur du Tibre.		Entrés.	Sortis.	Restans.	Morts
	SOIR.																
1	28	5	9	5	3	47	2	n.	1	s.		5	88	18	22	331	3
2	28	4	7	7	9	41	7	s.s.o.	1 m.	s.		5	87	24	26	323	6
3	28	4	3	8	3	38	4	o.s.o.	0	s.	b. †	5	86	30	11	338	4
4	28	4	5	8	2	33	3	o.s.o.	0	s.	b. † n.	5	85	29	25	335	7
5	28	4	5	8	3	37	6	n.o.	0	s.	b. † n. †	5	84	15	16	330	4
6	28	4	5	8	6	39	7	o.s.o.	0	s.	b. n. †	5	83	19	22	325	2
7	28	2	4	8	0	39	4	s.	1	n.p.s.	b. † n. *	5	82	30	7	347	1
8	28	0	2	8	1	27	2	s.e.	1	s.p.n.	p. g.	5	81	24	25	346	0
9	28	0	9	8	7	27	3	s.s.e.	0	s.	b. † n.*	5	80	22	22	344	2
10	28	2	2	10	5	15	2	s.s.e.	0	n.	b. †	5	89	17	28	330	3
11	28	0	7	10	3	24	7	s.	1	s.p.n.		6	00	24	25	326	3
12	28	1	5	11	8	22	7	n.	1 m.	s.	n. * g.	5	98	15	20	321	0
13	28	4	3	9	9	78	8	e.n.e.	0	s.		5	95	27	17	327	4
14	28	2	7	9	4	50	3	s.	0	s.		5	88	26	17	329	1
15	28	3	3	10	5	56	3	o.	0	s.		5	85	9	18	316	4
16	28	5	2	10	3	36	5	s.s.o.	0	s.		5	81	21	29	303	5
17	28	5	6	11	3	25	4	n.	0	s.	n. † b.* g.	5	79	19	20	300	2
18	28	2	8	10	7	40	1	s.	1	s.n.	n.* b.* g.	5	76	21	23	297	1
19	28	2	2	12	2	69	2	n.n.e.	1	s.		5	75	20	19	295	3
20	28	3	4	12	0	55	1	o.	1	s.		5	73	17	22	288	2
21	28	4	1	9	9	46	8	n.n.o.	1	s.p.n.		5	73	24	19	292	1
22	28	2	9	11	5	28	7	n.n.o.	0	s.	n. *	5	74	23	10	302	3
23	28	3	1	11	8	58	4	s.	0	s.n.		5	75	19	22	294	5
24	28	2	8	10	2	39	2	s.	0	n.p.s.		5	75	14	19	285	6
25	28	2	1	10	6	28	0	s.s.e.	0	s.	n.	5	74	19	15	285	4
26	28	2	9	10	7	33	5	s.	0	s.n.		5	74	20	11	293	1
27	28	4	4	11	5	31	7	s.	0	s.p.n.		5	74	29	31	288	3
28	28	4	5	12	0	33	8	s.e.	0	s.p.n.	b. *	5	73	20	11	294	3
29	28	4	0	13	2	35	8	s.o.	0	n.p.s.		5	73	17	11	295	5
30	28	4	1	11	3	33	4	s.	0	n.p.s.	n. *	5	73	11	26	278	2
31	28	1	9	12	2	33	4	s.	0	n.p.s.	p. g.	5	75	18	17	272	7
Total des hommes....														635	606		97
Total des femmes....														159			32
Total général..........														794			129

Avril 1822.

MATIN.

Jours du mois.	Baromètre.			Therm.		Hygro.		Évaporation.		Vent.		État du ciel.
1	27	6	0	6	4	27	0	2	30	n.	2	n.p.s.
2	27	9	1	5	4	40	0	3	0	n.	2	s.
3	27	10	2	4	5	41	2	2	36	n.	2	s.p.n.
4	28	0	8	4	5	41	2	3	21	n.	1	s.
5	28	0	1	5	0	32	0	3	0	n.	0	s.n.
6	27	11	6	10	0	34	1	3	20	s.s.e.	0	n.
7	27	11	2	7	2	21	4	2	10	n.	0	s.
8	27	10	3	10	2	24	1	2	22	s.s.e.	1	n.
9	27	10	7	11	0	55	4	3	12	s.s.e.	1	s.n.
10	27	10	8	9	0	23	1	3	21	e.	1 m.	n.
11	27	11	0	12	0	36	0	2	14	n.n.e	0	s.o.
12	28	1	3	11	5	34	9	2	50	s.	1	s.n.
13	28	2	1	9	3	29	1	2	40	n.	1	s.
14	28	2	2	9	2	39	3	1	52	n.	0	s.
15	28	1	9	10	2	42	3	3	6	n.	0	s.
16	28	1	2	11	2	40	0	4	0	n.	1	s.
17	28	0	0	8	3	37	1	3	21	n.	1	n.s.
18	27	11	2	11	0	41	3	2	51	n.	0	n.
19	27	11	0	12	0	31	2	3	0	n.	0	s.
20	27	8	7	12	2	41	8	3	9	n.	1	n.
21	27	7	7	12	8	23	6	1	16	e.	0	n.
22	27	9	0	13	0	21	2	2	19	n.	1	n.s.
23	27	10	8	13	8	17	2	1	15	n.	0	n.
24	28	0	7	12	2	21	4	2	0	n.	1	s.
25	28	1	5	10	1	25	3	2	15	n.	0	s.
26	28	0	8	14	0	30	1	3	29	n.	0	n.
27	28	1	3	12	0	26	3	1	15	s.	1 m.	n.
28	28	1	7	15	0	20	1	1	25	n.	1 m.	s.n.
29	28	1	2	14	5	33	1	1	15	n.	1	n.
30	27	11	5	15	0	38	1	2	20	n.	1 m.	s.n.

MILIEU DU JOUR.

Jours du mois.	Baromètre.			Therm.		Hygro.		Vent.		État du ciel.	Pluie.	
1	27	6	3	8	6	35	4	n.	2 m.	n.	9	13
2	27	8	9	8	9	51	2	n.	1 m.	s.		
3	27	10	4	8	8	53	1	n.n.e.	2	s.n.		
4	28	0	1	10	8	62	8	n.n.o.	1 m.	s.		
5	28	0	2	12	5	40	3	o.s.o.	1	n.p.s.		
6	27	11	6	14	0	32	1	s.s.o.	1 m.	s.		
7	27	11	0	14	5	42	1	s.s.o.	1 m.	s.p.n.		
8	27	10	1	12	9	37	2	s.s.o.	2	s.n.	0	84
9	27	11	0	12	0	46	9	s.	1	n.		
10	27	4	0	16	2	25	6	s.	1 m.	n.	4	70
11	27	4	5	18	2	52	3	s.	1	s.p.n.	0	27
12	28	1	5	17	8	54	3	s.s.o.	1	s.		
13	28	2	2	17	8	56	4	o.s.o.	1	s.		
14	28	2	0	16	7	52	9	o.	1	s.		
15	28	1	5	17	2	60	7	o.	1	s.		
16	28	0	6	15	8	60	1	s.	1	s.		
17	27	11	7	14	5	39	2	s.	2	n.p.s.		
18	27	11	0	16	2	41	2	n.	1	s.		
19	27	10	8	16	8	53	1	n.e.	1	s.n.		
20	27	8	6	17	2	48	6	s.s.e.	1	n.		
21	27	7	7	17	6	57	4	s.o.	0	n.p.s.	0	130
22	27	9	2	17	2	42	0	o.	1	s.p.n.	3	114
23	27	11	0	18	2	29	6	s.o.	1	s.p.n.		
24	28	1	0	19	3	43	1	s.s.o.	2	s.		
25	28	1	4	17	4	48	2	s.	1	n.		
26	28	1	1	14	9	47	9	s.o.	1	n.	3	108
27	28	1	3	19	7	12	8	n.	1	n.	1	103
28	28	1	7	18	8	41	9	o.s.o.	1	n.		
29	28	0	9	19	0	38	7	n.	1	n.		
30	27	11	0	19	0	46	2	o.n.o.	0	n.p.s.		

Jours du mois.	Baromètre.			Therm.		Hygro.		Vent.		Etat du ciel.	Météores.	Hauteur du Tibre.		Entrés.	Sortis.	Restans.	Morts.
1	27	8	1	5	5	38	2	n.	3	n.		5	87	12	20	262	2
2	27	9	4	4	4	31	2	n.	1 m.	s.		5	94	15	18	257	2
3	27	11	9	4	8	48	2	n.	2 m.	s.n.		6	85	20	22	251	4
4	28	0	2	7	5	46	2	o.	1	s.		6	50	19	12	256	2
5	28	0	0	9	2	35	1	o.s.o.	0	n.p.s.	n. *	6	25	14	25	241	4
6	27	11	4	9	5	33	2	o.	0	s.	n. †	6	07	12	13	240	0
7	27	11	0	10	0	27	4	s.	0	s.p.n.	n. †	6	05	23	25	237	1
8	27	10	2	12	8	35	2	s.o.	1	s.n.	p. 2	6	18	13	19	231	0
9	27	11	2	10	2	36	1	s.s.e.	1	n.	n. †	6	03	18	9	238	2
10	27	11	2	11	4	34	0	s.s.e.	1	n.	p. 2 g.	6	04	19	25	231	1
11	28	0	3	12	5	41	1	s.	0	s.p.n.		7	80	19	17	229	4
12	28	2	0	11	2	45	1	o.	0	s.	n. †	9	14	16	14	230	1
13	28	2	2	12	1	40	0	o.	1	s.	n. *	7	33	39	29	235	5
14	28	1	8	11	3	48	5	e.s.e.	0	s.		6	75	50	12	267	3
15	28	1	2	11	3	33	2	o.	0	s.	n. v	6	52	21	18	270	0
16	28	0	2	12	0	47	1	o.	0	s.	n. †	6	38	18	22	264	2
17	27	11	4	13	6	33	2	s.	1	n.p.s.	n. *	6	27	9	18	252	3
18	27	11	3	11	2	33	1	n.	1	s.	n. * p. * g.	6	21	27	20	258	1
19	27	9	3	13	2	48	1	o.	1	s.n.	n. †	6	16	25	38	242	5
20	27	8	0	13	2	33	1	n.	1	n.	n. * p. † g. 2	6	17	14	20	233	5
21	27	8	4	11	8	13	3	n.n.e.	0	n.p.s.	p. g.	6	20	21	12	239	5
22	27	10	0	13	3	29	2	o.	1	s.p.n.	n. *	6	17	17	25	229	2
23	28	0	0	13	2	33	1	o.	0	s.p.n.	n. †	6	24	20	21	226	2
24	28	1	4	13	2	41	3	c.	0	s.	n. *	6	19	25	21	228	2
25	28	1	0	15	0	27	2	s.s.e.	1	n.	n. * p. g. 2	6	18	13	15	224	2
26	28	1	0	14	2	25	6	s.	1 m.	n.	n. † p. g. 2	6	18	15	10	228	2
27	28	1	8	14	0	17	2	s.s.e.	1	n.	p. 2 g.	5	95	12	18	221	1
28	28	1	3	15	6	33	2	n.	1	n.	n. †	5	97	11	15	216	1
29	28	1	4	15	0	37	1	s.s.e.	1	n.	n. *	6	14	16	17	211	4
30	27	11	2	13	2	33	1	s.	1	n.p.s.	n. †	6	25	12	3	218	2
Total des hommes....														565	553		63
Total des femmes....														145			24
Total général........														710			87

Mai 1822.

Jours du mois	MATIN						MILIEU DU JOUR					
	Baromètre.	Therm.	Hygro.	Evaporation.	Vent.	État du ciel.	Baromètre.	Therm.	Hygro.	Vent.	État du ciel.	Pluie.
1	27 11 2	10 2	18 3	2 50	e. 1 m.	n.	27 11 1	11 3	17 5	n.e. 1 m.	n.	0 031
2	27 8 8	12 5	20 1	3 4	s.s.o. 2	n.p.s.	27 9 4	11 9	27 1	o. 1	n.	14 084
3	27 11 5	12 0	33 1	2 5	n. 1 m.	s.p.n.	27 11 8	15 0	44 1	n. 2	s.p.n.	0 656
4	28 0 4	11 3	25 1	1 25	n. 1	s.	28 0 4	16 2	43 0	s.s.o. 1	s.p.n.	
5	28 1 0	12 0	24 1	2 2	n. 1	s.n.	28 0 8	17 2	45 0	s. 0	s.p.n.	
6	28 0 7	13 4	23 8	3 18	n. 0	s.p.n.	28 0 5	19 2	53 6	o.s.o. 1	s.p.n.	
7	28 0 0	14 5	24 2	3 11	n.n.o. 0	s.p.n.	27 11 9	19 2	46 2	s.s.o. 1	s.p.n.	
8	27 11 5	13 3	26 4	3 40	n.n.o. 0	n.	27 11 0	20 2	50 8	s.o. 1	s.n.	
9	27 10 9	14 0	21 9	2 10	n.n.o. 0	s.p.n.	27 10 8	20 6	49 8	s.s.o. 1	s.p.n.	
10	27 10 3	14 3	24 8	4 0	o. 0	n.p.s.	27 10 1	19 9	44 3	s. 1 m.	n.s.	
11	27 9 4	15 2	41 2	3 50	s. 1	s.	27 9 5	18 8	36 2	s.s.o. 1 m.	n.p.s.	
12	27 8 5	15 2	33 1	4 15	o. 1 m.	n.p.s.	27 8 6	17 7	38 4	s.o. 1	s.n.	
13	27 9 8	14 0	32 1	4 25	s.s.o. 2	s.n.	27 10 9	15 2	38 8	s.s.o. 1 m.	n.p.s.	1 120
14	27 11 2	10 8	28 2	2 52	n.n.e. 1	s.	27 10 7	17 8	50 1	e. 0	n.p.s.	
15	27 3 2	12 2	24 1	3 12	n. 1 m.	n.	27 5 7	17 3	45 2	n. 1	n.	
16	27 7 5	15 2	33 1	3 15	o. 1	s.n.	27 7 7	19 0	47 2	n. 2	s.n.	
17	27 10 0	16 4	40 1	4 25	n. 1 m.	s.n.	27 10 1	20 7	49 8	e. 1	n.p.s.	
18	27 11 9	15 2	42 2	3 15	n. 1	s.p.n.	27 11 9	19 8	52 1	n.o. 0	s.p.n.	
19	28 0 8	14 3	42 4	4 0	n. 1	s.	28 1 2	18 0	51 3	o.n.o. 1	n.s.	
20	28 1 5	13 8	41 4	3 21	n. 1	s.	28 1 4	18 7	57 4	n.o. 0	s.	
21	28 0 9	10 2	18 4	2 51	n.n.e. 1	n.	28 1 1	18 5	49 4	o.n.o. 0	s.p.n.	
22	28 1 9	12 2	30 9	3 0	n. 1	s.	28 1 7	19 4	58 1	n.n.e. 0	s.	
23	28 1 2	14 1	31 2	4 15	n. 1	s.	28 1 0	20 2	49 0	s.o. 1	s.p.n.	
24	28 0 6	15 2	36 1	4 25	s.s.o. 1	s.p.n.	28 0 9	18 7	51 3	s. 2	s.p.n.	
25	28 1 3	16 0	41 2	4 56	n.o. 0	n.	28 1 1	17 4	43 5	e. 1	n.	
26	28 1 4	16 6	35 2	4 26	s.s.o. 1	n.p.s.	28 1 0	20 2	40 0	s.o. 1	s.p.n.	1 90
27	28 11 1	16 0	27 2	3 2	n. 1	s.p.n.	28 1 0	20 5	42 0	s.o. 1 m.	s.p.n.	
28	28 2 0	15 1	28 2	4 0	n. 1	s.	28 2 1	21 0	41 6	o. 0	s.p.n.	4 72
29	28 3 1	13 2	31 2	3 15	n. 1	s.	28 3 5	20 7	46 7	o. 1	s.p.n.	1 88
30	28 3 4	16 1	28 2	5 1	n. 1	s.	28 3 2	22 0	44 4	n.o. 1	s.n.	
31	28 3 3	14 3	42 2	3 25	n. 0	s.	28 3 4	22 0	43 6	o.s.o. 1 m.	s.n.	

Jours du mois	Baromètre			Therm.		Hygro.		Vent		Etat du ciel	Météores	Hauteur du Tibre		Entrés	Sortis	Restans	Morts
								SOIR.									
1	27	10	5	11	0	17	1	n.	1	n.	p.g.n.t.l.	6	13	8	19	205	2
2	27	10	7	9	2	21	0	o.	1 m.	s.p.n.	p. l. t. n.	6	27	15	12	207	1
3	28	0	2	11	4	31	2	n.	1	s.		6	60	19	12	210	4
4	28	0	7	12	3	30	2	o.	0	s.	n. †	6	69	15	19	205	3
5	28	0	8	12	3	26	2	o.	1	s.p.n.	n. * b. *	6	52	17	23	197	0
6	28	0	2	13	0	35	5	s.	1	n.		6	30	16	15	196	2
7	27	11	2	11	4	28	1	s.o.	1	s.p.n.		6	25	13	14	195	0
8	27	11	0	15	2	30	3	s.s.e.	1	n.	p. †	6	12	19	17	195	4
9	27	10	5	15	9	27	5	o.n.o.	0	s.		6	10	18	8	203	0
10	27	9	8	15	1	27	7	s.o.	1	s.p.n.		6	07	15	15	203	1
11	27	8	0	17	8	25	3	o.	1 m.	s.p.n.		6	13	6	13	191	4
12	27	9	0	15	3	27	1	s.o.	0	n.	p. 2 †	6	07	17	10	198	0
13	27	11	7	17	0	33	1	o.s.o. 1		s.p.n.	p. n. g.	6	03	16	12	201	1
14	27	8	0	13	2	39	1	n.	1 m.	s.p.n.	n. †	6	01	22	18	203	2
15	27	6	2	15	9	40	0	o.	0	s.p.n.		6	08	20	15	205	3
16	27	9	6	16	8	48	7	n.n.o. 1 m.		n.p.s.	n. *	6	04	17	15	205	4
17	27	10	9	16	1	51	2	o.	1	s.p.n.		6	04	9	15	193	3
18	28	0	4	14	0	40	1	n.	0	s.		6	01	14	19	184	4
19	28	1	5	16	4	40	2	o.	1	s.		5	95	19	4	197	2
20	28	1	4	13	0	38	1	o.	1	s.	n. †	5	90	11	7	200	1
21	28	1	8	12	0	53	1	o.	1	s.	n. *	5	86	11	15	196	0
22	28	1	5	14	2	39	9	n.	1	s.		5	85	11	14	193	0
23	28	0	9	14	2	27	4	o.	1	s.	n. *	5	83	19	17	193	2
24	28	1	5	15	3	41	2	n.n.e. 0		n.p.s.		5	81	11	11	190	3
25	28	1	4	16	0	54	5	s.e. 1		s.p.n.	n.*p.g.l.t.	5	80	12	19	186	3
26	28	1	5	14	9	52	0	o.n.o. 0		s.p.n.		5	78	8	13	175	0
27	28	1	5	14	2	17	3	n.	0	s.	n. † t. g.	5	85	15	10	178	2
28	28	2	4	15	3	25	2	s.e.	0	s.p.n.	p. l. t. g.	6	02	16	7	186	1
29	28	3	5	17	4	31	2	s.	0	s.n.		5	89	18	10	191	3
30	28	3	5	19	0	31	2	s.	1	n.	l.	5	84	5	18	177	1
31	28	3	0	16	3	25	0	n.	0	s.p.n.	l. t.	5	80	11	19	166	3

Total des hommes....	442	435	59
Total des femmes....	131		20
Total général........	573		79

Jours du mois.	MATIN. Baromètre.	Therm.	Hygro.	Evaporation.	Vent.	État du ciel.	MILIEU DU JOUR. Baromètre.	Therm.	Hygro.	Vent.	État du ciel.	Pluie.
1	28 3 1	14 9	30 0	4 52	n.n.e. 0	s.	28 3 1	22 6	48 8	s.s.e. 1	s.	
2	28 3 1	16 5	34 2	5 0	e. 1	s.	28 3 3	22 8	47 2	o. 1	s.n.	
3	28 2 7	17 2	34 1	4 50	n. 0	s.	28 2 7	23 2	46 3	o.s.o. 1	n.p.s.	
4	28 2 5	16 8	36 1	3 45	n.e. 0	s.	28 2 8	23 9	45 7	s.s.o. 0	n.p.s.	
5	28 2 3	19 0	34 1	4 40	n. 0	s.	28 3 1	24 8	48 1	n.n.o. 1	s.n.	
6	28 1 3	19 2	31 4	5 10	s. 1	s.	28 1 4	24 2	46 0	s.s.o. 1 m.	n.p.s.	
7	28 0 8	18 2	40 0	5 25	n. 0	s.p.n.	28 0 6	23 5	47 6	o. 1	s.p.n.	
8	28 0 5	17 0	30 5	3 24	n.n.e. 1	s.	28 0 7	22 1	40 6	s. 1 m.	s.	2 108
9	28 0 4	16 8	34 2	4 15	n. 1	s.	28 0 4	24 3	44 2	s.o. 1	n.p.s.	
10	28 0 6	17 8	34 1	5 20	e.n.e. 0	s.p.n.	28 1 0	24 0	46 4	s.s.o. 1	s.p.n.	
11	28 2 5	18 5	30 0	5 20	n. 1	s.	28 2 5	23 4	47 8	s.o. 1	s.	
12	28 2 3	18 0	29 5	3 32	n. 0	s.p.n.	28 2 2	23 4	43 3	s.s.o. 1	s.p.n.	
13	28 1 7	18 9	33 2	5 25	s.s.o. 1	n.p.s.	28 1 7	23 4	40 9	o.s.o. 1	s.	
14	28 1 1	20 0	28 4	5 2	n. 0	s.	28 1 2	24 4	45 4	s.o. 1	s.	
15	28 0 8	18 9	24 6	4 50	e.n.e. 0	s.	28 1 0	26 6	55 2	s.s.o. 1	s.p.n.	
16	28 0 5	21 0	58 2	5 20	n. 0	s.	28 0 8	26 8	62 6	s.s.e. 2	s.	
17	28 1 0	22 0	38 0	7 0	s. 1 m.	s.n.	28 1 2	23 7	42 1	s.s.o. 1	s.	
18	28 1 8	20 2	41 5	6 30	n. 1	s.	28 1 8	25 8	56 0	n.n.e. 1	s.	
19	28 0 7	20 4	38 2	3 52	e. 1	s.	28 0 4	26 6	54 9	s.s.e. 2	s.n.	
20	28 0 0	21 4	38 2	5 15	s.s.e. 1 m.	s.n.	28 0 3	24 6	59 6	s.s.o. 1 m.	s.	
21	28 0 5	20 0	36 3	5 6	n. 0	s.	28 0 8	26 0	43 5	s.s.o. 1	s.n.	
22	28 1 3	20 8	50 3	6 12	n. 1	s.	28 1 8	26 1	48 8	s.s.o. 2	s.	
23	28 1 8	20 6	52 0	5 15	n.n.o. 0	s.	28 1 9	25 6	54 4	s.s.o. 1	s.	
24	28 1 5	21 2	36 4	4 25	n. 0	s.	28 1 8	26 6	55 0	s.o. 0	s.p.n.	
25	28 1 2	22 0	36 4	6 21	n. 0	s.	28 0 8	26 5	45 2	s.o. 1	s.	
26	27 11 2	19 8	35 2	5 20	n. 0	s.	28 11 4	24 3	55 3	n. 2	s.	
27	27 0 4	20 0	51 4	6 15	s. 1	s.p.n.	28 0 5	24 5	58 2	n.o. 1	n.	
28	27 0 8	19 2	31 4	4 6	n. 1	n.	28 0 9	21 8	37 6	s.o. 1	s.p.n.	0 63
29	27 1 4	20 0	36 0	4 20	n. 1	s.	28 1 5	22 3	41 5	s.o. 1	s.n.	7 006
30	27 0 5	19 2	24 2	5 0	n. 0	s.p.n.	28 0 7	22 8	44 5	s.s.o. 1 m.	s.n.	

Jours du mois.	Baromètre.			Therm.		Hygro.		Vent.		État du ciel.	Météores.	Hauteur du Tibre.		Entrés.	Sortis.	Restans.	Morts.
1	28	3	0	18	4	36	2	n.	0	s.		5	85	7	18	151	4
2	28	2	3	17	9	28	7	n.n.e.	0	s. n.	n. †	5	81	13	8	154	2
3	28	2	7	20	0	41	3	s.s.o.	0	n.p.s.	† l.	5	77	13	8	159	0
4	28	2	6	19	8	31	2	s.	1	n.p.s.	n, †	5	78	17	17	158	1
5	28	1	2	18	3	30	0	s.s.o.	0	s.n.		5	82	25	16	167	0
6	28	0	9	20	4	42	3	s.s.o.	0	n.p.s.	† l.	5	78	8	7	165	3
7	28	0	9	16	2	30	4	o.	0	s.p.n.	n. † p.g.t.	5	88	13	8	170	0
8	28	0	5	19	0	28	2	s.	0	s.		5	95	6	15	160	1
9	28	0	5	17	5	33	2	n.	0	n.p.s.	l. † p. †g.	5	93	13	20	153	0
10	28	1	7	18	8	37	2	n.	0	s.p.n.		5	91	13	10	153	3
11	28	2	8	19	2	29	4	o.	1	s.p.n.	n. †	5	83	7	16	144	0
12	28	2	4	19	0	27	2	s.	1 m.	s.	n. †	5	77	7	3	148	0
13	28	1	4	19	8	35	2	s.	1	s.p.n.		5	71	7	4	149	2
14	28	1	0	20	4	40	2	e.	1	s.	n.	5	74	11	16	143	1
15	28	1	0	22	4	41	2	s.	0	s.	n.	5	73	5	17	151	0
16	28	0	5	19	9	35	9	s.s.o.	1	s.p.n.	n. †	5	71	12	10	150	3
17	28	1	4	19	8	45	1	s.	0	s.	n. †	5	68	27	11	145	1
18	28	1	0	22	0	50	4	o.	1	s.		5	65	20	6	159	0
19	28	0	2	20	4	51	2	s.	1	s.	n. †	5	64	11	11	158	1
20	28	0	2	19	0	51	2	e.	1	s. n.		5	62	4	8	152	2
21	28	1	2	20	5	25	0	s.s.o.	1	s.		5	64	10	8	154	0
22	28	2	0	20	9	21	2	s.s.e.	0	s. n.		5	62	7	6	154	1
23	28	1	7	20	6	30	0	s.s.o.	0	s.	n. †	5	61	6	8	152	0
24	28	1	5	21	0	33	2	s.	0	s.	n.	5	59	15	21	142	4
25	28	0	0	21	5	32	3	s.	0	s.p.n.	n. l. 2	5	58	10	7	144	1
26	28	0	0	20	3	45	2	n.	1	s.	p.	5	56	8	11	159	2
27	28	0	0	21	4	41	2	n.n.e.	1	s.	n. †	5	55	11	5	145	0
28	28	1	4	17	0	24	6	n.n.e.	1	n.	p. l. 2	6	60	13	13	145	0
29	28	1	4	18	8	32	5	o.s.o.	0	s.p.n.	l.	5	62	8	11	141	1
30	28	1	1	19	4	32	8	s.	0	s.n.	n.	5	62	11	11	140	1

Total des hommes..... 538 — 330 — — — 34
Total des femmes..... 93 — 7
Total général......... 431 — 41

Juillet 1822.

Jours du mois.	MATIN.						MILIEU DU JOUR.					Pluie.
	Baromètre.	Therm.	Hygro.	Evaporation.	Vent.	Etat du ciel.	Baromètre.	Therm.	Hygro.	Vent.	Etat du ciel.	
1	28 1 2	20 0	41 4	4 50	s. 1	s.n.	28 1 2	22 4	46 4	s.s.o. 1	s.p.n.	
2	28 1 8	19 0	29 2	4 0	n. 1	s.	28 1 7	24 0	46 5	s. 1	s.p.n.	
3	28 1 4	19 2	33 1	4 10	o.s.o. 1	s.p.n.	28 1 8	23 1	42 4	s.s.o. 1	s.p.n.	
4	28 1 8	19 0	51 2	4 40	n.n.o. 1	s.	28 1 8	24 0	49 2	s.o. 0	s.p.n.	
5	28 1 5	17 5	41 2	5 28	n. 0	s.	28 1 7	25 0	40 0	o. 1 m.	s.	
6	28 1 1	20 0	35 2	5 25	c. 1	s.	28 1 5	25 5	50 7	s.o. 0 m.	s.	
7	28 0 1	22 0	43 2	5 15	s. 1 m.	s.	28 1 2	25 2	51 3	s.s.c. 2	s.n.	
8	28 0 7	19 8	40 7	5 10	n. 0	s.	28 0 8	25 5	45 8	s.s.o. 2 m.	s.n.	
9	28 0 3	19 8	27 2	5 20	s.s.c. 1	s.	28 0 5	21 8	40 3	o.s.o. 1 m.	n.p.s.	3 56
10	28 0 2	17 0	34 2	2 50	n. 1	n.p.s.	28 0 7	20 6	35 9	o.s.o. 1	s.p.n.	1 79
11	28 0 6	19 0	35 2	4 50	n.n.c. 1	s.p.n.	28 0 6	24 6	50 3	o.n.o. 0 m.	s.	
12	28 0 0	20 0	27 1	5 15	n. 0	s.	28 0 1	24 6	45 7	o.s.o. 1	s.n.	
13	27 10 0	20 0	35 1	6 2	s.s.o. 1 m.	s.	27 11 0	25 0	40 0	s.o. 1	s.n.	
14	27 10 4	17 5	52 5	5 24	n. 1	s.n.	27 10 6	24 0	52 5	o.s.o. 2	s.	
15	27 11 0	18 5	51 7	4 52	s.s.o. 1	s.	27 11 5	21 8	41 7	s.o. 1 m.	n.	
16	27 10 9	19 0	55 1	5 0	n. 1	s.	27 10 8	23 2	45 1	s.s.o. 1 m.	n.	
17	27 10 8	20 2	41 3	6 0	o.s.o. 1	s.	27 10 9	23 2	44 9	s.o. 1 m.	s.	
18	28 0 0	19 2	40 2	4 29	n. 1	n.s.	28 0 2	23 4	40 8	o. 1	s.	
19	28 0 1	18 2	31 3	4 21	n.n.o. 1	s.	28 0 3	24 7	51 7	s.s.o. 1	s.n.	
20	27 11 7	21 2	48 3	4 16	s.s.c. 1	s.	27 11 9	25 0	48 0	s.o. 1 m.	n.p.s.	
21	28 0 3	20 0	50 2	7 5	n.o. 0	s.p.n.	28 0 5	24 6	40 3	s. 1 m.	s.n.	
22	28 0 3	20 0	25 4	6 21	s.s.c. 1	s.n.	28 0 5	23 5	40 0	s.s.o. 0	s.	
23	28 0 8	17 5	27 2	4 20	e.n.c. 1	n.p.s.	28 0 7	25 0	69 8	o.n.o. 1	s.	
24	28 0 7	20 2	51 2	5 20	n. 1	s.	28 0 8	25 2	63 4	n.c. 1	s.	
25	28 1 4	20 0	46 9	5 25	n. 1	s.	28 1 4	26 7	62 7	n.n.o. 0	s.p.n.	
26	28 1 0	20 2	44 9	5 15	n.n.c. 1	s.	28 0 8	28 0	67 2	s. 1 m.	n.s.	
27	27 11 7	23 4	61 2	6 21	s. 0	s.	27 11 8	27 0	56 2	s. 1 m.	s.p.n.	
28	28 0 0	23 4	41 2	7 21	s.s.c. 1	s.p.n.	28 0 1	26 2	47 5	s.o. 1	s.	
29	28 0 4	19 8	37 3	4 21	n. 1	n.	28 0 8	26 5	58 2	n. 0	s.	
30	28 0 6	19 6	43 2	5 0	n. 0	s.	28 0 5	26 7	62 3	n.n.c. 1	s.n.	
31	28 0 3	21 8	40 0	6 20	s. 1	s.n.	28 0 8	27 3	63 6	s.s.o. 1	s.n.	

Jours du mois	SOIR						Hauteur de Tibre.	Entrés.	Sortis.	Restans.	Morts.
	Baromètre.	Therm.	Hygro.	Vent.	État du ciel.	Météores.					
1	28 1 3	19 0	55 2	O. 1	s.		5 60	15	5	150	0
2	28 1 8	19 2	43 4	O. 0	s.		5 59	28	7	169	2
3	28 1 8	20 2	43 5	O. 1	s.n.		5 62	27	10	183	3
4	28 1 8	20 0	43 4	O. 0	s.		5 59	28	13	194	4
5	28 1 5	20 2	37 3	O. 1	s.		5 58	25	7	212	0
6	28 1 1	20 6	48 2	O. 0	s.	-n. †	5 56	52	13	251	0
7	28 1 0	20 8	48 2	O.S.O. 0	s.	n. †	5 54	53	15	246	3
8	28 0 6	19 9	31 2	s.s.e. 1	n.	p. g. n.	5 52	23	19	246	4
9	28 0 7	14 2	28 1	n. 1	s.	p. g.	5 55	27	20	251	2
10	28 0 4	19 8	28 2	O. 1	s.p.n.		5 59	34	23	260	2
11	28 0 4	19 8	41 2	O. 1	s.		5 62	41	18	280	3
12	27 11 3	19 8	30 1	c. 1	n.p.s.		5 69	43	31	290	2
13	27 9 8	18 6	38 2	s.o. 1	s.p.n.	n. †	5 62	44	37	295	2
14	27 10 7	19 8	29 7	O. 1	s.	n. †	5 60	52	41	283	3
15	27 11 0	20 8	30 3	O.S.O. 1	s.p.n.		5 58	52	32	300	5
16	27 10 8	20 0	41 2	O. 1	s.p.n.	n. L 2	5 56	46	27	318	1
17	27 11 3	19 4	39 2	O.S.O. 1	s.n.		5 55	50	36	330	2
18	28 0 2	20 0	41 2	s.s.o. 0	s.p.n.		5 54	38	27	339	2
19	28 0 0	20 8	43 1	s. 1	s.	n. †	5 78	43	33	347	2
20	28 0 0	20 3	42 8	O. 1	s.	p. † g. n.	5 66	41	39	348	1
21	28 0 5	20 2	25 3	s.s.o. 0	s.p.n.	n. *	5 59	31	49	329	1
22	28 0 8	20 3	27 3	s.s.o. 0	s.	n. †	5 55	55	33	350	1
23	28 0 5	20 6	21 4	s.s.o. 0	s.	n. †	5 54	44	40	353	1
24	28 1 0	20 5	30 8	s.o. 0	s.		5 51	38	38	350	3
25	28 1 4	20 6	28 8	n.o. 0	s.	n.	5 53	46	34	360	2
26	28 0 4	23 2	28 5	s.s.o. 1	s.	n. †	5 50	45	40	364	1
27	27 11 8	21 5	67 4	o.s.o. 1	s.n.	n. *	5 50	41	55	349	1
28	28 0 2	20 5	26 2	n. 0	s.		5 48	40	46	341	2
29	28 0 5	20 9	45 2	O. 1	s.	n. †	5 48	44	31	353	1
30	28 0 5	21 2	50 3	O. 1	s.		5 48	41	37	356	1
31	28 0 8	21 0	50 5	s.o. 1	s.n.		5 47	49	33	368	2

Total des hommes.... 1176   891   57
Total des femmes.... 285   33
Total général....... 1461   92

Août 1822.

MATIN.

Jours du mois.	Baromètre.	Therm.	Hygro.	Évaporation.	Vent.	État du ciel.
1	28 0 9	20 0	29 2	4 59	n. 1	s.
2	28 0 0	19 3	54 2	5 24	n. 1	s.p.n.
3	27 11 3	20 0	52 2	4 42	n. 1	s.
4	28 0 1	19 8	55 1	4 52	n. 1	s.
5	27 11 0	21 2	51 4	5 16	n. 1	s.p.n.
6	27 10 8	21 0	51 2	4 16	s.s.o. 1 m.	s.n.
7	28 1 0	20 2	56 3	5 0	n. 1 m.	s.p.n.
8	28 2 3	19 2	41 2	5 50	n. 1 m.	s.
9	28 1 0	15 5	41 3	5 50	n. 1	s.
10	28 11 3	19 5	41 3	5 21	s.s.o. 1	s.p.n.
11	28 11 9	17 0	51 0	5 2	n.n.e. 1	s.p.n.
12	28 0 1	19 3	57 7	5 0	n.n.o. 1	s.
13	28 0 0	18 2	24 5	4 52	n.n.o. 1	n.
14	28 1 1	19 6	43 2	3 51	n.n.o. 1	s.
15	28 1 5	17 3	31 2	5 0	n.n.e. 1	s.
16	28 1 4	20 0	40 2	5 21	n. 1	s.
17	28 1 1	20 0	26 4	5 10	s. 1	s.n.
18	28 1 4	19 8	50 2	4 21	n. 1 m.	s.
19	28 2 2	18 8	40 9	3 15	n. 1	s.
20	28 2 4	19 0	28 2	4 12	n. 1	s.
21	28 2 0	19 6	51 2	1 15	n. 1	s.
22	28 1 7	19 8	21 2	5 25	n. 1	n.s.
23	28 1 0	20 2	41 5	3 56	s.s.e. 1	s.p.n.
24	28 0 4	21 0	35 2	3 42	s.s.e. 1 m.	n.
25	28 0 4	17 1	23 4	2 15	n.e. 1	s.
26	28 0 3	19 9	17 2	5 17	n. 1	s.p.n.
27	27 11 0	19 8	26 5	5 17	n. 0	n.s.
28	28 0 3	18 2	51 2	2 15	n. 1	s.
29	28 0 8	17 4	31 3	2 58	n. 0	s.p.n.
30	28 0 9	19 8	21 2	5 80	n. 1	s.p.n.
31	28 1 4	18 3	18 1	4 0	n. 0	s.p.n.

MILIEU DU JOUR.

Jours du mois.	Baromètre.	Therm.	Hygro.	Vent.	État du ciel.	Pluie.
1	28 0 4	27 0	55 1	o. 0	s.	
2	28 0 0	24 3	44 8	o.s.o. 1 m.	s.p.n.	
3	27 11 6	25 4	53 2	n. 1	s.p.n.	
4	27 11 9	25 8	40 8	s.o. 1	s.p.n.	
5	27 11 0	24 2	43 1	s.s.o. 2	n.s.	
6	27 11 3	25 5	57 4	s.s.o. 2	s.n.	
7	28 1 5	25 8	45 7	s.o. 1 m.	s.p.n.	
8	28 2 1	24 7	58 6	s.o. 1	s.	
9	28 0 8	23 8	46 4	o. 1	s.	
10	27 11 4	24 5	52 2	s. 1	s.p.n.	
11	28 0 0	24 7	47 3	s. 0	s.p.n.	
12	28 0 2	24 5	53 1	s.e. 1	s.	
13	28 0 0	19 0	50 1	n.o. 0	n.	3 . 36
14	28 1 1	24 8	51 2	o. 1	s.	
15	28 1 6	25 2	52 3	o.n.o. 1	s.p.n.	
16	28 1 3	25 5	55 0	o.s.o. 1 m.	s.p.n.	
17	28 1 2	25 5	28 5	s.o. 1	s.p.n.	
18	28 1 3	24 7	51 2	s.s.e. 0	s.p.n.	
19	28 2 2	23 3	39 6	o. 1 m.	s.p.n.	
20	28 2 5	23 5	41 2	o.s.o. 1 m.	s.p.n.	
21	28 1 9	24 7	45 2	o. 1	s.p.n.	
22	28 1 7	24 4	39 8	s.s.e. 1	s.n.	
23	28 0 9	25 5	54 2	s.o. 1	s.p.n.	
24	28 0 1	19 3	25 0	s.e. 1	n.	
25	28 0 4	22 2	42 0	s.s.o. 1	s.p.n.	0 . 57
26	28 0 3	22 4	34 4	s.s.o. 1	n.	
27	27 11 3	22 9	46 4	n.n.o. 1 m.	s.p.n.	1 . 14
28	28 0 2	23 6	58 4	n. 0	s.	
29	28 0 4	23 5	41 4	s.s.o. 1	n.s.	
30	28 1 0	23 5	41 2	s.s.o. 1	s.p.n.	
31	28 1 5	25 3	47 2	s.s.o. 1	s.p.n.	

Jours du mois	Baromètre.	Therm.	Hygr.	Vent.	État du ciel.	Météores.	Hauteur du Tibre.	Entrés.	Sortis.	Restans.	Morts
1	28 0 1	20 9	50 2	s.o. 0	s.	neb. †	5 47	39	27	378	2
2	27 11 8	20 2	36 2	o.s.o. 1	s.	n.	5 47	50	46	581	1
3	28 0 0	20 0	37 2	s.o. 1 m.	s.		5 47	41	64	557	1
4	27 11 6	22 0	30 8	c. 1	s.p.n.	n. †	5 47	23	45	535	0
5	27 10 8	20 5	50 2	s.s.o. 1 m.	n.s.	n.	5 46	52	19	367	2
6	28 0 2	20 4	31 2	n. 1	s.	n.	5 46	45	29	379	1
7	28 1 5	19 2	40 1	o. 1	s.		5 49	36	41	372	2
8	28 1 8	19 8	40 2	o.n.o. 1	s.		5 71	37	29	377	3
9	28 0 0	20 2	32 3	o. 1	s.		5 70	39	37	377	2
10	27 11 6	19 8	36 2	o.s.o. 1	s.p.n.		5 64	39	56	356	4
11	28 0 1	19 8	35 4	n.n.o. 0	s.	n.	5 51	37	39	354	0
12	27 11 2	19 5	40 2	c. 1	s.n.		5 54	39	24	369	0
13	28 0 0	19 0	35 2	n.n.o. 1	s.p.n.	p. t. q.	5 54	44	44	368	1
14	28 1 4	19 8	32 3	o.s.o. 1	s.		5 51	64	65	365	2
15	28 1 5	20 7	38 0	n. 0	s.p.n.		5 53	53	23	374	1
16	28 1 6	20 3	29 1	o. 1	s.	n.	5 50	40	29	384	1
17	28 1 0	20 8	32 3	o.s.o. 1	s.p.n.		5 48	39	62	360	1
18	28 1 8	19 0	27 3	s.c. 0	s.p.n.		5 47	42	28	374	0
19	28 2 5	20 2	35 3	o. 1	s.	n.	5 46	52	45	561	0
20	28 2 2	20 5	31 2	o. 1	s.	n.	5 46	37	52	565	1
21	28 1 6	19 6	33 5	o. 1	s.	n.	5 46	62	44	585	0
22	28 1 6	20 0	50 0	o. 0	s.	n. *	5 46	48	50	400	1
23	28 0 5	21 0	27 2	s. 1	s.p.n.	n.	5 46	44	51	410	5
24	28 0 7	16 5	23 0	s.s.c. 0	n.p.s.	p. l. † g.	5 48	55	53	408	2
25	28 0 5	18 8	27 4	o. 0	s.p.n.		5 46	52	41	596	3
26	28 11 4	17 8	25 2	s. 1 m.	n.		5 51	46	51	389	2
27	27 11 3	18 4	32 4	n. 0	s.	r. n. l. †	5 54	55	40	401	5
28	28 0 8	18 2	31 6	s.s.c. 0	s.		5 50	55	45	595	0
29	28 0 4	17 2	24 1	o.s.o. 0	s.	n.	5 49	45	41	596	1
30	28 1 4	18 0	42 3	n. 0	s.p.n.	n.	5 49	47	43	598	2
31	28 1 0	19 4	40 4	o.s.o. 1	s.p.n.		5 49	45	85	557	1
						Total des hommes....		1318	1286		43
						Total des femmes....		353			39
						Total général.........		1671			82

Septembre 1822.

Jours du mois	MATIN — Baromètre.	Therm.	Hygro.	Évaporation.	Vent.	Etat du ciel.	MILIEU DU JOUR — Baromètre.	Therm.	Hygro.	Vent.	Etat du ciel.	Pluie.
1	28 0 4	19 8	22 3	4 21	s.s.e. 1	n.	28 0 3	24 5	31 2	s.s.e. 2 m.	s.p.n.	
2	28 0 6	20 2	31 4	6 5	s.s.e. 1 m.	n.	28 1 0	23 5	43 8	s. 0	n.	
3	27 11 4	20 0	32 3	6 1	s. 2 m.	n.	27 11 8	20 5	29 5	s.o. 3	n.	0 124
4	28 1 2	18 0	20 0	2 15	n.e. 1	n.p.s.	28 0 3	22 5	29 9	o.s.o. 1	n.p.s.	0 004
5	27 11 5	16 4	27 1	2 2	n. 1	s.	28 0 3	22 7	42 8	n.e. 0	n.	2 100
6	28 0 9	17 2	32 3	3 0	n. 0	s.	28 0 8	21 0	45 2	s.o. 0	s.p.n.	4 136
7	28 1 1	18 8	31 2	4 10	n. 1	s.	28 1 0	23 4	45 1	s.s.o. 1	s.p.n.	
8	28 0 8	17 2	30 0	3 15	n. 0	s.p.n.	28 0 7	23 6	43 8	s.o. 1	s.p.n.	
9	28 0 8	17 5	24 0	3 20	n.n.e 0	s.	28 0 8	23 5	39 6	o. 1	s.p.n.	
10	28 1 2	18 6	19 2	3 17	n. 0	s.p.n.	28 1 5	22 7	36 5	o.s.o. 1	s.p.n.	
11	28 1 4	17 0	20 4	3 21	n. 0	s.	28 1 8	22 7	38 1	s.o. 1	s.p.n.	
12	28 2 3	18 1	21 2	2 15	n. 1	s.	28 2 5	23 5	43 1	n.o. 1 m	s.	
13	28 2 0	17 7	17 2	2 0	n. 0	s.n.	28 2 3	22 4	45 2	s.s.o. 1	s.	
14	28 2 4	17 0	16 2	2 12	n.n.e. 0	s.n.	28 1 3	22 0	46 6	o. 0	s.	
15	27 11 9	16 2	20 2	2 0	n. 1	s.	28 1 2	22 4	42 4	o. 0	s.p.n.	
16	28 1 3	16 4	17 2	1 50	n. 1	s.p.n.	28 1 2	22 3	40 5	s.o. 1	s.p.n.	
17	28 1 0	15 2	21 2	2 50	n. 1 m.	s.p.n.	28 0 2	20 8	38 8	s.o. 0	s.p.n.	5 120
18	28 1 0	16 2	20 0	2 50	n. 1	s.	28 0 1	20 9	41 9	n.o. 0	s.p.n.	
19	27 11 9	15 0	21 2	2 0	n. 0	s.	28 0 2	21 2	43 7	s.s.o. 0	s.p.n.	
20	27 11 7	16 0	19 8	1 25	e. 1	n.	27 11 4	20 0	27 0	s.s.e. 1	n.	6 108
21	27 10 5	19 2	19 3	2 5	s.s.e. 1	n.	27 11 0	21 1	18 6	n.o. 1	n.	3 52
22	28 1 2	19 2	25 2	2 0	s.s.o. 1	n.p.s.	28 1 5	20 6	35 1	o. 1	s.p.n.	
23	28 2 1	15 2	25 1	2 16	n. 1	s.	28 1 7	20 7	48 7	n.n.o. 1 m.	s.	
24	28 1 0	17 9	31 4	3 20	n.n.e. 0	s.p.n.	28 0 8	20 8	37 3	s. 0	s.p.n.	
25	27 11 6	18 7	27 2	3 36	s.s.e. 1 m.	s.n.	27 11 3	21 9	31 8	o.s.e. 3	s.p.n.	
26	27 11 3	18 8	30 7	6 35	s.s.e. 2	s.p.n.	27 11 8	20 8	42 9	o.s.o. 2	n.p.s.	
27	28 0 4	15 2	27 3	4 20	n.e. 0	n.p.s.	28 0 6	19 2	58 2	s.o. 1	n.s.	
28	28 0 8	14 7	19 6	2 50	e. 1	n.	28 1 0	19 7	38 3	s.s.o. 1	s.	0 12
29	28 1 9	14 4	22 0	2 18	n. 0	s.p.n.	28 2 2	19 1	39 5	s.s.o. 1	n.p.s.	0 97
30	28 1 7	16 7	30 1	3 26	s.s.e. 1 m.	n.p.s.	28 1 3	20 5	34 5	s.s.o. 2 m.	s.	

| Jours du mois | SOIR. | | | | | | Hauteur du Tibre. | Entrés. | Sortis. | Restans. | Morts. |
	Baromètre.	Therm.	Hygro.	Vent	État du ciel.	Météores.					
1	28 1 1	20 4	36 9	s.e. 0	n.p.s.	n. † g.	5 50	52	30	377	2
2	28 0 2	19 8	31 2	n. 2	n.	p.n. † l.n.	5 54	52	47	380	2
3	28 0 1	19 0	32 3	s.s.o. 1	n.	rog. †t.	5 56	47	40	384	3
4	27 11 2	18 8	20 3	n. 1	s.n.		5 72	54	64	374	0
5	28 0 3	18 0	27 1	n. 0	s.p.n.	p. n. g.	6 83	27	38	362	1
6	28 1 0	19 2	40 0	n. 0	s.		5 90	46	56	350	2
7	28 1 1	19 0	44 1	n.n.o. 0	s.	n.	5 68	59	60	349	0
8	28 0 7	18 7	37 5	n. 0	s.	n.	5 57	31	40	338	2
9	28 1 0	19 6	25 6	s.o. 0	s.		5 57	58	44	346	6
10	28 1 5	18 0	22 1	e. 0	s.	n.	5 54	49	29	366	0
11	28 2 0	18 2	20 6	c.s.o. 1	s.	n.	5 53	35	62	337	2
12	28 2 2	18 5	20 1	e. 1	s.	n.	5 53	64	29	370	2
13	28 2 0	18 8	21 2	o. 1	s.	n. *	5 53	35	37	366	2
14	28 0 9	18 0	21 2	o.s.o. 0	s.	n. *	5 50	26	58	333	1
15	28 1 0	18 8	20 1	o. 1	s.n.		5 49	56	52	357	0
16	28 1 8	19 1	24 3	s.s.c. 1	n.	n. * l. n.	5 51	45	54	347	1
17	28 1 1	18 0	30 2	o. 1	s.	p.g.n.l.t.	5 56	52	58	359	2
18	28 11 8	16 2	27 2	o.n.o. 1	s.		5 51	59	44	373	1
19	27 0 0	18 7	22 3	s.o. 1	s.p.n.	n.	5 51	57	34	395	1
20	28 10 4	19 2	13 2	s.s.c. 1	n.	p. g. l.†	5 53	55	41	389	0
21	27 11 8	19 0	23 2	s.s.c. 1	s.n.		8 53	41	60	370	0
22	27 2 0	17 8	18 3	n.o. 0	s.p.n.		8 62	49	52	386	1
23	28 1 2	20 6	36 6	s.s.o. 1	s.n.	n. * l. n.	8 58	46	60	371	1
24	28 0 0	18 8	30 4	s.s.o. 0	s.p.n.		6 60	52	35	385	3
25	27 11 0	19 2	33 0	s.s.c. 0	n.p.s.	l. n.	6 00	45	43	386	1
26	28 0 0	18 7	33 6	s.e. 1	n.	p.g. l. n.	5 89	37	50	393	0
27	28 0 7	17 0	25 7	n. 0	s.p.n.		5 84	42	55	399	1
28	28 1 5	16 7	30 0	s. 0	n.s.	p. q.	5 3c	34	72	558	3
29	28 2 3	14 9	29 6	s.e. 1	s.		5 94	50	24	381	3
30	28 0 9	15 4	32 6	s.e. 1	n.p.s.	p. †g. l. t.	5 78	35	46	369	1
						Total des hommes....		1370	1313		44
						Total des femmes....		350			27
						Total général........		1720			71

Octobre 1822.

Jours du mois	MATIN.						MILIEU DU JOUR.					
	Baromètre.	Therm.	Hygro.	Évaporation.	Vent.	État du ciel.	Baromètre.	Therm.	Hygro.	Vent.	État du ciel	Pluie.
1	28 0 7	17 2	36 4	3 40	e.n.e. 1 m.	n.p.s.	28 0 4	22 5	38 4	e.n.e. 2	s.p.n.	
2	28 2 0	16 9	30 3	4 15	e.n. 0	s.p.n.	28 2 1	21 1	39 2	w.s.w. 1 m.	s.p.n.	
3	28 1 4	13 5	16 2	1 50	n. 0	s.	28 1 6	21 2	34 0	n.e. 0	s.n.	
4	28 1 8	14 4	13 1	1 25	n. 0	s.	28 2 2	22 2	36 6	s. 1	s.	
5	28 1 7	14 0	9 2	1 51	n. 0	s.	28 1 6	22 2	43 2	s.e. 0	s.	
6	28 0 5	17 2	25 2	3 12	e. 1	s.n.	28 0 8	20 4	58 1	s.s.w.	n.s.	0 24
7	28 0 2	14 7	27 2	4 20	n. 0	s.p.n.	28 0 3	18 5	43 5	w.n.w. 1	s.p.n.	1 40
8	28 1 6	10 5	28 2	3 30	n. 1	s.p.n.	28 1 8	17 7	44 0	e.n.e. 1	s.	
9	28 3 0	11 7	28 6	3 30	n.e. 1	s.	28 2 8	18 4	40 0	w.s.w. 1	s.	
10	28 3 0	11 4	16 0	2 32	n.n.e. 1	s.	28 3 0	19 0	58 7	n.w. 1	s.	
11	28 5 3	11 0	17 0	2 45	n. 1	s.p.n.	28 3 3	19 0	37 2	w.n.w. 1	s.p.n.	
12	28 3 0	12 0	14 0	2 13	n.n.w. 1	s.	28 3 1	18 7	31 1	w. 0	s.p.n.	
13	28 2 3	12 0	12 6	1 50	n. 0	s.n.	28 2 1	19 1	31 2	w.s.w. 0	s.n.	
14	28 0 3	12 5	16 0	1 50	n. 0	n.s.	27 11 9	18 7	35 3	s. 1 m.	s.n.	
15	27 9 2	11 0	11 3	4 2	n.n.e. 1 m.	n.	27 9 2	15 3	27 5	e.n.e. 1	s.n.	10 24
16	27 10 1	9 0	8 4	1 48	n. 0	n.p.s.	27 10 4	15 2	27 6	o.n.o. 0	s.p.n.	
17	27 9 4	14 6	22 4	2 32	s.s.e. 1 m.	n.s.	27 8 9	17 8	28 1	s.s.o. 2 m.	n.p.s.	0 13
18	27 8 5	12 4	18 7	2 48	e.n.e. 0	n.	27 8 4	14 4	10 6	s. 0	n.	3 12
19	27 10 3	10 4	19 1	1 0	n.w. 1	s.p.n.	27 10 8	15 5	34 5	n.n.o. 1	s.p.n.	
20	28 0 8	9 1	20 6	2 35	n. 1 m.	s.	28 0 8	15 5	35 6	n.n.o. 1	s.	
21	28 0 8	7 5	27 8	3 12	n.n.e.	s.	28 0 8	14 6	38 0	n. 1 m.	s.	
22	28 0 5	7 1	15 2	2 16	n. 1	s.	28 0 5	15 1	30 9	s. 0	s.	
23	28 0 3	7 6	12 7	1 52	n. 1	s.	28 0 6	15 7	27 7	o. 0	s.p.n.	
24	28 0 8	11 0	17 8	1 46	n. 0	n.p.s.	28 1 1	16 8	32 9	s.s.e. 1 m.	s.p.n.	
25	28 0 8	13 4	22 1	2 23	e. 1	n.	28 0 8	16 5	28 4	e. 0	n.	
26	27 11 5	12 0	13 6	2 26	g.s.e. 1	n.	27 11 0	14 8	30 2	s.s.e. 1	n.	13 134
27	27 9 9	11 8	14 1	1 30	e.s.e. 1	n.p.s.	27 8 0	13 3	19 1	e. 2	n.	6 68
28	27 7 9	10 0	10 6	1 32	n.n.w. 1	s.p.n.	27 7 7	14 2	20 0	n.n.o. 1 m.	n.	3 84
29	27 9 9	11 0	16 1	0 48	n. 2	s.n.	27 10 7	16 5	33 2	n. 2 m.	s.p.n.	0 33
30	28 1 0	10 4	26 7	3 22	n.e. 0	s.	28 1 0	16 1	38 7	n.n.o. 1	s.p.n.	
31	28 0 8	8 5	23 1	2 85	n. 2	s.p.n.	28 1 2	14 4	33 5	n.n.e. 0	s.n.	

Jours du mois.	Baromètre.	Therm.	Hygrom.	Vent.	État du ciel.	Météore.	Hauteur du Tibre.	Entrés.	Sortis.	Restans.	Morts.
1	28 1 3	17 5	31 4	s.c. 1	s.p.n.	p. g. †	5 70	50	36	382	1
2	28 1 9	18 3	25 6	n. 1	s.		8 27	47	40	379	4
3	28 1 6	18 9	25 3	n.e. 0	s.p.n.	n.	9 20	47	21	405	0
4	28 1 9	18 8	25 2	s. 0	s.	n. *	6 44	31	39	396	1
5	28 0 9	18 8	26 2	e. 1	s.	n. * l.	5 98	27	54	369	2
6	28 0	18 5	26 3	s. 1	n.p.s.	p. † g. l. n.	5 85	39	23	383	0
7	28 0 8	15 8	43 8	o.n.o. 0	s.	p. n.	5 80	34	39	377	1
8	28 2 2	15 9	42 2	n. 1 m.	s.		5 70	48	33	390	2
9	28 3 1	16 5	42 7	o.s.o. 0	s.		6 51	30	38	379	3
10	28 2 9	16 7	32 7	o. 1	s.p.n.	b. †	5 85	37	24	392	0
11	28 3 0	16 4	27 4	o.s.o. 0	s.p.n.	n. b. †	5 70	30	19	402	1
12	28 2 7	16 0	23 0	s. 1	s.		5 62	38	66	373	1
13	28 1 4	16 0	23 4	s.o. 0	s p.n.	b. †	5 68	27	32	367	1
14	27 10 5	16 2	21 7	s.s.c. 2	n.	n. † b. *	5 60	41	24	382	2
15	27 9 4	12 5	22 9	n.e. 0	s.p.n.	p.g.l.n.g.	5 69	24	43	362	1
16	27 10 3	14 3	26 6	s.s.c. 1	s.p.n.	n. b. *	6 00	34	32	364	0
17	27 8 9	14 6	23 3	s.s.c. 1	n.p.s.	p.n.g.l.n.	6 61	35	34	364	1
18	27 8 9	12 7	18 6	n.n.c. 0	n.	p.n.g.l.n.	6 02	52	39	357	0
19	27 11 0	12 5	28 9	n.n.o. 1	s.		6 46	36	59	332	2
20	28 0 5	12 9	40 6	n. 2	s.		6 40	26	51	324	3
21	28 0 5	12 7	35 4	s. 0	s.	n. *	5 25	40	42	320	2
22	28 0 2	13 3	29 2	o. 0	s.	b. * q. n. l	5 80	35	18	334	3
23	28 0 3	14 1	24 4	s.s.c. 1 m.	s.p.n.	b. † l. n.	5 72	43	25	352	0
24	28 1 1	14 4	25 4	s.s.o. 1	s.n.		5 69	43	25	366	4
25	28 1 2	15 2	27 3	c.s.c. 2	n.	p. l. t. 2	5 65	42	21	385	2
26	27 10 6	12 5	16 7	s. 1	n.s.	p. q.	5 70	27	56	353	3
27	27 7 7	12 1	11 8	s.c. 1	n.	p. g. n.	5 96	21	46	326	2
28	27 8 4	11 7	19 5	n. 1	s.p.n.	b. † p.g.†	6 30	51	33	338	6
29	27 11 8	13 6	32 1	n. 2	s.p.n.		6 56	35	28	344	1
30	28 0 8	13 8	37 1	n. 1	s.	n. †	5 95	30	22	351	1
31	28 1 2	12 9	20 6	o. 0	s.	n. †	5 98	37	20	366	2
Total des hommes.								1117	1062		52
Total des femmes.								213			20
Total général.....								1330			72

Novembre 1822.

MATIN.

Jours du mois.	Baromètre.	Therm.	Hygro.	Évaporation.	Vent.	État du ciel.
1	28 2 3	8 2	11 2	1 0	n. 1	s.
2	28 3 4	8 8	12 1	0 51	n. 1	n.s.
3	28 3 5	7 0	4 1	0 52	n. 0	s.
4	28 3 8	6 3	5 2	1 0	n. 1	s.
5	28 3 4	7 0	3 2	0 48	n. 1	n.
6	28 3 3	7 2	8 1	0 41	n.n.e. 1	s.
7	28 3 3	6 0	4 8	0 25	n. 1	s.
8	28 2 8	7 3	5 2	1 0	n. 0	s.p.n.
9	28 1 7	12 2	13 1	0 40	n.n.e. 1	n.
10	28 0 4	10 0	8 2	1 50	n. 1	n.p.s.
11	27 10 8	10 5	11 2	1 10	n. 1	s.n.
12	27 11 0	8 2	25 1	1 25	n. 2 m.	s.
13	27 10 7	7 0	30 0	3 21	n. 2 m.	s.p.n.
14	27 11 5	4 0	2 4	0 55	n. 1	n.
15	27 1 0	4 2	9 0	0 10	n.n.e. 1	s.p.n.
16	27 2 2	6 0	12 0	0 51	n. 1	s.p.n.
17	27 1 9	10 3	14 2	0 41	e. 1	n.p.s.
18	27 3 3	11 0	19 2	1 20	s.e. 1	n.
19	27 4 5	9 8	3 8	1 7	n. 0	s.n.
20	27 3 9	7 2	4 1	1 0	n. 1	s.
21	27 2 5	9 2	9 2	0 50	n. 0	n.p.s.
22	27 3 8	11 0	6 2	1 15	n. 0	s.n.
23	27 4 5	8 0	3 1	0 25	n. 0	s.
24	27 3 0	6 0	6 2	1 0	n. 1	s.p.n.
25	27 2 3	7 2	12 4	1 11	n. 1	n.p.s.
26	27 0 0	11 1	22 3	1 25	s.s.e. 1	n.
27	27 1 6	8 2	10 8	0 15	n. 0	s.p.n.
28	27 1 1	9 0	11 2	0 40	n. 0	s.n.
29	27 0 4	7 2	3 1	0 12	n.n.o. 0	s.
30	27 10 4	12 0	21 0	0 24	s.s.e. 1	n.

MILIEU DU JOUR.

Jours du mois.	Baromètre.	Therm.	Hygro.	Vent.	État du ciel.	Pluie.
1	28 3 1	14 3	22 9	o. 0	s.p.n.	
2	28 4 3	14 6	22 7	n. 0	n.s.	
3	28 3 6	15 8	19 7	n.o. 0	s.p.n.	
4	28 3 6	13 2	23 6	n. 0	s.	
5	28 3 4	13 0	22 2	n.e. 1	u.p.s.	
6	28 3 5	12 3	18 5	n.n.o. 1 m.	s.	
7	28 3 3	13 7	19 0	n. 0	s.	
8	28 3 7	12 8	17 3	n. 0	n.	
9	28 1 7	15 3	19 6	s. 1	n.	
10	28 0 5	14 6	17 9	n.e. 0	n.s.	11 115
11	27 11 0	14 1	26 5	n.o. 1	s.n.	3 120
12	27 11 1	9 9	32 2	n. 2	s.p.n.	1 100
13	27 10 7	9 4	34 7	n. 1 m.	s.n.	
14	27 11 4	5 8	19 2	n. 1	n.	0 27
15	28 1 5	8 4	16 2	e.n.e. 0	s.	6 17
16	28 2 2	11 5	21 4	n.n.o. 0	s.p.n.	
17	28 9 2	15 8	23 6	s.s.e. 1	n.	
18	28 3 6	14 4	23 6	s. 1	n.	
19	28 1 5	14 3	16 9	e.n.e. 0	s.p.n.	
20	28 3 6	13 5	20 0	s.s.o. 1	s.p.n.	
21	28 2 5	14 4	23 9	s. 1	s.p.n.	
22	28 4 1	15 5	19 4	o.n.o. 0	u.s.	1 36
23	28 4 1	11 9	17 6	n.n.o. 0	s.p.n.	
24	28 3 4	12 0	24 0	n.n.e. 1	s.p.n.	
25	28 1 4	11 2	23 2	n.n.o. 0	n.	
26	28 0 2	11 4	18 5	s.s.e. 0	n.	2 61
27	28 1 6	12 2	22 5	n.n.e. 0	s.p.n.	
28	28 0 9	11 9	15 2	n. 0	n.	2 7
29	28 0 3	11 8	17 2	n. 0	s.p.n.	
30	27 10 0	13 5	26 7	s. 0	n.	0 2

Jours du mois.	Baromètre.	Therm.	Hygro.	Vent.		État du ciel.	Météores.	HAUTEUR DU TIBRE.	ENTRÉS.	SORTIS.	RESTANS.	MORTS.
1	28 3 6	12 0	18 0	n.	0	s.p.n.	n. b.	5 90	49	25	377	4
2	28 3 8	11 5	17 2	o.	1	s.	n. b.	5 81	28	30	373	2
3	28 3 3	12 2	20 1	o.	1	s.p.n.	n. * b.	5 75	40	16	395	2
4	28 3 8	12 0	21 2	n.	0	s.	n. * b. †	5 68	43	25	409	4
5	28 3 4	12 0	21 2	n.	1	s.	n. *	5 66	38	20	427	0
6	28 3 3	10 8	17 2	n.	0	s.	n. * b. †	5 64	23	23	423	4
7	28 3 0	11 2	16 0	s.e.	0	s.	n. † b. *	5 66	26	33	410	6
8	28 2 0	12 0	11 2	n.	0	s.n.	n. * b. †	5 62	26	21	409	6
9	28 1 0	11 4	10 2	c.	1	n.	n. † p. †. g.	6 60	38	38	409	0
10	27 11 6	12 0	15 1	s.s.e.	1	n.	n. * t. l. p.	5 70	30	28	406	5
11	27 11 5	10 8	18 9	n.	0	s.p.n.	n. † p.	5 30	23	36	388	5
12	27 11 0	7 0	32 9	n.	1 m.	s.		5 40	33	29	390	2
13	27 11 2	5 4	31 0	n.	1	s.		5 40	27	29	385	3
14	27 10 9	6 0	4 2	n.	1 m.	n.	n. † p. g.	5 42	24	23	389	3
15	28 1 8	8 4	10 1	n.	1	s.	n. b.	5 42	25	17	390	1
16	28 2 0	10 0	21 2	c.	1	n.s.	n. * b. †	6 17	23	29	383	1
17	28 9 6	12 0	21 5	s.	1	n.	n. *	5 05	16	34	364	1
18	28 4 0	11 0	21 2	s.e.	1	n.s.	n.	5 95	72	20	414	2
19	28 4 4	12 3	8 0	o.	1	s.	n. * b. †	5 90	30	28	412	4
20	28 3 0	10 0	10 2	n.	0	s.	n. † b. *	5 88	21	26	402	5
21	28 2 8	12 5	18 2	o.	1	n.p.s.	b.	5 80	25	22	402	3
22	28 4 0	12 2	12 3	c.	1	n.s.	p. g.	5 81	28	25	402	3
23	28 3 8	10 0	17 8	o.s.o.	0	s.	n. * g. n.	5 82	13	43	370	2
24	28 2 9	10 5	14 2	n.	1	s.		5 70	20	25	361	4
25	28 1 0	12 3	24 3	s.	0	n.p.s.	p. n.	5 70	28	27	359	3
26	28 0 5	11 0	20 2	s.o.	1	s.n.	n.p.g.l.t.	5 83	30	20	365	4
27	28 1 4	10 2	12 3	s.	1	n.	n. * b. * p.	5 85	35	25	371	4
28	28 0 8	11 0	14 2	s.s.e.	1	n.	n. * p. n.	6 90	19	24	366	0
29	27 11 8	10 3	20 0	e.	1	n.	n. * b. †	6 85	31	24	369	4
30	27 10 0	12 0	18 2	s.s.e.	1	n.	p. n. q.	5 80	26	40	355	2
Total des hommes.....									881	805		89
Total des femmes.....									128			14
Total général........									1009			103

Jours du mois	MATIN					MILIEU DU JOUR					
	Baromètre.	Therm.	Hygro.	Évaporation.	Vent.	État du ciel.	Baromètre.	Therm.	Hygro.	Vent.	État du ciel.	Pluie.
1	27 9 2	12 0	18 9	2 20	s.s.e. 1	n.	27 9 6	13 3	17 7	s.s.o. 1 m.	n.	1 99
2	28 0 4	4 5	15 2	2 8	n. 1	s.p.n.	28 0 4	8 4	24 2	s. 0	n.	
3	27 8 4	11 5	24 2	4 0	s.s.e. 2	n.p.s.	27 7 7	13 4	23 4	s.s.e. 3	n.	2 009
4	27 8 5	11 1	19 2	4 5	s.s.e. 1 m.	n.	27 8 8	11 1	20 1	s.s.e. 1 m.	n.	2 46
5	27 7 1	8 5	16 2	3 51	n.e. 1	n.	27 6 6	10 6	24 6	n. 1	n.	3 84
6	27 8 7	8 0	16 1	0 35	n.e. 1	s.p.n.	27 8 6	11 1	27 1	n.o. 0	s.p.n.	
7	27 8 0	8 1	14 2	1 21	n. 0	n.	27 8 1	10 8	18 8	n. 0	n.	
8	27 10 1	8 5	30 0	0 50	n. 1 m.	n.	27 11 0	11 3	28 5	n. 1	n.	
9	28 2 2	8 2	36 3	0 16	n. 1	n.s.	28 2 5	12 4	40 0	n. 1	s.n.	
10	28 2 5	7 0	30 1	1 51	n. 1	n.p.s.	28 2 5	12 5	39 0	e.n.e. 1	s.p.n.	
11	28 2 0	6 0	30 2	1 25	n. 1	s.p.n.	28 1 9	12 5	37 7	n. 1	s.p.n.	
12	28 0 5	7 2	31 2	1 0	n. 1	s.n.	28 0 5	12 2	41 3	n.n.e. 2	n.p.s.	
13	28 0 8	5 0	38 1	1 20	n. 1	s.	28 0 6	10 0	45 5	n. 1 m.	s.p.n.	
14	27 11 8	4 0	39 0	2 0	n. 1 m.	s.	27 11 9	8 2	45 8	n. 1 m.	s.	
15	27 11 7	2 3	35 4	3 31	n.n.e. 1	n.	27 11 7	6 2	40 3	n.n.e. 1	n.	
16	28 0 0	2 8	38 2	1 11	n. 1 m.	s.n.	28 0 2	7 4	41 9	n. 1	s.	
17	28 0 9	1 8	31 2	1 4	n. 1	s.	28 0 7	6 7	39 7	n. 1	s.	
18	28 0 5	0 5	43 1	1 8	n. 3	s.	28 0 1	4 8	46 4	n. 2	s.n.	
19	27 9 3	2 5	40 0	2 0	n.e. 1 m.	n.	27 9 0	4 5	45 1	n.e. 0	n.	2 90
20	27 9 6	2 5	30 0	1 11	n.n.e. 1	n.	27 9 8	6 6	34 9	n.n.e. 1 m.	n.	0 100
21	27 10 8	8 0	38 2	0 0	e. 1	s.n.	27 11 1	11 5	39 7	e.s.e. 1	n.p.s.	
22	27 11 5	9 3	39 5	4 25	e. 0	s.p.n.	27 11 3	13 0	41 6	e.n.e. 0	n.p.s.	1 52
23	27 8 7	8 0	17 2	1 12	e.s.e. 1	n.	27 8 1	11 5	33 2	e.s.e. 1 m.	n.p.s.	5 120
24	27 7 1	8 0	13 2	2 5	e. 1	n.	27 7 5	10 0	27 0	n. 1	n.s.	
25	27 9 8	5 0	31 2	1 21	n. 1 m.	s.n.	27 10 7	9 4	38 8	n. 1 m.	s.p.n.	
26	28 1 8	3 0	31 2	1 15	n.n.e. 1	n.	28 1 8	6 3	36 1	n. 1	n.	
27	28 2 5	0 5	31 2	0 20	n. 1	s.	28 2 5	5 5	40 1	n. 1	s.	
28	28 1 9	0 2	31 3	1 41	n. 1 m.	s.	28 1 1	5 0	45 0	n. 1	s.	
29	27 11 8	0 8	40 2	1 41	n. 2 m.	s.n.	27 11 8	3 2	54 0	n. 3	s.	
30	28 11 4	2 0	34 1	1 41	n.n.e. 1	s.	27 11 0	2 5	45 3	n. 1 m.	s.	
31	28 11 0	1 0	34 2	1 41	n. 1	s.	27 11 4	3 5	44 0	n. 1	s.	

| Jours du mois. | SOIR. | | | | | | Hauteur du Tibre. | ENTRÉS. | SORTIS. | RESTANS. | MORTS. |
	Baromètre.	Therm.	Hygro.	Vent.	Etat du ciel.	Météores.					
1	27 11 4	9 9	15 9	s.s.o. 1	n.	p. g. n.	5 80	21	36	332	6
2	27 9 2	12 3	24 2	s. 1 m.	n.	b.n.p.g.	6 70	28	18	340	2
3	27 7 0	12 2	20 2	s.s.c. 2	n.	p. g. n.	8 45	21	29	330	2
4	27 7 8	10 2	18 3	s.s.c. 1 m.	n.	p.g.n.l.t.	7 92	11	33	304	4
5	27 7 2	11 2	25 6	n. 1	n.p.s.	p. n. g.	11 20	23	16	310	1
6	27 8 4	10 2	21 2	n. 1	s.p.n.	n* bri. †	9 14	24	22	311	1
7	27 8 4	7 4	14 1	n.n.e. 1	n.p.s.	n. *	7 70	25	30	305	1
8	28 0 1	9 3	38 2	n. 1	n.p.s.		7 15	19	19	303	2
9	28 2 0	9 3	24 5	e. 1	n.		6 70	32	10	332	3
10	28 2 1	8 9	32 3	n. 1	s.p.n.	n. †	6 70	35	26	327	4
11	28 1 8	9 8	32 3	n. 0	s.	n.l.p. †	6 62	19	24	320	2
12	28 0 6	8 3	15 4	n. 1	s.		6 58	30	11	337	2
13	28 1 5	6 0	41 2	n. 1 m.	s.p.n.	n.l.	6 28	38	17	354	4
14	27 11 9	4 8	37 2	n. 1 m.	n.p.s.		6 17	13	24	340	3
15	27 11 5	5 6	39 6	n.n.e. 1 m.	n.		5 95	21	16	342	3
16	27 0 5	4 5	40 2	n. 1	s.		5 95	23	14	345	6
17	27 0 8	4 3	41 2	n. 1 m.	s.		5 87	22	24	340	3
18	27 11 3	2 5	41 2	n. 1 m.	n.p.s.		5 85	24	12	348	4
19	27 9 2	3 0	41 0	n.n.c. 1	s.n.	n.p.g.	5 86	11	26	331	2
20	27 10 6	6 6	34 2	e.n.c. 2	n.	p. g. n.	5 93	21	12	336	4
21	27 11 2	9 8	40 3	e.n.c. 0	s.p.n.		5 90	19	29	324	2
22	27 10 7	10 5	42 0	e.s.e. 1 m	n.	p. n.	5 87	19	23	318	2
23	27 7 0	9 2	23 5	e. 1	n.s.	p. g. n.	6 08	15	27	302	2
24	27 8 0	6 6	25 3	n. 1 m.	s.p.n.	p n. g.	6 05	9	35	272	4
25	27 11 8	5 5	36 4	n. 2	s.		5 95	9	11	269	1
26	28 1 4	5 0	41 2	n. 0	s.	p.g.	5 88	29	13	281	1
27	28 2 2	3 2	37 5	n. 1	s.p.n.	g.	6 20	25	17	288	4
28	28 0 4	2 2	41 2	n. 2	s.	g.	5 92	13	24	276	1
29	28 0 0	1 5	42 3	n. 3	s.	g.	6 00	26	9	292	1
30	27 10 7	0 4	34 2	n. 1	s.	g.	5 85	15	19	281	5
31	28 0 3	1 0	40 2	n. 1	s.	g.	5 80	25	24	279	3

Total des hommes.... 651 — 650 — — — 85

Total des femmes.... 131 — — — — 38

Total général........ 782 — — — — 123